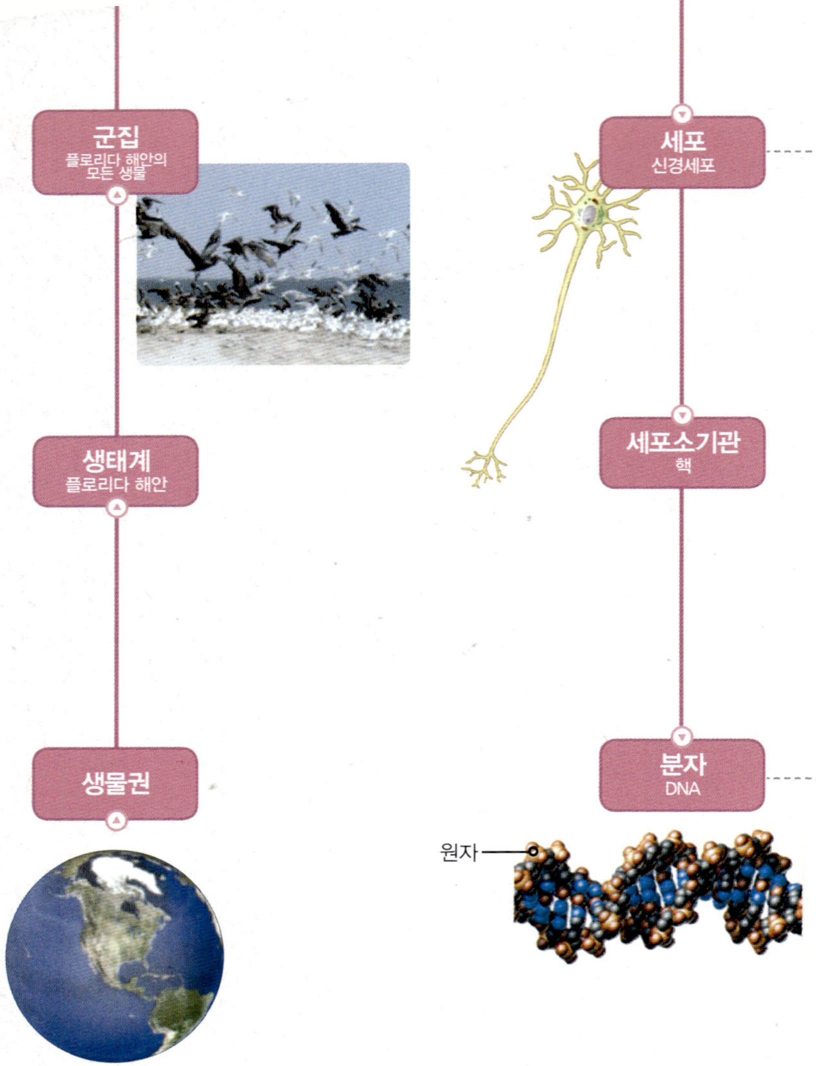

군집
플로리다 해안의 모든 생물
생태계
플로리다 해안
생물권
세포
신경세포
세포소기관
핵
분자
DNA
원자

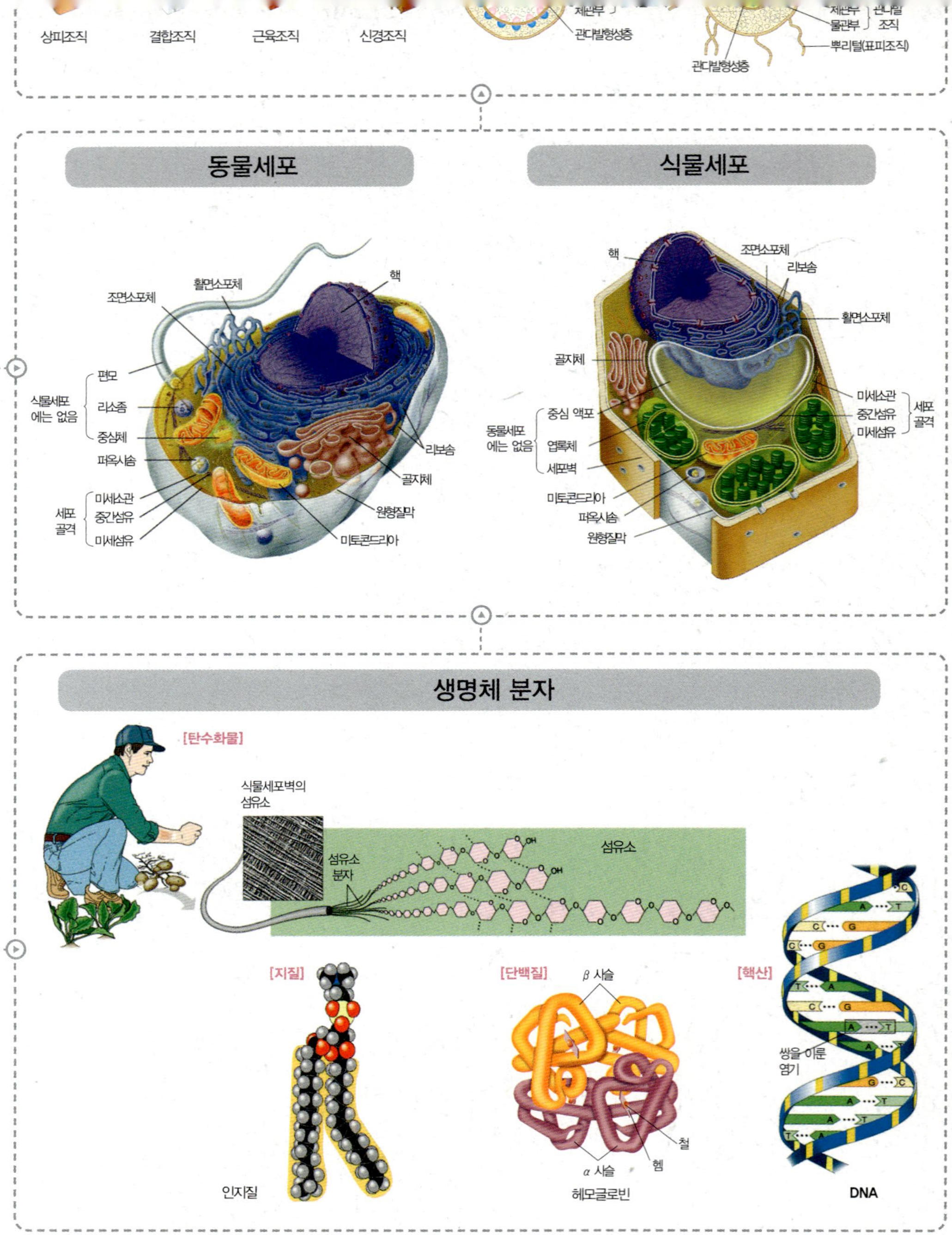

상피조직
결합조직
근육조직
신경조직
관다발형성층
물관부
조직
뿌리털(표피조직)
동물세포
조면소포체
활면소포체
핵
편모
리소좀
중심체
식물세포에는 없음
파옥시좀
미세소관
중간섬유
미세섬유
세포 골격
리보솜
골지체
원형질막
미토콘드리아
식물세포
조면소포체
리보솜
활면소포체
골지체
중심 액포
엽록체
세포벽
동물세포에는 없음
미토콘드리아
파옥시좀
원형질막
미세소관
중간섬유
미세섬유
세포 골격
생명체 분자
[탄수화물]
식물세포벽의 섬유소
섬유소 분자
섬유소
[지질]
인지질
[단백질]
β 사슬
α 사슬
철
헴
헤모글로빈
[핵산]
쌍을 이룬 염기
DNA

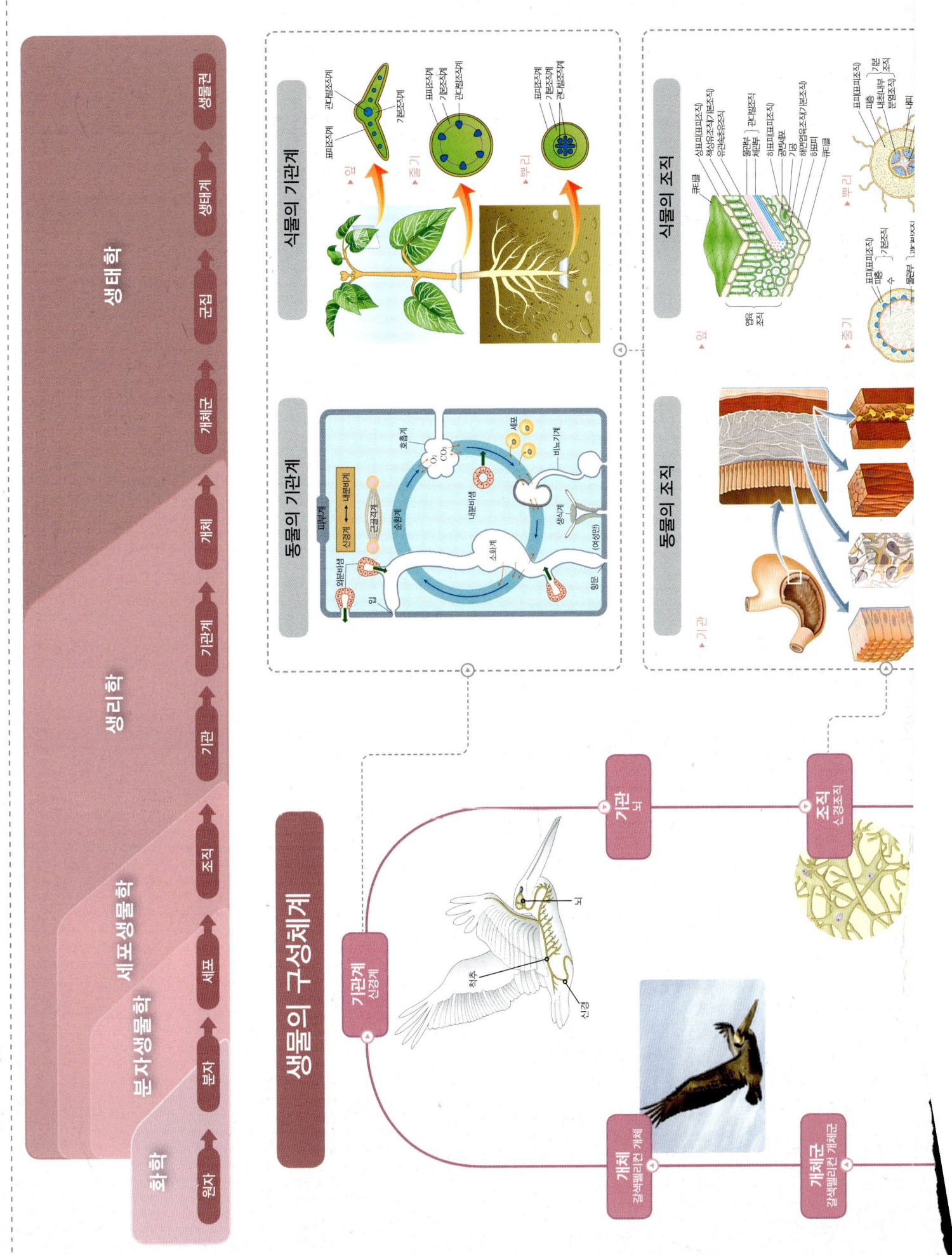

생물의 구성체계

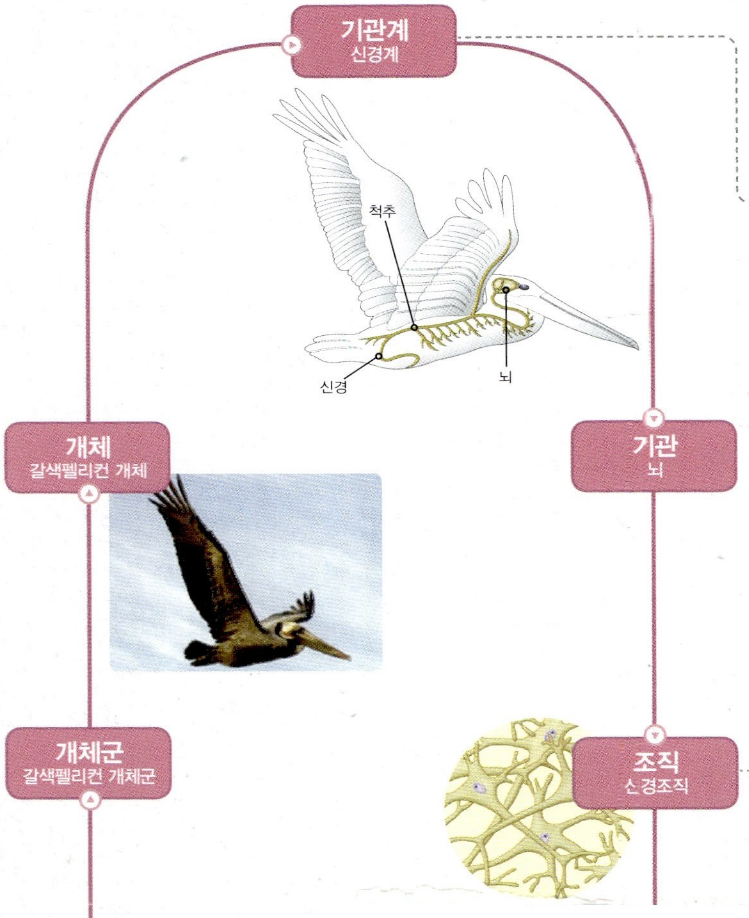

동물의 기관계

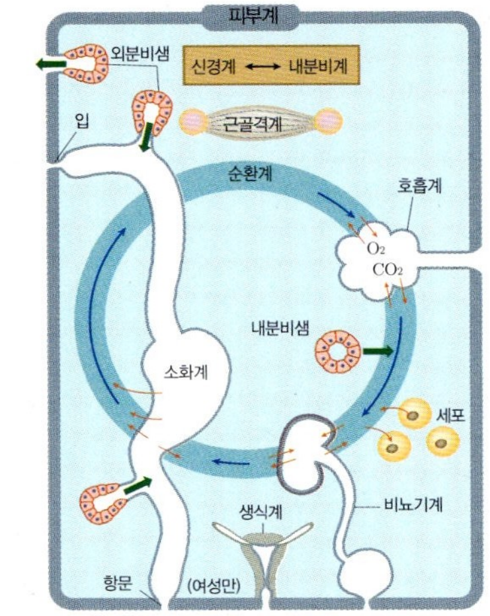

식물의 기관계

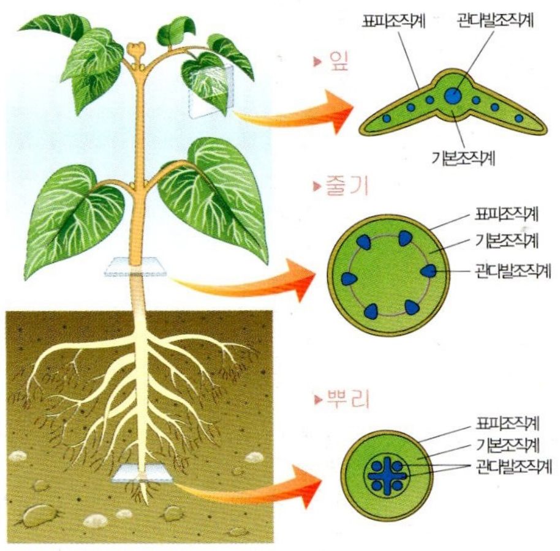

동물의 조직

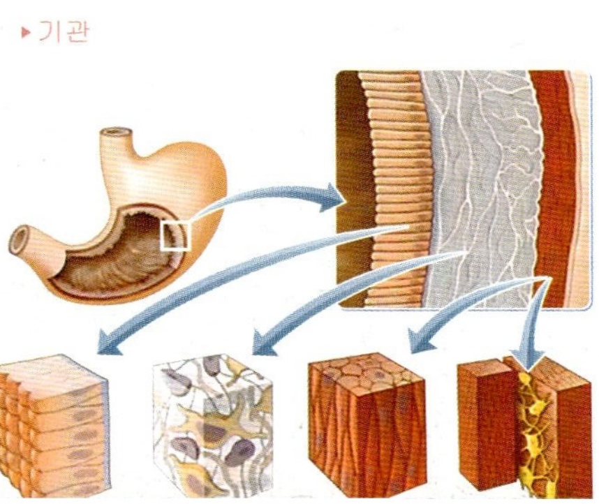

식물의 조직

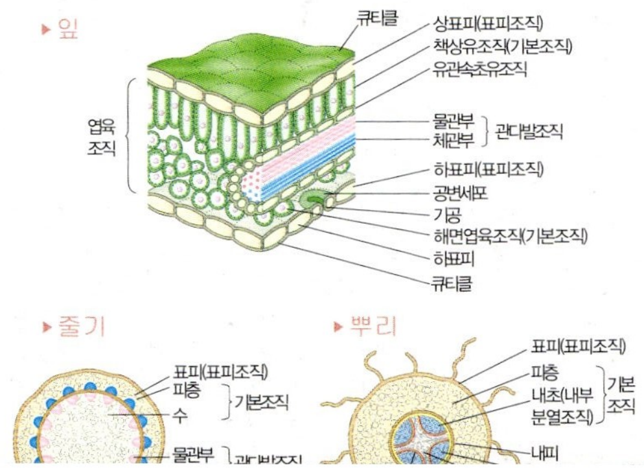

BEST SELECTION+ 플러스

생물추론 300제

메가엠디 자연과학추론연구소 지음

mega MD

메가엠디는
당신의 꿈을 응원합니다

megaMD Roots for You, Your Victory!

왜? BEST SELECTION+ 인가?

검증된 국가시행시험 문제와
메가엠디 자연과학추론연구소가 만났다!

메가엠디 자연과학추론연구소는
2009년부터 PEET/M·DEET만 연구한 전문 연구소입니다

시작부터 헤매지 말고 검증된 문항만 풀자!

국가시행시험 문제 중 PEET 출제 유형에 맞는 문항을 선별하여
개인별 학습 진도에 따라 활용 가능하도록 단원별 구성

※ **국가시행시험이란?** 대학수학능력시험, 고등학교 전국연합학력평가 (교육청, 평가원),
중등교원 임용시험, 변리사시험, 7급 공무원시험, 기술고시 등 국가에서 인정한 검증된 시험

달라진 2단계 구성, 완벽한 출제 범위

PEET에 출제되는 주요 개념을 확인하고 문제에 직접 적용/응용해보는
기본문제와 연습문제는 물론, 국가시행시험에서 미출제된 영역까지 PLUS 구성

개념 확인 '기본문제' + 적용/응용 '연습문제' / PLUS 미출제 영역

기본 완성을 위한 특별 부록 "개념마인드맵"

PEET 출제 범위에 해당하는 주요 내용을
한눈에 볼 수 있는 과목별 개념마인드맵 제공

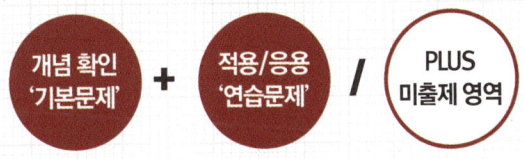

국가시행시험 기출문제,
PEET 준비에 도움이 될까?

PEET 출제 경향을 분석해보면 국가시행시험의 기출문제와 비슷한 경우가 많다.
이는 일부 출제 범위가 동일하여, 문항에 활용되는 실험 자료나 그래프, 그림 등이 유사하기 때문이다.
특히 대학수학능력시험과 중등교원 임용시험의 경우 PEET와 난이도 차이를 보이기는 하나 주어진 문제 상황은 매우 흡사하다.
BEST SELECTION PLUS는 메가엠디 자연과학추론연구소에서 PEET 출제 경향과
매우 유사한 국가시행시험 문항만을 선별하여 단원별로 구성하였다.

생물추론 VS

2020학년도 PEET 생물추론 19번

19. 다음은 개구리 초기 배아에서 중배엽 세포 유도에 대한 자료이다.

○ 수정 직후의 수정란 식물극쪽에 UV를 조사하면 피질회전이 일어나지 않는다.
○ 배아 발생 중 식물극쪽 세포에서 분비된 Nodal은 수용체에 결합하여 중배엽 세포를 유도한다.
○ Nodal이 없을 때는 중배엽 유전자 X와 Y가 모두 발현되지 않는다. Nodal 농도가 낮을 때는 X와 Y 중 X만 발현되고, 높을 때는 X와 Y가 모두 발현된다.
○ 표는 조건 Ⅰ과 같이 준비한 배아 A와 B에서, 조건 Ⅱ와 같이 준비한 배아 조직 C~F에서 X와 Y의 발현 여부를 나타낸 것이다.

조건	방법		유전자 발현 여부 X	유전자 발현 여부 Y
Ⅰ	수정 직후의 수정란을 UV 조사 없이 배양	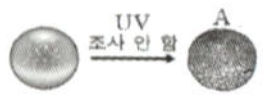 UV 조사 안 함 → A	○	○
Ⅰ	수정 직후의 수정란 식물극쪽에 UV 조사 후 배양	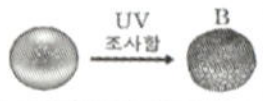 UV 조사함 → B	○	×
Ⅱ	포배의 동물극 조직을 분리하여 배양	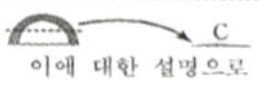 → C		
Ⅱ	포배의 식물극 조직 전체를 분리하여 동물극 조직과 접합시킨 후 배양			
Ⅱ	포배의 등쪽 식물극 조직을 분리하여 동물극 조직과 접합시킨 후 배양			
Ⅱ	포배의 배쪽 식물극 조직을 분리하여 동물극 조직과 접합시킨 후 배양			

(○: 발현됨, ×: 발현 안 됨)

이에 대한 설명으로 옳은 것만을 <보기>에서 있는 대로 고른 것은? [4점]

<보 기>

ㄱ. 포배 ㉠의 동물극 세포에는 Nodal 수용체가 있다.
ㄴ. 수정란의 피질회전은 식물극의 등배축에서 Nodal의 농도차를 형성시킨다.
ㄷ. 포배 ㉠에서 Nodal 농도는 배쪽 식물극 조직에서가 등쪽 식물극 조직에서보다 높다.

① ㄱ ② ㄴ ③ ㄷ
④ ㄱ, ㄴ ⑤ ㄱ, ㄷ ⑥ ㄴ, ㄷ
⑦ ㄱ, ㄴ, ㄷ

2005학년도 고등고시시험

213. 연습 2005학년도 고등고시시험

양서류의 일종인 제노푸스(*Xenopus*)를 이용하여 다음과 같은 발생 실험을 하였다.

실험구	A	B	C	D	E	F
배양 방법	정상 포배	동물극 부분만 단독 배양	동물극 부분 + 식물극 부분 혼합 배양	식물극 부분만 단독 배양	동물극 부분 + 중배엽 형성 요소	식물극 부분 + 중배엽 형성 요소
중배엽 형성 여부	형성됨	형성되지 않음	형성됨	형성되지 않음	형성됨	형성되지 않음

이 실험 결과로 보아 중배엽 형성에 관한 설명으로 옳은 것만을 〈보기〉에서 있는 대로 고른 것은?

〈보 기〉

ㄱ. 동물극 부분에서 중배엽이 형성된다.
ㄴ. 중배엽은 배의 어느 부분에서나 형성 가능하다.
ㄷ. 중배엽 형성 요소는 식물극 부분에서 만들어진다.

① ㄱ ② ㄴ ③ ㄱ, ㄴ
④ ㄱ, ㄷ ⑤ ㄴ, ㄷ

2020학년도 PEET 생물추론 19번 문제와 2005학년도 고등고시시험 문제는 모두 생식과 발생 단원의 발생 파트에서 출제된 문제로, 양서류 초기 배아에서 중배엽 유도에 대한 실험을 분석한 후 중배엽 형성 기작과 관련하여 추론하는 형식을 하고 있다.
2005학년도 고등고시시험 문제에서 제시된 실험은 2020학년도 PEET 생물추론 문제가 제시한 실험과 매우 유사하며, 이들 실험을 통해 양서류 초기 배아에서 식물극조직의 유도로 동물극조직에서 중배엽이 형성된다는 것을 추론할 수 있다.
2005학년도 고등고시시험 문제를 통해 중배엽 유도 실험에 대한 분석방법과 형성기작에 대해 잘 숙지하였다면, PEET 본고사의 문제도 잘 해결할 수 있다.

2020학년도 PEET 일반화학추론 2번 — 일반화학추론 VS — 2018학년도 9월 수능모의평가 화학II 9번

2. 다음은 25℃에서 탄소(C)와 관련된 반응의 열화학 반응식이다.

○ $2CO(g) \rightarrow 2C(s,$ 흑연$) + O_2(g)$	$\Delta H° = a$ kJ/mol
○ $CO_2(g) \rightarrow C(s,$ 다이아몬드$) + O_2(g)$	$\Delta H° = b$ kJ/mol
○ $2CO(g) + O_2(g) \rightarrow 2CO_2(g)$	$\Delta H° = c$ kJ/mol

25℃에서 C(s, 다이아몬드)의 표준 생성 엔탈피(kJ/mol)는? [3점]

① $-\frac{1}{2}a + b + \frac{1}{2}c$ ② $-\frac{1}{2}a - b - \frac{1}{2}c$

③ $-a + 2b + c$ ④ $a + b - \frac{1}{2}c$

⑤ $a + b - c$

151. 기본 2018학년도 9월 대학수학능력시험 모의평가

다음은 25℃, 1기압에서 3가지 열화학 반응식이다.

• $C_3H_8(g) + 5O_2(g) \rightarrow 3CO_2(g) + 4H_2O(l)$	$\Delta H = a$
• $C(s,$ 흑연$) + O_2(g) \rightarrow CO_2(g)$	$\Delta H = b$
• $2H_2(g) + O_2(g) \rightarrow 2H_2O(l)$	$\Delta H = c$

25℃, 1기압에서 이에 대한 설명으로 옳은 것만을 〈보기〉에서 있는 대로 고른 것은?

〈보기〉

ㄱ. $C_3H_8(g)$의 연소 엔탈피(ΔH)는 a이다.

ㄴ. $C_3H_8(g)$의 생성 엔탈피(ΔH)는 $2c + 3b - a$이다.

ㄷ. 1몰의 $H_2O(l)$이 가장 안정한 성분 원소로 분해될 때, 엔탈피 변화(ΔH)는 $-c$이다.

① ㄱ ② ㄷ ③ ㄱ, ㄴ

④ ㄴ, ㄷ ⑤ ㄱ, ㄴ, ㄷ

2020학년도 PEET 일반화학추론 2번은 서로 다른 세 가지 화학 반응 엔탈피에 헤스의 법칙을 적용하여 다이아몬드의 표준 생성 엔탈피를 계산하는 문항이다. 이와 동일하게 2018학년도 9월 수능모의평가 화학II 9번에서도 서로 다른 세 가지 화학 반응의 반응 엔탈피를 계산하는 문항이 출제되었다. 이를 통하여 헤스의 법칙과 표준 상태의 안정한 원소에 대해 잘 숙지하였다면 PEET 본고사의 문제도 충분히 해결할 수 있다.

2020학년도 PEET 물리추론 13번 — 물리추론 VS — 2018학년도 대학수학능력시험 물리II 5번

13. 표는 구형 흑체 A, B, C의 표면적, 표면의 절대 온도, 복사하는 전자기파 중 세기가 가장 큰 전자기파의 파장 λ_m을 나타낸 것이다.

흑체	표면적	온도	λ_m
A	S	$2T$	λ_A
B	S	$3T$	λ_B
C	$2S$	$3T$	λ_C

이에 대한 설명으로 옳은 것만을 <보기>에서 있는 대로 고른 것은? [5점]

<보 기>

ㄱ. $\lambda_B = \frac{2}{3}\lambda_A$이다.

ㄴ. 흑체 표면에서 단위 시간당 단위 면적당 복사하는 에너지는 B가 A의 $\frac{27}{8}$배이다.

ㄷ. 흑체 표면 전체에서 단위 시간당 복사하는 에너지는 C가 B의 2배이다.

① ㄱ ② ㄴ ③ ㄷ

④ ㄱ, ㄴ ⑤ ㄱ, ㄷ ⑥ ㄴ, ㄷ

⑦ ㄱ, ㄴ, ㄷ

231. 연습 2018학년도 수능 물리 II

그림은 반지름이 각각 $2R$, R, R인 구형 흑체 A, B, C를, 표는 흑체 표면의 절대 온도와 흑체가 복사하는 전자기파 중 세기가 가장 큰 전자기파의 파장 λ_{max}를 나타낸 것이다.

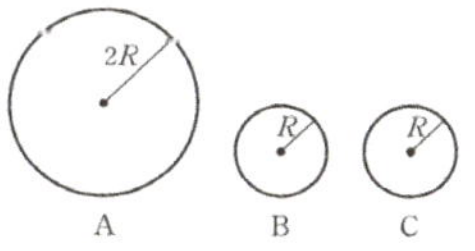

흑체	절대 온도	λ_{max}
A	T	λ_A
B	T	λ_B
C	$2T$	λ_C

이에 대한 설명으로 옳은 것만을 〈보기〉에서 있는 대로 고른 것은?

〈보기〉

ㄱ. $\lambda_B = \lambda_C$이다.

ㄴ. 흑체 표면에서 단위 시간당, 단위 면적당 복사하는 에너지는 A가 C보다 크다.

ㄷ. 흑체 표면 전체에서 단위 시간당 복사하는 에너지는 A가 B보다 크다.

① ㄱ ② ㄷ ③ ㄱ, ㄴ

④ ㄴ, ㄷ ⑤ ㄱ, ㄴ, ㄷ

2020학년도 PEET 물리추론 13번 문제는 흑체 복사에서 서로 다른 세 가지 구형 물체의 파장 최댓값과 복사하는 에너지를 묻는 지문을 제시하고 있다. 이와 유사하게 2018학년도 대학수학능력시험 물리II 5번 문제에서도 동일한 내용에 대해서 세 물체의 반지름으로 나타내고 있다. 이를 통해 흑체 복사하는 상황에 대해 잘 숙지하였다면 PEET 본고사의 문제도 충분히 해결할 수 있다.

BEST SELECTION+

어떻게 구성되어 있을까

❙ 문제편

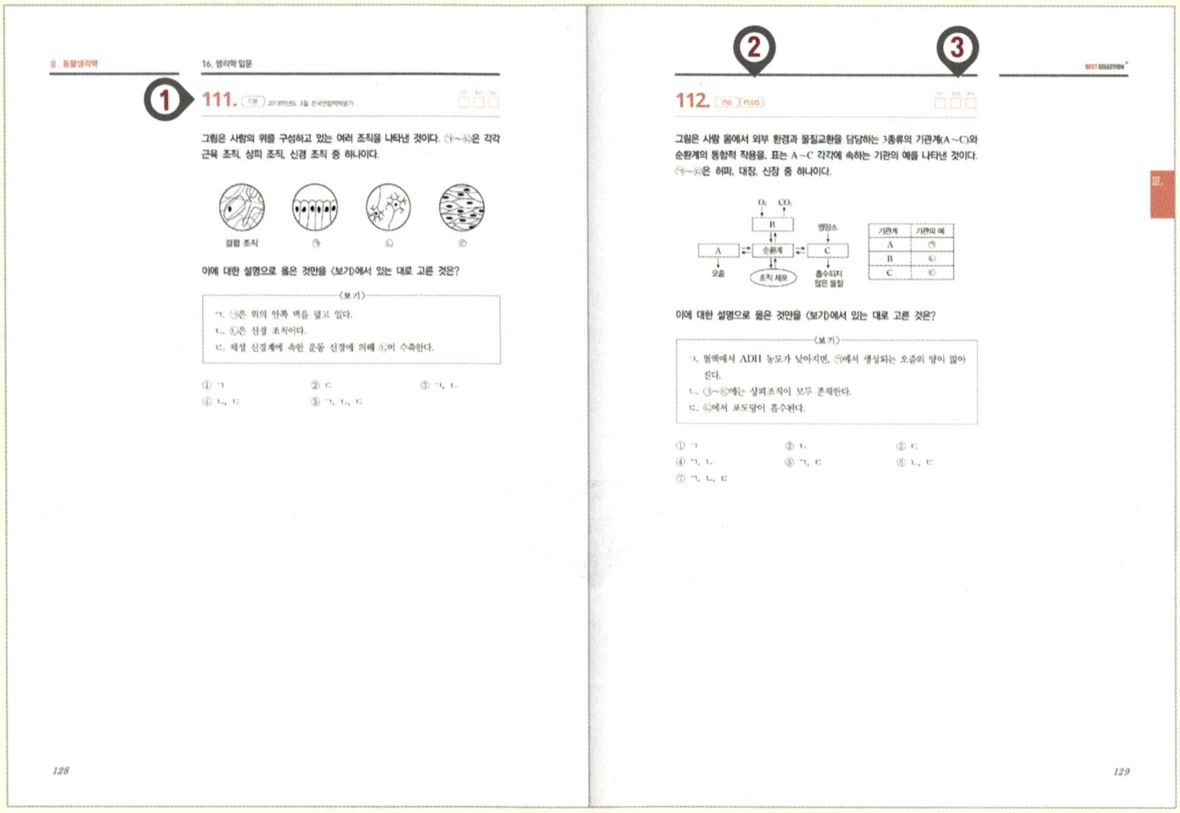
Ⅲ. 동물생리학

16. 생리학 입문

① 111. 기본 2018학년도 3월 전국연합학력평가

그림은 사람의 위를 구성하고 있는 여러 조직을 나타낸 것이다. ㉠~㉢은 각각 근육 조직, 상피 조직, 신경 조직 중 하나이다.

결합 조직 ㉠ ㉡ ㉢

이에 대한 설명으로 옳은 것만을 〈보기〉에서 있는 대로 고른 것은?

〈보 기〉

ㄱ. ㉠은 위의 안쪽 벽을 덮고 있다.
ㄴ. ㉡은 신경 조직이다.
ㄷ. 체성 신경계에 속한 운동 신경에 의해 ㉢이 수축한다.

① ㄱ ② ㄷ ③ ㄱ, ㄴ
④ ㄴ, ㄷ ⑤ ㄱ, ㄴ, ㄷ

128

② ③

112. 연습 PLUS

그림은 사람 몸에서 외부 환경과 물질교환을 담당하는 3종류의 기관계(A~C)와 순환계의 통합적 작용을, 표는 A~C 각각에 속하는 기관의 예를 나타낸 것이다. ㉠~㉢은 허파, 대장, 신장 중 하나이다.

기관계	기관의 예
A	㉠
B	㉡
C	㉢

이에 대한 설명으로 옳은 것만을 〈보기〉에서 있는 대로 고른 것은?

〈보 기〉

ㄱ. 혈액에서 ADH 농도가 낮아지면, ㉠에서 생성되는 오줌의 양이 많아진다.
ㄴ. ㉠~㉢에는 상피조직이 모두 존재한다.
ㄷ. ㉢에서 포도당이 흡수된다.

① ㄱ ② ㄴ ③ ㄷ
④ ㄱ, ㄴ ⑤ ㄱ, ㄷ ⑥ ㄴ, ㄷ
⑦ ㄱ, ㄴ, ㄷ

129

① 기본문제 & 연습문제

학습 주안점에 따라 기본과 연습으로 구분된 문제들을 풀어보면서 PEET에 적합한 국가시행시험문제를 폭넓게 학습

기본 국가시행시험문제 중 PEET에 **출제되는 기본 개념을 확인**하는 문제

연습 국가시행시험문제 중 PEET의 **핵심 개념을 응용**하여 연습하는 문제

② PLUS 문제 PLUS

PEET 전 범위를 학습할 수 있도록 국가시행시험에서 미출제된 영역은 메가엠디 자연과학추론연구소의 개발 문항으로 추가 구성

③ 1 X 3 학습법

문제 유형 및 출제 경향을 완벽하게 파악할 수 있도록 메가엠디가 제안하는 PEET 고득점 학습법

해설편

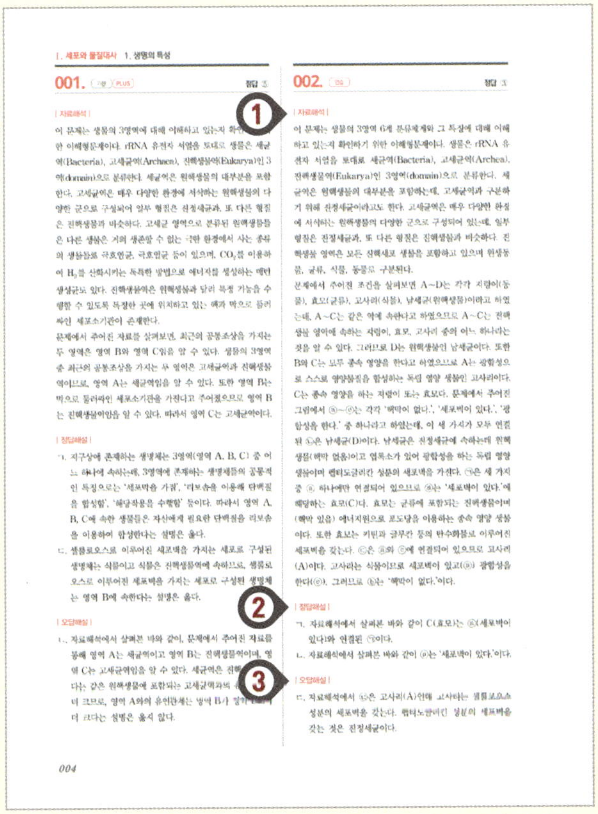

① 자료해석

해당 문항의 핵심 내용을 설명한 자료해석으로
문항의 출제의도와 학습 주안점 파악

② 정답해설

출제자의 의도에 근거하여 문제의 정답을 찾는
방법과 정답이 도출되는 과정을 담은 상세한 해설로
실제 시험에서 답을 찾아내는 훈련

③ 오답해설

정답이 아닌 오답에 대한 근거를 짚어보고
오답을 걸러내는 연습을 반복

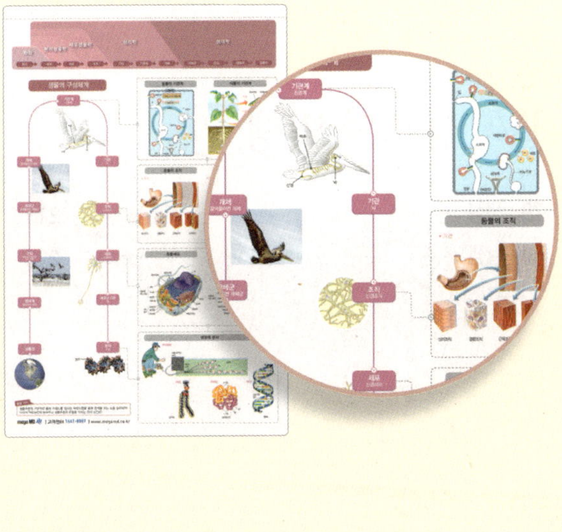

[특별부록]

개념마인드맵

출제 범위에 해당하는 주요 내용을
한눈에 볼 수 있는 과목별 개념마인드맵으로
PEET의 기본기를 탄탄하게 완성

BEST SELECTION+

- PEET vs 국가시행시험 | 국가시행시험 기출문제, PEET 준비에 도움이 될까?
- 교재 구성 | BEST SELECTION+ 어떻게 구성되어 있을까?

PART
I. 세포와 물질대사

PART
II. 유전학

PART
III. 동물생리학

PART
IV. 생식과 발생

PART
Ⅴ. 식물생리학

PART
Ⅵ. 진화 및 분류

PART
Ⅶ. 생태학

PART
Ⅷ. 일반생물학 실험

BEST SELECTION+

생물추론 300제

MEGAMD

PHARMACY EDUCATION ELIGIBILITY TEST

PART I

세포와 물질대사

1 생명의 특성
2 세포의 구성 물질
3 세포의 구조와 기능
4 세포막과 세포막 수송
5 효소
6 세포호흡
7 광합성

001. 기본 PLUS

1st 2nd 3rd

그림은 3역 분류 체계를 나타낸 계통수이다. (단, ㉠은 '막으로 둘러싸인 세포소기관을 가짐'이다.)

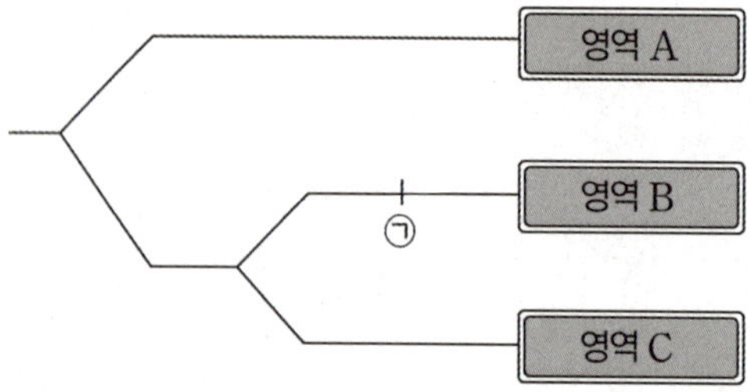

이에 대한 옳은 설명만을 〈보기〉에서 있는 대로 고른 것은?

〈보기〉

ㄱ. 영역 A, B, C에 속한 생물들은 자신에게 필요한 단백질을 리보솜을 이용하여 합성한다.
ㄴ. 영역 A와의 유연관계는 영역 B가 영역 C보다 더 크다.
ㄷ. 셀룰로오스로 이루어진 세포벽을 가지는 세포로 구성된 생명체는 영역 B에 속한다.

① ㄱ ② ㄴ ③ ㄷ
④ ㄱ, ㄴ ⑤ ㄱ, ㄷ ⑥ ㄴ, ㄷ
⑦ ㄱ, ㄴ, ㄷ

002. 연습 2017학년도 10월 전국연합학력평가

1st 2nd 3rd

표는 생물 A~D의 특징을, 그림은 생물 ㉠~㉢의 특징을 선으로 연결하여 나타낸 것이다. A~D는 각각 지렁이, 효모, 고사리, 남세균 중 하나이며, ㉠~㉢은 각각 A, C, D 중 하나이다. ⓐ~ⓒ는 각각 '핵막이 없다.', '세포벽이 있다.', '광합성을 한다.' 중 하나이다.

- A ~ C는 같은 역에 속한다.
- B와 C는 모두 종속 영양을 한다.

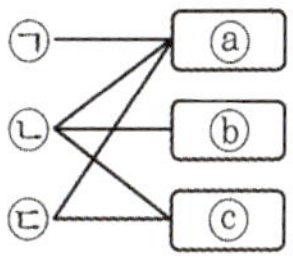

이에 대한 옳은 설명만을 〈보기〉에서 있는 대로 고른 것은?

〈보 기〉

ㄱ. C는 ㉠이다.
ㄴ. '세포벽이 있다.'는 ⓐ이다.
ㄷ. ㉢은 펩티도글리칸 성분의 세포벽을 갖는다.

① ㄱ ② ㄷ ③ ㄱ, ㄴ
④ ㄴ, ㄷ ⑤ ㄱ, ㄴ, ㄷ

003. 기본 PLUS

1st 2nd 3rd

그림은 세포 내에서 발견되는 고분자 X가 합성되는 과정(3번째 단위체가 첨가되는 과정)을 나타낸 것이다.

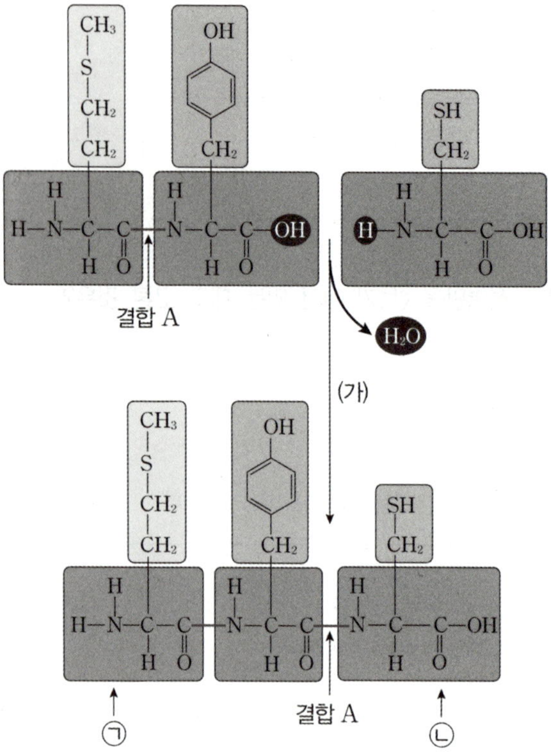

이에 대한 설명으로 옳은 것만을 〈보기〉에서 있는 대로 고른 것은?

〈보 기〉

ㄱ. (가) 반응은 핵 내부에서 일어난다.
ㄴ. ㉠은 N-말단이고, ㉡은 C-말단이다.
ㄷ. 결합 A는 자유로운 회전이 가능하다.

① ㄱ ② ㄴ ③ ㄷ
④ ㄱ, ㄴ ⑤ ㄱ, ㄷ ⑥ ㄴ, ㄷ
⑦ ㄱ, ㄴ, ㄷ

004. 기본 PLUS

1st 2nd 3rd

그림 (가)는 DNA의 구조를, 그림 (나)는 tRNA의 구조를 각각 나타낸 것이다.

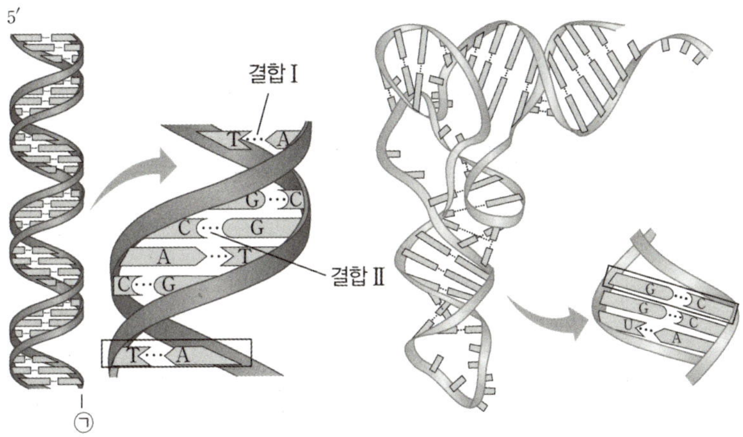

(가) (나)

이에 대한 설명으로 옳은 것만을 〈보기〉에서 있는 대로 고른 것은?

〈보기〉

ㄱ. ㉠은 5′ 말단이다.

ㄴ. 결합 Ⅰ과 결합 Ⅱ 중에서 온도를 높일 때 더 먼저 끊어질 가능성이 더 높은 결합은 결합 Ⅰ이다.

ㄷ. (가)와 (나)는 모두 2개의 폴리뉴클레오타이드 사슬로 이루어져 있다.

① ㄱ ② ㄴ ③ ㄷ
④ ㄱ, ㄴ ⑤ ㄱ, ㄷ ⑥ ㄴ, ㄷ
⑦ ㄱ, ㄴ, ㄷ

005. 기본 PLUS

1st 2nd 3rd

그림은 단당류들이 탈수결합을 통해 서로 다른 이당류((가), (나))를 합성하는 것을 나타낸 그림이다.

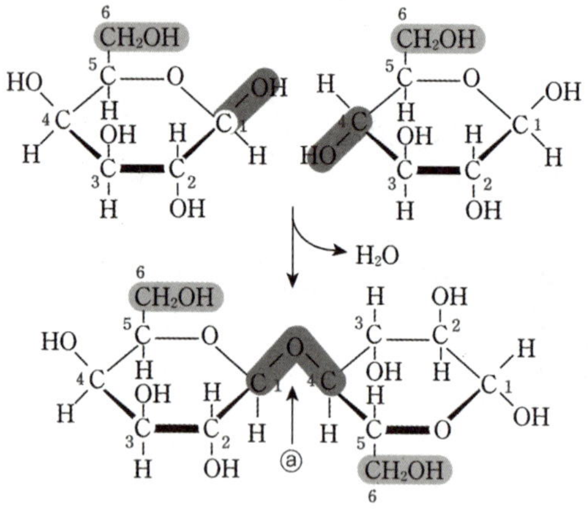

(가)

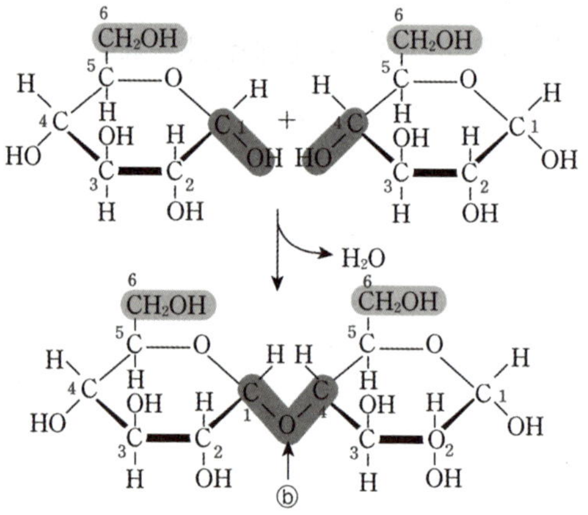

(나)

이에 대한 설명으로 옳은 것만을 〈보기〉에서 있는 대로 고른 것은?

〈보기〉

ㄱ. ⓐ는 α-1,4 글리코시드 결합이다.

ㄴ. 사람은 ⓑ를 분해하는 효소를 생산한다.

ㄷ. (나)는 식물의 체관액에서 주로 발견되는 당이다.

① ㄱ ② ㄴ ③ ㄷ

④ ㄱ, ㄴ ⑤ ㄱ, ㄷ ⑥ ㄴ, ㄷ

⑦ ㄱ, ㄴ, ㄷ

006. 기본 PLUS

1st 2nd 3rd

그림 (가)는 사람의 간세포에서 발견되는 지질 분자를 나타낸 것이고, (나)는 지질에 의해 형성된 구조이다.

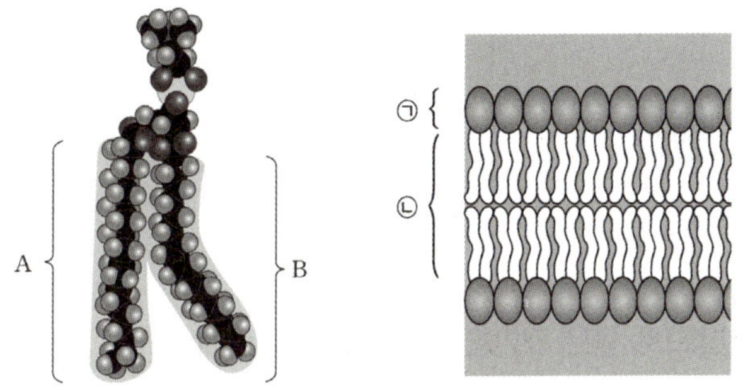

(가) (나)

이에 대한 설명으로 옳은 것만을 〈보기〉에서 있는 대로 고른 것은?

〈보 기〉

ㄱ. (가)의 합성은 세포기질(cytosol)에서 일어난다.

ㄴ. (나)에서 $\frac{A}{B}$의 비율이 감소하면, 유동성이 증가한다.

ㄷ. 물 분자의 투과 속도는 ㉠ 부위에서가 ㉡ 부위에서보다 더 크다.

① ㄱ ② ㄴ ③ ㄷ
④ ㄱ, ㄴ ⑤ ㄱ, ㄷ ⑥ ㄴ, ㄷ
⑦ ㄱ, ㄴ, ㄷ

007. 연습 2017학년도 7월 전국연합학력평가

1st 2nd 3rd

그림은 생명체를 구성하는 물질 A~C의 공통점과 차이점을, 표는 특징 ㉠~㉢을 순서 없이 나타낸 것이다. A~C는 각각 단백질, 인지질, 핵산 중 하나이다.

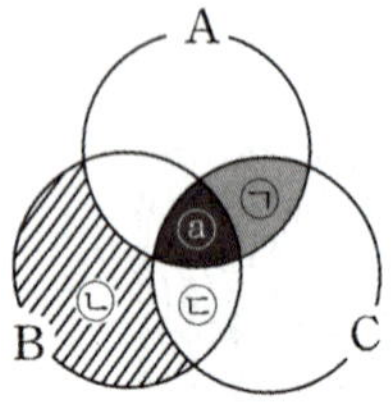

특징 ㉠~㉢
• 염색체를 구성한다. • 세포막의 구성 성분이다. • 기본 단위가 뉴클레오타이드이다.

이에 대한 설명으로 옳은 것만을 〈보기〉에서 있는 대로 고른 것은?

〈보기〉

ㄱ. C는 바이러스의 구성 성분이다.
ㄴ. '탄소 화합물이다.'는 ⓐ에 해당한다.
ㄷ. ㉢은 '염색체를 구성한다.'이다.

① ㄱ ② ㄴ ③ ㄱ, ㄷ
④ ㄴ, ㄷ ⑤ ㄱ, ㄴ, ㄷ

008. 연습 PLUS

1st 2nd 3rd

그림은 단백질 3차 구조의 형성에 기여하는 4종류 유형의 상호작용((Ⅰ)~(Ⅳ))을 나타낸 것이다. (단, ㉠과 ㉡은 폴리펩타이드 사슬을 구성하고 있는 아미노산을 의미한다.)

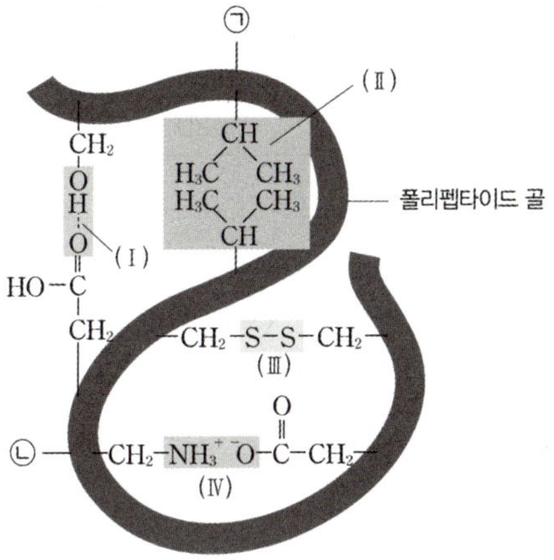

이에 대한 설명으로 옳은 것만을 〈보기〉에서 있는 대로 고른 것은?

〈보기〉

ㄱ. (Ⅰ)~(Ⅳ)는 모두 비공유결합성 결합이다.
ㄴ. 세포기질(cytosol)의 pH가 변했을 때, (Ⅰ)~(Ⅳ) 중에서 계속 유지되지 못할 가능성이 가장 높은 결합은 (Ⅳ)이다.
ㄷ. 수용성 구형단백질의 표면에서 발견될 가능성은 ㉠이 ㉡보다 더 높다.

① ㄱ ② ㄴ ③ ㄷ
④ ㄱ, ㄴ ⑤ ㄱ, ㄷ ⑥ ㄴ, ㄷ
⑦ ㄱ, ㄴ, ㄷ

009. (연습) 2014학년도 7월 전국연합학력평가

1st 2nd 3rd

그림은 DNA를 구성하는 두 쌍의 뉴클레오타이드를, 표는 염기쌍의 수가 동일한 2중 가닥 DNA Ⅰ과 Ⅱ의 염기 조성 비율을 나타낸 것이다.

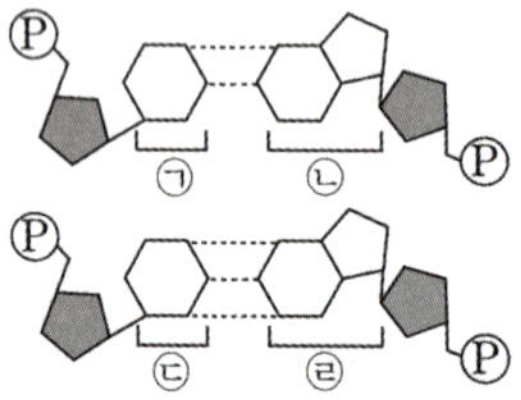

DNA	염기 조성 비율(%)				
	㉠	㉡	㉢	㉣	계
Ⅰ	20	?	?	?	100
Ⅱ	?	?	20	?	100

이 자료에 대한 설명으로 옳은 것만을 〈보기〉에서 있는 대로 고른 것은?

〈보기〉

ㄱ. ㉠은 아데닌(A)이다.

ㄴ. DNA Ⅰ의 $\frac{G+C}{A+T}=1.5$이다.

ㄷ. 염기 간 수소 결합의 총 수는 DNA Ⅰ > DNA Ⅱ이다.

① ㄱ　② ㄷ　③ ㄱ, ㄴ
④ ㄴ, ㄷ　⑤ ㄱ, ㄴ, ㄷ

010. 기본 2019학년도 6월 모의평가

1st 2nd 3rd

그림은 세포의 핵 구조를 나타낸 것이다. A~C는 각각 인, 핵공, 핵막 중 하나이다.

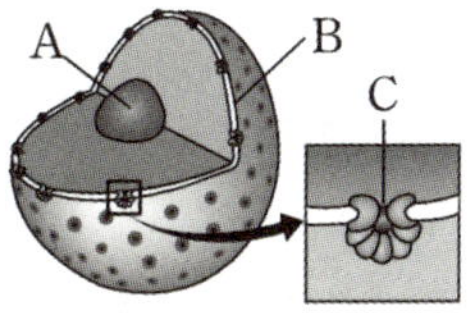

이에 대한 설명으로 옳은 것만을 〈보기〉에서 있는 대로 고른 것은?

〈보기〉

ㄱ. A에서 rRNA가 합성된다.
ㄴ. B는 인지질을 가진다.
ㄷ. C를 통해 mRNA가 핵에서 세포질로 이동한다.

① ㄱ ② ㄷ ③ ㄱ, ㄴ
④ ㄴ, ㄷ ⑤ ㄱ, ㄴ, ㄷ

011. (기본) 2005학년도 수능

1st 2nd 3rd

그림은 동물세포의 소기관 일부를 확대하여 나타낸 것이다.

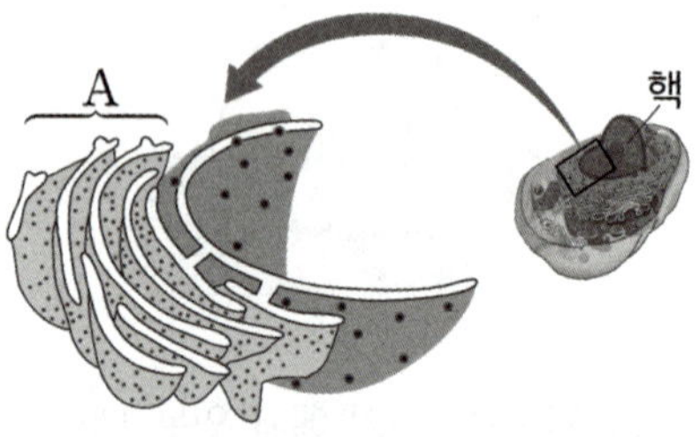

A에 대한 설명으로 옳은 것을 〈보기〉에서 모두 고른 것은?

〈보기〉

ㄱ. 핵막과 연결되어 있다.
ㄴ. 식물세포에서는 발견되지 않는다.
ㄷ. 주된 기능은 탄수화물과 지질의 합성이다.
ㄹ. 세포 밖으로 분비될 단백질을 합성하는 세포에 발달되어 있다.

① ㄱ, ㄹ　② ㄴ, ㄷ　③ ㄱ, ㄴ, ㄷ
④ ㄱ, ㄴ, ㄹ　⑤ ㄴ, ㄷ, ㄹ

012. 기본 PLUS

1st 2nd 3rd

그림은 2종류의 세포골격 요소(A, B)가 소장 상피세포에서 발견되는 위치를 각각 나타낸 것이다. (단, 세포골격 요소 A와 B는 중간섬유나 미세소관 중 어느 하나에 각각 해당한다.)

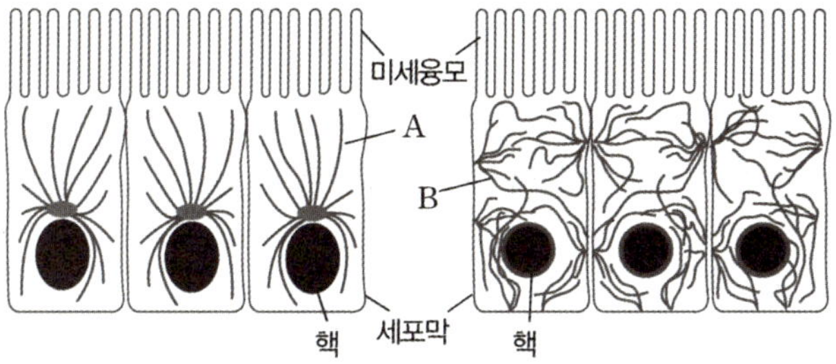

이에 대한 설명으로 옳은 것만을 〈보기〉에서 있는 대로 고른 것은?

〈보기〉

ㄱ. 섬유의 굵기는 A가 B보다 더 두껍다.
ㄴ. A에는 운동단백질 미오신이 결합하여 소낭을 이동시킨다.
ㄷ. B를 구성하는 단백질은 튜불린이다.

① ㄱ　② ㄴ　③ ㄷ
④ ㄱ, ㄴ　⑤ ㄱ, ㄷ　⑥ ㄴ, ㄷ
⑦ ㄱ, ㄴ, ㄷ

013. 기본 2020학년도 6월 모의평가

1st 2nd 3rd

그림은 식물 세포의 구조를 나타낸 것이다. A~C는 각각 핵, 세포벽, 소포체 중 하나이다.

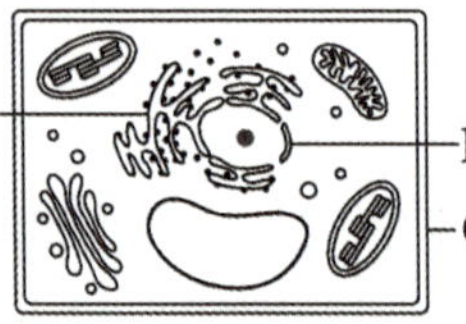

이에 대한 설명으로 옳은 것만을 〈보기〉에서 있는 대로 고른 것은?

〈보기〉

ㄱ. A는 동물 세포에도 존재한다.
ㄴ. B에는 히스톤이 들어 있다.
ㄷ. C의 구성 성분에는 셀룰로스가 포함된다.

① ㄱ ② ㄷ ③ ㄱ, ㄴ
④ ㄴ, ㄷ ⑤ ㄱ, ㄴ, ㄷ

014. 연습 PLUS

1st 2nd 3rd

그림은 전형적인 세균(진정세균)의 구조를 나타낸 것이다.

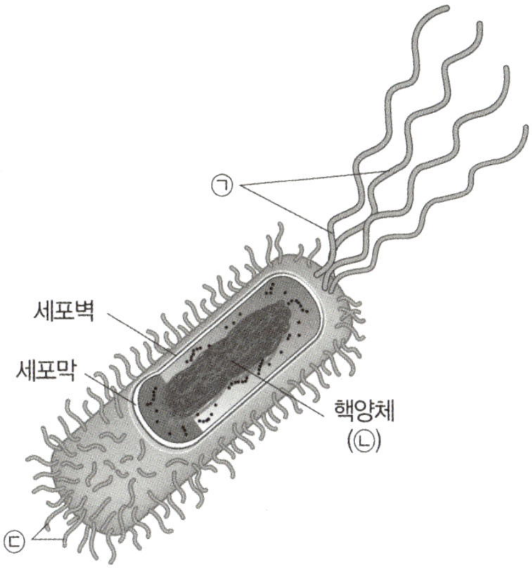

이에 대한 설명으로 옳은 것만을 <보기>에서 있는 대로 고른 것은?

〈보기〉

ㄱ. ㉠의 기능은 DNP(짝풀림제)에 의해 저해될 수 있다.
ㄴ. ㉡에는 여러 분자의 DNA가 존재한다.
ㄷ. ㉢의 단위체는 튜불린이다.

① ㄱ　② ㄴ　③ ㄷ
④ ㄱ, ㄴ　⑤ ㄱ, ㄷ　⑥ ㄴ, ㄷ
⑦ ㄱ, ㄴ, ㄷ

015. (연습) 2018학년도 수능

1st 2nd 3rd

그림은 세포 내 공생설을 나타낸 것이다. 미토콘드리아의 기원은 ⓐ이고, 엽록체의 기원은 ⓑ이다. ⓐ와 ⓑ는 각각 광합성 세균과 호기성 세균 중 하나이다.

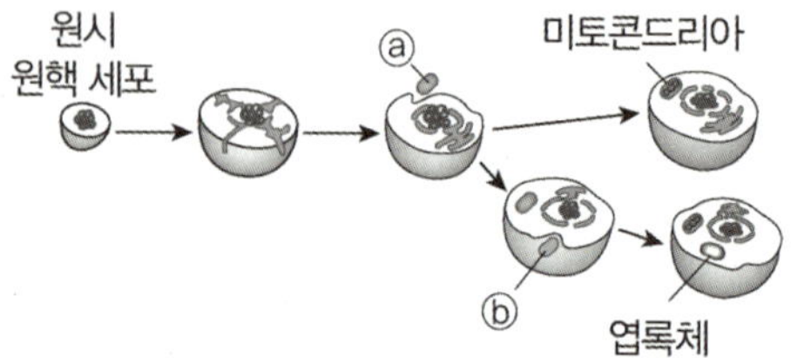

이에 대한 설명으로 옳은 것만을 〈보기〉에서 있는 대로 고른 것은?

〈보기〉

ㄱ. ⓐ에는 유전 물질이 있다.
ㄴ. ⓑ는 독립 영양 생물이다.
ㄷ. ⓐ와 ⓑ는 모두 막으로 둘러싸인 세포 소기관을 가진다.

① ㄱ ② ㄷ ③ ㄱ, ㄴ
④ ㄴ, ㄷ ⑤ ㄱ, ㄴ, ㄷ

016. 연습 2007학년도 6월 모의평가

1st 2nd 3rd

표는 ^{35}S-아미노산이 포함된 배지에서 배양한 돌연변이 효모를 이용하여 단백질의 분비 경로를 밝힌 실험 결과이다.

효모 종류	방사능이 검출된 세포 소기관 및 위치
정상 효모	골지체, 분비 소낭, 소포체, 세포 밖
돌연변이 A	골지체, 소포체
돌연변이 B	소포체
돌연변이 C	골지체, 분비 소낭, 소포체

이에 대한 설명으로 옳은 것만을 〈보기〉에서 있는 대로 고른 것은?

〈보기〉

ㄱ. 돌연변이 A 효모의 경우 단백질이 골지체에서 분비 소낭으로 이동되지 않는다.
ㄴ. 돌연변이 B 효모의 경우 단백질이 소포체에서 골지체로 이동되지 않는다.
ㄷ. 위 실험에서 단백질의 분비 경로는 골지체 → 소포체 → 분비 소낭이다.

① ㄱ ② ㄴ ③ ㄱ, ㄴ
④ ㄱ, ㄷ ⑤ ㄴ, ㄷ

017. 연습 2010학년도 6월 모의평가

1st 2nd 3rd

표는 세포 분획법으로 분리한 세포 소기관 A~D의 특징과 A~D가 토끼의 간세포와 시금치 잎의 세포에 존재하는지를 조사하여 나타낸 것이다.

구분	특징	토끼의 간세포	시금치 잎의 세포
A	염색사와 인이 있음	○	○
B	DNA와 리보솜이 있음, O_2 생성	×	○
C	DNA와 리보솜이 있음, O_2 소모	○	○
D	RNA와 단백질로 구성, 단백질 합성	○	○

(○: 있음, ×: 없음)

이에 대한 설명으로 옳은 것만을 〈보기〉에서 있는 대로 고른 것은?

〈보기〉

ㄱ. 원심 분리할 때 A는 C보다 저속에서 먼저 침전된다.
ㄴ. B는 포도당과 단백질을 합성한다.
ㄷ. D는 이중막으로 되어 있다.

① ㄱ　② ㄴ　③ ㄷ
④ ㄱ, ㄴ　⑤ ㄴ, ㄷ

018. 연습 PLUS

1st 2nd 3rd

그림 (가)는 동물세포 사이에서 발견되는 세포연접을 나타낸 것이고, 그림 (나)는 식물세포 사이에서 발견되는 세포연접을 나타낸 것이다.

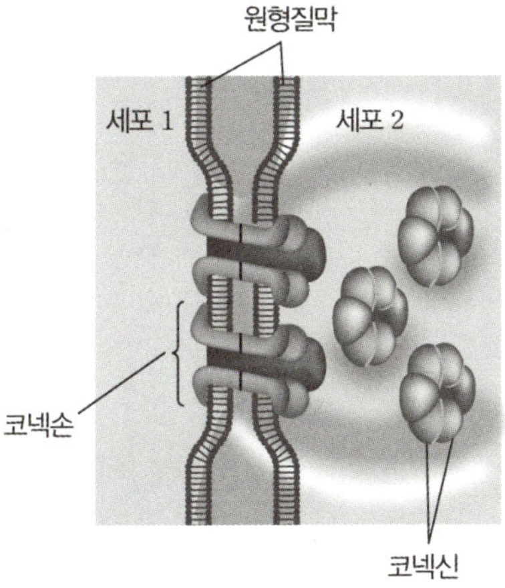

(가)

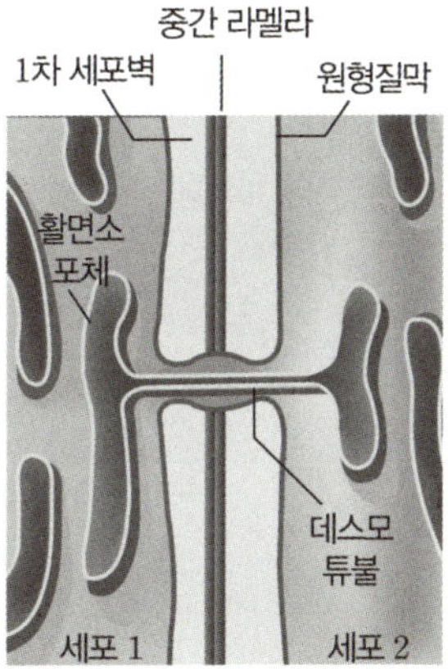

(나)

이에 대한 설명으로 옳은 것만을 〈보기〉에서 있는 대로 고른 것은?

〈보 기〉

ㄱ. (가)를 통해서 한 세포에서 다른 세포로 단백질과 RNA 분자들이 이동할 수 있다.

ㄴ. 심실의 수축 시 Na^+은 (가)를 통해 하나의 심실근육 세포에서 다른 심실근육 세포로 이동한다.

ㄷ. 식물 잎에서 동반세포에 존재하는 설탕은 (나)를 통해 체관요소로 이동한다.

① ㄱ ② ㄴ ③ ㄷ
④ ㄱ, ㄴ ⑤ ㄱ, ㄷ ⑥ ㄴ, ㄷ
⑦ ㄱ, ㄴ, ㄷ

019. 기본 PLUS

1st 2nd 3rd

다음 그림은 세포막의 구조를 나타낸 것이다.

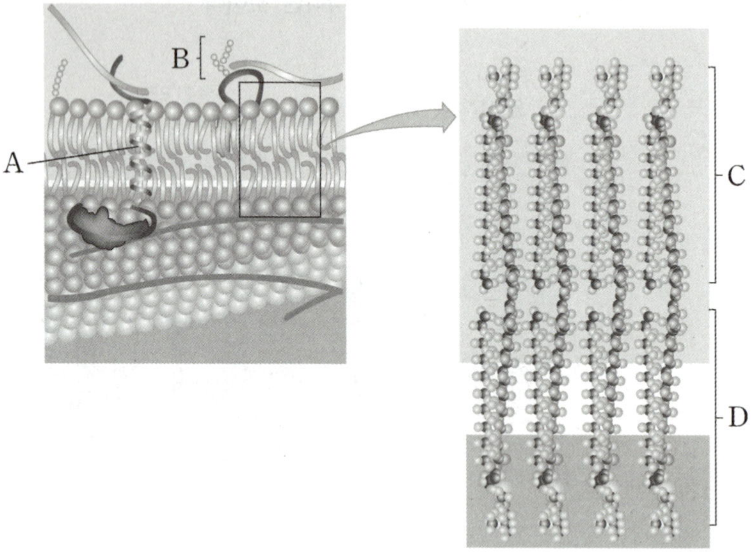

이에 대한 설명으로 옳은 것만을 〈보기〉에서 있는 대로 고른 것은?

〈보기〉

ㄱ. A는 합성이 완료된 후에 막에 삽입된다.
ㄴ. B는 리보솜에서 합성된다.
ㄷ. C와 D의 지질 조성은 서로 차이가 있다.

① ㄱ ② ㄴ ③ ㄷ
④ ㄱ, ㄴ ⑤ ㄱ, ㄷ ⑥ ㄴ, ㄷ
⑦ ㄱ, ㄴ, ㄷ

020. 기본 PLUS

1st 2nd 3rd

그림 (가)는 세포의 막단백질 A에 형광 물질을 표지하고, 이 형광 물질의 일부를 제거한 다음 일정 시간 후 관찰한 결과를, (나)는 세포막의 구조를 나타낸 것이다. B는 통로 단백질이다.

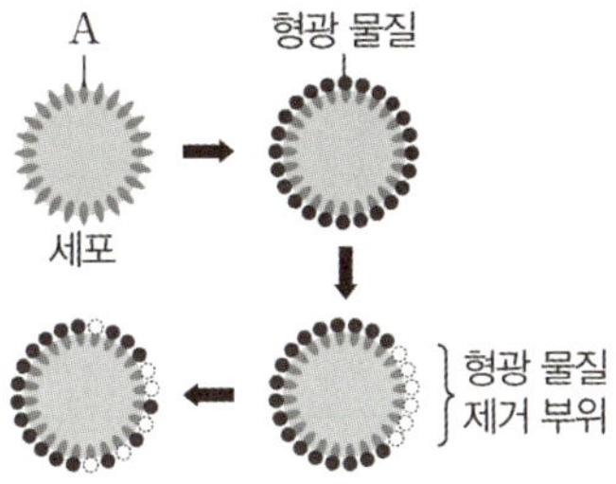

(가)

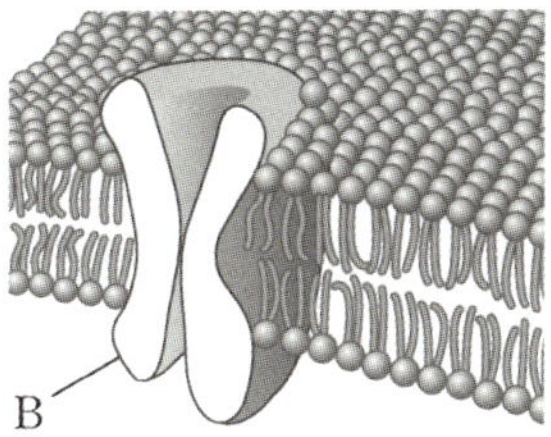

(나)

이에 대한 설명으로 옳은 것만을 〈보기〉에서 있는 대로 고른 것은?

〈보기〉

ㄱ. A는 세포외기질 섬유에 결합하고 있다.
ㄴ. B는 물질을 선택적으로 출입시킨다.
ㄷ. (나)에서 세포막을 구성하는 인지질의 지방산 사슬이 길어지면 세포막은 더 유동성을 갖게 된다.

① ㄱ ② ㄴ ③ ㄷ
④ ㄱ, ㄴ ⑤ ㄱ, ㄷ ⑥ ㄴ, ㄷ
⑦ ㄱ, ㄴ, ㄷ

021. 기본 2018학년도 6월 모의평가

1st 2nd 3rd

그림 (가)는 어떤 세포에서 세포막을 통한 물질 ㉠의 이동 속도를 세포 안과 밖의 ㉠의 농도 차에 따라 나타낸 것이고, (나)는 ㉠이 들어 있는 배양액에 이 세포를 넣은 후 시간에 따른 ㉠의 세포 안 농도를 나타낸 것이다. C는 ㉠의 세포 안과 밖의 농도가 같아졌을 때, ㉠의 세포 밖 농도이다. ㉠의 이동 방식은 단순 확산, 촉진 확산, 능동 수송 중 하나이다.

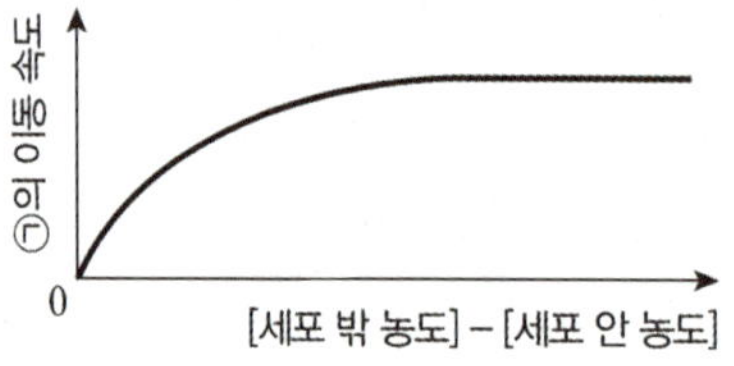

(가)

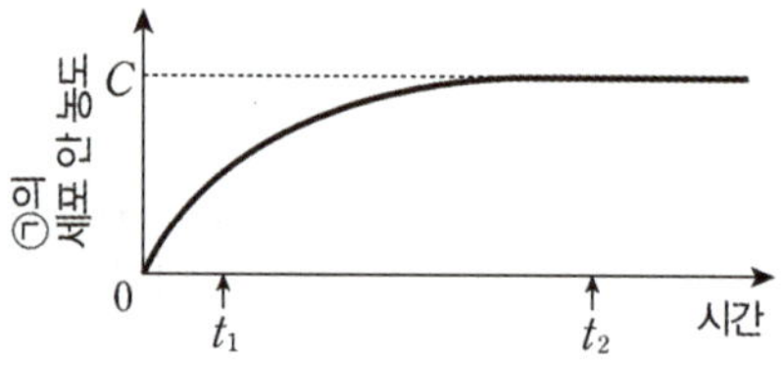

(나)

이에 대한 설명으로 옳은 것만을 〈보기〉에서 있는 대로 고른 것은?

〈보 기〉

ㄱ. ㉠의 이동에 막 단백질이 이용된다.

ㄴ. Na^+-K^+ 펌프를 통한 K^+의 이동 방식은 ㉠의 이동 방식과 같다.

ㄷ. 세포 밖에서 안으로의 ㉠의 이동 속도는 t_2일 때가 t_1일 때보다 크다.

① ㄱ ② ㄴ ③ ㄷ ④ ㄱ, ㄴ ⑤ ㄱ, ㄷ

022. 기본 2018학년도 7월 전국연합학력평가

1st 2nd 3rd

그림은 어떤 세포의 막을 통해 물질이 이동하는 방식 (가)~(다)를 나타낸 것이다. (가)~(다)는 각각 촉진 확산, 능동 수송, 단순 확산 중 하나이다.

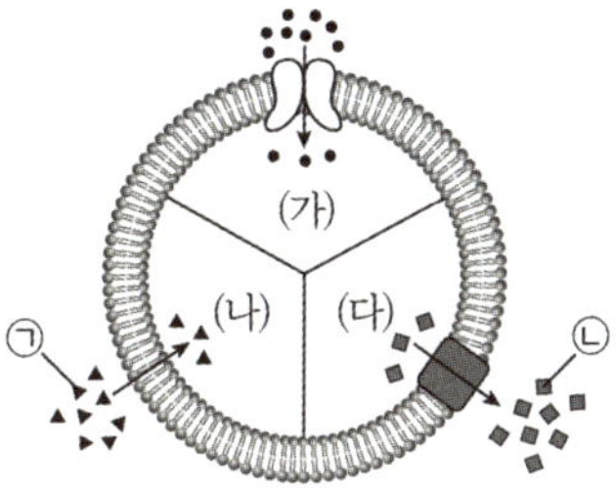

이에 대한 설명으로 옳은 것만을 〈보기〉에서 있는 대로 고른 것은?

〈보기〉

ㄱ. 폐포에서 세포막을 통한 O_2의 이동 방식은 (가)이다.

ㄴ. (나)에 의해 세포 내외 ㉠의 농도가 같아지면 막을 통한 ㉠의 이동은 없다.

ㄷ. (다)에 의한 ㉡의 이동에 에너지가 사용된다.

① ㄱ ② ㄷ ③ ㄱ, ㄴ
④ ㄴ, ㄷ ⑤ ㄱ, ㄴ, ㄷ

023. (기본) 2018학년도 4월 전국연합학력평가

1st 2nd 3rd

그림 (가)는 세포 내 섭취를, (나)는 세포 외 배출을 나타낸 것이다.

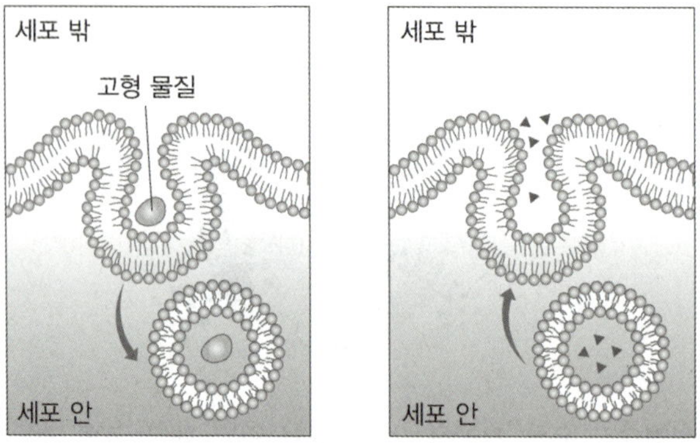

(가) (나)

이에 대한 설명으로 옳은 것만을 〈보기〉에서 있는 대로 고른 것은?

〈보기〉

ㄱ. 백혈구는 (가) 방식으로 세균을 세포 안으로 끌어들인다.
ㄴ. (나)의 결과 세포막의 표면적이 감소된다.
ㄷ. (가)와 (나)가 일어날 때 모두 에너지가 사용된다.

① ㄱ ② ㄴ ③ ㄷ
④ ㄱ, ㄷ ⑤ ㄴ, ㄷ

024. 연습 PLUS

1st 2nd 3rd

다음은 3종류 막단백질(Ⅰ~Ⅲ)의 막에서의 배열 상태를 알아보기 위해 수행한 실험이다.

〈자료〉

- 락토과산화수소(lactoperoxidase, LP)는 단백질에 요오드(I)를 붙이는 효소이다.
- LP는 너무 커서 인지질이중층 막을 통과할 수 없다.
- 요오드(I)는 비교적 자유롭게 정상 상태의 세포막을 통과한다.

〈실험 과정〉

(가) 3종류 막단백질(Ⅰ~Ⅲ)이 배열되어 있는 막 소포를 준비하였다.

(나) (가)에서 준비한 소포가 들어 있는 등장액에 LP와 ^{125}I를 처리하고 일정 시간 동안 배양하였다.

(다) (가)에서 준비한 소포와 LP를 저장액에 함께 넣고 잠시 동안 배양한 후, LP가 내부로 유입된 온전한 소포만 분리하였다.

(라) (다)에서 분리한 소포를 ^{125}I는 들어 있지만 LP는 들어있지 않은 등장액으로 옮긴 후 일정 시간 동안 배양하였다.

(마) (나)와 (라)의 배양을 끝낸 소포에서 3종류의 막단백질을 각각 분리한 후, 각 단백질이 방사성 활성을 보이는지 조사하였다.

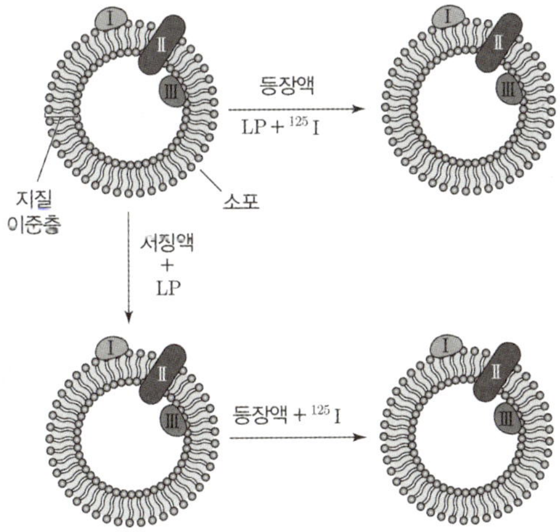

〈실험 결과〉

단백질	(나)의 소포	(라)의 소포
㉠	+	+
㉡	+	−
㉢	−	+

(단, '+'는 방사성 활성을 보임을, '−'는 방사성 활성을 보이지 않음을 각각 의미한다.)

다음 중 막 단백질 Ⅰ~Ⅲ의 결과를 올바르게 연결한 것은?

	Ⅰ	Ⅱ	Ⅲ
①	㉠	㉡	㉢
②	㉠	㉢	㉡
③	㉡	㉠	㉢
④	㉡	㉢	㉠
⑤	㉢	㉠	㉡

025. 연습 2014학년도 4월 전국연합학력평가

1st 2nd 3rd

다음은 삼투 현상을 알아보기 위한 실험이다.

〈과정〉

(가) 4개의 비커 A~D를 준비하여 0.1 M, 0.3 M, 0.5 M, 1.0 M의 설탕 용액을 200 mL씩 각각 넣는다.

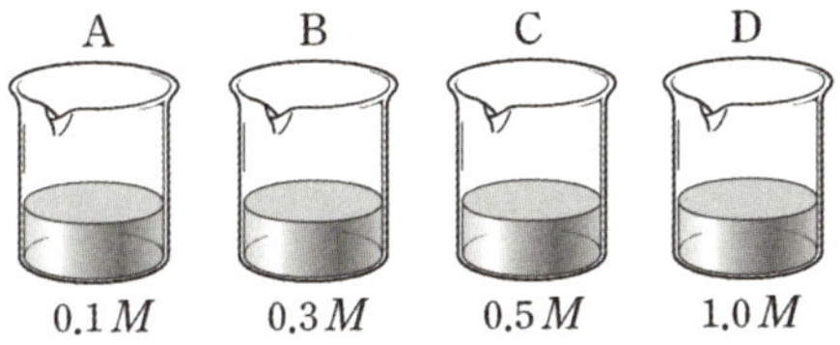

(나) 하나의 감자로부터 한 변이 1 cm인 정육면체 모양의 감자 조각 4개를 만들어 각각 무게를 측정하고, 각 비커에 1개씩 넣는다.

(다) 20분 후 각 비커에서 감자 조각을 꺼내어 각각 무게를 측정한 후 무게 변화량을 알아본다.

〈결과〉

비커	A	B	C	D
감자의 무게 변화량(g)	+0.19	0	−0.38	−0.70

이에 대한 설명으로 옳은 것만을 〈보기〉에서 있는 대로 고른 것은?

〈보기〉

ㄱ. 0.5 M 설탕 용액은 실험 전 감자 세포 내액보다 저장액이다.
ㄴ. 실험 결과 비커 A에서 감자 세포의 흡수력은 실험 전보다 감소했다.
ㄷ. 실험 결과 비커 D에서 감자 세포의 팽압은 실험 전보다 증가했다.

① ㄱ ② ㄴ ③ ㄷ
④ ㄱ, ㄴ ⑤ ㄱ, ㄷ

026. 연습 2018학년도 9월 모의평가

1st 2nd 3rd

다음은 Na^+-K^+ 펌프를 이용한 실험이다.

〈실험 과정 및 결과〉

(가) 막에 Na^+-K^+ 펌프가 있는 리포솜을 준비한다.

(나) Na^+ 농도와 K^+ 농도가 (가)의 리포솜 내부와 동일한 수용액을 준비한다.

(다) 비커 A와 B 모두에 (가)의 리포솜과 (나)의 수용액을 넣은 후 B의 리포솜 외부 수용액에만 ATP를 첨가한다. ATP는 리포솜의 막을 통과하지 못한다.

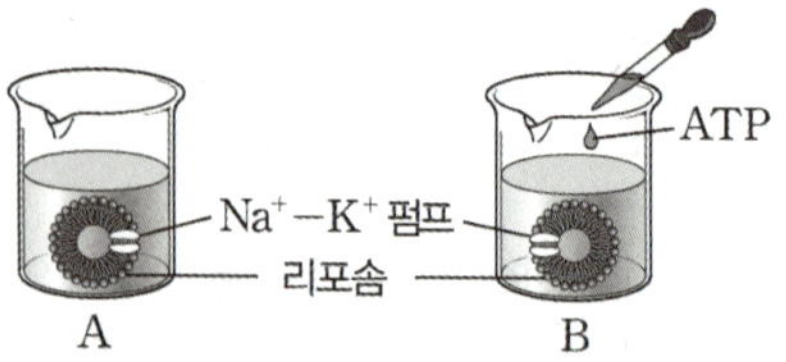

(라) 일정 시간이 지난 후 A와 B에서 리포솜 내부에 있는 Na^+과 K^+의 농도 변화를 관찰한 결과는 표와 같다.

구분 \ 이온	Na^+	K^+
A의 리포솜 내부	㉠	변화 없음
B의 리포솜 내부	증가함	?

이에 대한 설명으로 옳은 것만을 〈보기〉에서 있는 대로 고른 것은? (단, Na^+-K^+ 펌프에 의한 물질의 이동만 고려한다.)

〈보기〉

ㄱ. ㉠은 '감소함'이다.

ㄴ. Na^+-K^+ 펌프는 운반체 단백질이다.

ㄷ. (라)의 B에서 리포솜 외부 수용액에 ADP가 생성되었다.

① ㄱ ② ㄴ ③ ㄷ

④ ㄱ, ㄷ ⑤ ㄴ, ㄷ

027. (기본) 2011학년도 10월 전국연합학력평가

1st 2nd 3rd

그림 (가)는 기질이 충분할 때 효소 농도에 따른 초기 반응 속도를, (나)는 기질의 농도가 일정할 때 두 가지 효소 농도에서 시간에 따른 생성물의 총량을 나타낸 것이다.

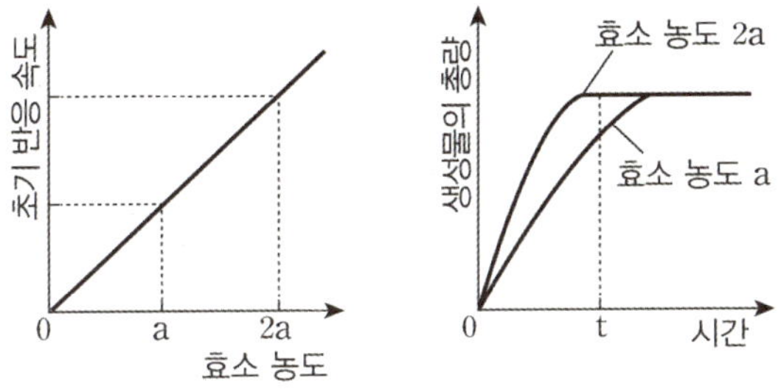

(가) (나)

이에 대한 옳은 설명만을 〈보기〉에서 있는 대로 고른 것은?

〈보기〉

ㄱ. 효소 반응의 활성화 에너지는 효소 농도가 a일 때보다 2a일 때 더 낮다.
ㄴ. (가)의 초기 반응에서 효소-기질 복합체의 양은 효소 농도가 2a일 때가 a일 때의 2배이다.
ㄷ. t에서의 반응 속도는 효소 농도가 a일 때보다 2a일 때 더 빠르다.

① ㄱ ② ㄴ ③ ㄱ, ㄷ
④ ㄴ, ㄷ ⑤ ㄱ, ㄴ, ㄷ

028. (기본) 2011학년도 6월 모의평가

1st 2nd 3rd

그림 (가)는 사람의 소화 효소 A~C의 활성을 pH에 따른 반응 속도로 나타낸 것이고, (나)는 A~C 중 한 효소를 pH를 달리하면서 그 효소의 기질과 반응시킨 결과이다.

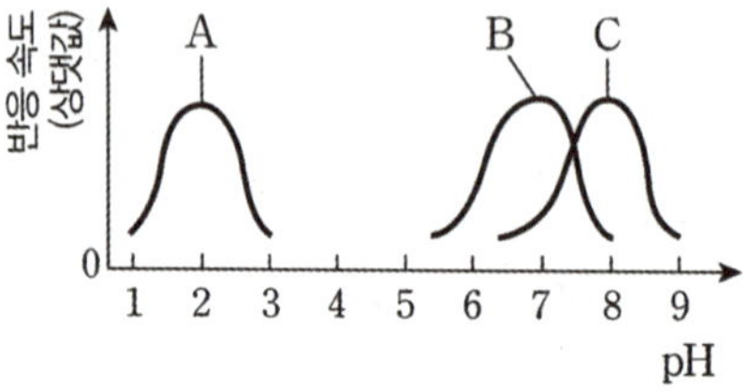

(가)

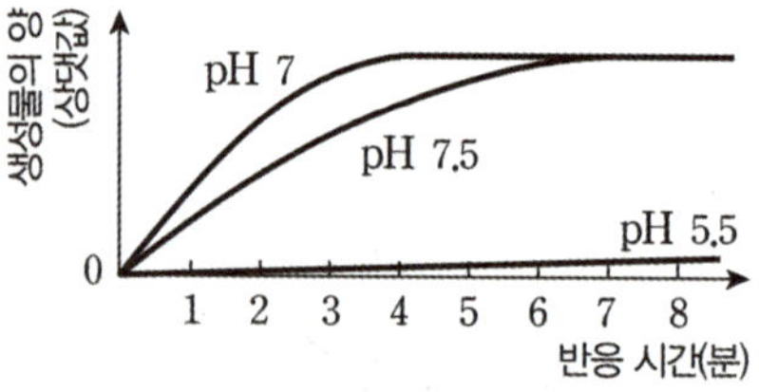

(나)

이에 대한 설명으로 옳은 것만을 〈보기〉에서 있는 대로 고른 것은? (단, (나)에서 pH를 제외한 다른 조건은 동일하다.)

〈보기〉

ㄱ. 효소 A의 기질은 녹말이다.
ㄴ. (나)의 반응에 사용된 효소는 B이다.
ㄷ. 효소 A와 C는 같은 소화 기관에서 작용한다.

① ㄱ ② ㄴ ③ ㄷ
④ ㄱ, ㄴ ⑤ ㄱ, ㄷ

029. (기본) 2007학년도 4월 전국연합학력평가

1st 2nd 3rd

그래프는 효소 A, B의 온도에 따른 반응 속도를 나타낸 것이다.

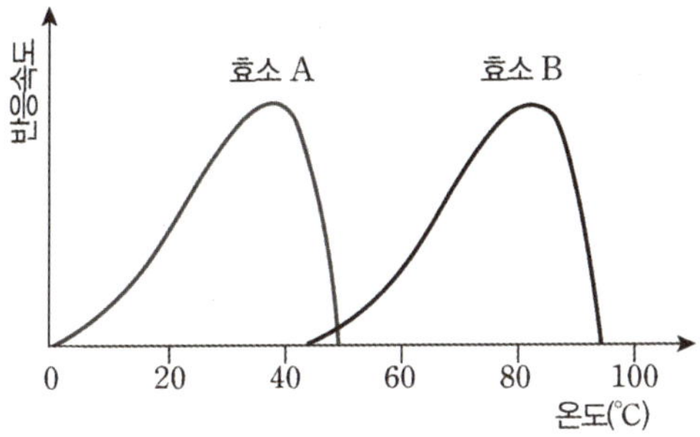

A, B에 대한 설명으로 옳은 것을 〈보기〉에서 모두 고르면?

〈보기〉

ㄱ. A와 B의 최적 온도는 다르다.
ㄴ. A의 최적 온도에서 B는 반응하지 않는다.
ㄷ. A는 B의 활성 온도 범위에서 변성이 일어난다.

① ㄱ ② ㄴ ③ ㄱ, ㄴ
④ ㄴ, ㄷ ⑤ ㄱ, ㄴ, ㄷ

030. 기본 PLUS

1st 2nd 3rd

다음은 효소 X에 대한 자료이다.

- 효소 X는 다음 반응을 촉매하는데, 효소 X의 촉매반응은 미카엘리스-멘텐식을 따른다.

$$A \rightleftarrows B$$

- 표는 서로 다른 농도의 A가 들어 있는 7개의 시험관(Ⅰ~Ⅶ)에 동일 양의 효소 X를 각각 넣은 후 초기반응속도(V_0)를 조사한 결과를 정리해놓은 것이다.

시험관	[A](mM)	V_0(μ mol/min)
Ⅰ	0.0001	33
Ⅱ	0.0005	71
Ⅲ	0.001	83
Ⅳ	0.005	96
Ⅴ	0.01	98
Ⅵ	0.05	100
Ⅶ	0.1	100

이에 대한 설명으로 옳은 것만을 〈보기〉에서 있는 대로 고른 것은?

〈보기〉

ㄱ. X의 최대반응속도(V_{max})는 100 μmol/min이다.
ㄴ. X의 K_m은 약 0.3 μM이다.
ㄷ. 7개의 시험관(Ⅰ~Ⅶ)에 2배 더 많은 양의 효소 X를 넣어주면, K_m도 2배 더 증가한다.

① ㄱ ② ㄴ ③ ㄷ
④ ㄱ, ㄴ ⑤ ㄱ, ㄷ ⑥ ㄴ, ㄷ
⑦ ㄱ, ㄴ, ㄷ

031. (기본) 2015학년도 10월 전국연합학력평가

1st 2nd 3rd

그림 (가)는 효소 X의 저해제 A와 B의 작용을, (나)는 효소 X에 의한 반응에서 기질 농도에 따른 초기 반응 속도를 나타낸 것이다. Ⅰ~Ⅲ 중 하나는 저해제가 없는 경우이고, 나머지는 A와 B 중 하나가 있는 경우이다. X의 양은 Ⅰ~Ⅲ에서 모두 같다.

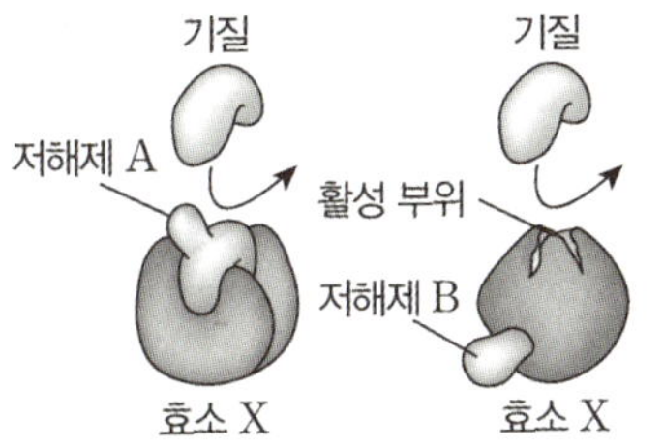

(가)

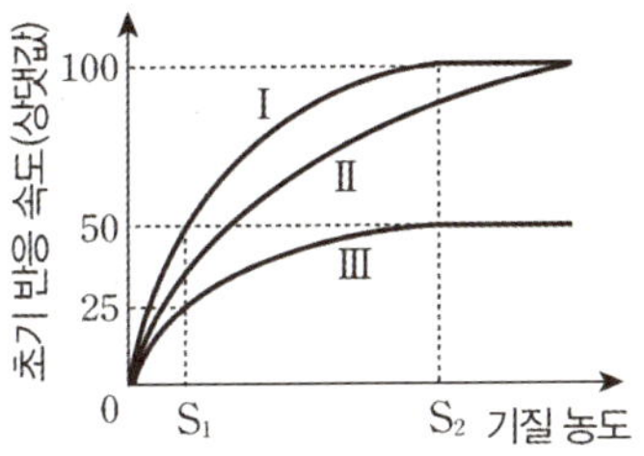

(나)

이에 대한 옳은 설명만을 〈보기〉에서 있는 대로 고른 것은?

〈보기〉

ㄱ. Ⅱ는 저해제 B가 있는 경우이다.

ㄴ. 기질 농도가 S_1일 때, $\frac{\text{기질과 결합하지 않은 효소의 수}}{\text{기질과 결합한 효소의 수}}$의 값은 Ⅰ < Ⅲ이다.

ㄷ. 저해제가 없는 경우 활성화 에너지는 S_1일 때보다 S_2일 때 작다.

① ㄱ　② ㄴ　③ ㄷ　④ ㄱ, ㄴ　⑤ ㄴ, ㄷ

032. (연습) 2011학년도 4월 전국연합학력평가

1st 2nd 3rd

그림은 온도 조건 A～C에서 어떤 효소의 활성도를, 그래프는 A～C에서 반응 시간에 따른 기질의 양 ㉠～㉢을 순서 없이 나타낸 것이다. (단, C는 90℃에서 60℃로 온도를 변화시킨 것이다.)

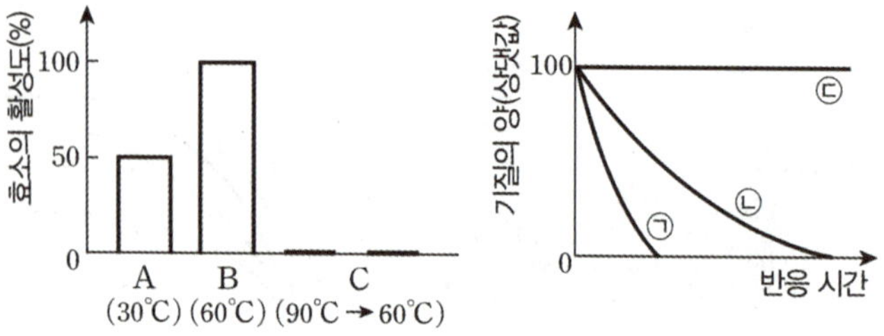

이 실험에 대한 설명으로 옳은 것만을 <보기>에서 있는 대로 고른 것은?

〈보기〉

ㄱ. 이 효소의 최적 온도는 30℃이다.
ㄴ. 변성된 효소는 기능이 회복되지 않는다.
ㄷ. B에서 기질의 양의 변화는 ㉠이다.

① ㄱ ② ㄴ ③ ㄱ, ㄷ
④ ㄴ, ㄷ ⑤ ㄱ, ㄴ, ㄷ

033. 연습 2018학년도 10월 전국연합학력평가

1st 2nd 3rd

표 (가)는 효소 X에 의한 반응에서 실험 Ⅰ~Ⅳ의 조건을, (나)는 Ⅰ~Ⅳ에서 기질 농도에 따른 초기 반응 속도를 나타낸 것이다. 기질 농도는 $S_1 < S_2 < S_3 < S_4$이며, A~D는 Ⅰ~Ⅳ를 순서 없이 나타낸 것이다.

실험	X 농도 (상댓값)	저해제
Ⅰ	1	없음
Ⅱ	1	경쟁적 저해제 있음
Ⅲ	1	비경쟁적 저해제 있음
Ⅳ	2	없음

(가)

기질 농도	초기 반응 속도(상댓값)			
	A	B	C	D
S_1	?	25	12.5	?
S_2	80	?	?	25
S_3	100	?	25	50
S_4	100	50	?	ⓐ

(나)

이에 대한 옳은 설명만을 〈보기〉에서 있는 대로 고른 것은? (단, 제시된 조건 이외의 조건은 동일하다.)

〈보기〉

ㄱ. C는 Ⅲ이다.

ㄴ. ⓐ는 100이다.

ㄷ. S_3일 때 $\frac{\text{기질과 결합한 X의 수}}{\text{X의 총수}}$는 Ⅰ과 Ⅳ에서 같다.

① ㄱ ② ㄴ ③ ㄱ, ㄷ

④ ㄴ, ㄷ ⑤ ㄱ, ㄴ, ㄷ

034. (기본) 2012학년도 4월 전국연합학력평가

1st 2nd 3rd

그림 (가)는 해당 과정에서의 에너지 변화를, (나)는 어떤 효소의 반응을 나타낸 것이다.

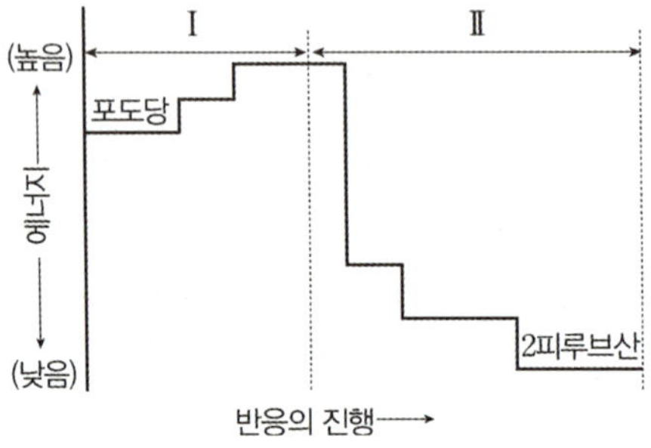

(가)

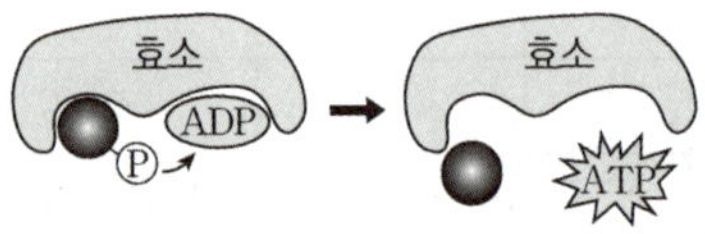

(나)

이에 대한 설명으로 옳은 것만을 〈보기〉에서 있는 대로 고른 것은?

〈보기〉

ㄱ. 해당 과정은 O_2의 유무와 관계없이 진행된다.
ㄴ. (가)의 Ⅰ 과정은 발열 반응이다.
ㄷ. (나)는 (가)의 Ⅱ 과정에서 일어난다.

① ㄴ ② ㄷ ③ ㄱ, ㄴ
④ ㄱ, ㄷ ⑤ ㄱ, ㄴ, ㄷ

035. 기본 2017학년도 10월 전국연합학력평가

1st 2nd 3rd

그림은 TCA 회로의 일부를 나타낸 것이다. A~D는 각각 말산, 석신산(숙신산), 시트르산, 옥살아세트산 중 하나이며, 1 분자당 탄소 수는 A + B + C = 2D이다.

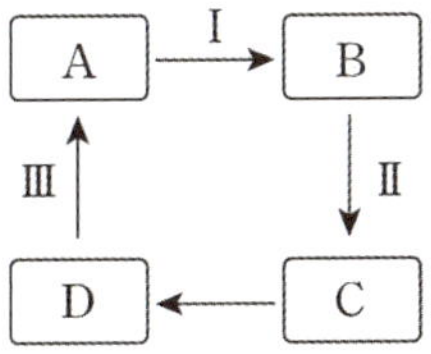

이에 대한 옳은 설명만을 〈보기〉에서 있는 대로 고른 것은?

〈보기〉

ㄱ. 과정 Ⅰ에서 CO_2가 생성된다.

ㄴ. 과정 Ⅱ에서 탈수소 반응이 일어난다.

ㄷ. 과정 Ⅲ에서 생성되는 $\frac{\text{ATP의 분자 수}}{\text{NADH의 분자 수}} = 1$이다.

① ㄴ ② ㄷ ③ ㄱ, ㄴ

④ ㄱ, ㄷ ⑤ ㄴ, ㄷ

036. 기본 2018학년도 4월 전국연합학력평가

1st 2nd 3rd

그림은 전자 전달이 일어나고 있는 미토콘드리아의 전자 전달계를 나타낸 것이다. ㉠과 ㉡은 각각 $FADH_2$와 NADH 중 하나이고, ⓐ는 전자 전달 효소 복합체이다.

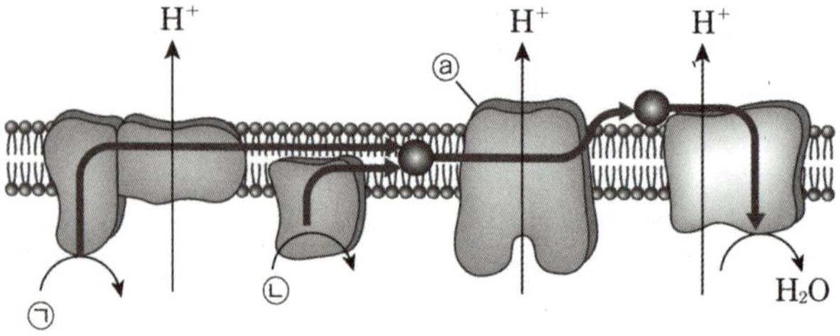

이에 대한 설명으로 옳은 것만을 〈보기〉에서 있는 대로 고른 것은?

〈보 기〉

ㄱ. ⓐ에서 H^+의 이동 방식은 능동 수송이다.

ㄴ. 산화적 인산화를 통해 1분자의 ㉠으로부터 생성되는 ATP 양보다 1분자의 ㉡으로부터 생성되는 ATP 양이 많다.

ㄷ. 2분자의 ㉠으로부터 방출된 전자가 전자 전달계를 거쳐 최종 수용체에 전달될 때 생성되는 H_2O의 분자 수는 1이다.

① ㄱ ② ㄴ ③ ㄱ, ㄷ
④ ㄴ, ㄷ ⑤ ㄱ, ㄴ, ㄷ

037. 기본 2015학년도 10월 전국연합학력평가

1st 2nd 3rd

그림은 포도당이 유기 호흡과 무기 호흡에 의해 분해되는 과정을 모식적으로 나타낸 것이다.

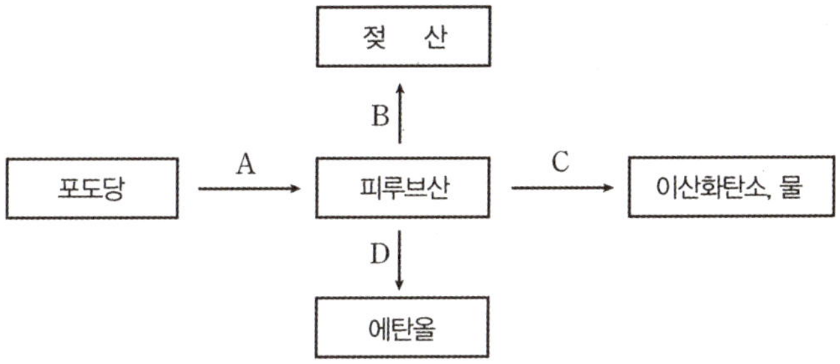

위 자료에 대한 옳은 설명을 〈보기〉에서 모두 고른 것은?

〈보 기〉

ㄱ. 김치가 시어질 때 A와 B 과정이 일어난다.
ㄴ. 효모를 이용하여 술을 제조할 때 A와 D 과정을 거친다.
ㄷ. 격렬한 운동을 지속할 때는 A, B, C 과정이 일어난다.
ㄹ. 식초를 제조할 때 A, B, D 과정을 거친다.

① ㄱ, ㄴ ② ㄴ, ㄷ ③ ㄷ, ㄹ
④ ㄱ, ㄴ, ㄷ ⑤ ㄱ, ㄷ, ㄹ

038. 기본 2010학년도 6월 모의평가

1st 2nd 3rd

그림은 세 가지 영양소가 세포 호흡에 이용되는 과정을 나타낸 것이다.

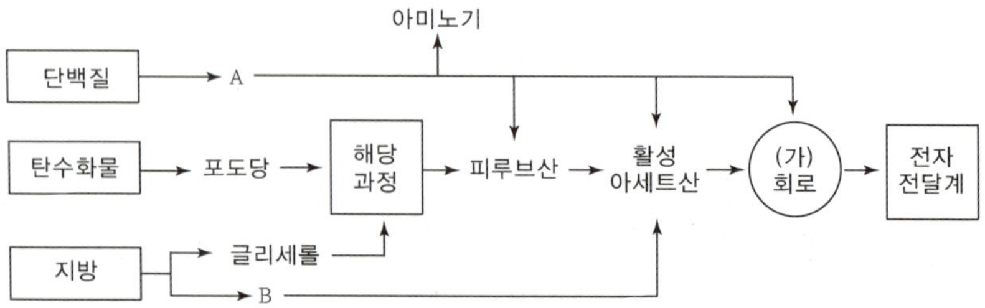

이에 대한 설명으로 옳은 것만을 〈보기〉에서 있는 대로 고른 것은?

〈보기〉

ㄱ. A의 질소 성분은 해당 과정에서 제거된다.
ㄴ. B를 에너지원으로 이용하기 위해서는 O_2가 필요하다.
ㄷ. (가) 회로에서 탈탄산 반응이 일어난다.

① ㄱ　② ㄴ　③ ㄷ
④ ㄱ, ㄴ　⑤ ㄴ, ㄷ

039. 연습 2019학년도 4월 전국연합학력평가

1st 2nd 3rd

다음은 미토콘드리아를 이용한 실험이다.

- 물질 X는 미토콘드리아 내막의 ATP 합성 효소를 통한 H^+의 이동을 차단한다.
- 물질 Y는 미토콘드리아 내막의 인지질을 통해 H^+이 새어 나가게 한다.
- 물질 ㉠과 ㉡은 각각 X와 Y 중 하나이다.

〈실험 과정 및 결과〉

(가) 미토콘드리아가 들어 있는 시험관에 석신산(숙신산), ADP와 P_i, 물질 ㉠, ㉡을 순차적으로 첨가한다.

(나) 그림은 시간에 따른 소비된 O_2 총량과 생성된 ATP 총량을 측정한 결과를 나타낸 것이다.

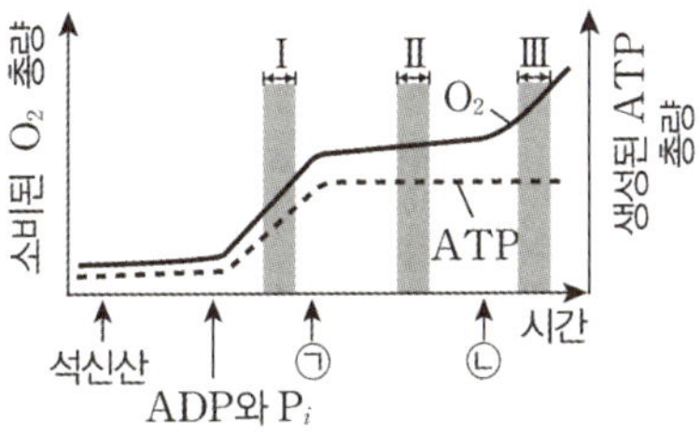

이에 대한 설명으로 옳은 것만을 〈보기〉에서 있는 대로 고른 것은? (단, 석신산, ADP, P_i의 양은 충분하다.)

〈보기〉

ㄱ. ㉠은 X이다.

ㄴ. 단위 시간당 세포 호흡에 의해 생성되는 H_2O 분자 수는 구간 Ⅰ에서가 구간 Ⅱ에서보다 많다.

ㄷ. 미토콘드리아 기질의 pH는 구간 Ⅱ에서가 구간 Ⅲ에서보다 낮다.

① ㄱ ② ㄷ ③ ㄱ, ㄴ

④ ㄴ, ㄷ ⑤ ㄱ, ㄴ, ㄷ

040. 연습 2019학년도 9월 모의평가

1st 2nd 3rd

다음은 리포솜을 이용한 ATP 합성 실험이다.

- 단백질 X는 빛에 반응하여 H^+을 수송하는 단백질이고, 단백질 Y는 미토콘드리아에서 분리한 ATP 합성 효소이다.
- ⓐ와 ⓑ는 각각 X와 Y 중 하나이다.
- 물질 Z는 리포솜의 인지질 막을 통해 H^+이 새어 나가게 한다.
- ATP, ADP, P_i는 리포솜의 인지질 막을 통과하지 못한다.

〈실험 과정 및 결과〉

(가) 리포솜 막에 ⓐ를 삽입시켜 리포솜 ㉠을, ⓑ를 삽입시켜 리포솜 ㉡을 만들고, ㉡의 막에 ⓐ를 삽입시켜 리포솜 ㉢을 만든다. ㉠~㉢ 내부의 pH는 서로 같다.

(나) ㉠~㉢ 내부와 pH가 같은 수용액이 들어 있는 시험관 Ⅰ~Ⅳ를 준비한다.

(다) (나)의 Ⅰ~Ⅳ에 ㉠, ㉡, ㉢, ADP, P_i, Z를 표와 같이 넣고 시험관에 빛을 비춘 후, 특정 시점에 리포솜 외부의 pH 변화와 ATP 합성 여부를 측정한 결과는 표와 같다.

시험관	Ⅰ	Ⅱ	Ⅲ	Ⅳ
리포솜	㉠	㉡	㉢	㉢
첨가물	ADP, P_i	ADP, P_i	ADP, P_i	ADP, P_i, Z
리포솜 외부의 pH	변화 없음	증가함	?	?
ATP 합성	합성 안 됨	합성 안 됨	합성됨	합성 안 됨

이에 대한 설명으로 옳은 것만을 〈보기〉에서 있는 대로 고른 것은? (단, 제시된 조건 이외의 다른 조건은 동일하다.)

〈보기〉

ㄱ. ⓐ는 X이다.
ㄴ. (다)의 결과에서 리포솜 외부의 pH는 Ⅱ에서가 Ⅳ에서보다 높다.
ㄷ. (다)의 Ⅲ에서 ATP는 ㉢ 내부에서 합성된다.

① ㄱ　② ㄴ　③ ㄷ
④ ㄱ, ㄴ　⑤ ㄴ, ㄷ

041. 연습 2018학년도 9월 모의평가

1st 2nd 3rd

다음은 미토콘드리아의 ATP 합성에 대한 실험이다.

〈실험 과정 및 결과〉

(가) 쥐의 간세포로부터 분리한 미토콘드리아를 석신산(숙신산)과 P_i가 충분히 들어 있는 시험관 A와 B에 각각 넣은 후, 시간에 따라 O_2 농도를 측정한다.

(나) 시점 t_1에, A에는 ADP를, B에는 ADP와 물질 X를 첨가한다. X는 미토콘드리아 내막에 있는 인지질을 통해 H^+을 새어 나가게 한다.

(다) 그림은 각 시험관에서 시간에 따라 측정한 O_2 농도를, 표는 구간 Ⅱ에서의 ATP 합성 여부를 나타낸 것이다.

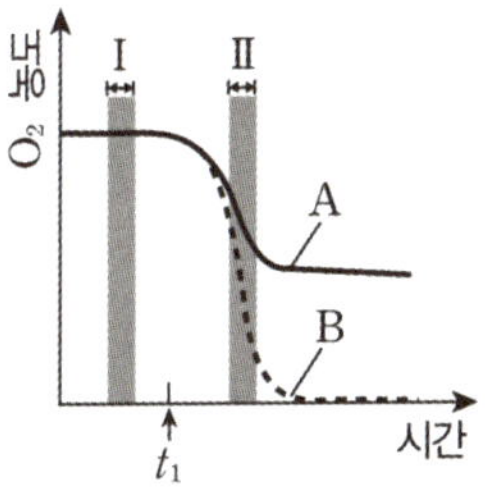

시험관	ATP 합성
A	합성됨
B	합성 안 됨

이에 대한 설명으로 옳은 것만을 〈보기〉에서 있는 대로 고른 것은? (단, A와 B에서 첨가물 이외의 반응 조건은 동일하다.)

〈보기〉

ㄱ. A에서 단위 시간당 전자 전달계를 통해 이동하는 전자의 수는 구간 Ⅰ에서가 구간 Ⅱ에서보다 많다.

ㄴ. B에서 세포 호흡에 의해 생성되는 H_2O 분자 수는 구간 Ⅱ에서가 구간 Ⅰ에서보다 많다.

ㄷ. 구간 Ⅱ에서 미토콘드리아의 $\frac{\text{기질의 pH}}{\text{막 사이 공간의 pH}}$는 B에서가 A에서보다 크다.

① ㄱ ② ㄴ ③ ㄷ
④ ㄱ, ㄷ ⑤ ㄴ, ㄷ

042. (연습) 2017학년도 9월 모의평가

1st 2nd 3rd

그림은 O_2와 포도당이 모두 포함된 배양액에 미생물 X를 넣고 밀폐한 후, 시간에 따른 배양액 내 물질의 농도를 나타낸 것이다. ㉠과 ㉡은 각각 젖산과 포도당 중 하나이다.

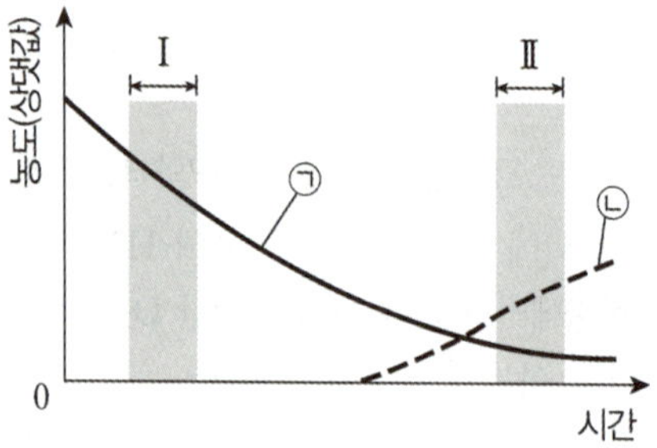

이에 대한 설명으로 옳은 것만을 <보기>에서 있는 대로 고른 것은?

<보기>

ㄱ. 1분자당 탄소 수는 ㉠이 ㉡의 2배이다.
ㄴ. 구간 Ⅰ과 구간 Ⅱ 모두에서 기질 수준 인산화가 일어난다.
ㄷ. ㉠으로부터 ㉡이 생성되는 반응에서 피루브산이 환원된다.

① ㄱ ② ㄷ ③ ㄱ, ㄴ
④ ㄴ, ㄷ ⑤ ㄱ, ㄴ, ㄷ

043. 기본 2012학년도 6월 모의평가

1st 2nd 3rd

그림은 어떤 엽록체에서 일어나는 광합성의 전 과정을 나타낸 것이다.

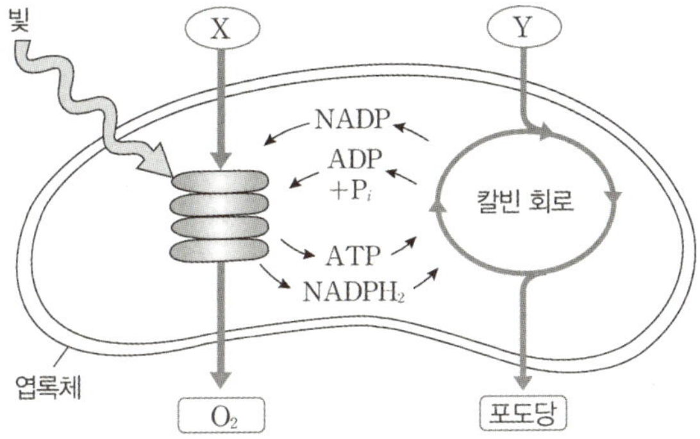

이에 대한 설명으로 옳은 것만을 〈보기〉에서 있는 대로 고른 것은? (단, X와 Y는 각각 CO_2와 H_2O 중의 하나이다.)

〈보 기〉

ㄱ. 광계 I 에서 X가 광분해되어 $NADPH_2$가 생성된다.

ㄴ. 고정되는 Y의 양이 줄어들면 명반응 속도도 느려진다.

ㄷ. 명반응에서 생성되는 O_2와 $NADPH_2$ 분자 수의 비는 2:1이다.

① ㄱ ② ㄴ ③ ㄱ, ㄴ
④ ㄱ, ㄷ ⑤ ㄴ, ㄷ

044. (기본) 2018학년도 7월 전국연합학력평가

1st 2nd 3rd

그림 (가)는 어떤 식물 잎에 있는 광계를, (나)는 이 식물의 엽록소 a, b의 흡수 스펙트럼을 나타낸 것이다. ㉠과 ㉡은 각각 엽록소 a와 엽록소 b 중 하나이고, X와 Y는 각각 ㉠과 ㉡ 중 하나이다.

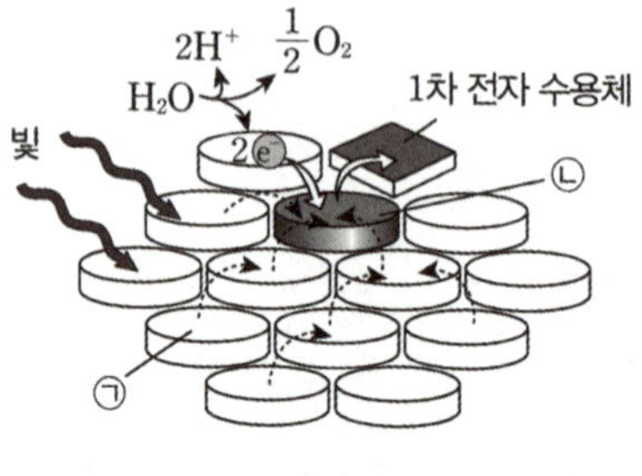

(가)

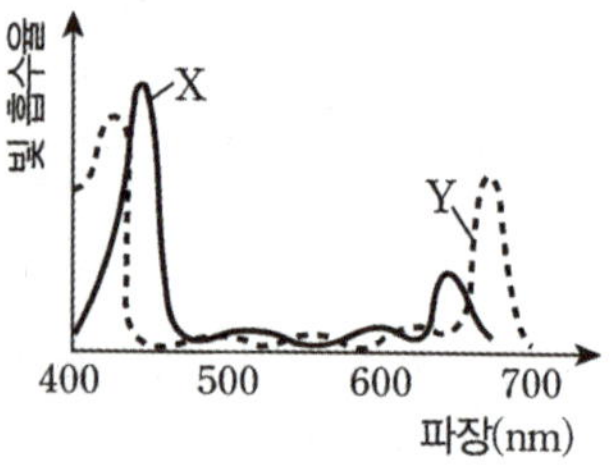

(나)

이에 대한 설명으로 옳은 것만을 〈보기〉에서 있는 대로 고른 것은?

〈보기〉

ㄱ. ㉠은 Y이다.
ㄴ. ㉡은 P_{680}이다.
ㄷ. ㉡은 적색광보다 녹색광을 잘 흡수한다.

① ㄱ ② ㄴ ③ ㄷ
④ ㄱ, ㄴ ⑤ ㄴ, ㄷ

045. 기본 2018학년도 수능

1st 2nd 3rd

그림 (가)는 광합성이 활발한 어떤 식물의 명반응에서 전자가 이동하는 경로를, (나)는 이 식물의 엽록체 구조를 나타낸 것이다. A와 B는 각각 광계 Ⅰ과 광계 Ⅱ 중 하나이고, ⓐ와 ⓑ는 각각 틸라코이드 내부와 스트로마 중 하나이다. 물질 X는 ㉠에서 전자 전달을 차단하여 광합성을 저해한다.

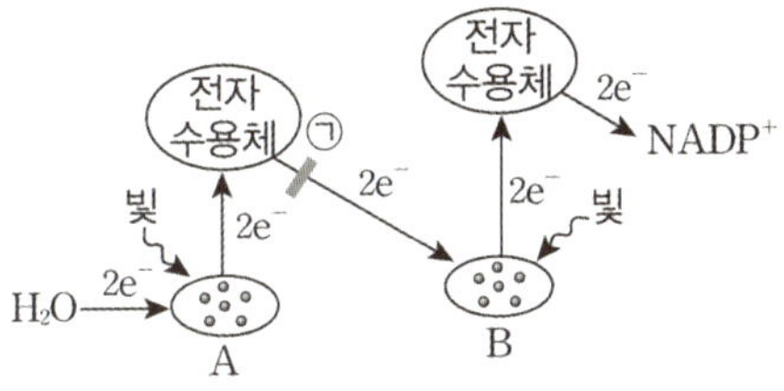

(가)

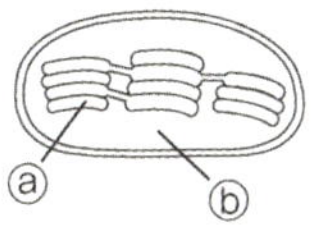

(나)

이에 대한 설명으로 옳은 것만을 〈보기〉에서 있는 대로 고른 것은?

〈보기〉

ㄱ. A의 반응 중심 색소는 P_{680}이다.

ㄴ. $NADP^+$의 환원은 ⓐ에서 일어난다.

ㄷ. $\frac{\text{ⓑ에서의 pH}}{\text{ⓐ에서의 pH}}$는 X를 처리한 후가 처리하기 전보다 크다.

① ㄱ　　② ㄴ　　③ ㄱ, ㄷ
④ ㄴ, ㄷ　　⑤ ㄱ, ㄴ, ㄷ

046. (기본) 2017학년도 10월 전국연합학력평가

1st 2nd 3rd

그림은 캘빈 회로를, 표는 과정 Ⅰ~Ⅲ에서 물질 ⓐ~ⓒ의 소비 여부를 나타낸 것이다. ㉠~㉢은 각각 3PG, RuBP, G3P 중 하나이며, ⓐ~ⓒ는 각각 CO_2, ATP, NADPH 중 하나이다.

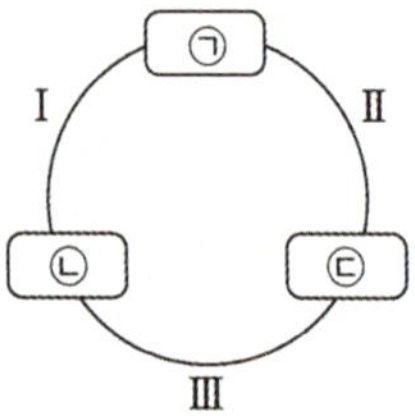

구분	ⓐ	ⓑ	ⓒ
Ⅰ	○	×	○
Ⅱ	×	○	×
Ⅲ	○	×	×

(○ : 소비함, × : 소비 안 함)

이에 대한 옳은 설명만을 〈보기〉에서 있는 대로 고른 것은?

〈보 기〉

ㄱ. ㉠은 3PG이다.
ㄴ. ⓒ는 순환적 광인산화의 산물이다.
ㄷ. Ⅰ과 Ⅲ에서 모두 명반응의 산물이 이용된다.

① ㄱ ② ㄴ ③ ㄱ, ㄴ
④ ㄱ, ㄷ ⑤ ㄴ, ㄷ

047. 기본 2006학년도 4월 전국연합학력평가

1st 2nd 3rd

그림 (가)는 벼에서, (나)는 옥수수에서 일어나는 광합성 과정을 나타낸 것이다.

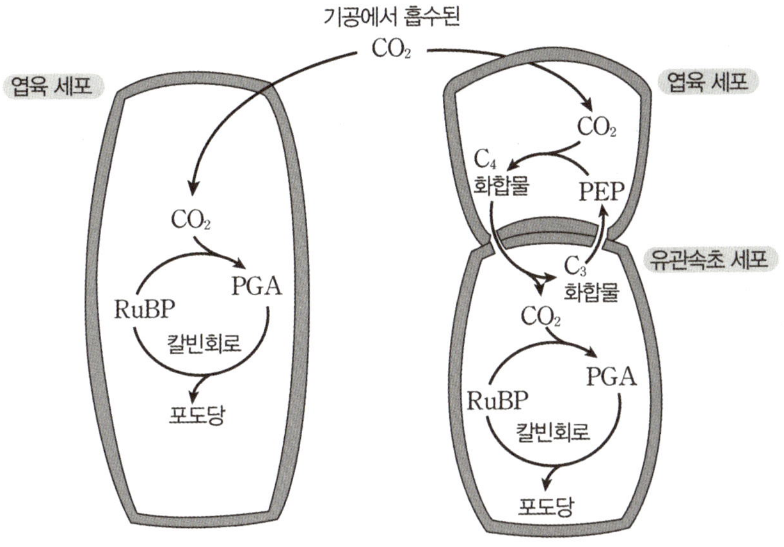

(가) (나)

(가), (나)에 대한 설명으로 옳은 것을 〈보기〉에서 모두 고르면?

〈보기〉

ㄱ. (가)에서는 CO_2 고정의 첫 생산물이 3탄소 화합물이다.
ㄴ. (나)에서는 CO_2 고정과 칼빈 회로가 같은 세포 내에서 진행된다.
ㄷ. 흡수된 CO_2는 (가)와 (나) 모두에서 칼빈 회로에 이용된다.

① ㄱ ② ㄴ ③ ㄱ, ㄷ
④ ㄴ, ㄷ ⑤ ㄱ, ㄴ, ㄷ

048. 기본 2006학년도 4월 전국연합학력평가

1st 2nd 3rd

그래프는 양지 식물과 음지 식물의 빛의 세기에 따른 광합성량을 CO_2의 출입으로 나타낸 것이다.

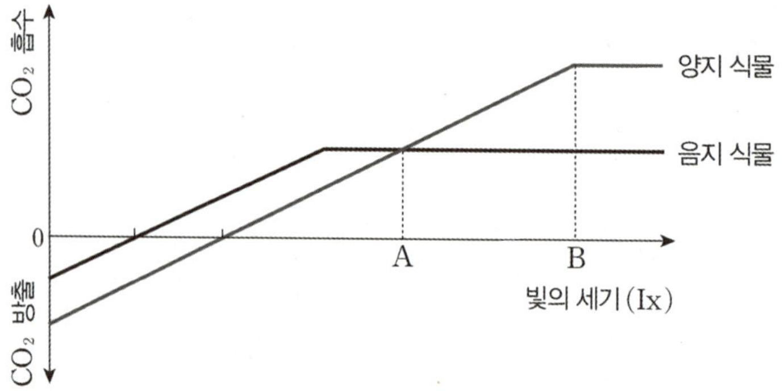

이에 대한 설명으로 옳은 것만을 〈보기〉에서 있는 대로 고른 것은?

〈보기〉

ㄱ. A일 때, 두 식물의 총 광합성량은 같다.
ㄴ. B일 때, 빛의 세기는 음지 식물의 광합성 제한 요인이 된다.
ㄷ. 양지 식물이 음지 식물보다 보상점과 광포화점이 높다.

① ㄱ ② ㄴ ③ ㄷ
④ ㄱ, ㄴ ⑤ ㄴ, ㄷ

049. 연습 2017학년도 4월 전국연합학력평가

1st 2nd 3rd

다음은 엽록체의 틸라코이드를 이용한 ATP 합성 실험이다.

〈실험 과정〉

(가) 엽록체에서 분리한 틸라코이드를 pH 4인 용액과 pH 8인 용액에 각각 넣어 틸라코이드 내부가 pH 4와 pH 8이 되게 한다.

(나) ADP와 P_i가 첨가된 pH 4 또는 pH 8인 용액이 들어 있는 플라스크 A~D를 준비한다.

(다) 암실에서 A와 B에는 pH 4인 틸라코이드를, C와 D에는 pH 8인 틸라코이드를 각각 넣는다.

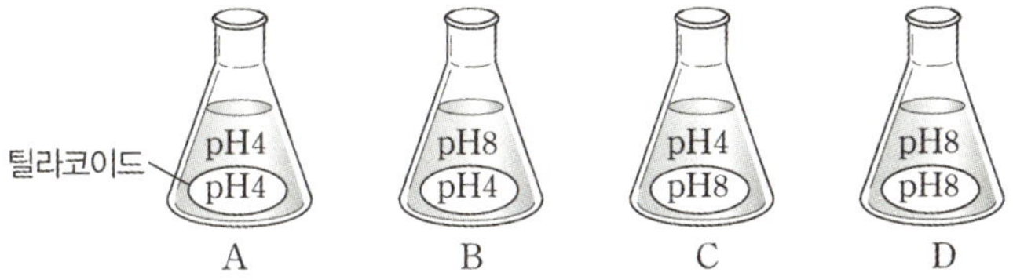

(라) 일정 시간이 지난 후 A ~ D에서 ATP 합성 여부를 알아본다.

〈실험 결과〉

플라스크	A	B	C	D
ATP 합성 여부	×	○	?	×

(○: 합성됨, ×: 합성 안 됨)

이 실험 결과에 대한 설명으로 옳은 것만을 〈보기〉에서 있는 대로 고른 것은? (단, 제시된 조건 이외의 다른 조건은 동일하다.)

〈보기〉

ㄱ. B에서 H^+이 ATP 합성 효소를 통해 틸라코이드 내부에서 외부로 이동하여 ATP가 합성된다.

ㄴ. C에서 ATP가 합성되지 않는다.

ㄷ. 합성된 ATP는 화학 삼투에 의한 인산화를 통해 생성된 것이다.

① ㄱ ② ㄴ ③ ㄱ, ㄷ
④ ㄴ, ㄷ ⑤ ㄱ, ㄴ, ㄷ

050. 연습 2018학년도 7월 전국연합학력평가

1st 2nd 3rd

그림 (가)는 캘빈 회로를, (나)는 광합성이 일어나고 있는 어떤 식물에 CO_2 농도를 변화시켰을 때, 시간에 따른 (가)의 X와 Z 중 한 물질의 농도를 나타낸 것이다. X~Z는 각각 G3P, 3PG, RuBP 중의 하나이고, ⓐ~ⓓ는 분자 수이다.

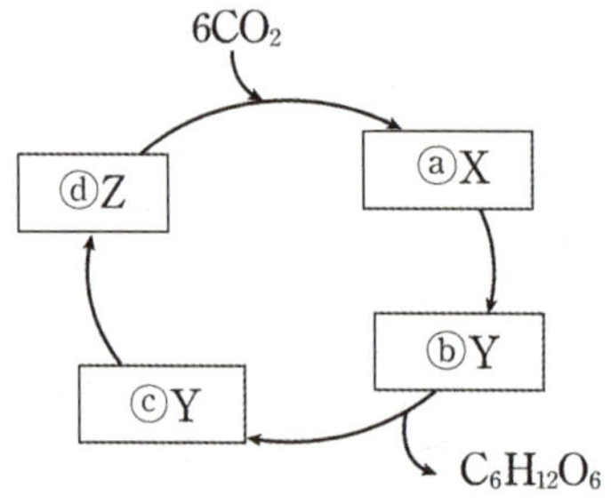

(가)

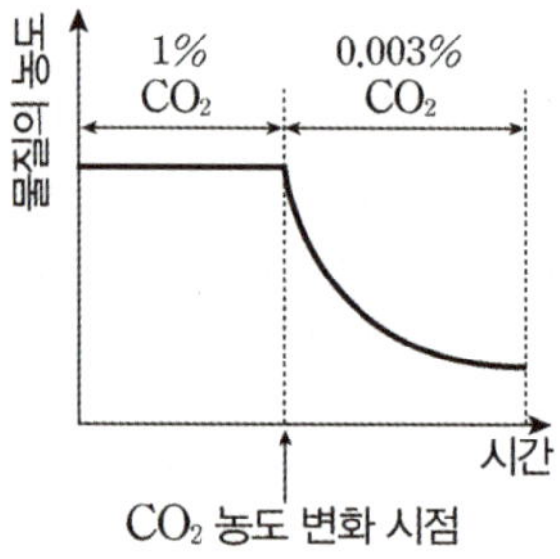

(나)

이에 대한 설명으로 옳은 것만을 〈보기〉에서 있는 대로 고른 것은? (단, (나)에서 CO_2 농도 이외의 다른 조건은 일정하다.)

〈보기〉

ㄱ. 1분자당 $\frac{\text{인산기 수}}{\text{탄소 수}}$는 Z보다 X가 크다.

ㄴ. ⓐ+ⓒ+ⓓ=30이다.

ㄷ. (나)는 3PG의 농도 변화이다.

① ㄱ ② ㄴ ③ ㄷ
④ ㄱ, ㄷ ⑤ ㄴ, ㄷ

051. 연습 2019학년도 9월 모의평가

1st 2nd 3rd

그림은 클로렐라 배양액에 $^{14}CO_2$를 공급하고 빛을 비춘 후, 세 시점에서 얻은 세포 추출물을 각각 크로마토그래피법으로 전개한 결과를 순서 없이 나타낸 것이다. ㉠~㉢은 각각 3PG(PGA), G3P, RuBP 중 하나이다.

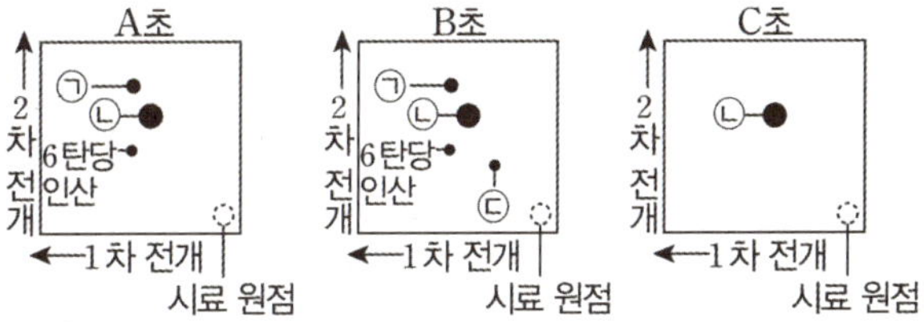

이에 대한 설명으로 옳은 것만을 〈보기〉에서 있는 대로 고른 것은?

〈보 기〉

ㄱ. ㉡은 RuBP이다.

ㄴ. 1분자당 $\frac{\text{탄소 수}}{\text{인산기 수}}$는 ㉠이 ㉢보다 크다.

ㄷ. 캘빈 회로에서 ㉡이 ㉠으로 전환되는 과정에서 $\frac{\text{생성되는 NADP}^+\text{ 분자 수}}{\text{소모되는 ATP 분자 수}}=1$이다.

① ㄱ ② ㄴ ③ ㄷ
④ ㄱ, ㄷ ⑤ ㄴ, ㄷ

BEST SELECTION+

생물추론 300제

MEGAMD

PHARMACY EDUCATION ELIGIBILITY TEST

PART II

유전학

052. 기본 2016학년도 10월 전국연합학력평가

1st 2nd 3rd

그림은 어떤 식물의 생장점에 존재하는 체세포 A, B와 B에 있는 염색체의 구조를 나타낸 것이다. A와 B는 각각 전기의 세포와 간기의 세포 중 하나이며, ㉠과 ㉡은 각각 DNA와 뉴클레오솜 중 하나이다.

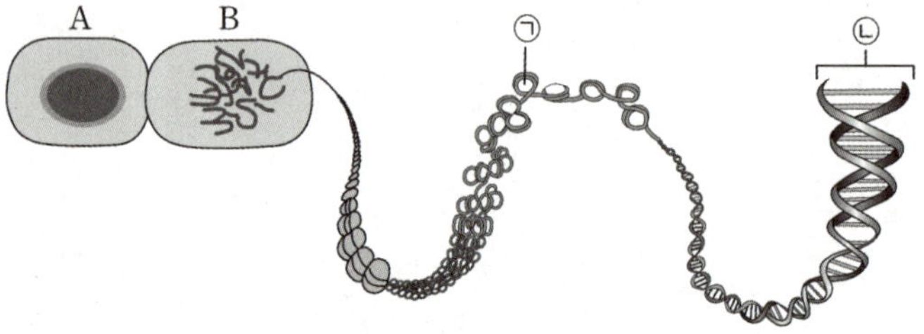

이에 대한 옳은 설명만을 〈보기〉에서 있는 대로 고른 것은? (단, 돌연변이는 고려하지 않는다.)

〈보기〉

ㄱ. A에는 ㉠이 세포질에 존재한다.
ㄴ. B에 2가 염색체가 존재한다.
ㄷ. ㉡의 기본 단위는 뉴클레오타이드이다.

① ㄱ ② ㄷ ③ ㄱ, ㄴ
④ ㄴ, ㄷ ⑤ ㄱ, ㄴ, ㄷ

053. 기본 PLUS

1st 2nd 3rd

그림은 핵상이 $2n=4$인 동물세포가 세포분열을 하는 동안 나타나는 특정 시기 X를 모식적으로 나타낸 것이다.

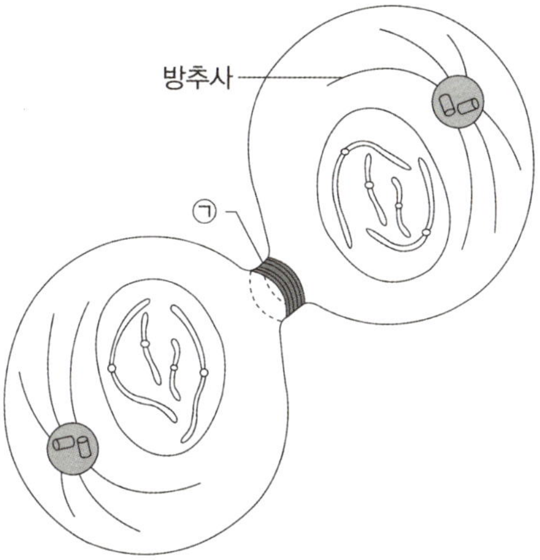

이에 대한 설명으로 옳은 것만을 <보기>에서 있는 대로 고른 것은?

〈보기〉

ㄱ. ㉠의 직경은 디네인 단백질의 작용에 의해 작아진다.

ㄴ. 특정 시기 X일 때 성숙유도인자(MPF)를 구성하는 Cdk는 대부분 사이클린과 결합하고 있지 않다.

ㄷ. 특정 시기 X는 제2감수분열 동안에 관찰된다.

① ㄱ ② ㄴ ③ ㄷ
④ ㄱ, ㄴ ⑤ ㄱ, ㄷ ⑥ ㄴ, ㄷ
⑦ ㄱ, ㄴ, ㄷ

054. 기본 PLUS

1st 2nd 3rd

그림은 세포주기에 따라 사이클린 B의 농도와 MPF의 활성을 조사하여 그래프로 나타낸 것이다.

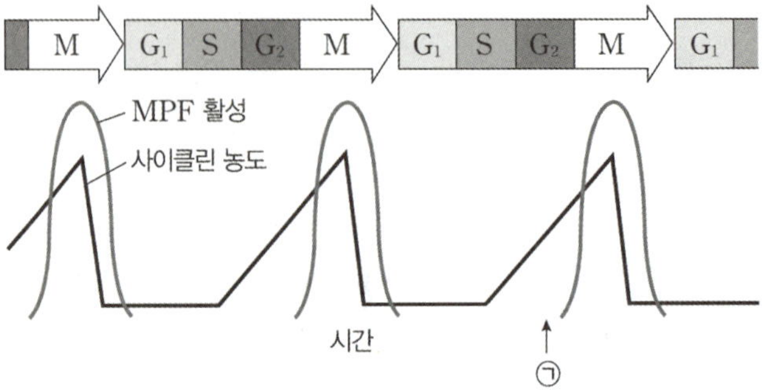

이에 대한 설명으로 옳은 것만을 〈보기〉에서 있는 대로 고른 것은?

〈보기〉

ㄱ. MPF의 활성이 높아지면 DNA 복제를 담당하는 효소가 인산화된다.
ㄴ. M기에 MPF의 활성이 감소하는 이유는 사이클린이 프로테오좀에서 분해되었기 때문이다.
ㄷ. ㉠ 시점에 M 사이클린이 활발하게 합성되고 있다.

① ㄱ ② ㄴ ③ ㄷ
④ ㄱ, ㄴ ⑤ ㄱ, ㄷ ⑥ ㄴ, ㄷ
⑦ ㄱ, ㄴ, ㄷ

055. 기본 2016학년도 10월 전국연합학력평가

1st 2nd 3rd

그림 (가)는 어떤 동물($2n=8$)의 G_1기 세포 ㉠으로부터 정자가 형성되는 과정의 일부와 이 정자가 난자와 수정되어 만들어진 수정란을, (나)는 세포 ㉠ ~ ㉤ 중 하나를 나타낸 것이다. ㉠의 유전자형은 Tt, ㉤의 유전자형은 tt이며, T와 t는 서로 대립 유전자이다. ㉡, ㉢, ㉤은 모두 세포 분열 중기의 세포이다.

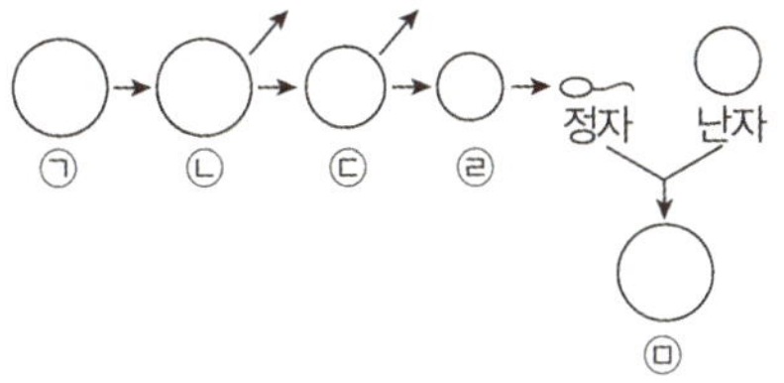

(가)

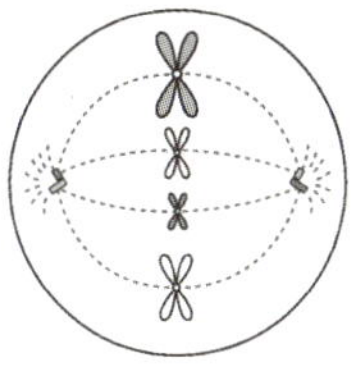

(나)

이에 대한 옳은 설명만을 〈보기〉에서 있는 대로 고른 것은? (단, 돌연변이와 교차는 고려하지 않는다.)

〈보 기〉

ㄱ. (나)는 ㉢을 나타낸 것이다.

ㄴ. 세포 1개당 염색체 수는 ㉤이 ㉢의 2배이다.

ㄷ. $\frac{\text{㉠에 있는 t의 수}}{\text{㉢에 있는 t의 수}}$와 $\frac{\text{㉣에 있는 t의 수}}{\text{㉡에 있는 t의 수}}$는 서로 같다.

① ㄱ ② ㄷ ③ ㄱ, ㄴ
④ ㄴ, ㄷ ⑤ ㄱ, ㄴ, ㄷ

056. 연습 2018학년도 3월 전국연합학력평가

1st 2nd 3rd

다음은 세포 주기에 대한 실험이다.

〈실험 과정〉

(가) 어떤 동물의 체세포를 배양하여 집단 A~C로 나눈다.

(나) B에는 방추사 형성을 저해하는 물질을, C에는 DNA 합성을 저해하는 물질을 각각 처리하고, A~C를 동일한 조건에서 일정 시간 동안 배양한다.

(다) 세 집단의 세포를 동시에 고정한 후, 각 집단의 DNA 양에 따른 세포 수를 측정한다.

〈실험 결과〉

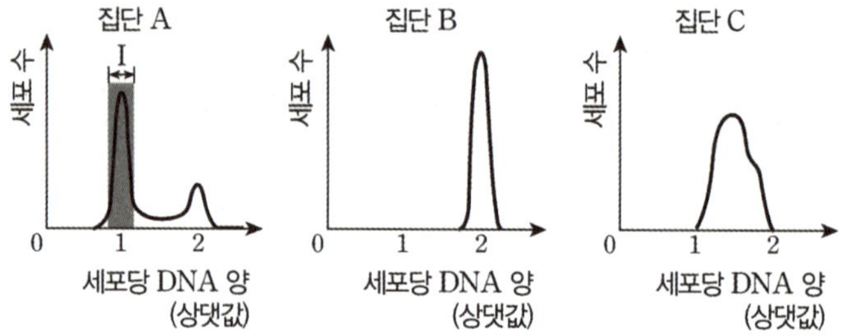

이 실험 결과에 대한 옳은 설명만을 〈보기〉에서 있는 대로 고른 것은? (단, 돌연변이는 고려하지 않는다.)

〈보기〉

ㄱ. 구간 Ⅰ의 세포에는 핵막이 있다.

ㄴ. B의 세포는 G_1기에서 S기로의 전환이 억제되었다.

ㄷ. C의 세포는 모두 M기에 있다.

① ㄱ ② ㄴ ③ ㄷ
④ ㄱ, ㄴ ⑤ ㄴ, ㄷ

057. 연습 2017년도 4월 전국연합학력평가

1st 2nd 3rd

그림 (가)는 체세포의 세포 주기를, (나)는 세포 A와 B를 각각 배양한 결과를 나타낸 것이다. A와 B는 각각 암세포와 정상 상피 세포 중 하나이다.

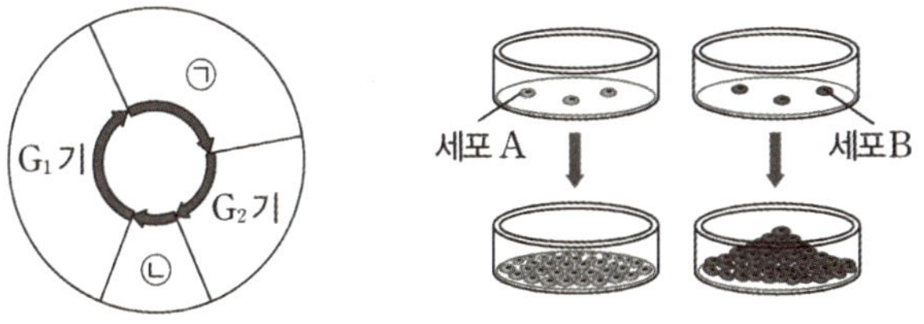

(가) (나)

이에 대한 설명으로 옳은 것만을 〈보기〉에서 있는 대로 고른 것은?

〈보 기〉

ㄱ. ㉡ 시기에 2가 염색체가 관찰된다.

ㄴ. A의 핵 1개당 DNA 양은 G_1기 세포가 G_2기 세포의 2배이다.

ㄷ. B의 세포 주기에는 ㉠ 시기가 있다.

① ㄱ ② ㄴ ③ ㄷ

④ ㄱ, ㄷ ⑤ ㄴ, ㄷ

058. 연습 2018학년도 7월 전국연합학력평가

1st 2nd 3rd

다음은 같은 종의 동물($2n=6$) A~D에 대한 자료이다.

- A와 B가 교배하여 C와 D가 태어났다.
- 대립 유전자 H가 있으면 형질 ㉠이 발현되고, 대립 유전자 R가 있으면 형질 ㉡이 발현된다. H와 R는 각각 대립 유전자 h와 r에 대해 완전 우성이다.
- 표는 A~D의 성과 형질 ㉠, ㉡의 발현 여부를 나타낸 것이다.

개체	A	B	C	D
성	수컷	암컷	암컷	?
형질 ㉠	×	?	×	?
형질 ㉡	○	×	?	×

(○: 발현됨, ×: 발현 안 됨)

- (가)~(라)는 각각 A~D의 세포 중 하나이며, 암컷의 성염색체는 XX, 수컷의 성염색체는 XY이다.

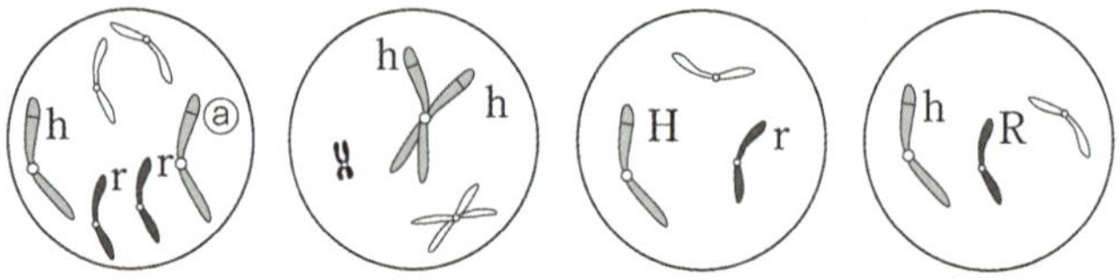

(가) (나) (다) (라)

이에 대한 설명으로 옳은 것만을 〈보기〉에서 있는 대로 고른 것은? (단, 교차와 돌연변이는 고려하지 않는다.)

〈보기〉

ㄱ. ⓐ는 H이다.
ㄴ. D는 수컷이다.
ㄷ. (라)는 A의 세포이다.

① ㄱ ② ㄷ ③ ㄱ, ㄴ
④ ㄴ, ㄷ ⑤ ㄱ, ㄴ, ㄷ

059. 기본 2019년도 4월 전국연합학력평가

1st 2nd 3rd

다음은 어떤 식물의 종자 색깔과 종자 모양 유전에 대한 자료이다.

- 종자 색깔과 종자 모양을 결정하는 유전자는 서로 다른 상염색체에 존재하며, 각각 1쌍의 대립 유전자에 의해 결정된다.
- 종자 색깔을 결정하는 대립 유전자는 2가지이며, 보라색 유전자는 노란색 유전자에 대해 완전 우성이다.
- 종자 모양을 결정하는 대립 유전자는 2가지이며, 매끈한 표면 유전자는 주름진 표면 유전자에 대해 완전 우성이다.
- 표 (가)는 개체 Ⅰ~Ⅳ의 표현형을, (나)는 Ⅰ~Ⅳ를 각각 교배하여 얻은 자손(F_1) 1600 개체 중 보라색, 매끈한 표면의 표현형을 갖는 개체수를 나타낸 것이다.

개체	표현형
Ⅰ	보라색, 매끈한 표면
Ⅱ	보라색, 매끈한 표면
Ⅲ	노란색, 매끈한 표면
Ⅳ	보라색, 주름진 표면

(가)

교배	자손(F_1) 중 보라색, 매끈한 표면의 개체수
Ⅰ × Ⅱ	㉠
Ⅰ × Ⅲ	800
Ⅱ × Ⅳ	ⓐ 600
Ⅲ × Ⅳ	400

(나)

이에 대한 설명으로 옳은 것만을 〈보기〉에서 있는 대로 고른 것은? (단, 교차와 돌연변이는 고려하지 않는다.)

〈보 기〉

ㄱ. ㉠은 900이다.
ㄴ. ⓐ 중 Ⅱ와 유전자형이 같은 개체수는 150이다.
ㄷ. Ⅲ의 종자 모양에 대한 유전자형은 이형 접합이다.

① ㄱ ② ㄴ ③ ㄷ
④ ㄱ, ㄷ ⑤ ㄴ, ㄷ

060. (기본) 2013학년도 10월 전국연합학력평가

1st 2nd 3rd

그림은 대립 유전자 C와 C^*에 의해 결정되는 어떤 유전병에 대한 가계도를, 표는 ㉠~㉢의 체세포 1개당 C^*의 DNA 상대량을 나타낸 것이다.

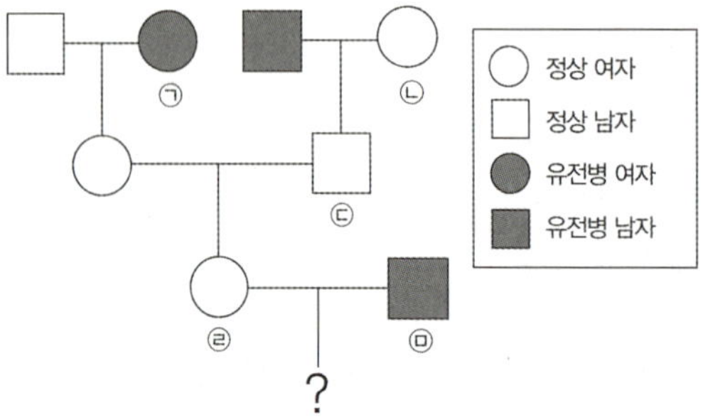

구분	C^*의 DNA 상대량
㉠	2
㉡	0
㉢	1

㉣과 ㉤의 사이에서 아이가 태어날 때, 이 아이가 유전병을 가진 여자일 확률은? (단, 돌연변이는 고려하지 않는다.)

① $\frac{1}{8}$　② $\frac{1}{6}$　③ $\frac{1}{4}$

④ $\frac{1}{3}$　⑤ $\frac{1}{2}$

061. (기본) 2012학년도 10월 전국연합학력평가

1st 2nd 3rd

다음은 어떤 식물의 유전 현상을 알아보기 위한 교배 실험이다.

- 유전자 A(큰 키)는 a(작은 키)에 대해 완전 우성이며, B(붉은 꽃)는 b(흰 꽃)에 대해 불완전 우성이다.
- 유전자형을 알 수 없는 개체 (가), (나)와 유전자형이 AaBb인 개체 (다)를 서로 교배하여 표와 같은 결과를 얻었다.

F_1의 표현형	개체 수	
	(가)와 (나)의 교배 시	(나)와 (다)의 교배 시
큰 키, 붉은 꽃	60	60
큰 키, 분홍 꽃	60	120
큰 키, 흰 꽃	0	60
작은 키, 붉은 꽃	20	20
작은 키, 분홍 꽃	20	40
작은 키, 흰 꽃	0	20

이에 대한 옳은 설명만을 〈보기〉에서 있는 대로 고른 것은?

〈보기〉

ㄱ. 유전자 A와 B는 하나의 염색체에 존재한다.
ㄴ. (나)의 표현형은 큰 키, 붉은 꽃이다.
ㄷ. (가)와 (다)를 교배하면 유전자형이 AaBb인 자손이 나올 수 있다.

① ㄱ ② ㄷ ③ ㄱ, ㄴ
④ ㄴ, ㄷ ⑤ ㄱ, ㄴ, ㄷ

062. 기본 2017년도 7월 전국연합학력평가

1st 2nd 3rd

그림은 어느 가족의 가계도를, 표는 이 가계도 구성원의 ABO식 혈액형에 대한 응집원 ㉠과 응집소 ㉡의 유무를 조사한 것이다. 1~4의 ABO식 혈액형은 모두 다르며, 2의 ABO식 혈액형의 유전자형은 이형 접합이다.

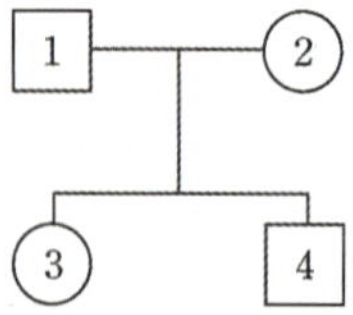

구성원	1	2	3	4
응집원 ㉠	있음	?	있음	?
응집소 ㉡	없음	?	없음	?

이에 대한 설명으로 옳은 것만을 <보기>에서 있는 대로 고른 것은? (단, ABO식 혈액형만 고려하며, 돌연변이는 없다.)

〈보 기〉

ㄱ. 2의 혈장과 4의 혈구를 섞으면 응집 반응이 일어난다.
ㄴ. 3은 응집원 A를 갖는다.
ㄷ. 4의 동생이 한 명 태어날 때, 이 아이가 응집원 ㉠을 가질 확률은 50%이다.

① ㄱ　② ㄴ　③ ㄷ
④ ㄱ, ㄴ　⑤ ㄴ, ㄷ

063. 기본 2018년도 7월 전국연합학력평가

1st 2nd 3rd

그림은 어느 집안의 구루병 유전에 대한 가계도이다.

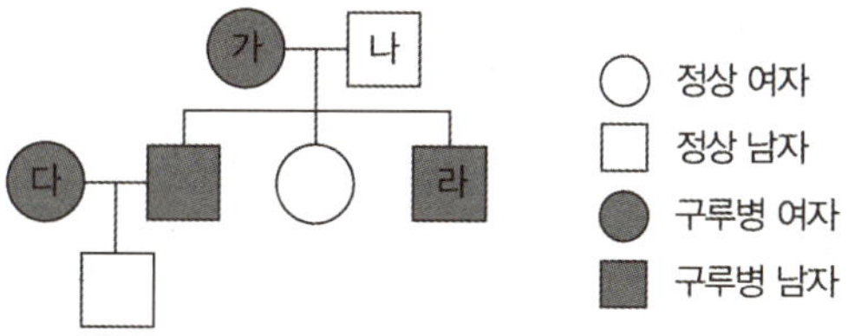

이에 대한 설명으로 옳은 것을 〈보기〉에서 모두 고른 것은? (단, 구루병 유전자는 성 염색체에 존재한다.)

〈보기〉

ㄱ. (가)와 (나) 사이에서 구루병인 자녀가 태어날 확률은 50%이다.
ㄴ. (다)의 구루병 유전자형은 순종이다.
ㄷ. (라)의 구루병 유전자는 어머니로부터 전해진 것이다.
ㄹ. (라)가 정상인 여자와 결혼하여 태어난 딸은 모두 구루병이고, 아들은 모두 정상이다.

① ㄱ, ㄴ ② ㄱ, ㄷ ③ ㄴ, ㄹ
④ ㄱ, ㄷ, ㄹ ⑤ ㄴ, ㄷ, ㄹ

064. 기본 2013학년도 10월 전국연합학력평가 1st 2nd 3rd

그림은 어떤 가족의 가계도이다. 이 가족이 속한 집단은 10,000명으로 구성된 멘델 집단이고, 이 집단에서 유전병 A 환자 수는 400명이다.

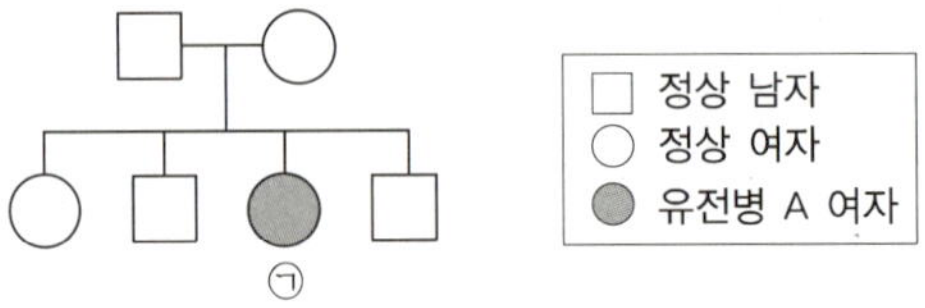

이에 대한 옳은 설명만을 〈보기〉에서 있는 대로 고른 것은?

〈보 기〉

ㄱ. 이 집단에서 유전병 A의 보인자는 3,200명이다.

ㄴ. 이 집단의 인구가 20,000명으로 증가하면 유전병 A 환자의 빈도가 2배로 증가한다.

ㄷ. ㉠과 이 집단의 임의의 남자가 결혼하여 자녀를 낳았을 때 이 자녀가 유전병 A 환자일 확률은 $\frac{1}{5}$이다.

① ㄱ ② ㄴ ③ ㄱ, ㄷ

④ ㄴ, ㄷ ⑤ ㄱ, ㄴ, ㄷ

065. 연습 2010학년도 수능

1st 2nd 3rd

다음은 어떤 동물의 뿔 유전자에 관한 조사 내용과 실험 과정이다.

〈조사 내용〉

이 동물의 뿔 생성에는 상염색체에 있는 두 대립 유전자 H와 H*가 관여한다. 표는 이 동물의 성별과 유전자형에 따른 뿔의 유무를 나타낸 것이다.

수컷		암컷	
유전자형	뿔의 유무	유전자형	뿔의 유무
HH	있음	HH	있음
HH*	있음	HH*	없음
H*H*	없음	H*H*	없음

〈실험 과정〉

(가) 뿔이 없는 수컷과 뿔이 있는 암컷을 교배하여 F_1을 얻는다.

(나) F_1 수컷과 F_1 암컷을 교배하여 F_2를 얻는다.

이에 대한 설명으로 옳은 것만을 〈보기〉에서 있는 대로 고른 것은? (단, 돌연변이는 일어나지 않으며, 암수는 동일한 비율로 태어난다.)

〈보기〉

ㄱ. 뿔이 있는 암컷이 낳은 수컷은 모두 뿔이 있다.

ㄴ. 과정 (가)에서 F_1의 뿔 유전자형은 모두 동일하다.

ㄷ. 과정 (나)의 F_2에서 뿔이 있는 수컷이 태어날 확률은 뿔이 있는 암컷이 태어날 확률의 2배이다.

① ㄱ ② ㄷ ③ ㄱ, ㄴ

④ ㄴ, ㄷ ⑤ ㄱ, ㄴ, ㄷ

066. 연습 2018년도 10월 전국연합학력평가

1st 2nd 3rd

다음은 어떤 식물의 꽃 색 유전에 대한 자료이다.

- 꽃 색은 3쌍의 대립 유전자 A와 a, B와 b, D와 d에 의해 결정되며, 유전자형에서 대문자로 표시되는 대립 유전자의 개수가 다르면 표현형이 다르다.
- 꽃 색을 결정하는 유전자는 서로 다른 상염색체에 존재한다.
- 표는 대문자로 표시되는 대립 유전자의 개수에 따라 나타나는 표현형을 (가)~(다)로 구분한 것이다.

구분	대문자로 표시되는 대립 유전자 개수(개)
(가)	5, 6
(나)	3, 4
(다)	0, 1, 2

- 유전자형이 AaBbDd인 개체와 ㉠ (다)의 한 개체를 교배하여 얻은 ㉡ 자손(F_1) 400개체에서 (나)에 해당하는 개체수와 (다)에 해당하는 개체수의 비는 1 : 1이다.

이에 대한 옳은 설명만을 〈보기〉에서 있는 대로 고른 것은? (단, 돌연변이는 고려하지 않는다.)

〈보 기〉

ㄱ. ㉠은 대문자로 표시되는 대립 유전자가 2개이다.

ㄴ. ㉠을 자가 교배하여 자손(F_1)을 얻을 때, 이 자손의 표현형은 최대 2가지이다.

ㄷ. ㉡에서 대문자로 표시되는 대립 유전자를 4개 갖는 개체의 비율은 12.5%이다.

① ㄱ ② ㄴ ③ ㄷ
④ ㄱ, ㄴ ⑤ ㄱ, ㄷ

067. 연습 2018학년도 7월 전국연합학력평가

1st 2nd 3rd

표는 어떤 식물 종에서 유전자형이 AaBbDd로 동일한 개체 (가)와 (나)를 각각 자가 교배했을 때 자손(F_1)의 표현형 종류와 F_1 중 2가지 유전자형의 분리비를 나타낸 것이다. 대립 유전자 A, B, D는 각각 a, b, d에 대해 완전 우성이다. ⓐ<ⓑ<6이다.

개체	생식 세포 유전자형의 종류	자가 교배했을 때 자손(F_1)	
		표현형의 종류	2가지 유전자형의 분리비
(가)	ⓐ가지	ⓐ가지	㉠ : AABBDD=2 : 1
(나)	ⓐ가지	ⓑ가지	㉠ : AAbbDD=2 : 1

이에 대한 설명으로 옳은 것만을 〈보기〉에서 있는 대로 고른 것은? (단, 교차와 돌연변이는 고려하지 않는다.)

〈보기〉

ㄱ. ⓐ+ⓑ=5이다.
ㄴ. ㉠은 AaBbDd이다.
ㄷ. (가)와 (나)를 교배시켜 자손을 얻을 때, 이 자손의 표현형이 A_B_D_일 확률은 $\frac{1}{4}$이다.

① ㄱ ② ㄷ ③ ㄱ, ㄴ
④ ㄴ, ㄷ ⑤ ㄱ, ㄴ, ㄷ

068. 연습 2018학년도 수능

1st 2nd 3rd

다음은 어떤 식물 종에서 유전자형이 AaBbDdEe인 개체 P1과 P2의 유전 형질 (가)~(라)에 대한 자료이다.

- (가)는 대립 유전자 A와 a에 의해, (나)는 대립 유전자 B와 b에 의해, (다)는 대립 유전자 D와 d에 의해, (라)는 대립 유전자 E와 e에 의해 결정된다. A, B, D, E는 a, b, d, e에 대해 각각 완전 우성이다.
- 표는 P1을 유전자형이 aabbddee인 개체와 교배하여 얻은 자손(F_1) 800 개체의 표현형에 따른 개체수를 나타낸 것이다.

표현형	A_B_ddee	A_bbddE_	aaB_D_ee	aabbD_E_
개체수	200	200	200	200

- P1과 P2를 교배하여 얻은 ㉠ 자손(F_1) 800 개체의 유전자형은 16가지이다.

이에 대한 설명으로 옳은 것만을 〈보기〉에서 있는 대로 고른 것은? (단, 돌연변이와 교차는 고려하지 않는다.)

〈보기〉

ㄱ. ㉠의 표현형은 8가지이다.
ㄴ. P1에서 A와 d는 연관되어 있다.
ㄷ. P2를 자가 교배하여 자손(F_1)을 얻을 때, 이 자손의 표현형이 A_bbD_ee일 확률은 $\frac{1}{8}$이다.

① ㄱ ② ㄴ ③ ㄷ
④ ㄱ, ㄷ ⑤ ㄴ, ㄷ

069. 연습 2013학년도 9월 모의평가

1st 2nd 3rd

표는 유전자형이 AaBb로 동일한 두 개체(P)의 동물을 교배시켜 얻은 자손(F_1) 400개체의 표현형을 조사한 결과이다. 대립 유전자 A, B는 대립 유전자 a, b에 대해 각각 완전 우성이다.

표현형	A_B_	A_bb	aaB_	aabb
개체수	201	99	99	1

이에 대한 설명으로 옳은 것만을 〈보기〉에서 있는 대로 고른 것은? (단, P의 암수 각각에서 교차는 2가 염색체에서 한 번만 일어나고, 생식 세포 형성 시 교차율은 동일하다.)

〈보기〉

ㄱ. P의 암컷의 체세포에서 A와 B가 연관되어 있다.
ㄴ. F_1에서 AAbb : Aabb = 9 : 2이다.
ㄷ. P의 수컷에서 형성된 제2 정모 세포 중 A와 B가 연관된 염색체를 가지는 세포의 비율은 10%이다.

① ㄱ ② ㄴ ③ ㄷ
④ ㄱ, ㄷ ⑤ ㄴ, ㄷ

070. 연습 2013학년도 3월 전국연합학력평가

1st 2nd 3rd

그림은 유전병 A와 B에 대한 가계도이다.

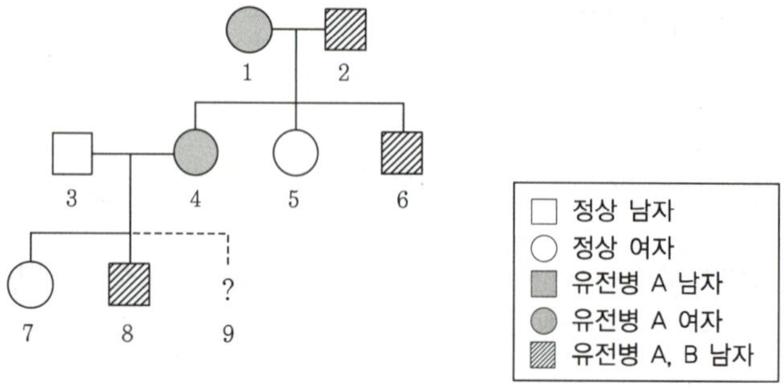

이에 대한 옳은 설명만을 〈보기〉에서 있는 대로 고른 것은? (단, 돌연변이는 일어나지 않으며, 유전병 B는 성염색체에 의해 유전된다.)

〈보기〉

ㄱ. 유전병 B는 정상에 대해 열성이다.

ㄴ. 8의 유전병 B 유전자는 2로부터 4를 통해 전달되었다.

ㄷ. 9가 유전병 A를 가진 남자일 확률은 25%이다.

① ㄱ ② ㄷ ③ ㄱ, ㄴ
④ ㄴ, ㄷ ⑤ ㄱ, ㄴ, ㄷ

071. 기본 2018학년도 9월 모의평가

1st 2nd 3rd

다음은 폐렴 쌍구균을 이용한 형질 전환 실험이다.

〈실험 과정 및 결과〉

(가) 열처리하여 죽은 S형균으로부터 물질 A와 B를 추출한다. A와 B는 DNA와 단백질을 순서 없이 나타낸 것이다.

(나) 시험관 Ⅰ～Ⅳ에 A와 B, 효소 ㉠과 ㉡을 표와 같이 첨가한 후 충분한 시간 동안 둔다. ㉠과 ㉡은 DNA 분해 효소와 단백질 분해 효소를 순서 없이 나타낸 것이다.

(다) 살아 있는 R형균을 (나)의 Ⅰ～Ⅳ에 첨가하여 배양한 후, 폐렴 쌍구균의 종류를 조사한 결과는 표와 같다.

시험관	Ⅰ	Ⅱ	Ⅲ	Ⅳ
첨가한 추출물	A	A	B	B
첨가한 효소	㉠	㉡	㉠	㉡
폐렴 쌍구균 종류	R형균	R형균, S형균	ⓐ	ⓑ

이에 대한 설명으로 옳은 것만을 〈보기〉에서 있는 대로 고른 것은? (단, 돌연변이는 고려하지 않는다.)

〈보기〉

ㄱ. A는 인(P)을 포함한다.
ㄴ. ㉠은 단백질 분해 효소이다.
ㄷ. ⓐ와 ⓑ는 모두 R형균이다.

① ㄱ ② ㄴ ③ ㄱ, ㄷ
④ ㄴ, ㄷ ⑤ ㄱ, ㄴ, ㄷ

072. 기본 PLUS

1st 2nd 3rd

그림은 복제가 진행 중인 생명체 X의 세포 내의 DNA를 염색한 후, 전자현미경을 이용하여 관찰한 사진을 나타낸 것이다.

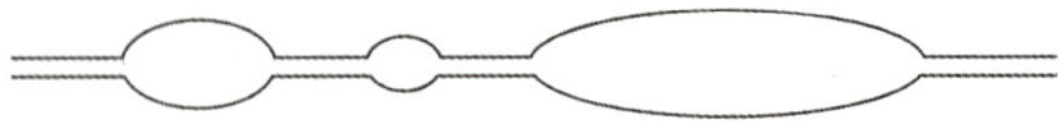

이에 대한 설명으로 옳은 것만을 〈보기〉에서 있는 대로 고른 것은? (단, 생명체 X는 양방향 복제를 하며, 모든 복제분기점은 동일한 속도로 이동한다.)

〈보 기〉

ㄱ. 생명체 X는 원핵생물이다.
ㄴ. 전자현미경 사진 상에서 복제분기점은 3곳이 존재한다.
ㄷ. 가장 늦게 활성화된 복제원점은 가운데 기포에 위치한다.

① ㄱ ② ㄴ ③ ㄷ
④ ㄱ, ㄴ ⑤ ㄱ, ㄷ ⑥ ㄴ, ㄷ
⑦ ㄱ, ㄴ, ㄷ

073. 연습 2015학년도 9월 모의평가

1st 2nd 3rd

다음은 DNA의 반보존적 복제를 증명하는 실험 과정이다.

(가) 모든 DNA가 ^{14}N를 갖는 대장균(G_0)을 ^{15}N가 들어 있는 배지로 옮겨 배양하면서 1세대(G_1), 2세대(G_2), 3세대(G_3), 4세대(G_4) 대장균의 DNA를 추출한다.

(나) (가)에서 추출한 각 세대의 DNA를 각각 원심 분리하여 상층, 중층, 하층에 존재하는 DNA양의 상댓값을 조사한다.

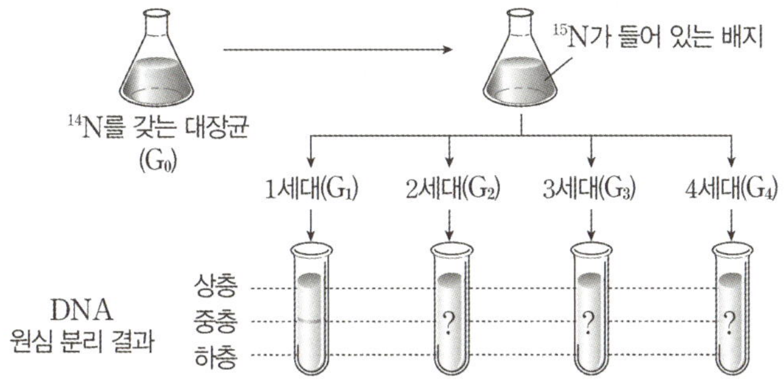

이에 대한 설명으로 옳은 것만을 〈보기〉에서 있는 대로 고른 것은?

〈보 기〉

ㄱ. G_2에서 전체 DNA 중 ^{14}N가 존재하는 DNA 가닥을 갖는 이중 나선 DNA의 비율은 $\frac{1}{2}$이다.

ㄴ. ^{15}N 대신 ^{35}S을 사용해도 반보존적 복제를 증명할 수 있다.

ㄷ. G_4에서 DNA양의 비는 중층:하층=1 : 7이다.

① ㄱ ② ㄴ ③ ㄷ
④ ㄱ, ㄷ ⑤ ㄴ, ㄷ

074. 연습 2018학년도 7월 전국연합학력평가

1st 2nd 3rd

다음은 어떤 세포에서 일어나는 DNA X의 복제에 대한 자료이다.

• 그림 (가)는 X의 복제 과정을, (나)는 (가)의 Ⅰ과 Ⅱ 중 한 곳에서 일어나는 과정을 나타낸 것이다. Ⅰ과 Ⅱ에서 복제 주형 가닥의 염기 수는 각각 ⓐ에서와 같다.

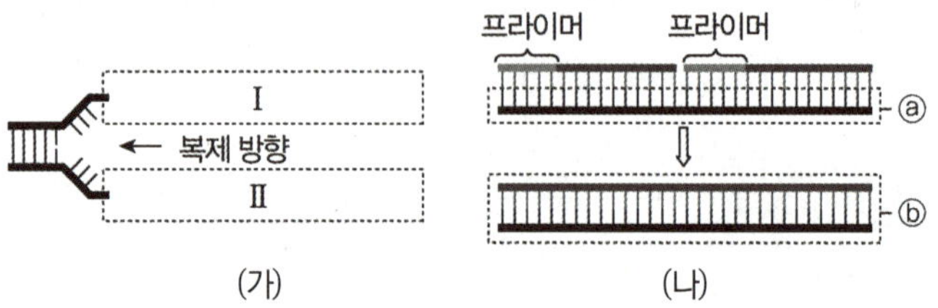

• 복제 주형 가닥 ⓐ에서 $\frac{\text{퓨린 계열 염기의 수}}{\text{피리미딘 계열 염기의 수}}=\frac{2}{3}$, $\frac{\text{G의 수}}{\text{A의 수}}=4$이다.

• 이중 가닥 ⓑ에서 염기 수의 비는 $\frac{A+T}{G+C}=\frac{3}{7}$이고, 염기 간 수소 결합의 총개수는 270개이다.

• $\frac{\text{Ⅰ에서 복제 주형 가닥에 있는 A의 수}}{\text{Ⅱ에서 복제 주형 가닥에 있는 C의 수}}=\frac{1}{4}$이다.

이에 대한 설명으로 옳은 것만을 〈보기〉에서 있는 대로 고른 것은? (단, 돌연변이는 고려하지 않는다.)

〈보기〉

ㄱ. (나)는 Ⅰ에서의 과정이다.
ㄴ. (나)에서 DNA 연결 효소가 작용한다.
ㄷ. Ⅱ에서 복제 주형 가닥에 있는 염기 수는 C가 A의 4배이다.

① ㄱ ② ㄷ ③ ㄱ, ㄴ
④ ㄴ, ㄷ ⑤ ㄱ, ㄴ, ㄷ

075. 기본 2018학년도 수능

1st 2nd 3rd

그림은 진핵 세포에서 유전자 x가 발현되는 과정을 나타낸 것이다. ⓐ는 전사 주형 가닥의 5′ 말단과 3′ 말단 중 하나이다.

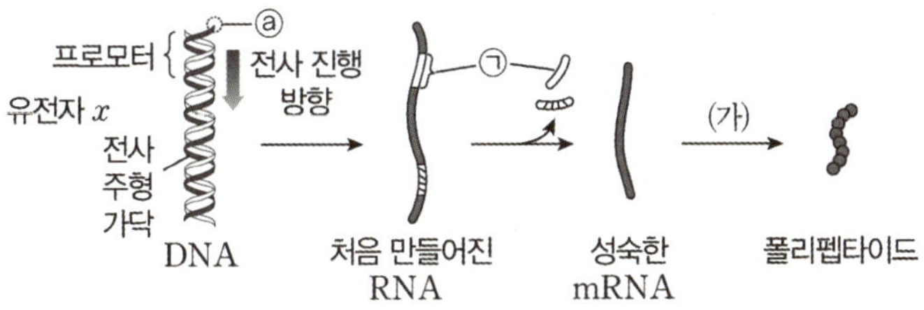

이에 대한 설명으로 옳은 것만을 <보기>에서 있는 대로 고른 것은?

〈보 기〉

ㄱ. ⓐ는 전사 주형 가닥의 3′ 말단이다.
ㄴ. ㉠에는 디옥시리보스가 있다.
ㄷ. 과정 (가)에 리보솜과 tRNA가 모두 필요하다.

① ㄱ ② ㄴ ③ ㄷ
④ ㄱ, ㄷ ⑤ ㄴ, ㄷ

076. 기본 PLUS

1st 2nd 3rd

다음은 세포 Y에서 mRNA가 형성되는 과정을 나타낸 그림이다.

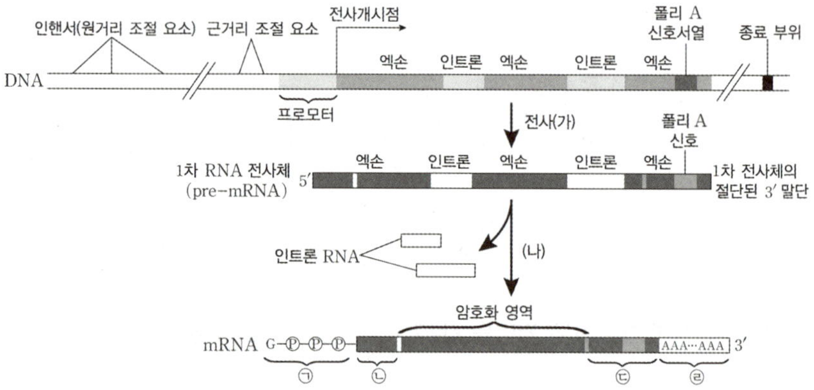

이에 대한 설명 중 옳지 <u>않은</u> 것은?

① (가) 과정은 핵 내에서 전사인자의 도움으로 RNA중합효소가 프로모터에 결합할 수 있게 되었을 때 일어난다.

② (나) 과정은 리보자임(ribozyme)이 관여한다.

③ ㉠의 첨가는 세포질에서 일어난다.

④ ㉠과 ㉣은 핵산분해효소로부터 RNA를 보호할 뿐만 아니라, 리보솜이 RNA에 더 잘 결합할 수 있게 도와주는 역할도 수행한다.

⑤ ㉡부위와 ㉢부위는 번역되지 않는다.

077. (기본) 2013학년도 7월 전국연합학력평가

1st 2nd 3rd

그림은 단백질 합성 과정을 나타낸 것이고, 표는 코돈표의 일부이다.

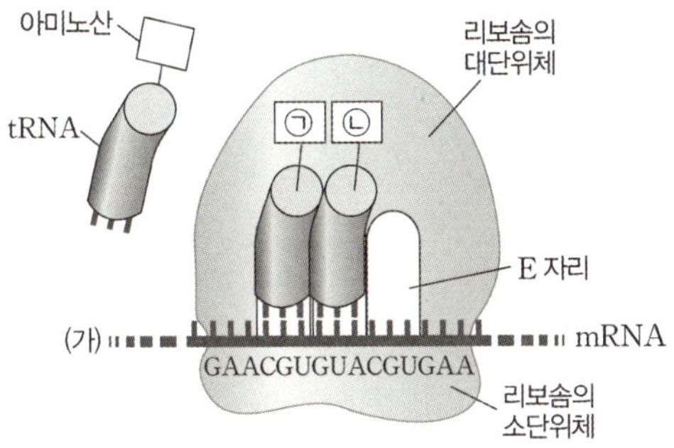

코돈	아미노산
AAG	라이신
AUG	메싸이오닌
CGU	아르지닌
GAA	글루탐산
GUA	발린
UGC	시스테인

이에 대한 설명으로 옳은 것은?

① (가)는 mRNA의 5′ 방향이다.

② ㉠은 시스테인이다.

③ ㉡을 지정하는 DNA의 유전 암호는 5′-TAC-3′이다.

④ 추가되는 아미노산을 운반하는 tRNA는 E 자리로 들어온다.

⑤ 단백질 합성 개시 과정에서 리보솜의 소단위체와 대단위체가 결합한 후에 mRNA가 결합한다.

078. 기본 PLUS

1st 2nd 3rd

다음은 세포질에서 여러 개의 리보솜에 의해 폴리펩티드 복사물들이 동시에 합성되고 있는 것을 모식적으로 나타낸 그림이다.

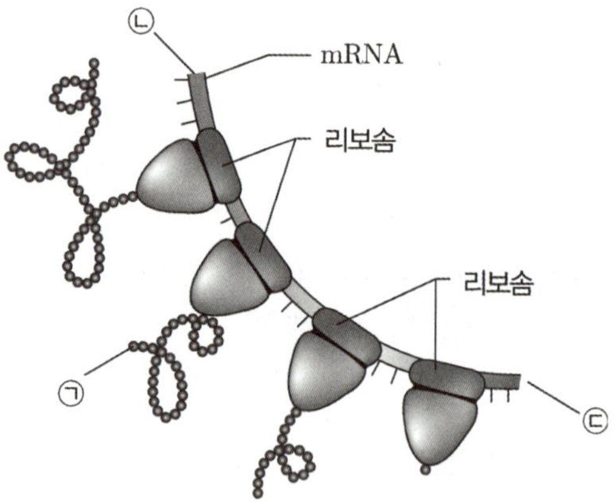

이에 대한 설명으로 옳은 것만을 〈보기〉에서 있는 대로 고른 것은?

〈보 기〉

ㄱ. 리보솜은 mRNA를 따라 "㉢ → ㉡" 방향으로 이동한다.
ㄴ. 위의 과정은 원핵세포에서는 관찰되지만, 진핵세포에는 관찰되지 않는다.
ㄷ. ㉠은 N 말단이고, ㉡은 5′ 말단이다.

① ㄱ ② ㄴ ③ ㄷ
④ ㄱ, ㄴ ⑤ ㄱ, ㄷ ⑥ ㄴ, ㄷ
⑦ ㄱ, ㄴ, ㄷ

079. 기본 PLUS

1st 2nd 3rd

다음은 분비단백질 X가 합성되는 과정을 모식적으로 나타낸 것이다.

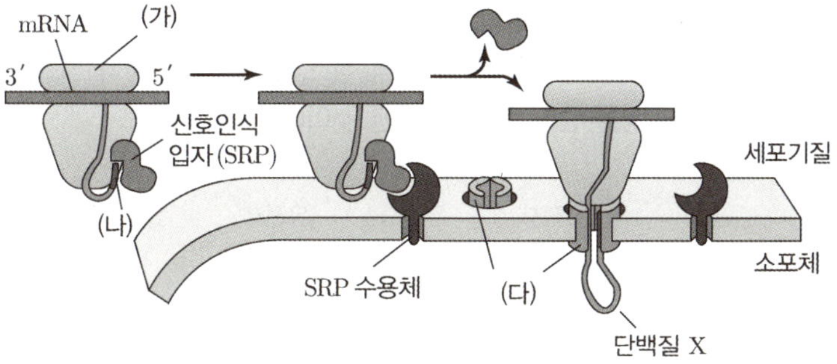

이에 대한 설명으로 옳은 것만을 〈보기〉에서 있는 대로 고른 것은?

〈보기〉

ㄱ. (가)는 70S 리보솜이다.

ㄴ. 리소좀에서 기능하는 산성가수분해효소 유전자는 (나) 서열에 대한 정보를 가지고 있다.

ㄷ. 선형의 폴리펩티드는 (다)를 통과할 수 있지만, 접혀진 단백질은 통과할 수 없다.

① ㄱ ② ㄴ ③ ㄷ
④ ㄱ, ㄴ ⑤ ㄱ, ㄷ ⑥ ㄴ, ㄷ
⑦ ㄱ, ㄴ, ㄷ

080. 연습 2018학년도 10월 전국연합학력평가

1st 2nd 3rd

그림은 어떤 곰팡이에서 물질 ㉢이 생성되는 과정을, 표는 최소 배지에 물질 X 또는 Y의 첨가에 따른 이 곰팡이 야생형과 돌연변이주 Ⅰ과 Ⅱ의 색과 물질 Z의 생성 여부를 나타낸 것이다. Ⅰ과 Ⅱ는 유전자 a~c 중 서로 다른 하나에 돌연변이가 일어난 것이다. 물질 ㉠~㉢은 검은색 색소, 갈색 색소, 황색 색소를 순서 없이, X~Z는 ㉠~㉢을 순서 없이 나타낸 것이다.

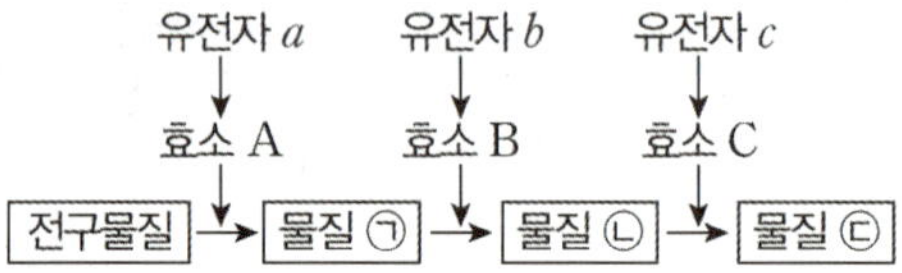

구분		야생형	Ⅰ	Ⅱ
최소 배지	곰팡이 색	검은색	갈색	황색
	물질 Z	○	○	×
최소 배지 + 물질 X	곰팡이 색	검은색	검은색	검은색
	물질 Z	○	○	×
최소 배지 + 물질 Y	곰팡이 색	검은색	갈색	황색
	물질 Z	○	○	×

(○: 생성함, ×: 생성 못함)

이에 대한 옳은 설명만을 〈보기〉에서 있는 대로 고른 것은? (단, 제시된 돌연변이 이외의 돌연변이는 고려하지 않는다.)

〈보 기〉

ㄱ. Ⅰ은 c에 돌연변이가 일어난 것이다.
ㄴ. ㉠은 황색 색소이다.
ㄷ. Z는 ㉡이다.

① ㄱ ② ㄷ ③ ㄱ, ㄴ
④ ㄴ, ㄷ ⑤ ㄱ, ㄴ, ㄷ

081. 연습 2017학년도 수능

1st 2nd 3rd

다음은 DNA X, DNA Y, mRNA Z에 대한 자료이다.

- 2중 가닥 DNA X와 Y는 각각 300개의 염기쌍으로 이루어져 있다.
- X와 Y중 하나로부터 Z가 전사되었고, Z는 300개의 염기로 이루어져 있다.
- X는 단일 가닥 X_1과 X_2로, Y는 단일 가닥 Y_1과 Y_2로 이루어져 있다.
- X에서 $\frac{A+T}{G+C}=\frac{3}{2}$이고, Y에서 $\frac{A+T}{G+C}=\frac{3}{7}$이다.
- X_1에서 구아닌(G)의 비율은 16%이고, 피리미딘 염기의 비율은 52%이다.
- Y_1에서 사이토신(C)의 비율은 30%이다.
- Y_2에서 아데닌(A)의 비율은 12%이다.
- Z에서 G의 비율은 16%이다.

이에 대한 설명으로 옳은 것만을 〈보기〉에서 있는 대로 고른 것은?

〈보기〉

ㄱ. Z가 만들어질 때 주형으로 사용된 DNA 가닥은 X_1이다.
ㄴ. 염기 간 수소 결합의 총 개수는 X가 Y보다 90개 적다.
ㄷ. X_1의 G 개수+X_2의 A 개수+Y_2의 C개수=252개이다.

① ㄱ ② ㄴ ③ ㄷ
④ ㄱ, ㄴ ⑤ ㄴ, ㄷ

082. 연습 2013학년도 6월 모의평가

1st 2nd 3rd

그림은 어떤 유전자의 DNA 염기 서열 일부(구간 X)와 이 유전자로부터 전사된 mRNA를 거쳐 합성된 폴리펩타이드에서 구간 X에 해당하는 아미노산 서열을 나타낸 것이다. 그림에서 X에 해당하는 아미노산 서열은 (가), 프롤린, 알라닌 순으로 합성되었고, 표는 유전 암호의 일부이다.

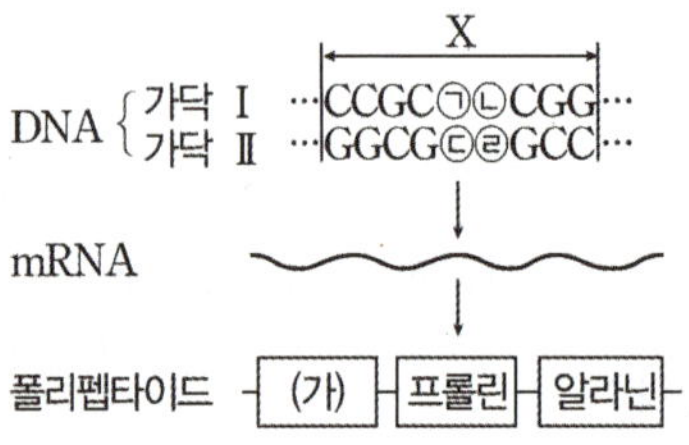

코돈	아미노산
CCU, CCC, CCA, CCG	프롤린
GGU, GGC, GGA, GGG	글라이신
CGU, CGC, CGA, CGG	아르지닌
GCU, GCC, GCA, GCG	알라닌

이에 대한 설명으로 옳은 것만을 〈보기〉에서 있는 대로 고른 것은? (단, 합성된 폴리펩타이드는 구간 X의 가닥 Ⅰ과 Ⅱ 중 한 가닥이 전사되어 번역된 것이다.)

〈보기〉

ㄱ. mRNA가 만들어질 때 가닥 Ⅰ이 주형으로 사용된다.
ㄴ. ㉠에 해당하는 염기는 C이고, ㉣에 해당하는 염기는 G이다.
ㄷ. (가)에 해당하는 아미노산을 운반하는 tRNA의 안티코돈은 5′-GGC-3′이다.

① ㄱ ② ㄴ ③ ㄱ, ㄷ
④ ㄴ, ㄷ ⑤ ㄱ, ㄴ, ㄷ

083. 연습 2018학년도 9월 모의평가

1st 2nd 3rd

다음은 유전 암호를 알아내기 위한 실험의 일부이다.

〈실험 과정 및 결과〉

(가) RNA 합성에 사용되는 뉴클레오타이드 중 염기가 유라실(U)와 사이토신(C)인 뉴클레오타이드만을 시험관 Ⅰ~Ⅲ에 표와 같은 구성비로 넣은 후 충분히 많은 양의 RNA를 인공적으로 합성한다. RNA가 합성될 때 U와 C는 무작위로 추가된다.

시험관	구성비(U : C)
Ⅰ	1 : 1
Ⅱ	㉠ : 3
Ⅲ	㉡ : 1

(나) RNA로부터 번역을 가능하게 하는 용액을 Ⅰ~Ⅲ에 첨가하여 충분한 시간 동안 폴리펩타이드를 합성시킨다.

(다) (나)에서 생성된 폴리펩타이드를 구성하는 아미노산 수의 상대적인 비는 다음과 같다.

시험관 \ 아미노산	류신	프롤린	페닐알라닌	세린
Ⅰ	1	1	1	1
Ⅱ	6	9	4	?
Ⅲ	6	1	?	6

• 표는 유전 암호의 일부를 나타낸 것이다.

아미노산	류신	프롤린	페닐알라닌	세린
코돈	CUU, CUC	CCU, CCC	UUU, UUC	UCU, UCC

(가)에서 ㉠+㉡은? (단, 개시 코돈과 종결 코돈은 고려하지 않는다.)

① 5　② 6　③ 7　④ 8　⑤ 9

084. (기본) 2015학년도 10월 전국연합학력평가

1st 2nd 3rd

(가)는 대장균의 유전자 X로부터 전사된 mRNA 염기 서열의 일부이고, (나)는 유전자 X에 발생한 돌연변이에 대한 설명이다.

(가)	1 (A), 110 (G), 123 (C) 5′–AUGGUG --- GGGACCAACCGGCC----3′ (AUG: 개시 코돈)
(나)	돌연변이로 인해 (가)의 110에서 123번째 사이의 염기 중 1개가 다른 염기로 바뀌었다. 그 결과 생성된 폴리펩타이드의 아미노산 수는 정상보다 적다.

이 돌연변이로 인해 나타나는 변화에 대한 옳은 설명만을 〈보기〉에서 있는 대로 고른 것은? (단, 종결 코돈은 UAA, UAG, UGA이다.)

〈보기〉

ㄱ. UGA에서 번역이 종결되었다.
ㄴ. (가)의 염기 C 중 1개가 U로 바뀌었다.
ㄷ. 생성된 폴리펩타이드의 아미노산 수는 39개이다.

① ㄱ
② ㄴ
③ ㄷ
④ ㄱ, ㄷ
⑤ ㄴ, ㄷ

085. 기본 2006학년도 10월 전국연합학력평가

1st 2nd 3rd

다음은 붉은빵곰팡이를 이용한 실험이다.

(가) 야생의 붉은빵곰팡이 포자에 X선을 쪼여 돌연변이를 유발하였다. 돌연변이가 유발된 붉은빵곰팡이를 완전 배지와 최소 배지*에 각각 옮겼더니 완전 배지에서는 생장했지만 최소 배지에서는 생장하지 못했다.

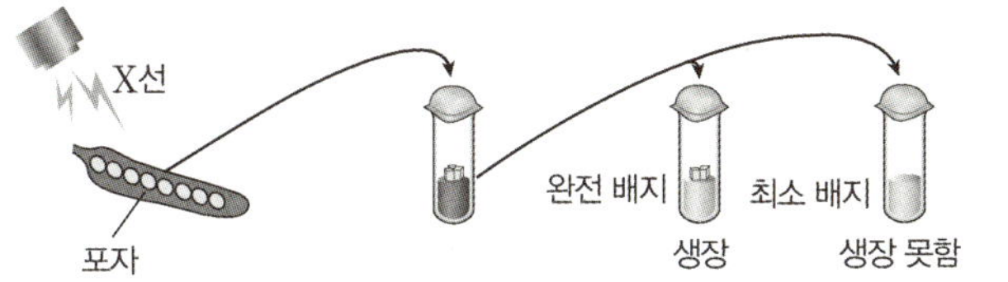

(나) (가)의 완전 배지에서 생장한 것을 그림과 같이 한 종류의 아미노산만 첨가한 최소 배지로 옮겼더니 프롤린을 첨가한 최소 배지에서만 생장하였다.

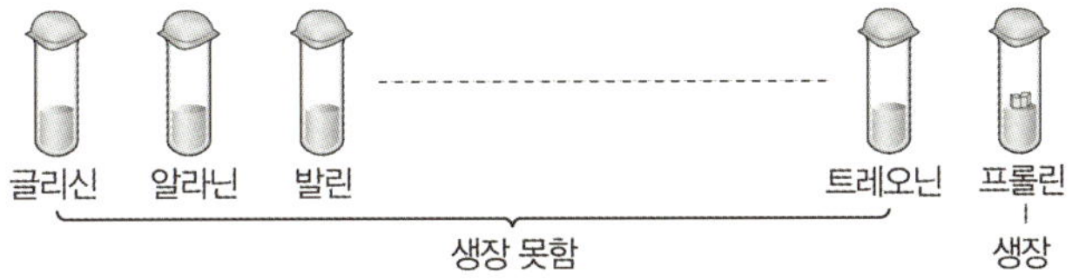

* 최소 배지: 당분, 무기염류, 비타민만 넣은 배지

돌연변이가 유발된 붉은빵곰팡이에 대한 옳은 설명을 〈보기〉에서 모두 고른 것은?

〈보기〉

ㄱ. 완전 배지에서 프롤린을 합성할 수 있다.
ㄴ. 프롤린 합성 효소를 발현하는 유전자에 이상이 있다.
ㄷ. 프롤린이 첨가된 최소 배지에서는 다른 아미노산이 없더라도 생장할 수 있다.

① ㄱ ② ㄴ ③ ㄱ, ㄴ
④ ㄱ, ㄷ ⑤ ㄴ, ㄷ

086. 기본 2018학년도 4월 전국연합학력평가

1st 2nd 3rd

그림은 어떤 사람의 핵형 분석 결과를 나타낸 것이다.

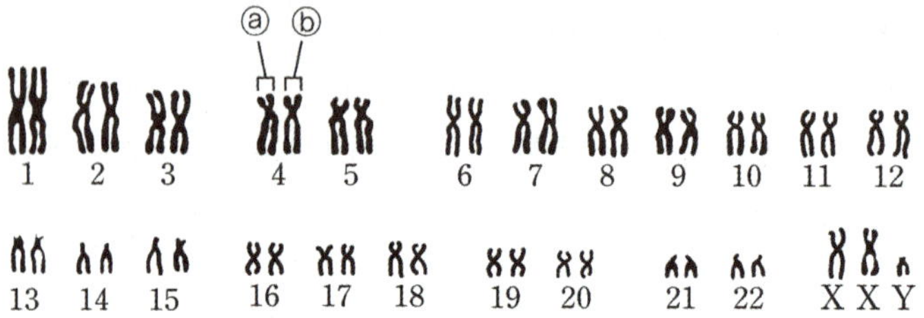

이에 대한 설명으로 옳은 것만을 〈보기〉에서 있는 대로 고른 것은?

〈보기〉

ㄱ. ⓐ는 ⓑ의 상동 염색체이다.

ㄴ. 이 사람은 터너 증후군의 염색체 이상을 보인다.

ㄷ. 이 핵형 분석 결과에서 관찰되는 $\frac{\text{상염색체의 염색 분체 수}}{\text{X염색체 수}}$는 44이다.

① ㄱ ② ㄴ ③ ㄱ, ㄷ

④ ㄴ, ㄷ ⑤ ㄱ, ㄴ, ㄷ

087. (연습) 2018학년도 7월 전국연합학력평가

1st 2nd 3rd

다음은 유전자 x와 이 유전자에 돌연변이가 일어난 유전자 y와 z의 발현에 대한 자료이다.

- x의 DNA 염기 서열과 x로부터 합성된 폴리펩타이드 X의 아미노산 서열은 다음과 같다.

  5′-ATGTTAAAGAGCAGTCACAGACTTTAGCATTG-3′
  3′-TACAATTTCTCGTCAGTGTCTGAAATCGTAAC-5′

  메싸이오닌-류신-라이신-세린-발린-트레오닌-알라닌-류신

- y는 x의 전사 주형 가닥에서 ㉠ 연속된 2개의 퓨린 계열 염기가 2개의 피리미딘 계열 염기로 치환된 것이며, 이로부터 합성되는 폴리펩타이드의 아미노산 서열은 X와 동일하다.
- z는 x의 염기쌍 중 하나의 염기쌍이 결실된 것이며, 이로부터 합성되는 폴리펩타이드 Z의 아미노산 서열은 다음과 같다.

  메싸이오닌-류신-세린-류신

- 표는 유전 암호의 일부를 나타낸 것이다.

코돈	아미노산	코돈	아미노산	코돈	아미노산
UCU UCC UCA UCG AGU AGC	세린	UUA UUG CUU CUC CUA CUG	류신	AAA AAG	라이신
				CGU CGC CGA CGG AGA AGG	아르지닌
UGG	트립토판	CAU CAC	히스티딘		
UGU UGC	시스테인	ACU ACC ACA ACG	트레오닌	GUU GUC GUA GUG	발린
UAA UAG UGA	종결 코돈	AUG	메싸이오닌 (개시 코돈)	GCU GCC GCA GCG	알라닌

이에 대한 설명으로 옳은 것만을 〈보기〉에서 있는 대로 고른 것은? (단, 제시된 돌연변이 이외의 염기 서열 변화는 고려하지 않는다.)

〈보기〉

ㄱ. $\frac{C+G}{A+T}$ 값은 z가 x보다 크다.

ㄴ. ㉠은 5′-GA-3′이다.

ㄷ. Z가 합성될 때 사용된 종결 코돈은 5′-UGA-3′이다.

① ㄱ ② ㄴ ③ ㄱ, ㄷ
④ ㄴ, ㄷ ⑤ ㄱ, ㄴ, ㄷ

088. 연습 2009학년도 6월 모의평가

1st 2nd 3rd

표는 어떤 초파이의 연관된 우성 유전자(A, B, C, D) 중 일부가 결실된 돌연변이 4종(Ⅰ~Ⅳ)에서 열성 유전자(a, b, c, d)의 발현 여부를 나타낸 것이다. 우성 유전자가 결실된 경우 대립되는 열성 유전자가 발현된다.

구분	a	b	c	d
돌연변이 Ⅰ	+	+	−	−
돌연변이 Ⅱ	+	−	+	+
돌연변이 Ⅲ	+	−	+	−
돌연변이 Ⅳ	−	−	−	+

(+: 열성 형질이 표현됨, −: 열성 형질이 표현되지 않음)

연관된 열성 유전자(a, b, c, d)의 배열 순서로 옳은 것은? (단, A~D는 각각 a~d에 대해 대립 유전자이며, 각 돌연변이종에서 결실은 한 번만 일어났고 다른 돌연변이는 없다.)

① a-b-c-d ② a-c-d-b ③ b-a-c-d
④ b-c-d-a ⑤ d-a-c-b

089. 연습 2019학년도 6월 모의평가

1st 2nd 3rd

그림 (가)와 (나)는 핵상이 $2n$인 어떤 동물에서 암컷과 수컷의 생식 세포 형성 과정을, 표는 세포 ㉠~㉣이 갖는 유전자 E, e, F, f, G, g의 DNA 상대량을 나타낸 것이다. E와 e, F와 f, G와 g는 각각 대립 유전자이다. (가)와 (나)의 감수 1분열에서 성염색체 비분리가 각각 1회 일어났다. ㉠~㉣은 Ⅰ~Ⅳ를 순서 없이 나타낸 것이다.

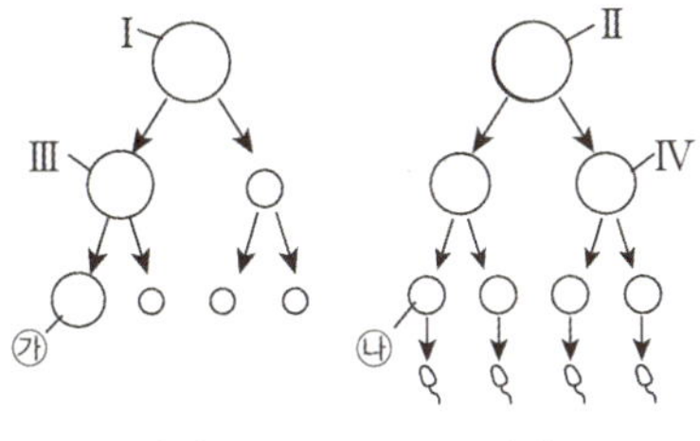

세포	DNA 상대량					
	E	e	F	f	G	g
㉠	?	0	2	0	2	ⓐ
㉡	2	2	0	4	0	?
㉢	ⓑ	0	?	2	?	0
㉣	4	0	ⓒ	2	?	2

이에 대한 설명으로 옳은 것만을 <보기>에서 있는 대로 고른 것은? (단, 제시된 염색체 비분리 이외의 돌연변이와 교차는 고려하지 않으며, Ⅰ~Ⅳ는 중기의 세포이다. E, e, F, f, G, g 각각의 1개당 DNA 상대량은 같다.)

<보기>

ㄱ. ㉢은 Ⅲ이다.
ㄴ. ⓐ+ⓑ+ⓒ=6이다.
ㄷ. 성염색체 수는 ㉮ 세포와 ㉯ 세포가 같다.

① ㄱ ② ㄴ ③ ㄴ
④ ㄱ, ㄴ ⑤ ㄴ, ㄷ

090. 기본 2005학년도 10월 전국연합학력평가

1st 2nd 3rd

그림은 후천성 면역 결핍증을 일으키는 바이러스(HIV)가 인체에 침입하여 증식하는 과정을 모식적으로 나타낸 것이다. (단, 역전사는 RNA로부터 DNA를 합성하는 과정이다.)

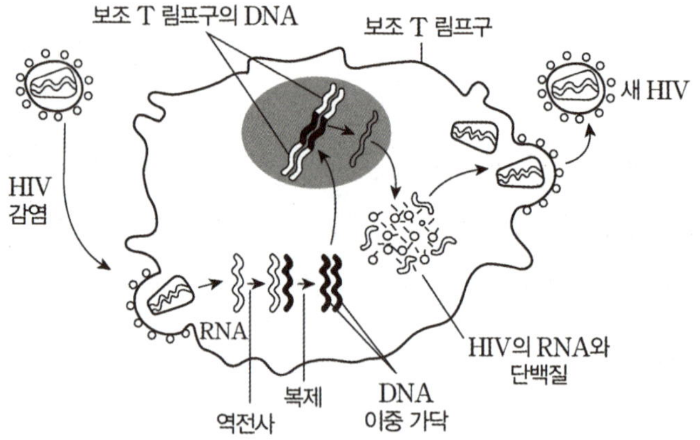

위 자료에 대한 설명으로 옳은 것만을 〈보기〉에서 있는 대로 고른 것은?

〈보기〉

ㄱ. HIV는 유전 물질로 RNA만 갖고 있다.
ㄴ. HIV는 보조 T 림프구의 DNA 복제를 돕는다.
ㄷ. 역전사 과정을 차단하면 HIV의 증식을 막을 수 있다.
ㄹ. 새 HIV를 구성하는 단백질은 숙주 세포 내에서 만들어진다.

① ㄱ, ㄴ ② ㄱ, ㄷ ③ ㄷ, ㄹ
④ ㄱ, ㄷ, ㄹ ⑤ ㄴ, ㄷ, ㄹ

II.

091. 기본 PLUS

1st 2nd 3rd

그림은 두 세균(X, Y) 사이에서 일어나는 수평적 유전자 전달 과정을 나타낸 것이다.

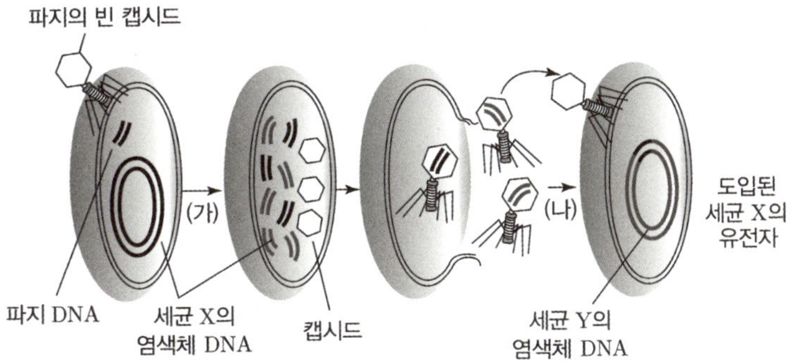

이에 대한 설명으로 옳은 것만을 <보기>에서 있는 대로 고른 것은?

〈보 기〉

ㄱ. (가) 과정에서 바이러스의 핵산분해효소는 숙주 염색체를 분해한다.
ㄴ. (나) 과정에서 세균 X의 DNA와 세균 Y의 DNA 사이에서 상동 재조합이 일어난다.
ㄷ. 세균 X의 유전자가 세균 Y로 형질전환(transformation)에 의해 수평적 유전자 전달이 일어났다.

① ㄱ ② ㄴ ③ ㄷ
④ ㄱ, ㄴ ⑤ ㄱ, ㄷ ⑥ ㄴ, ㄷ
⑦ ㄱ, ㄴ, ㄷ

092. (기본) 2011학년도 수능

1st 2nd 3rd

그림은 대장균의 젖당 오페론과 이를 조절하는 유전자를, 표는 대장균의 배양 조건에 따른 젖당분해효소의 생성 여부를 나타낸 것이다.

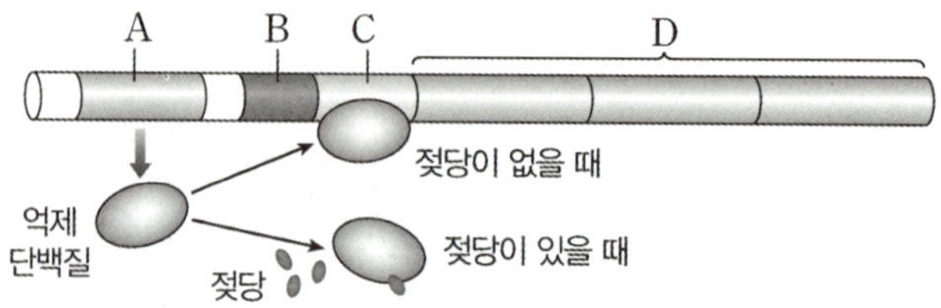

구분 \ 시험관		Ⅰ	Ⅱ
배양 조건	젖당	없음	있음
	포도당	있음	없음
젖당분해효소 생성 여부		미생성	생성

이에 대한 설명으로 옳은 것만을 <보기>에서 있는 대로 고른 것은?

〈보 기〉

ㄱ. 젖당 오페론은 B+C+D이다.
ㄴ. 시험관 Ⅱ의 대장균에서는 A의 전사가 일어나지 않는다.
ㄷ. 시험관 Ⅱ에서 RNA 중합효소가 B에 결합된 후 D로 이동한다.

① ㄱ ② ㄴ ③ ㄷ
④ ㄱ, ㄷ ⑤ ㄴ, ㄷ

093. 연습 PLUS

1st 2nd 3rd

그림은 박테리오파지의 용균성 생활사(단계 1 → 단계 6)를 모식적으로 나타낸 것이다.

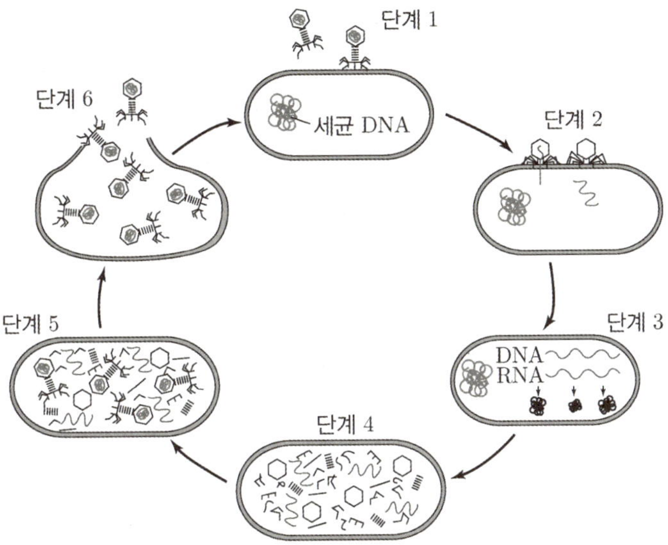

이에 대한 설명 중 옳은 것은?

① 단계 1에서 파지는 꼬리 섬유를 이용하여 숙주세포를 향하여 헤엄쳐 간다.
② 캡시드 단백질은 파지의 초기 유전자(early gene) 산물이다.
③ 단계 3에서 바이러스 단백질은 바이러스 리보솜에 의해 합성된다.
④ 숙주 DNA를 파괴하는 효소를 암호화하는 파지 유전자가 숙주 세포벽을 파괴하는 효소를 암호화하는 파지 유전자보다 먼저 발현된다.
⑤ 단계 1 이후에서부터 단계 6까지 모두 경과되는데 37℃에서 보통 24시간 이상이 소요된다.

094. 연습 2019학년도 6월 모의평가

1st 2nd 3rd

다음은 야생형 대장균과 돌연변이 대장균에 대한 자료이다.

- 대장균 Ⅰ과 Ⅱ는 젖당 오페론을 조절하는 조절 유전자가 결실된 돌연변이와 젖당 오페론의 프로모터가 결실된 돌연변이를 순서 없이 나타낸 것이다.
- 표는 야생형 대장균, Ⅰ, Ⅱ를 서로 다른 배지에서 각각 배양할 때의 자료이다. ⓐ~ⓒ는 억제 단백질과 젖당(젖당 유도체)의 결합, 억제 단백질과 작동 부위의 결합, 젖당 분해 효소의 생성을 순서 없이 나타낸 것이다.

구분	포도당과 젖당이 없는 배지		포도당은 없고 젖당이 있는 배지	
	ⓐ	ⓑ	ⓐ	ⓒ
야생형	○	×	×	○
Ⅰ	?	×	?	×
Ⅱ	×	×	×	㉠

(○ : 결합함 또는 생성됨, × : 결합 못함 또는 생성 안 됨)

이에 대한 설명으로 옳은 것만을 〈보기〉에서 있는 대로 고른 것은? (단, 제시된 돌연변이 이외의 돌연변이는 고려하지 않는다.)

〈보기〉

ㄱ. Ⅰ은 젖당 오페론을 조절하는 조절 유전자가 결실된 돌연변이이다.
ㄴ. ⓐ는 '억제 단백질과 작동 부위의 결합'이다.
ㄷ. ㉠은 '○'이다.

① ㄱ ② ㄴ ③ ㄷ
④ ㄱ, ㄴ ⑤ ㄴ, ㄷ

095. 연습 PLUS

1st 2nd 3rd

다음은 대장균의 유전자형을 확인하기 위해 수행한 실험이다.

〈자료〉

- thr^{+}와 leu^{+}, his^{+}, pro^{+}, arg^{+}, bio^{+}는 트레오닌과 류신, 히스티딘, 프롤린, 아르기닌, 비오틴을 각각 생합성할 수 있는 균주이고, thr^{-}와 leu^{-}, his^{-}, pro^{-}, arg^{-}, bio^{-}는 트레오닌과 류신, 히스티딘, 프롤린, 아르기닌, 비오틴을 각각 생합성할 수 없는 균주이다.

〈실험 과정〉

(가) 유전자형이 서로 다른 6종류의 대장균 균주(1~6)를 얻은 후, 모든 영양소가 들어 있는 평판배지(완전배지)에 각각 접종하였다.

(나) 밤새 배양하여 6개 균주의 콜로니(colony)를 각각 얻었다.

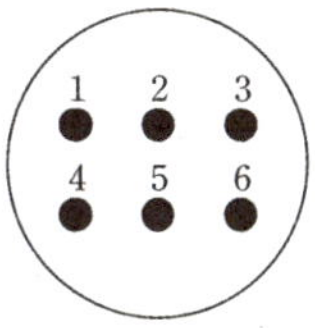

(다) 서로 다른 2종류 아미노산만 들어 있는 6종류의 최소배지(minimal medium)에 6개 균주의 콜로니들을 그대로 옮겨 배양하였다.

〈실험 결과〉

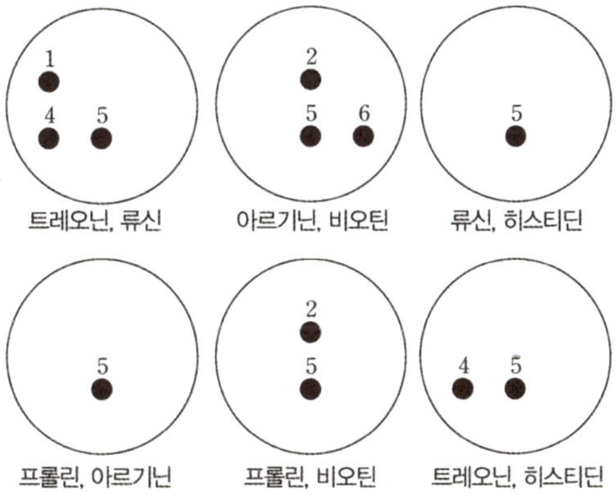

이에 대한 설명으로 옳은 것만을 〈보기〉에서 있는 대로 고른 것은? (단, 돌연변이는 없다.)

〈보기〉

ㄱ. 균주 3은 야생형(wild type)이다.

ㄴ. 균주 1의 유전자형은 $thr^{-}leu^{-}his^{+}pro^{+}arg^{+}bio^{+}$이다.

ㄷ. 균주 6의 유전자형은 정확히 알지 못한다.

① ㄱ ② ㄴ ③ ㄷ
④ ㄱ, ㄴ ⑤ ㄱ, ㄷ ⑥ ㄴ, ㄷ
⑦ ㄱ, ㄴ, ㄷ

096. 기본 PLUS

1st 2nd 3rd

그림 (가)는 진핵세포의 염색질에 존재하는 뉴클레오솜의 단면도를 나타낸 것이고, (나)는 2가지 유형의 염색질 구조가 상호 변환되는 것을 나타낸 것이다.

(가)

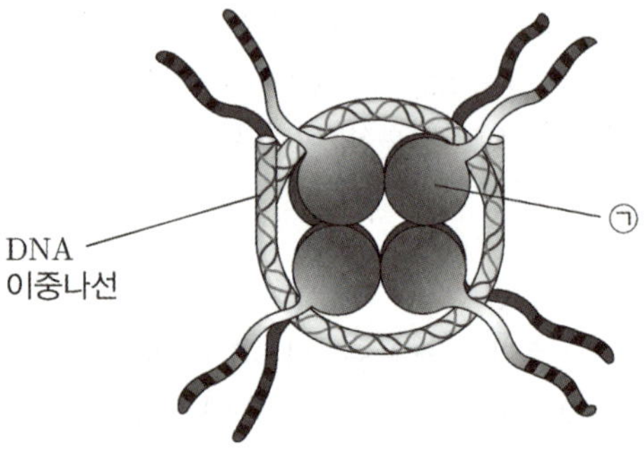

(나)

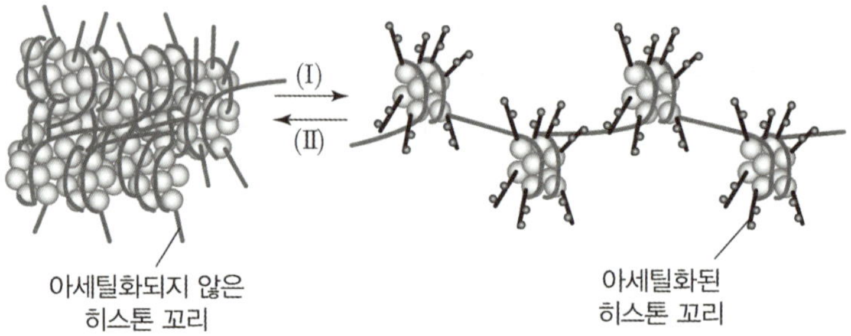

이에 대한 설명으로 옳은 것만을 〈보기〉에서 있는 대로 고른 것은?

〈보 기〉

ㄱ. ㉠은 아스파르트산이나 글루탐산 같은 아미노산을 상대적으로 많이 함유하고 있다.

ㄴ. (Ⅰ) 과정은 유전자 발현을 억제시키고, (Ⅱ) 과정은 유전자 발현을 촉진시킨다.

ㄷ. 아세틸화된 히스톤 꼬리는 아세틸화되지 않은 히스톤 꼬리보다 DNA에 대한 친화력이 더 작다.

① ㄱ ② ㄴ ③ ㄷ
④ ㄱ, ㄴ ⑤ ㄱ, ㄷ ⑥ ㄴ, ㄷ
⑦ ㄱ, ㄴ, ㄷ

097. (기본) 2014학년도 7월 전국연합학력평가

1st 2nd 3rd

그림은 진핵 세포의 전사 개시 과정을 나타낸 것이다.

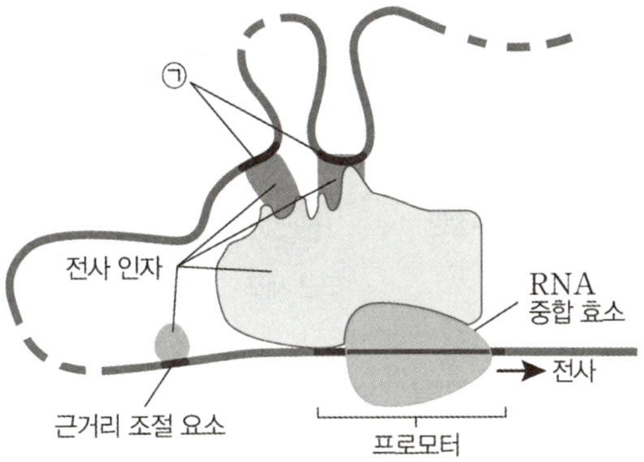

이에 대한 설명으로 옳은 것만을 <보기>에서 있는 대로 고른 것은?

〈보기〉

ㄱ. 세포질에서 일어난다.
ㄴ. ㉠은 전사 과정 조절에 관여하는 DNA 부분이다.
ㄷ. RNA 중합 효소는 단독으로 프로모터에 결합하여 전사를 개시한다.

① ㄱ ② ㄴ ③ ㄷ
④ ㄱ, ㄴ ⑤ ㄴ, ㄷ

098. (기본) 2019학년도 수능

1st 2nd 3rd

그림은 수정란으로부터 근육 세포와 모근 세포로 분화되는 과정과 분화된 각 세포에서 발현되는 특정 유전자를 나타낸 것이다.

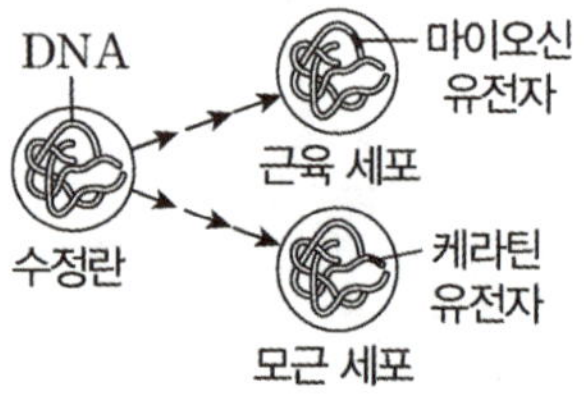

이에 대한 설명으로 옳은 것만을 〈보기〉에서 있는 대로 고른 것은?

〈보기〉

ㄱ. 마이오신 유전자와 케라틴 유전자의 염기 서열은 동일하다.
ㄴ. 수정란에는 마이오신 유전자와 케라틴 유전자가 모두 있다.
ㄷ. 모근 세포에는 케라틴 유전자의 전사에 관여하는 전사인자가 있다.

① ㄱ ② ㄴ ③ ㄷ
④ ㄱ, ㄴ ⑤ ㄴ, ㄷ

099. 연습 2019학년도 9월 모의평가

1st 2nd 3rd

다음은 어떤 동물의 세포 Ⅰ~Ⅴ에서 유전자 w, x, y, z의 전자 조절에 대한 자료이다.

- w, x, y, z는 각각 전사 인자 W, 효소 X, 효소 Y, 효소 Z를 암호화한다. w~z가 전사되면 W~Z가 합성된다.
- 유전자 (가), (나), (다), (라)의 프로모터와 전사 인자 결합부위 A, B, C, D는 그림과 같다.

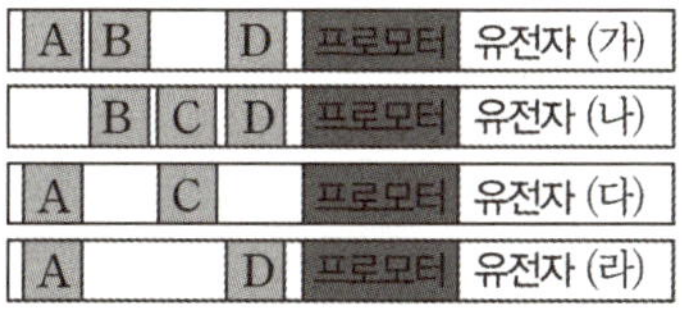

- (가)~(라)는 w~z를 순서 없이 나타낸 것이고, w~z의 전사에 관여하는 전사 인자는 W, ㉠, ㉡, ㉢이다. ㉠은 A에만, ㉡은 B에만, ㉢은 C에만, W는 D에만 결합한다.
- w~z의 전사는 전사 인자가 A~D 중 하나에만 결합해도 촉진된다.
- 표는 세포 Ⅰ~Ⅴ에서 w~z의 전사 여부를 나타낸 것이다. Ⅱ~Ⅴ는 Ⅰ에 W, ㉠, ㉡, ㉢ 중 각각 서로 다른 1가지를 넣어준 세포이다.

유전자 \ 세포	Ⅰ	Ⅱ	Ⅲ	Ⅳ	Ⅴ
w	×	○	○	×	×
x	×	○	×	×	○
y	×	ⓐ	○	○	○
z	×	○	○	○	×

(○: 전사됨, ×: 전사 안 됨)

이에 대한 설명으로 옳은 것만을 <보기>에서 있는 대로 고른 것은? (단, 돌연변이는 고려하지 않는다.)

<보기>

ㄱ. ⓐ는 '×'이다.
ㄴ. 유전자 (가)는 z이다.
ㄷ. Ⅴ는 Ⅰ에 W를 넣어준 세포이다.

① ㄱ ② ㄴ ③ ㄷ
④ ㄱ, ㄴ ⑤ ㄴ, ㄷ

100. 연습 PLUS

1st 2nd 3rd

그림은 microRNA(miRNA)의 합성과 가공 과정(processing)을 나타낸 것이다.

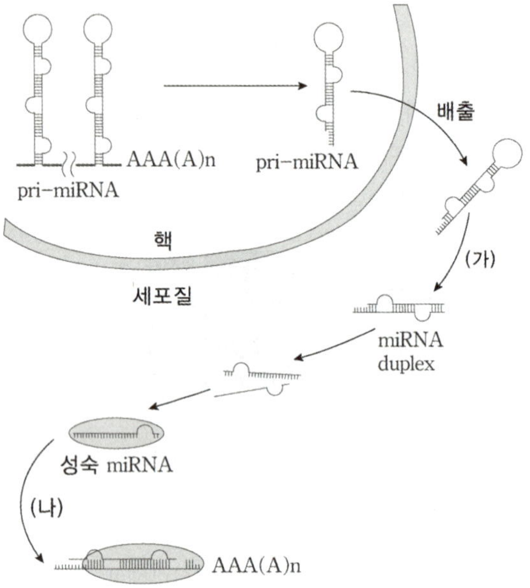

이에 대한 설명으로 옳은 것만을 〈보기〉에서 있는 대로 고른 것은?

〈보기〉

ㄱ. pri-miRNA는 핵에 존재하는 염색체 DNA에서 전사되었다.
ㄴ. (가) 과정은 다이서(dicer)에 의해 수행된다.
ㄷ. (나) 과정에서는 표적 유전자의 전사가 억제된다.

① ㄱ ② ㄴ ③ ㄷ
④ ㄱ, ㄴ ⑤ ㄱ, ㄷ ⑥ ㄴ, ㄷ
⑦ ㄱ, ㄴ, ㄷ

II.

101. 기본 2018학년도 10월 전국연합학력평가

1st 2nd 3rd

다음은 유전자 재조합 기술에 대한 자료이다.

- 그림은 플라스미드 P를 나타낸 것이다. 제한 효소 A와 B는 ㉠~㉢ 중 서로 다른 한 부위를 절단한다.

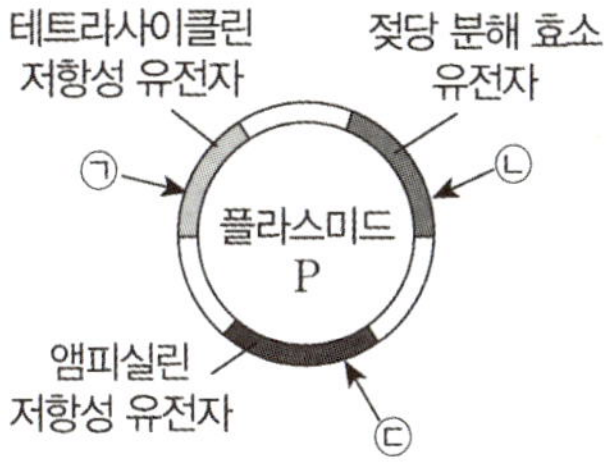

- P에 A를 처리하여 유전자 x가 삽입된 재조합 플라스미드 P_1을, B를 처리하여 유전자 y가 삽입된 재조합 플라스미드 P_2를, A와 B를 함께 처리하여 유전자 x와 y가 모두 삽입된 재조합 플라스미드 P_3을 만든다.
- P_1~P_3을 각각 숙주 대장균에 도입하여 대장균 Ⅰ~Ⅲ을 만든다. Ⅰ은 P_1을, Ⅱ는 P_2를, Ⅲ은 P_3을 가진다.
- 표는 Ⅰ~Ⅲ을 각각 서로 다른 배지에서 배양한 결과이다. 젖당 분해 효소 유전자의 산물은 물질 G를 분해하여 대장균 군체를 흰색에서 푸른색으로 변화시킨다.

배지 \ 대장균	Ⅰ	Ⅱ	Ⅲ
테트라사이클린과 G를 포함한 배지	푸른색 군체 형성	흰색 군체 형성	ⓐ
앰피실린과 G를 포함한 배지	?	?	생존 못함

이에 대한 옳은 설명만을 〈보기〉에서 있는 대로 고른 것은? (단, 돌연변이는 고려하지 않는다.)

〈보 기〉

ㄱ. A의 절단 위치는 ㉢이다.
ㄴ. ⓐ는 '푸른색 군체 형성'이다.
ㄷ. Ⅱ는 테트라사이클린과 앰피실린 모두에 대해 저항성을 가진다.

① ㄱ ② ㄴ ③ ㄱ, ㄴ
④ ㄱ, ㄷ ⑤ ㄴ, ㄷ

102. 기본 PLUS

1st 2nd 3rd

다음은 DNA A를 이용하여 수행한 서던 블롯팅 실험이다.

〈자료〉

- 그림은 크기가 14.5 kb인 DNA A의 제한효소 지도이다. E는 제한효소 *Eco*RⅠ의 인식자리를, B는 제한효소 *Bam*HⅠ의 인식자리를, H는 제한효소 *Hind*Ⅲ의 인식자리를 각각 나타낸 것이다.

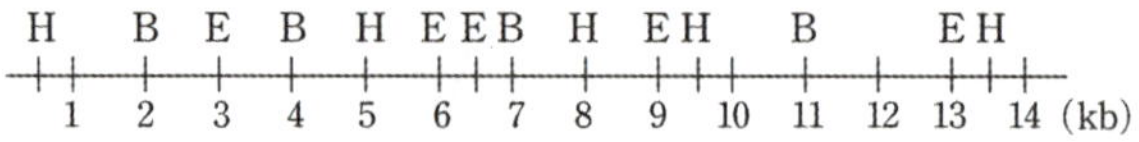

〈실험 과정〉

(가) DNA A를 제한효소 *Eco*RⅠ이나 제한효소 *Bam*HⅠ으로 각각 처리하였다.

(나) (가)에서 얻은 제한절편은 전기영동을 이용하여 각각 분리하였다.

(다) 전기영동으로 분리된 제한절편들을 NC 여과지로 각각 블롯팅하였다.

(라) DNA A를 제한효소 *Hind*Ⅲ로 절단하여 얻은 3 kb 크기의 제한절편을 방사성 동위원소로 표지한 후, 이를 혼성화 탐침으로 이용하여 혼성화하였다.

(마) (라)의 혼성화 결과를 자기방사법으로 확인하였다.

〈실험 결과〉

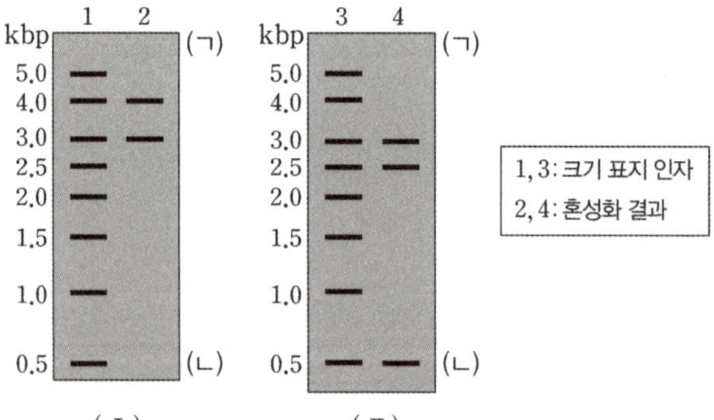

(Ⅰ) (Ⅱ)

이에 대한 설명으로 옳은 것만을 〈보기〉에서 있는 대로 고른 것은?

〈보기〉

ㄱ. DNA A를 *Hind*Ⅲ로 절단하면 4개의 절편이 생성된다.

ㄴ. (ㄱ)은 '(+)'이고, (ㄴ)은 '(−)'이다.

ㄷ. <실험 결과> (Ⅰ)은 (가)에서 *Bam*HⅠ을 처리하여 얻은 결과이다.

① ㄱ ② ㄴ ③ ㄷ
④ ㄱ, ㄴ ⑤ ㄱ, ㄷ ⑥ ㄴ, ㄷ
⑦ ㄱ, ㄴ, ㄷ

103. 기본 2017학년도 7월 전국연합학력평가

1st 2nd 3rd

그림은 1분자의 2중 나선 DNA X를 이용하여 PCR(중합 효소 연쇄 반응)를 1회 실시한 것을, 표는 그림의 단일 가닥 ⓐ~ⓒ를 구성하는 염기 수를 나타낸 것이다.

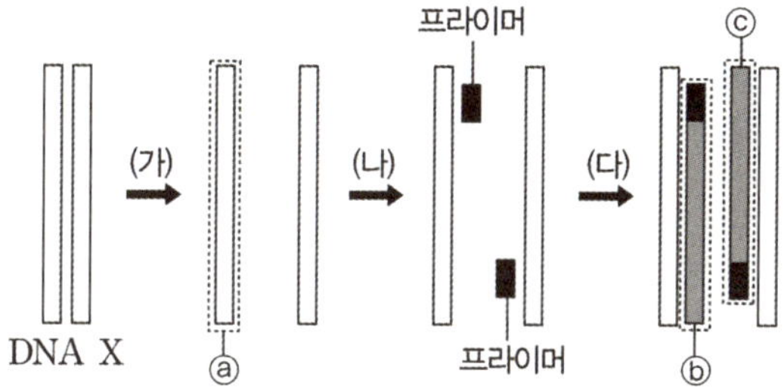

단일 가닥	ⓐ	ⓑ	ⓒ
염기 수	100	93	87

이에 대한 설명으로 옳은 것만을 〈보기〉에서 있는 대로 고른 것은? (단, PCR의 각 단계 (가)~(다)는 정상적으로 진행되었다.)

〈보기〉

ㄱ. (가)~(다) 중 (나)의 반응 온도가 가장 낮다.

ㄴ. DNA X 1분자를 PCR로 10회 반복하여 증폭시키면 ⓑ와 ⓒ는 각각 10개씩 형성된다.

ㄷ. DNA X 1분자를 PCR로 3회 반복하여 증폭시키면 160개의 뉴클레오타이드로 구성된 2중 나선 DNA를 2분자 얻을 수 있다.

① ㄱ ② ㄷ ③ ㄱ, ㄴ

④ ㄴ, ㄷ ⑤ ㄱ, ㄴ, ㄷ

104. (기본) 2004학년도 10월 전국연합학력평가

1st 2nd 3rd

그림은 어느 부부와 그들의 친자라고 주장하는 A의 유전자 지문을 나타낸 것이다.

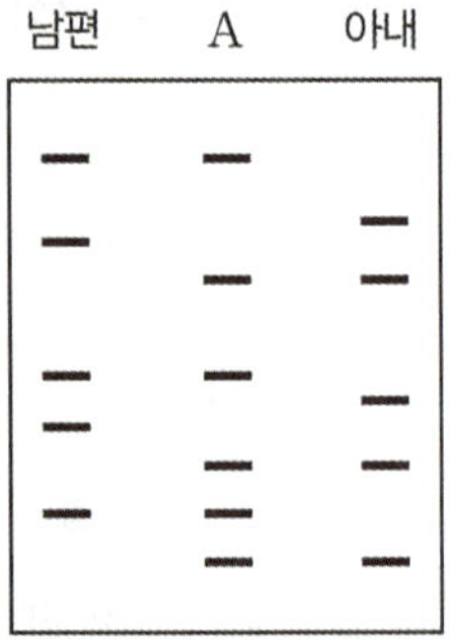

이 자료에 대한 설명 중 옳은 것은?

① A는 여성이다.
② A는 친자일 가능성이 크다.
③ 아내와 A의 혈액형은 동일하다.
④ 부부의 유전자 지문은 거의 일치한다.
⑤ 남편과 A의 DNA 염기 서열은 동일하다.

105. 기본 2008학년도 9월 모의평가

1st 2nd 3rd

그림은 뿌리 세포를 이용하여 식물을 생산하는 과정을 나타낸 것이다.

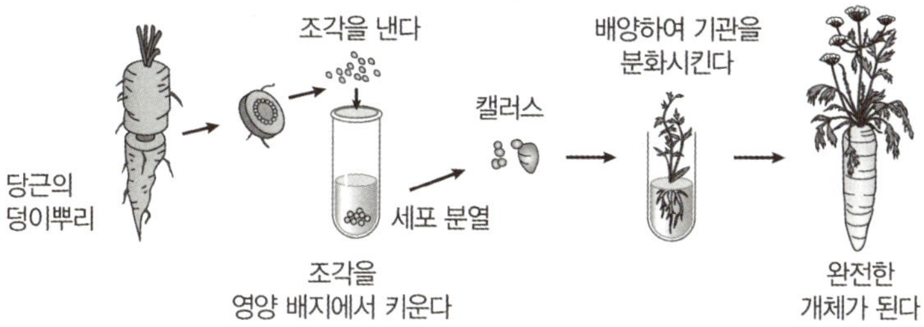

위 과정에 대한 설명으로 옳은 것만을 〈보기〉에서 모두 고른 것은?

〈보기〉

ㄱ. 유전자 재조합을 통한 당근 생산 방법이다.
ㄴ. 영양 배지에서 자란 세포로부터 새로운 형질을 가진 당근이 생산된다.
ㄷ. 캘러스를 구성하는 세포는 당근을 형성하는 데 필요한 모든 유전 정보를 가지고 있다.

① ㄱ ② ㄴ ③ ㄷ
④ ㄱ, ㄴ ⑤ ㄴ, ㄷ

106. 연습 2010학년도 9월 모의평가

1st 2nd 3rd

다음은 제한 효소(*Eco*RI, *Bam*HI, *Bgl*Ⅱ)와 리가아제를 이용해 DNA 조각을 플라스미드에 재조합하는 실험이다.

〈실험〉

(가) *Eco*RI과 *Bam*HI으로 절단된 조각 A, *Eco*RI과 *Bgl*Ⅱ로 절단된 조각 B, *Eco*RI과 *Bam*HI으로 절단된 플라스미드 C를 준비하였다.

(나) 그림과 같이 A, B, C를 함께 섞은 후, 리가아제로 연결하여 재조합 플라스미드를 만들었다.

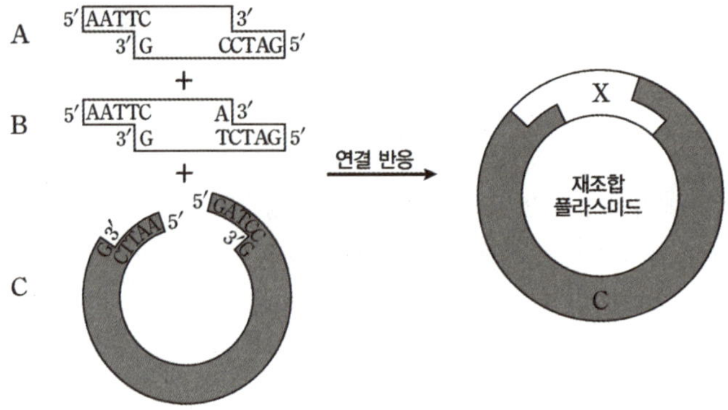

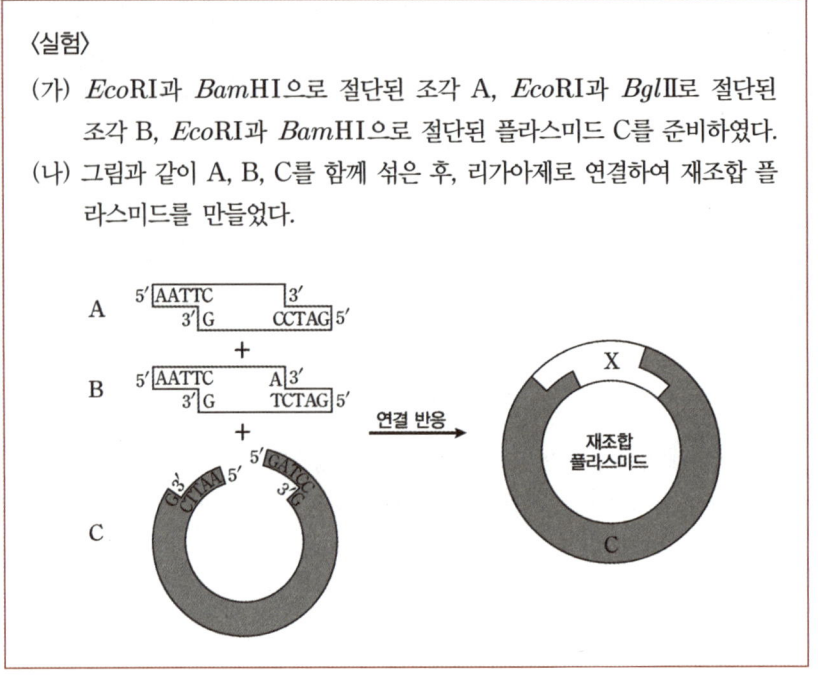

C에 재조합 될 수 있는 DNA 조각 X로 가능한 것만을 〈보기〉에서 있는 대로 고른 것은? (단, 제한 효소에 의해 형성된 DNA 조각 말단의 단일 가닥이 서로 상보적이면, DNA 조각은 리가아제에 의해 연결된다.)

〈보기〉

ㄱ. 

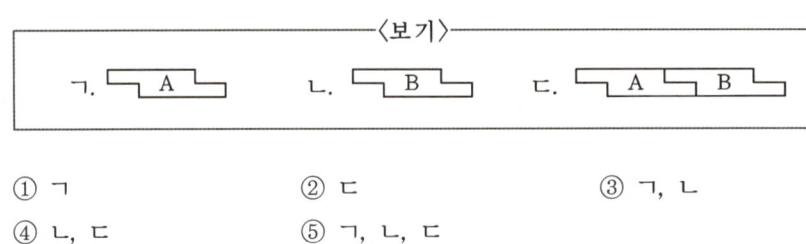

ㄴ. 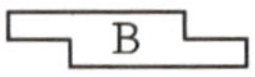

ㄷ. 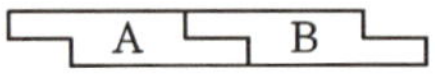

① ㄱ ② ㄷ ③ ㄱ, ㄴ
④ ㄴ, ㄷ ⑤ ㄱ, ㄴ, ㄷ

107. 연습 2018학년도 7월 전국연합학력평가 1st 2nd 3rd

다음은 형질 X를 결정하는 대립 유전자 A와 A*에 대한 자료이다.

- 유전자형이 AA 또는 AA*인 사람은 형질 X가 발현되지 않고, A*A*인 사람은 X가 발현된다.
- 그림 (가)는 A와 A*에서 제한 효소 Ⅰ과 Ⅱ의 작용 부위를, (나)는 유전자형이 AA*인 사람의 A와 A*를 중합 효소 연쇄 반응(PCR)으로 함께 증폭한 후, 제한 효소 Ⅰ과 Ⅱ로 각각 절단하여 전기영동하였을 때의 DNA 지문을 나타낸 것이다.
- A와 A*의 염기쌍 수는 같고, ⓐ와 ⓑ는 각각 Ⅰ의 작용 부위와 Ⅱ의 작용 부위 중 하나이다.

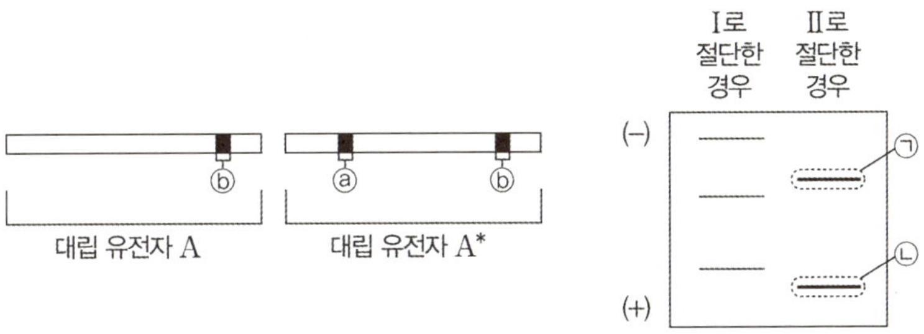

(가) (나)

이에 대한 설명으로 옳은 것만을 〈보기〉에서 있는 대로 고른 것은? (단, PCR와 각 제한 효소의 작용은 정상적으로 진행되었으며, 돌연변이는 고려하지 않는다.)

〈보기〉

ㄱ. ⓐ는 Ⅰ의 작용 부위이다.
ㄴ. DNA 절편의 분자량은 ㉡보다 ㉠이 크다.
ㄷ. X가 발현된 사람이 갖는 대립 유전자를 PCR로 증폭한 후 Ⅰ과 Ⅱ로 동시에 절단하여 전기영동하면 3개의 띠가 나타난다.

① ㄱ ② ㄷ ③ ㄱ, ㄴ
④ ㄴ, ㄷ ⑤ ㄱ, ㄴ, ㄷ

108. (연습) 2017학년도 9월 모의평가

1st 2nd 3rd

다음은 DNA를 이용한 중합 효소 연쇄 반응(PCR) 실험이다.

- 주형 DNA ㉠과 ㉡의 염기 서열은 다음과 같다.

5′-GATCGAAGCTACCTCAGCCGATCACCG-3′
3′-CTAGCTTCGATGGAGTCGGCTAGTGGC-5′ } ㉠

5′-GGTACGCTAATGGAGATTTCGATCTGA-3′
3′-CCATGCGATTACCTCTAAAGCTAGACT-5′ } ㉡

〈실험 과정 및 결과〉

(가) 표와 같이 주형 DNA, ⓐ~ⓓ가 담긴 시험관 Ⅰ~Ⅲ에 중합 효소 연쇄 반응(PCR)에 필요한 물질을 충분히 넣고 DNA 변성(열처리), 프라이머 결합, DNA 합성의 세 과정을 20회 반복한다.

시험관	Ⅰ	Ⅱ	Ⅲ
주형 DNA	㉠	㉡	㉡
주형 DNA의 분자 수	m개	n개	n개
프라이머	ⓐ, ⓑ	ⓒ, ⓓ	ⓑ, ⓒ

(나) Ⅰ과 Ⅱ에서는 ㉠과 ㉡의 전체 염기 서열이 모두 증폭되었고, Ⅲ에서는 24개의 염기쌍으로 이루어진 DNA 조각이 증폭되었다.

이 실험에 대한 설명으로 옳은 것만을 〈보기〉에서 있는 대로 고른 것은? (단, PCR의 각 단계는 정상적으로 진행되었다.)

〈보기〉

ㄱ. ⓑ의 5′ 말단 염기는 구아닌(G)이다.
ㄴ. ⓒ의 퓨린 계열의 염기 수는 4이다.
ㄷ. Ⅰ에서 증폭된 ㉠의 분자 수 : Ⅱ에서 증폭된 ㉡의 분자 수 = $m^{20} : n^{20}$ 이다.

① ㄱ ② ㄴ ③ ㄷ
④ ㄱ, ㄴ ⑤ ㄴ, ㄷ

109. 연습 2019학년도 9월 모의평가

1st 2nd 3rd

다음은 DNA의 염기 서열 분석 실험이다.

- DNA Ⅰ의 2중 가닥 중 한 가닥의 염기 서열은 다음과 같고, ㉠과 ㉡은 각각 5′ 말단과 3′ 말단 중 하나이다.

  ㉠-CAGTCAAGGCACTAGCCTGAAATAGCT-㉡

- 프라이머 X는 6개의 염기로 구성된 DNA이고, X에서 G의 개수와 C의 개수의 합은 2이다.

〈실험 과정 및 결과〉

(가) 시험관에 DNA Ⅰ, X, dNTP, 형광 물질로 표지된 소량의 ddNTP, DNA 중합 효소를 넣고 DNA를 합성한다.

(나) (가)에서 합성된 DNA 가닥들을 전기영동하여 크기별로 분리하고 레이저와 검출기를 이용하여 염기 서열을 확인한다.

(다) 그림은 합성된 DNA 단일 가닥들과 이들을 검출기로 ⓐ분석한 결과의 일부를 나타낸 것이다. ⓐ에서 염기 ①, ②, ③, ④는 A, C, G, T를 순서 없이 나타낸 것이며, ①과 ②는 퓨린 계열, ③과 ④는 피리미딘 계열에 속한다.

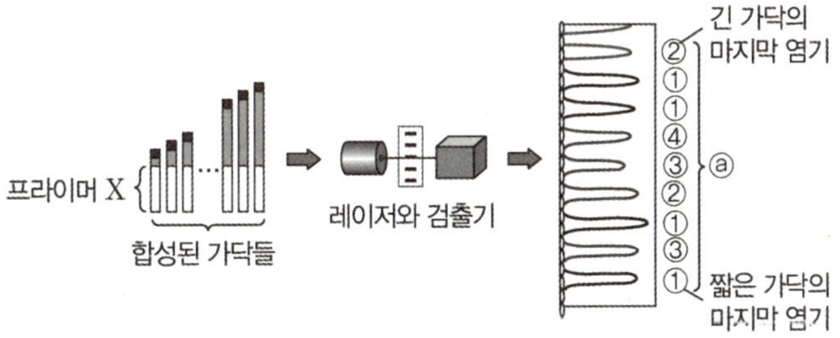

이에 대한 설명으로 옳은 것만을 〈보기〉에서 있는 대로 고른 것은? (단, 염기 서열 분석의 각 단계는 정상적으로 진행되었다.)

〈보기〉

ㄱ. 합성 중인 DNA 가닥에 ddNTP가 결합하면 DNA 합성이 중단된다.

ㄴ. ㉠은 5′ 말단이다.

ㄷ. $\frac{\text{ⓐ에서 C의 개수}}{\text{X에서 T의 개수}} = \frac{1}{3}$이다.

① ㄱ ② ㄴ ③ ㄱ, ㄷ
④ ㄴ, ㄷ ⑤ ㄱ, ㄴ, ㄷ

110. 연습 PLUS

1st 2nd 3rd

낭포성 섬유증은 점돌연변이에 의해 발생하는 유전질환이다. 그림 (가)의 '야생형 ASO'는 야생형 대립유전자에 특이적인 올리고뉴클레오타이드의 서열을 나타낸 것이고, 'ΔF508 ASO'는 낭포성 섬유증을 일으키는 돌연변이 대립유전자에 특이적인 올리고뉴클레오타이드 서열을 나타낸 것이다. 그림 (나)는 (가)의 '야생형 ASO'를 혼성화 탐침으로 이용하여 어느 가계 구성원 5명으로부터 분리한 DNA를 대상으로 서던블롯팅을 수행한 결과이다. (단, 이 가계에는 야생형 대립유전자와 ΔF508 대립유전자만 존재하며, 다른 돌연변이는 없다.)

(가) 야생형 ASO 5′CACCAAAGATGATATTTTC-3′

ΔF508 ASO 5′CACCAATGATATTTTC-3′

(나)

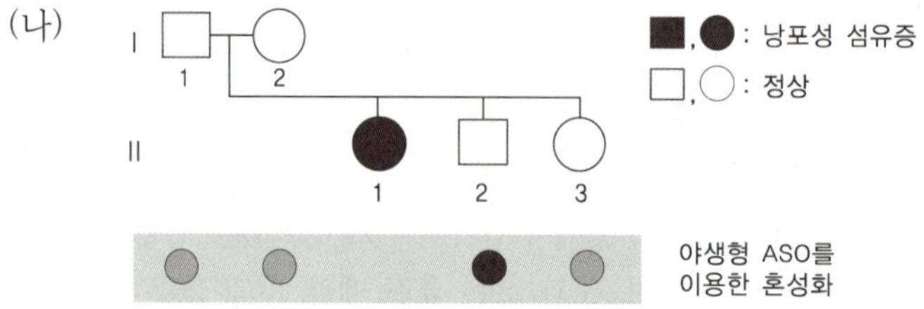

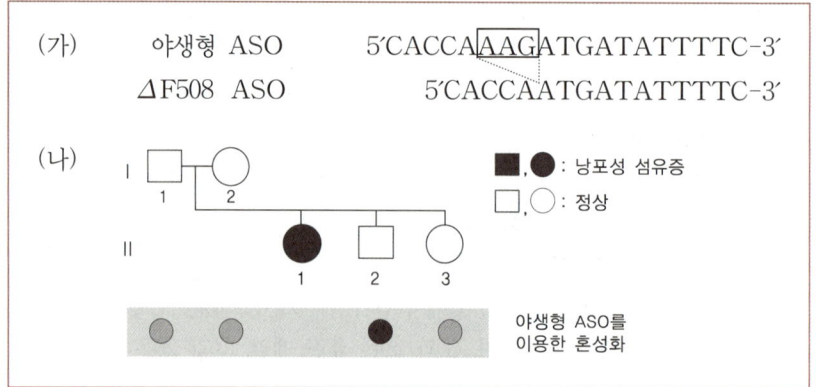

이에 대한 설명으로 옳은 것만을 〈보기〉에서 있는 대로 고른 것은?

〈보기〉

ㄱ. 낭포성 섬유증 대립유전자는 열성이다.

ㄴ. 가계 구성원 모두는 낭포성 섬유증 대립유전자를 가진다.

ㄷ. 'ΔF508 ASO'를 탐침으로 혼성화 실험을 수행하면 II-1의 음영이 가장 진하게 나온다.

① ㄱ ② ㄴ ③ ㄷ

④ ㄱ, ㄴ ⑤ ㄱ, ㄷ ⑥ ㄴ, ㄷ

⑦ ㄱ, ㄴ, ㄷ

MEMO

BEST SELECTION+

생물추론 300제

MEGAMD

PHARMACY EDUCATION ELIGIBILITY TEST

PART III

동물생리학

111. 기본 2018학년도 3월 전국연합학력평가

1st 2nd 3rd

그림은 사람의 위를 구성하고 있는 여러 조직을 나타낸 것이다. ㉠~㉢은 각각 근육 조직, 상피 조직, 신경 조직 중 하나이다.

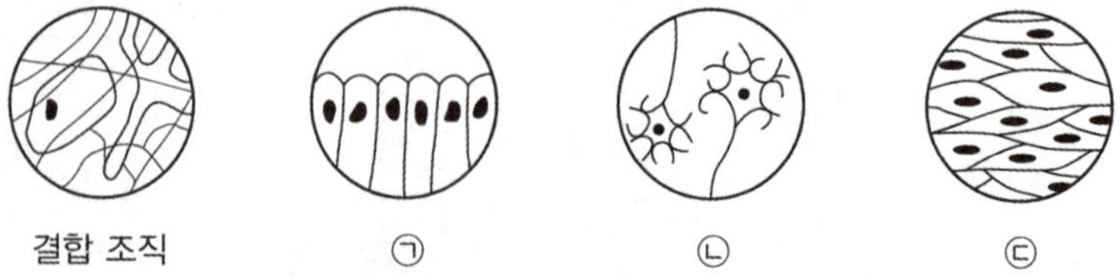

이에 대한 설명으로 옳은 것만을 〈보기〉에서 있는 대로 고른 것은?

〈보기〉

ㄱ. ㉠은 위의 안쪽 벽을 덮고 있다.
ㄴ. ㉡은 신경 조직이다.
ㄷ. 체성 신경계에 속한 운동 신경에 의해 ㉢이 수축한다.

① ㄱ ② ㄷ ③ ㄱ, ㄴ
④ ㄴ, ㄷ ⑤ ㄱ, ㄴ, ㄷ

112. 연습 PLUS

1st 2nd 3rd

그림은 사람 몸에서 외부 환경과 물질교환을 담당하는 3종류의 기관계(A~C)와 순환계의 통합적 작용을, 표는 A~C 각각에 속하는 기관의 예를 나타낸 것이다. ㉠~㉢은 허파, 대장, 신장 중 하나이다.

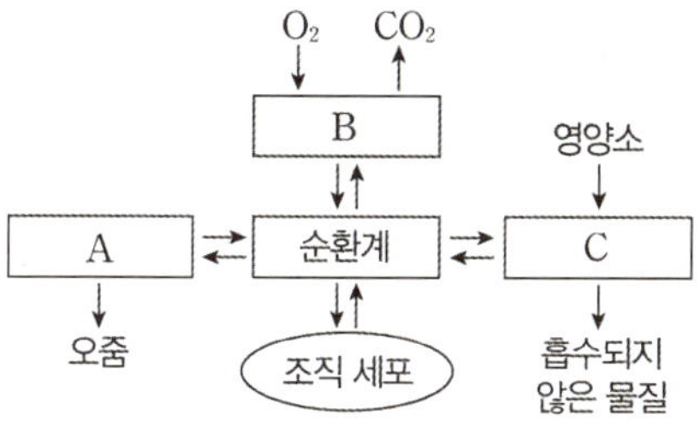

기관계	기관의 예
A	㉠
B	㉡
C	㉢

이에 대한 설명으로 옳은 것만을 〈보기〉에서 있는 대로 고른 것은?

〈보 기〉

ㄱ. 혈액에서 ADH 농도가 낮아지면, ㉠에서 생성되는 오줌의 양이 많아진다.

ㄴ. ㉠~㉢에는 상피조직이 모두 존재한다.

ㄷ. ㉢에서 포도당이 흡수된다.

① ㄱ ② ㄴ ③ ㄷ
④ ㄱ, ㄴ ⑤ ㄱ, ㄷ ⑥ ㄴ, ㄷ
⑦ ㄱ, ㄴ, ㄷ

113. 기본 2012학년도 4월 전국연합학력평가

1st 2nd 3rd

그림은 사람의 소화 기관의 일부를 나타낸 것이다.

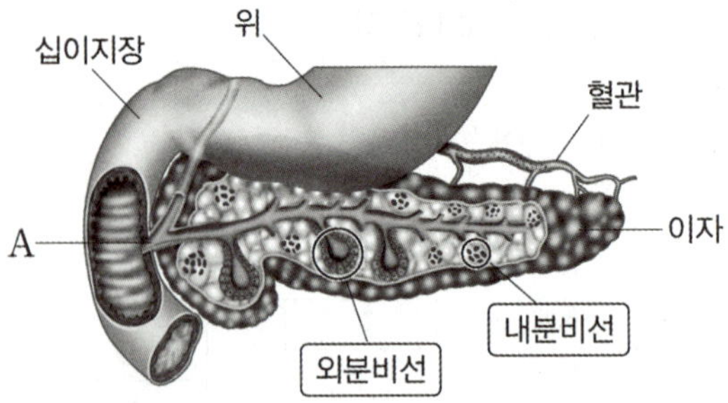

이에 대한 설명으로 옳은 것만을 〈보기〉에서 있는 대로 고른 것은?

〈보 기〉

ㄱ. A가 막히면 정상인에 비해 단백질의 소화가 잘 일어나지 않는다.
ㄴ. 외분비선에서 생성된 물질은 혈관으로 분비된다.
ㄷ. 내분비선에서 소화 효소가 생성된다.

① ㄱ ② ㄴ ③ ㄷ
④ ㄱ, ㄴ ⑤ ㄴ, ㄷ

114. 기본 2006학년도 6월 모의평가

1st 2nd 3rd

그림은 두 영양소의 소화과정과 소화액의 관계를 나타낸 것이다.

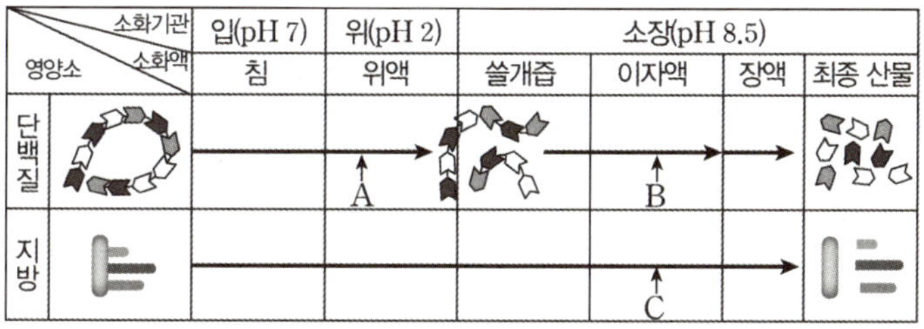

소화기관
소화액
영양소
입(pH 7)
위(pH 2)
소장(pH 8.5)
침
위액
쓸개즙
이자액
장액
최종 산물
단백질
지방
A
B
C

위 자료에 대한 설명으로 옳은 것을 〈보기〉에서 모두 고른 것은? (단, A, B, C는 각 소화액에 들어 있는 효소이다.)

〈보 기〉

ㄱ. 위액의 HCl은 살균작용을 하며 효소 A를 활성화시킨다.

ㄴ. 이자에서 $NaHCO_3$이 분비되지 않으면 효소 B는 활발하게 작용하지 않는다.

ㄷ. 쓸개즙은 효소 C의 작용을 돕는다.

① ㄱ ② ㄷ ③ ㄱ, ㄴ

④ ㄴ, ㄷ ⑤ ㄱ, ㄴ, ㄷ

115. (기본) 2006학년도 4월 전국연합학력평가

1st 2nd 3rd

그림은 지방의 소화와 흡수 과정을 나타낸 것이다.

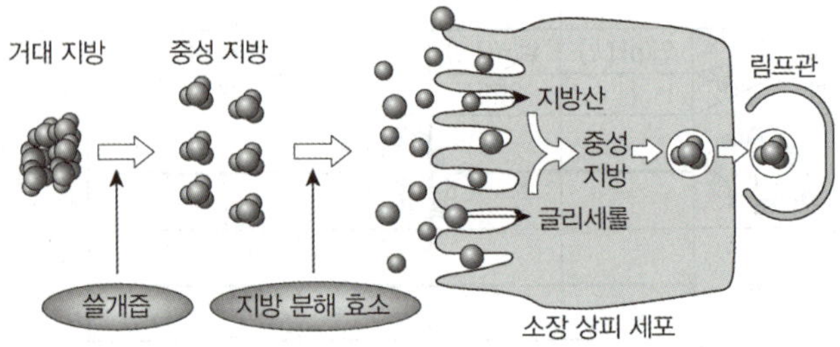

이에 대한 설명으로 옳지 않은 것은?

① 쓸개즙은 거대 지방을 가수 분해시킨다.

② 지용성 영양소는 림프관으로 흡수되어 이동된다.

③ 소장 상피 세포는 표면적이 넓어 흡수 효율이 높다.

④ 리파아제는 중성 지방을 지방산과 글리세롤로 분해시킨다.

⑤ 지방산과 글리세롤은 흡수 후 중성 지방으로 재합성되어 이동한다.

116. 기본 PLUS

1st 2nd 3rd

그림은 호르몬 Ⅰ과 Ⅱ에 의한 소화의 조절을 나타낸 것이다. (단, 호르몬 Ⅰ과 Ⅱ는 세크레틴과 CCK 중 어느 하나에 각각 해당한다.)

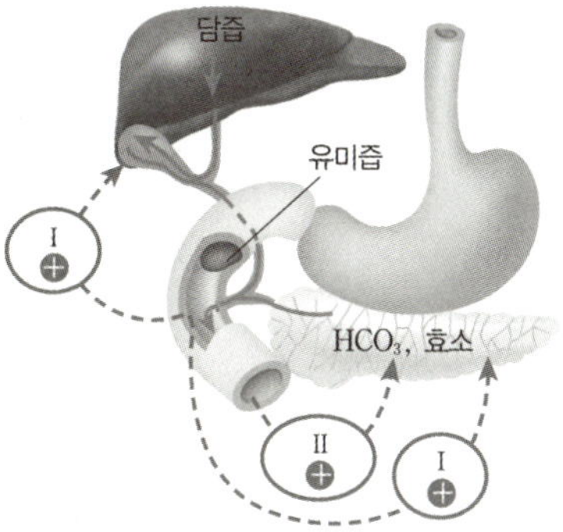

이에 대한 설명으로 옳은 것만을 〈보기〉에서 있는 대로 고른 것은?

〈보 기〉

ㄱ. 십이지장 내의 유미즙에 존재하는 아미노산이나 지방산은 Ⅰ의 분비를 촉진한다.

ㄴ. Ⅰ은 위의 주세포에서의 펩시노겐 분비를 자극한다.

ㄷ. Ⅱ는 위의 연동운동을 억제한다.

① ㄱ ② ㄴ ③ ㄷ
④ ㄱ, ㄴ ⑤ ㄱ, ㄷ ⑥ ㄴ, ㄷ
⑦ ㄱ, ㄴ, ㄷ

117. 연습 PLUS

1st 2nd 3rd

다음은 작은창자 상피세포에서 일어나는 단당류의 흡수를 모식적으로 나타낸 그림이다.

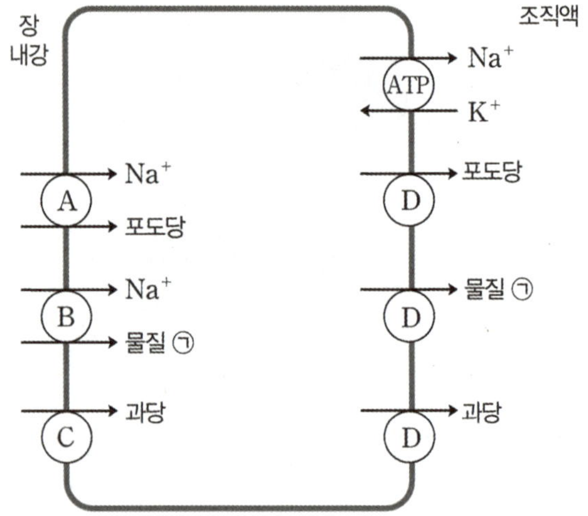

이에 대한 설명으로 옳은 것만을 〈보기〉에서 있는 대로 고른 것은?

〈보기〉

ㄱ. 물질 ㉠은 능동수송에 의해 흡수된다.
ㄴ. A, B, C는 2차 능동수송펌프이다.
ㄷ. A와 D의 위치가 서로 바뀌어도, 이 세포를 통한 포도당 흡수는 일어날 수 있다.
ㄹ. D는 운반체 단백질이다.

① ㄱ, ㄴ　② ㄴ, ㄷ　③ ㄷ, ㄹ
④ ㄱ, ㄹ　⑤ ㄱ, ㄷ, ㄹ

118. 연습 2009학년도 9월 모의평가

1st 2nd 3rd

그림은 위액 분비를 촉진시키는 신경전달물질 A와 혈당량을 증가 시키는 호르몬 B를 나타낸 것이다.

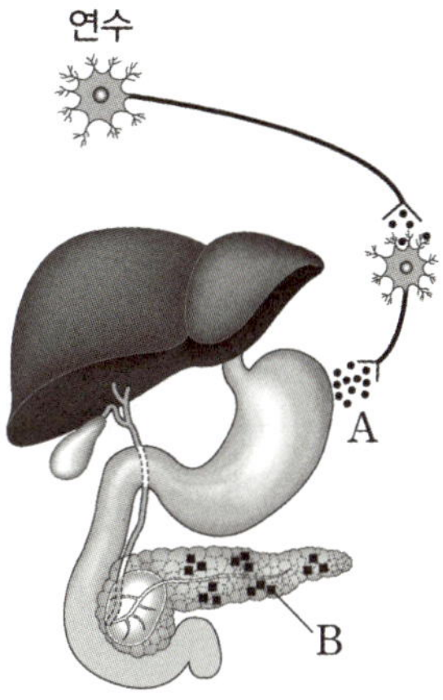

이에 대한 설명으로 옳은 것만을 <보기>에서 있는 대로 고른 것은?

〈보 기〉

ㄱ. A는 아드레날린이다.
ㄴ. A의 분비량이 증가하면 위속의 pH는 낮아진다.
ㄷ. B는 운동을 할 때 분비가 증가하며, 표적기관이 간이다.

① ㄱ ② ㄴ ③ ㄱ, ㄴ
④ ㄴ, ㄷ ⑤ ㄱ, ㄴ, ㄷ

119. 연습 2017학년도 3월 전국연합학력평가

1st 2nd 3rd

그림 (가)는 정상인에게 공복 시 포도당을 투여한 후 시간에 따른 혈중 A의 농도를, (나)는 간에서 일어나는 포도당과 글리코젠 사이의 전환을 나타낸 것이다. A는 이자에서 분비되는 혈당량 조절 호르몬이다.

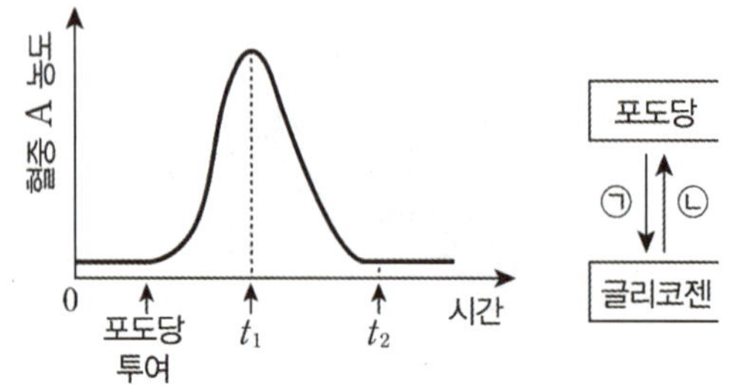

(가) (나)

이에 대한 옳은 설명만을 〈보기〉에서 있는 대로 고른 것은?

〈보기〉

ㄱ. A는 간에서 ㉠ 과정을 촉진한다.
ㄴ. 이자에 연결된 부교감 신경은 A의 분비를 촉진한다.
ㄷ. 혈당량은 t_1일 때가 t_2일 때보다 높다.

① ㄱ ② ㄴ ③ ㄱ, ㄷ
④ ㄴ, ㄷ ⑤ ㄱ, ㄴ, ㄷ

120. 연습 2011학년도 6월 모의평가

1st 2nd 3rd

주영양소로만 구성된 용액 A~C가 있다. 표는 A~C에 있는 영양소의 종류를 알아보기 위한 실험 결과를 나타낸 것이다.

검출 반응 \ 용액	A	B	C
요오드 반응	+	+	−
수단Ⅲ 반응	+	−	+
뷰렛 반응	−	−	+

(+: 반응함, −: 반응 안 함)

이에 대한 설명으로 옳은 것은?

① A와 B에 공통으로 있는 영양소의 구성 원소에는 질소가 포함된다.
② B에 있는 영양소의 최종 소화 산물은 글리코겐의 기본 구성 단위이다.
③ C에만 있는 영양소의 최종 소화 산물은 포도당이다.
④ A와 C에 공통으로 있는 영양소는 쓸개즙에 의해 화학적으로 소화된다.
⑤ 장액은 B와 C에 있는 모든 영양소를 소화시킬 수 있다.

121. 기본 2013학년도 수능

1st 2nd 3rd

그림은 사람이 평상시 호흡할 때 시간에 따른 흉강 내압을 나타낸 것이다.

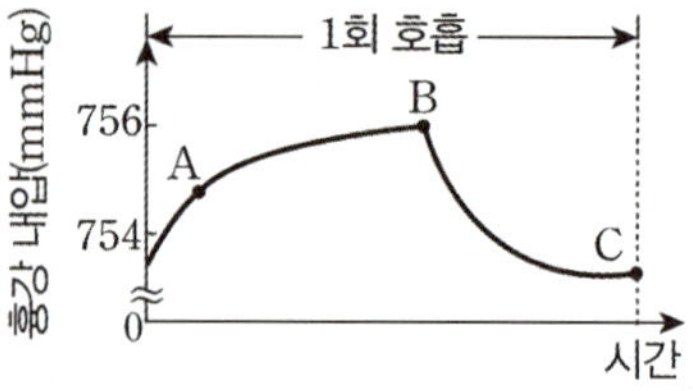

이에 대한 설명으로 옳은 것만을 <보기>에서 있는 대로 고른 것은?

<보기>

ㄱ. 폐에서 나가는 공기의 이동 속도는 B에서보다 A에서 크다.
ㄴ. B에서 횡경막은 수축한 상태이다.
ㄷ. 폐포 내압과 흉강 내압의 차는 C에서보다 B에서 크다.

① ㄱ ② ㄷ ③ ㄱ, ㄴ
④ ㄱ, ㄷ ⑤ ㄴ, ㄷ

122. (기본) 2006학년도 수능

1st 2nd 3rd

그림 (가)는 사람의 호흡 기관을, 그림 (나)는 1회 호흡 시 폐포와 흉강의 압력 변화와 폐의 부피 변화를 나타낸 것이다.

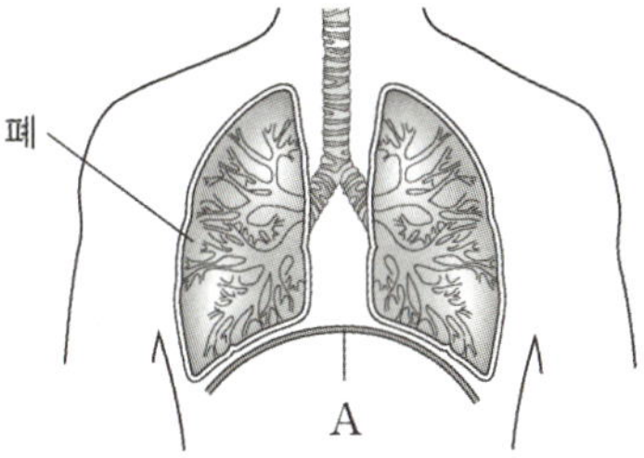

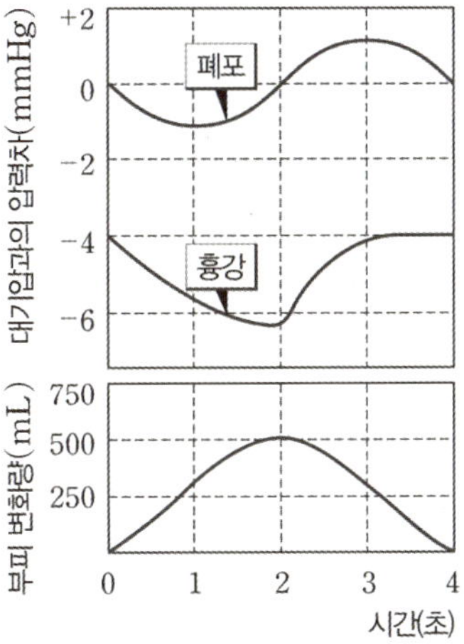

이에 대한 설명으로 옳은 것만을 〈보기〉에서 있는 대로 고른 것은?

〈보기〉

ㄱ. 1회 호흡 시 흡기의 양은 1000 mL이다.
ㄴ. 0~2초 사이에 공기가 폐로 들어온다.
ㄷ. 2초일 때 (가)의 A는 최대로 내려가 있다.
ㄹ. 폐포 압력이 최저가 되었을 때 폐로 들어온 공기의 양은 최대가 된다.

① ㄱ, ㄴ ② ㄱ, ㄹ ③ ㄴ, ㄷ
④ ㄱ, ㄴ, ㄷ ⑤ ㄴ, ㄷ, ㄹ

123. 기본 2004학년도 10월 전국연합학력평가

1st 2nd 3rd

그림은 어떤 남자와 여자가 숨을 쉴 때 폐의 부피 변화를 나타낸 것이다.

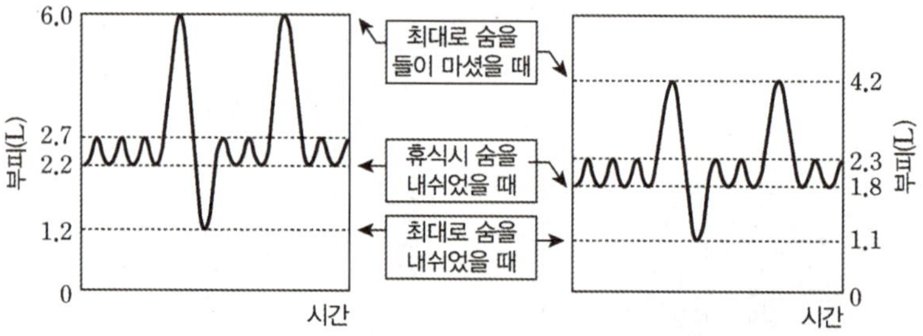

〈남자〉 〈여자〉

위 자료에 대한 옳은 해석을 〈보기〉에서 모두 고른 것은? (단, 폐활량은 최대로 숨을 들이 마신 후 최대로 내쉴 수 있는 공기의 양이다.)

〈보기〉

ㄱ. 폐활량은 남자가 여자보다 크다.
ㄴ. 휴식할 때 폐에 출입하는 공기의 양은 남자가 여자보다 많다.
ㄷ. 최대로 숨을 내쉬었을 때에도 폐에 공기가 남아 있다.
ㄹ. 남자와 여자가 최대로 숨을 들이 마셨을 때 폐의 부피는 같다.

① ㄱ, ㄴ ② ㄱ, ㄷ ③ ㄴ, ㄷ
④ ㄴ, ㄹ ⑤ ㄷ, ㄹ

124. 기본 2005학년도 4월 전국연합학력평가

1st 2nd 3rd

그림 (가)는 대사 활동에 따른 이산화탄소의 생성량, 그래프 (나)는 pH에 따른 산소 해리 곡선을 나타낸 것이다.

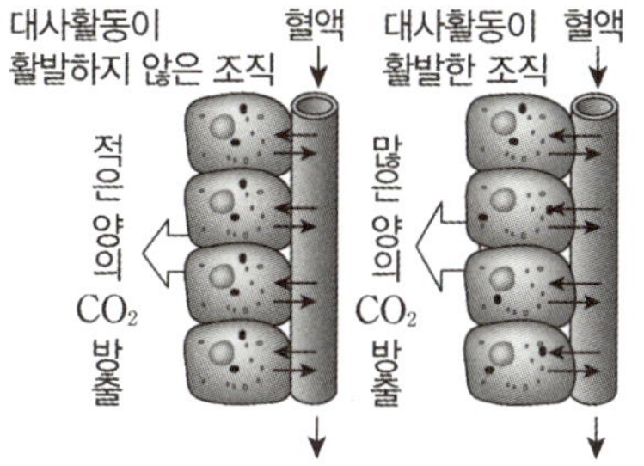

(가)

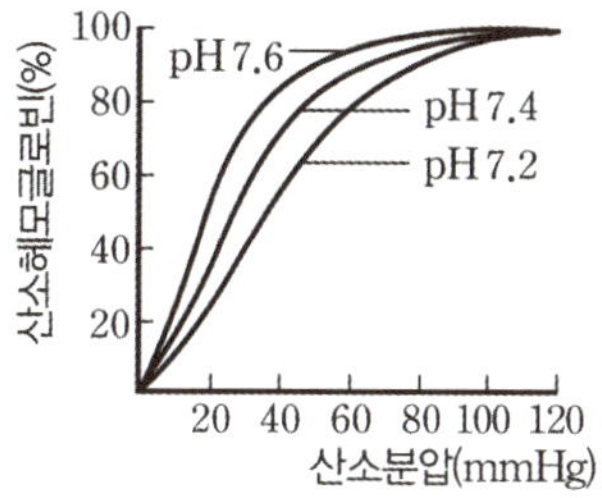

(나)

(가), (나)에 대한 해석으로 옳은 것을 〈보기〉에서 모두 고르면?

〈보 기〉

ㄱ. 대사 활동이 활발할 때 혈액의 pH는 낮아진다.
ㄴ. CO_2가 많이 방출되면 산소 포화도는 낮아진다.
ㄷ. 대사 활동이 활발하면 산소 해리 곡선은 왼쪽으로 이동한다.
ㄹ. 산소 분압이 40 mmHg일 때 pH가 높을수록 산소 해리도는 낮아진다.

① ㄱ, ㄴ　　② ㄴ, ㄷ　　③ ㄷ, ㄹ
④ ㄱ, ㄴ, ㄹ　　⑤ ㄱ, ㄷ, ㄹ

125. (기본) 2009학년도 7월 전국연합학력평가

1st 2nd 3rd

그림은 조직 세포와 혈액에서 일어나는 반응을 나타낸 것이다.

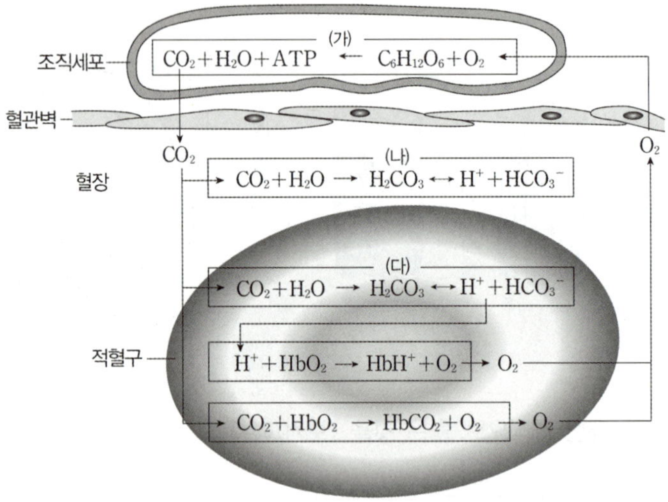

이 자료에 대한 설명으로 옳지 않은 것은?

① 혈액의 CO_2 분압이 증가하면 $HbCO_2$의 양이 증가한다.

② (다)에서 생성된 HCO_3^-은 주로 혈장으로 이동하여 운반된다.

③ (다)가 활발해지면 산소 헤모글로빈의 해리도가 증가한다.

④ 헤모글로빈은 혈액의 pH가 낮아지는 것을 막는데 관여한다.

⑤ (가)에서 생성된 CO_2의 대부분은 (다)보다 (나)를 통해 HCO_3^-으로 전환된다.

126. 연습 2008학년도대비 6월 모의평가

1st 2nd 3rd

그림은 폐활량이 비슷했던 사람 A, B에게 최대한 공기를 들이마신 후 가능한 빨리 모두 내뱉도록 하였을 때, 시간에 따른 배출된 공기의 총량을 나타낸 것이다.

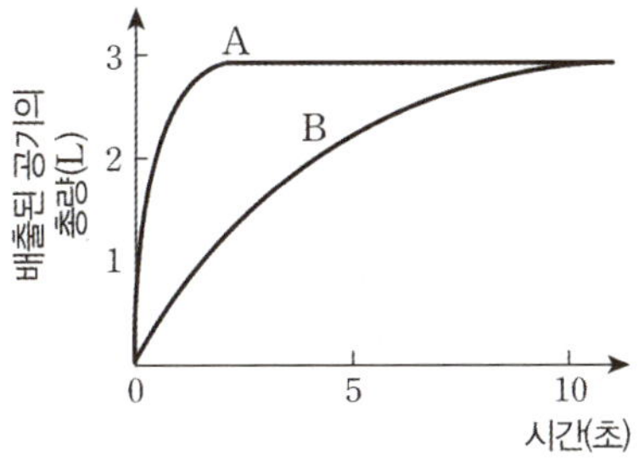

사람 A가 정상이고 사람 B는 어떤 질환으로 이와 같은 결과가 나타났다면 사람 B의 상태로 가장 타당한 것은?

① 혈압이 높다.
② 일부 폐포에 물이 차 있다.
③ 혈액의 이산화탄소 분압이 낮다.
④ 기관지의 공기 흐름이 원활하지 못하다.
⑤ 왼쪽 폐에 구멍이 생겨 오른쪽 폐만 정상 기능한다.

127. 연습 2011학년도 4월 전국연합학력평가

1st 2nd 3rd

그림은 폐포, 혈액 및 조직 세포의 각 기체 분압을, 표는 혈액의 O_2분압(P_{O_2})과 CO_2분압(P_{CO_2})에 따른 헤모글로빈의 산소포화도를 나타낸 것이다. (단, P_{O_2}와 P_{CO_2}의 단위는 mmHg이다.)

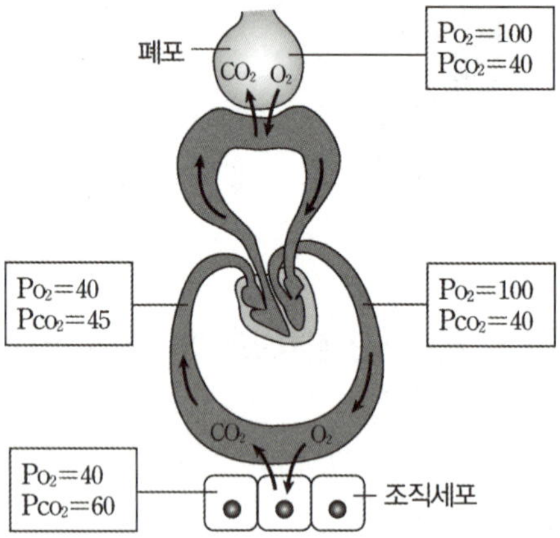

(단위: %)

P_{CO_2} \ P_{O_2}	0	20	40	60	80	100
40	0	35	75	90	95	97
45	0	31	71	87	94	97
60	0	21	53	78	91	96

이에 대한 설명으로 옳은 것만을 〈보기〉에서 있는 대로 고른 것은?

〈보기〉

ㄱ. 좌심실에는 동맥혈이, 우심실에는 정맥혈이 흐른다.

ㄴ. 혈액 내 CO_2 분압이 증가하면 헤모글로빈의 산소해리도는 감소한다.

ㄷ. 위 그림에서 동맥혈과 정맥혈의 헤모글로빈의 산소포화도 차는 26%이다.

① ㄱ ② ㄴ ③ ㄷ
④ ㄱ, ㄷ ⑤ ㄱ, ㄴ, ㄷ

128. 연습 2006학년도 10월 전국연합학력평가

1st 2nd 3rd

그림 (가)는 호흡 운동이 조절되는 과정을, (나)는 흡기의 O_2 농도와 CO_2 농도에 따른 호흡 운동 속도의 변화를 나타낸 것이다.

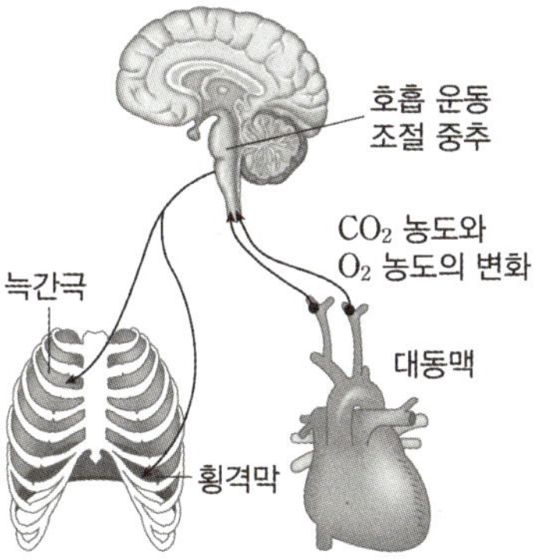

(가)

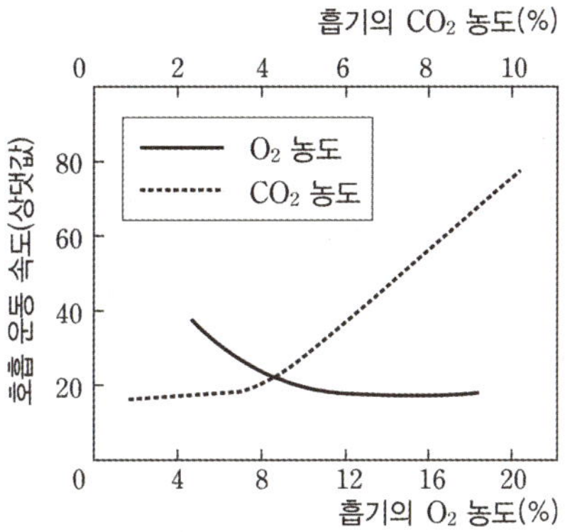

(나)

이 자료에 대한 설명으로 옳은 것만을 〈보기〉에서 있는 대로 고른 것은?

〈보기〉

ㄱ. 호흡 운동 조절 중추는 간뇌이다.
ㄴ. 혈액의 pH가 낮아지면 호흡 속도가 증가한다.
ㄷ. 흡기의 O_2 농도가 증가하면 늑간근의 수축 주기가 짧아진다.

① ㄱ ② ㄴ ③ ㄷ
④ ㄱ, ㄷ ⑤ ㄴ, ㄷ

129. 기본 2007학년도 9월 모의평가

1st 2nd 3rd

그림은 사람의 혈액 순환 경로를 나타낸 것이다.

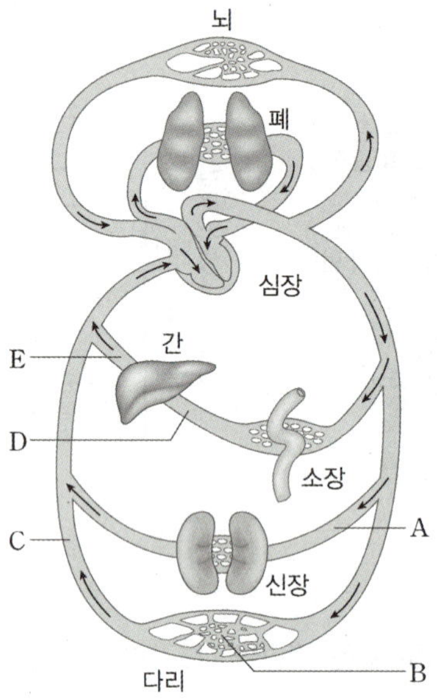

이에 대한 설명으로 옳은 것은?

① 혈관 A의 혈압은 C보다 낮다.

② 혈관 A와 C를 흐르는 혈액의 산소 분압은 같다.

③ 혈관 C의 혈류 속도는 B보다 빠르다.

④ 혈관 D를 흐르는 혈액의 요소 농도는 E보다 높다.

⑤ 아침 식사 전에 혈당량이 가장 높은 혈액이 흐르는 혈관은 D이다.

130. 기본 2011학년도 10월 전국연합학력평가

1st 2nd 3rd

그림은 심장 박동에 따른 이첨판과 반월판의 개폐와 심전도를 나타낸 것이다.

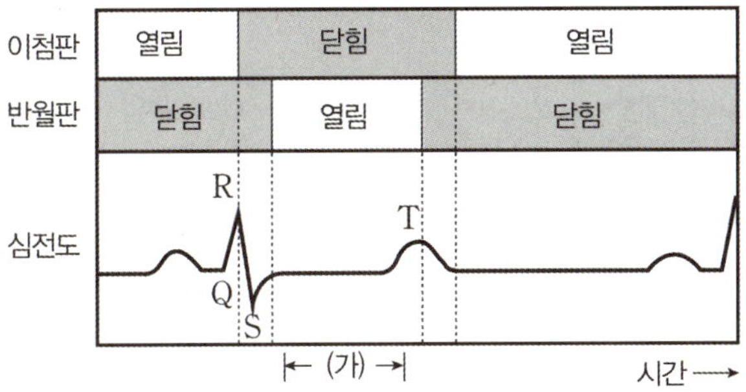

이에 대한 설명으로 옳은 것만을 〈보기〉에서 있는 대로 고른 것은? (단, 심전도는 심장 박동 시 발생된 전기적 신호를 측정하여 나타낸 것이다.)

〈보 기〉

ㄱ. QRS파 발생 시 심실이 이완하기 시작한다.
ㄴ. T파 발생 시 좌심실의 압력이 증가한다.
ㄷ. (가) 구간에서 좌심실의 부피는 감소한다.

① ㄱ ② ㄷ ③ ㄱ, ㄴ
④ ㄱ, ㄷ ⑤ ㄴ, ㄷ

131. (기본) 2012학년도 10월 전국연합학력평가

1st 2nd 3rd

그림은 조직 세포 주변 혈관의 단면 구조를, 표는 A와 B 지점의 CO_2 분압과 O_2 분압을 순서 없이 나타낸 것이다. ㉠과 ㉡은 각각 A와 B 지점 중 하나이다.

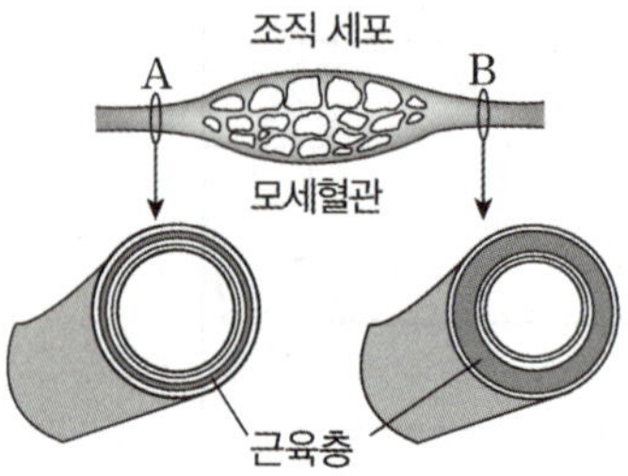

지점	CO_2 분압	O_2 분압
㉠	40	100
㉡	46	40

(단위 : mmHg)

이에 대한 옳은 설명만을 〈보기〉에서 있는 대로 고른 것은?

〈보 기〉

ㄱ. 혈액은 A 지점에서 B 지점 방향으로 흐른다.
ㄴ. ㉠은 B, ㉡은 A 지점이다.
ㄷ. 조직의 CO_2 분압은 46 mmHg보다 낮다.

① ㄱ ② ㄴ ③ ㄱ, ㄷ
④ ㄴ, ㄷ ⑤ ㄱ, ㄴ, ㄷ

132. (기본) 2006학년도 4월 전국연합학력평가

1st 2nd 3rd

그림은 혈관의 종류와 구조를, 그래프는 혈관의 특성을 나타낸 것이다.

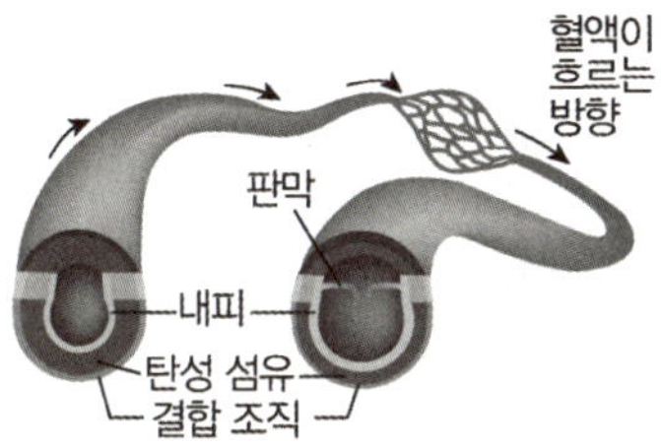

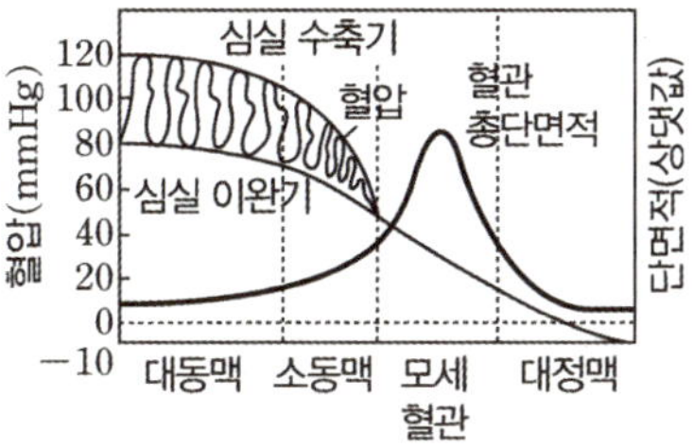

이에 대한 해석으로 옳은 것은?

① 맥압은 80 mmHg 이다.

② 혈관의 총 단면적이 넓을수록 혈압이 낮다.

③ 동맥은 혈관벽이 두꺼워 정맥보다 탄력성이 작다.

④ 정맥에서 혈압은 음압이지만 역류가 일어나지 않는다.

⑤ 정맥에서는 심실의 수축과 이완에 의해 혈액이 이동한다.

133. (기본) 2008학년도 6월 모의평가 1st 2nd 3rd

그림은 혈액형이 A형인 사람의 혈액을 원심 분리한 결과와 이 사람의 혈액을 현미경으로 관찰한 결과를 나타낸 것이다.

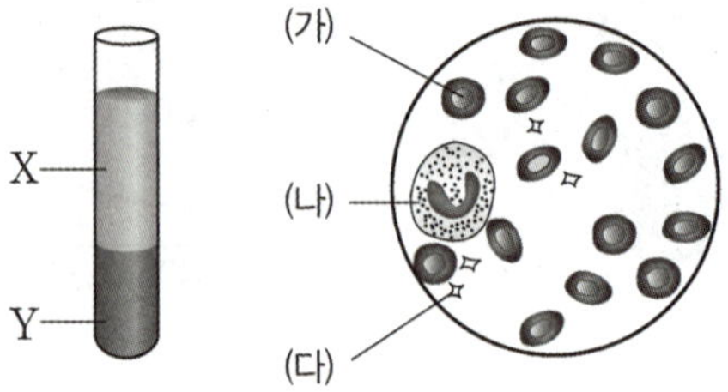

이 사람의 혈액에 대한 설명으로 옳은 것만을 〈보기〉에서 있는 대로 고른 것은?

〈보기〉

ㄱ. (가), (나), (다)는 골수에서 생성된다.
ㄴ. (나)는 Y에 들어 있다.
ㄷ. X에는 응집소 α가 들어 있다.

① ㄱ ② ㄱ, ㄴ ③ ㄱ, ㄷ
④ ㄴ, ㄷ ⑤ ㄱ, ㄴ, ㄷ

134. 연습 2011학년도 수능

1st 2nd 3rd

그림 (가)는 심장의 단면을, (나)는 시간에 따른 심장 각 부위의 압력 변화를 나타낸 것이다.

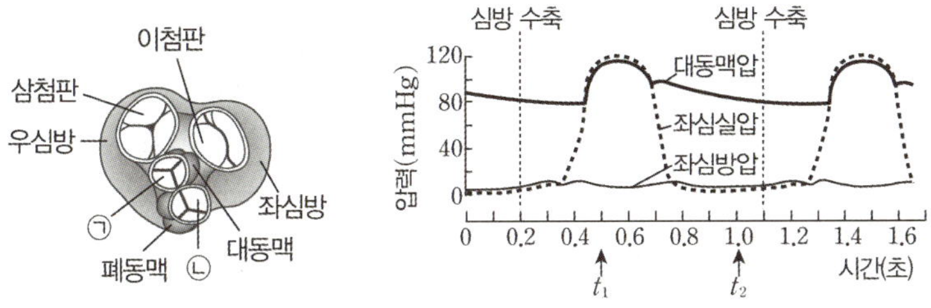

(가) (나)

이에 대한 설명으로 옳은 것만을 〈보기〉에서 있는 대로 고른 것은?

〈보 기〉

ㄱ. (나)에서 1분당 심장 박동수는 75회이다.

ㄴ. (나)의 t_1에서 (가)의 ㉠과 ㉡은 열려 있다.

ㄷ. (나)의 t_2에서 (가)의 ㉠이 닫히지 않으면 대동맥에서 좌심실로 혈액이 역류한다.

① ㄱ ② ㄴ ③ ㄷ
④ ㄱ, ㄴ ⑤ ㄴ, ㄷ

135. (연습) 2012학년도 10월 전국연합학력평가

1st 2nd 3rd

그림은 서로 다른 세 가지 상황 A~C에서 심장이 1회 박동할 때 좌심실의 부피와 압력 변화를 나타낸 것이다.

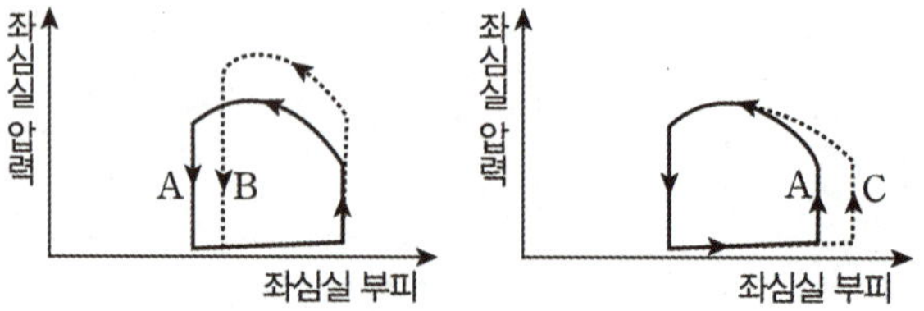

이에 대한 옳은 설명만을 〈보기〉에서 있는 대로 고른 것은?

〈보기〉

ㄱ. 열려 있던 이첨판이 닫힐 때 좌심실 부피는 A = C이다.
ㄴ. 닫혀 있던 반월판이 열릴 때 좌심실 압력은 B > A이다.
ㄷ. 좌심실이 1회 수축할 때 방출되는 혈액량은 B > C이다.

① ㄱ ② ㄴ ③ ㄷ
④ ㄱ, ㄷ ⑤ ㄴ, ㄷ

136. 연습 2018학년도 6월 모의평가

1st 2nd 3rd

그림 (가)는 심장 박동을 조절하는 자율 신경 A와 B를, (나)는 A와 B 중 하나를 자극했을 때 심장 세포에서 활동 전위가 발생하는 빈도의 변화를 나타낸 것이다.

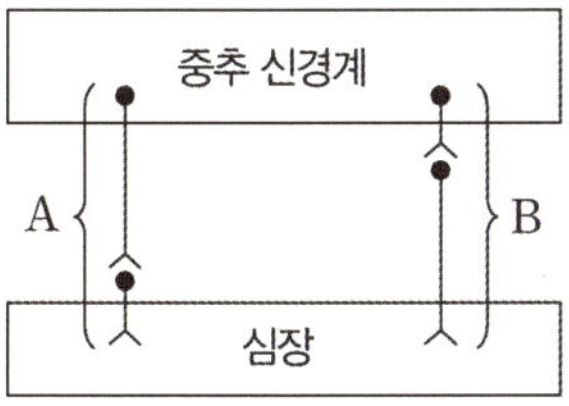

(가)

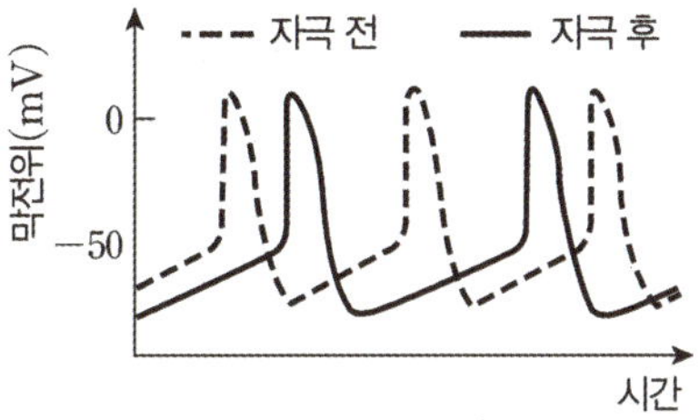

(나)

이에 대한 설명으로 옳은 것만을 〈보기〉에서 있는 대로 고른 것은?

〈보기〉

ㄱ. A는 말초 신경계에 속한다.
ㄴ. B의 신경절 이후 뉴런의 축삭 돌기 말단에서 분비되는 신경 전달 물질은 아세틸콜린이다.
ㄷ. (나)는 B를 자극했을 때의 변화를 나타낸 것이다.

① ㄱ ② ㄴ ③ ㄱ, ㄷ
④ ㄴ, ㄷ ⑤ ㄱ, ㄴ, ㄷ

137. 기본 PLUS

1st 2nd 3rd

다음은 면역반응에 관여하는 세포의 생성 과정을 나타낸 것이다. (단, 세포 ⓐ~ⓒ는 성숙 림프구이고, ㉠은 항원수용체이다.)

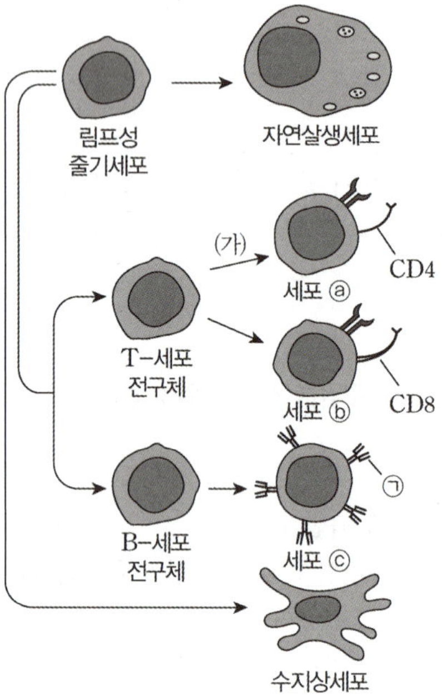

이에 대한 설명으로 옳은 것만을 〈보기〉에서 있는 대로 고른 것은?

〈보 기〉

ㄱ. (가) 과정은 흉선에서 일어난다.
ㄴ. 수지상세포는 세포 ⓐ와 세포 ⓑ 모두를 작동세포로 분화시킬 수 있다.
ㄷ. ㉠을 암호화하는 유전자의 크기는 림프성 줄기세포와 세포 ⓒ에서 서로 다르다.

① ㄱ ② ㄴ ③ ㄷ
④ ㄱ, ㄴ ⑤ ㄱ, ㄷ ⑥ ㄴ, ㄷ
⑦ ㄱ, ㄴ, ㄷ

138. (기본) 2020학년도 6월 모의평가

1st 2nd 3rd

그림 (가)와 (나)는 어떤 사람이 세균 X에 처음 감염된 후 나타나는 면역 반응을 순차적으로 나타낸 것이다. ㉠과 ㉡은 B 림프구와 보조 T 림프구를 순서 없이 나타낸 것이다.

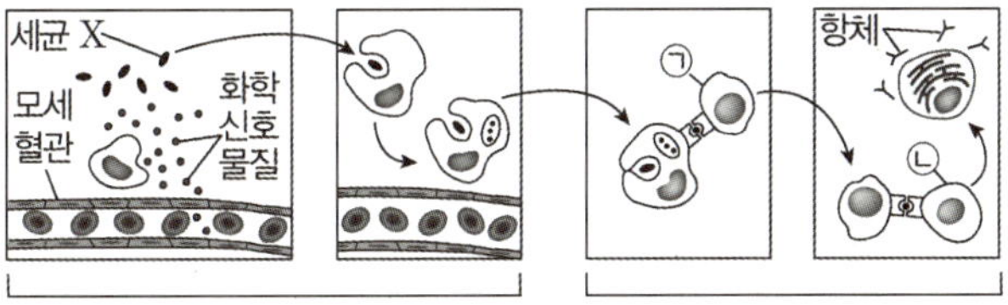

(가) (나)

이에 대한 설명으로 옳은 것만을 <보기>에서 있는 대로 고른 것은?

〈보기〉

ㄱ. (가)에서 X에 대한 비특이적 면역 반응이 일어났다.
ㄴ. ㉡은 가슴샘(흉선)에서 성숙되었다.
ㄷ. (나)에서 X에 대한 2차 면역 반응이 일어났다.

① ㄱ ② ㄴ ③ ㄷ
④ ㄱ, ㄷ ⑤ ㄴ, ㄷ

139. 기본 PLUS

1st 2nd 3rd

다음은 미감작 T림프구(naive T lymphocyte)의 활성화를 나타낸 것이다.

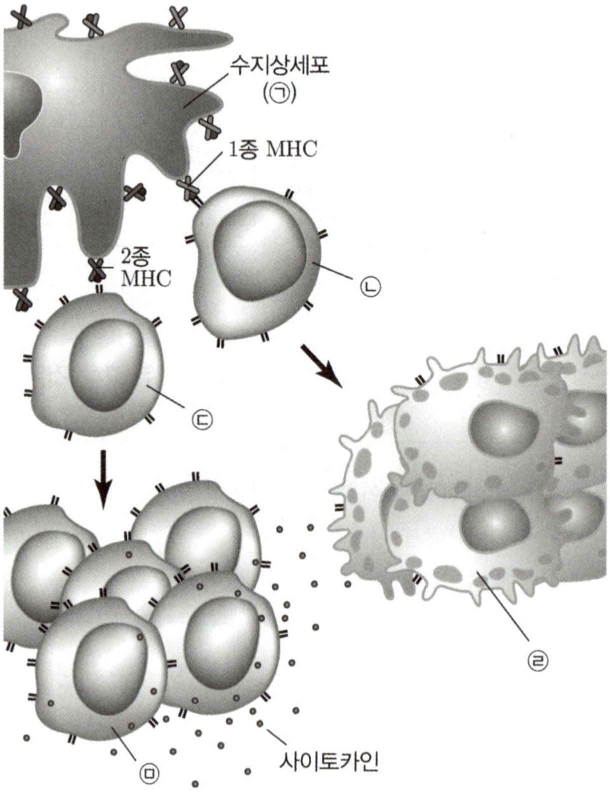

이에 대한 설명 중 옳은 것은?

① 세포 ㉠과 세포 ㉡은 동일한 T세포 수용체(TCR) 유전자를 가진다.
② 위의 현상은 병원균의 감염이 일어난 피부와 같은 상피조직에서 주로 일어난다.
③ ㉢은 세포막에 CD8 단백질을 가지고 있다.
④ ㉡과 ㉢은 세포막에 1종 MHC 유전자를 발현한다.
⑤ ㉣은 표적세포를 활성화시키고, ㉤은 표적세포를 죽인다.

140. (기본) 2018학년도 4월 전국연합학력평가

1st 2nd 3rd

그림은 어떤 사람이 항원 X에 감염되었을 때 일어나는 방어 작용의 일부를 나타낸 것이다.

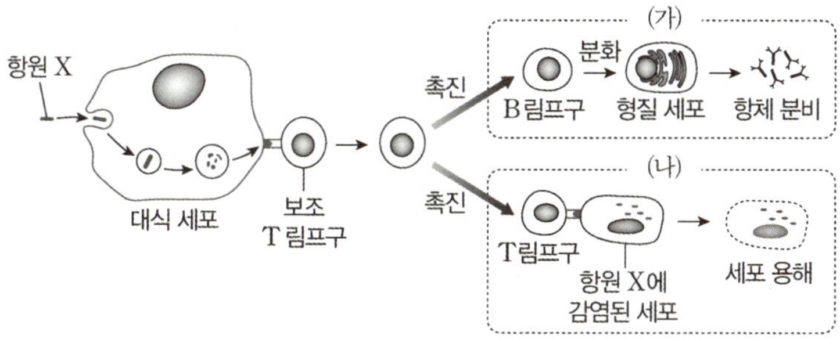

이에 대한 설명으로 옳은 것만을 〈보기〉에서 있는 대로 고른 것은?

〈보기〉

ㄱ. 대식 세포는 항원 X의 정보를 보조 T 림프구에 전달한다.
ㄴ. (가)는 비특이적 면역이다.
ㄷ. (나)에서 세포성 면역 반응이 일어난다.

① ㄱ ② ㄴ ③ ㄱ, ㄴ
④ ㄱ, ㄷ ⑤ ㄴ, ㄷ

141. 기본 PLUS

1st 2nd 3rd

그림은 5개 유형의 항체 구조를 나타낸 것이다.

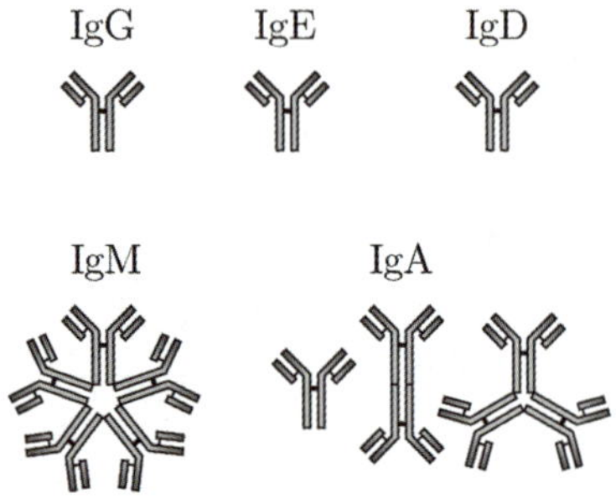

각 항체에 대한 설명으로 옳지 않은 것은?

① IgA는 점막으로 분비된다.
② 막부착 IgM은 단량체이다.
③ IgD는 보체 활성화를 유도한다.
④ IgE는 비만세포의 과립 분비를 유도한다.
⑤ IgG는 항체-의존 세포독성(ADCC)을 일으킨다.

142. 기본 2014학년도 3월 전국연합학력평가

1st 2nd 3rd

그림은 어떤 꽃가루에 의해 알레르기 증상이 나타나기까지의 과정을 나타낸 것이다.

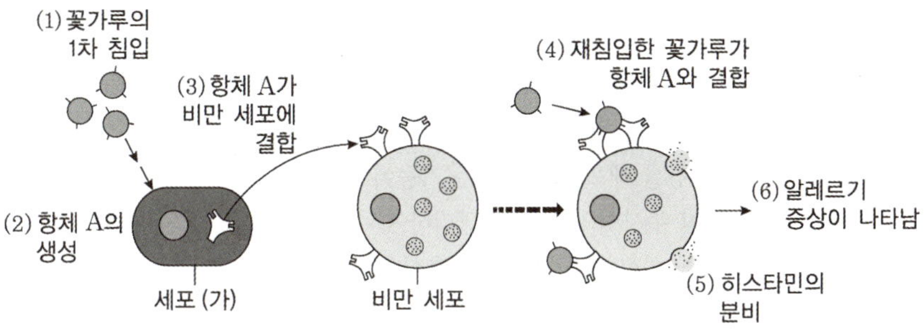

이 자료에 대한 옳은 설명만을 〈보기〉에서 있는 대로 고른 것은?

〈보기〉

ㄱ. 세포 (가)는 T림프구이다.
ㄴ. 항체 A는 이 꽃가루와 항원-항체 반응을 한다.
ㄷ. 꽃가루의 1차 침입 시에는 알레르기 증상이 나타나지 않는다.

① ㄱ ② ㄷ ③ ㄱ, ㄴ
④ ㄴ, ㄷ ⑤ ㄱ, ㄴ, ㄷ

143. 연습 2015학년도 9월 모의평가

1st 2nd 3rd

다음은 쥐를 이용한 면역 반응 실험이다.

〈실험 과정〉

(가) 질병 P를 일으키는 세균 p에 감염된 적이 있는 쥐의 혈청 X와, 세균 p에 감염된 적이 없는 쥐의 혈청 Y를 준비한다.

(나) B림프구가 형질 세포로 분화되는 기능이 상실된 5마리의 쥐에 실험 Ⅰ～Ⅴ와 같이 주사액의 조성을 달리하여 주사한 후 질병 P의 발병 여부를 조사한다. 실험 Ⅰ～Ⅴ에서 사용한 X의 양, Y의 양, p의 양은 각각 동일하다.

〈실험 결과〉

실험	실험 과정 (나)에서 쥐에게 주사한 주사액의 조성	질병 P의 발병 여부
Ⅰ	열처리 안 한 X+세균 p	발병 안 함
Ⅱ	열처리한 X+세균 p	발병함
Ⅲ	열처리 안 한 Y+세균 p	발병함
Ⅳ	열처리한 X+열처리 안 한 Y+세균 p	㉠
Ⅴ	열처리 안 한 X+열처리한 Y+세균 p	㉡

이에 대한 설명으로 옳은 것만을 〈보기〉에서 있는 대로 고른 것은? (단, 실험 Ⅰ～Ⅴ에서 주사한 주사액의 조성 외에 모든 실험 조건은 동일하다.)

〈보기〉

ㄱ. 혈청 X에는 세균 p에 대한 항체가 있다.

ㄴ. ㉠과 ㉡의 발병 여부 결과는 동일하다.

ㄷ. Ⅳ의 쥐에서 세균 p에 대한 체액성 면역이 일어난다.

① ㄱ　② ㄷ　③ ㄱ, ㄴ　④ ㄱ, ㄷ　⑤ ㄴ, ㄷ

144. 연습 2018학년도 10월 전국연합학력평가

1st 2nd 3rd

다음은 병원체 X~Z를 이용한 실험이다.

〈실험 과정 및 결과〉

(가) 유전적으로 동일하고 X~Z에 노출된 적이 없는 생쥐 A~C를 준비하여, 생쥐 A에는 X를, 생쥐 B에는 Y를, 생쥐 C에는 Z를 주사한다.

(나) 1주 후 A~C에 각각 (가)에서와 동일한 병원체를 주사하였더니 모두 2차 면역 반응이 일어났다.

(다) (나)의 A에서 혈청 ⓐ를, B에서 혈청 ⓑ를, C에서 혈청 ⓒ를 분리하여 각각 X~Z와 섞는다.

(라) 그림은 병원체 ㉠ ~ ㉢에 존재하는 항원의 종류를, 표는 ⓐ~ⓒ와 X~Z의 항원 항체 반응 결과를 나타낸 것이다. ㉠~㉢은 X~Z를 순서 없이 나타낸 것이다.

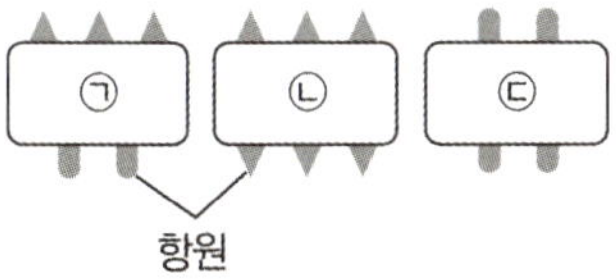

혈청 \ 병원체	X	Y	Z
ⓐ	+	+	−
ⓑ	+	+	+
ⓒ	−	+	+

(+: 반응함, −: 반응 안 함)

이에 대한 옳은 설명만을 〈보기〉에서 있는 대로 고른 것은?

〈보 기〉

ㄱ. ㉠은 Y이다.

ㄴ. ⓑ와 ⓒ를 섞으면 항원 항체 반응이 일어난다.

ㄷ. (나)의 B에 ㉢을 주사하면 기억 세포가 형질 세포로 분화된다.

① ㄱ ② ㄴ ③ ㄷ

④ ㄱ, ㄷ ⑤ ㄴ, ㄷ

145. 연습 2011학년도 9월 모의평가

1st 2nd 3rd

그림 (가)는 체내에 침입한 세균 P에 대한 면역 반응을, (나)는 정상인 경우와 면역 세포가 결핍된 경우 감염 기간에 따른 체내 세균 P의 수를 나타낸 것이다.

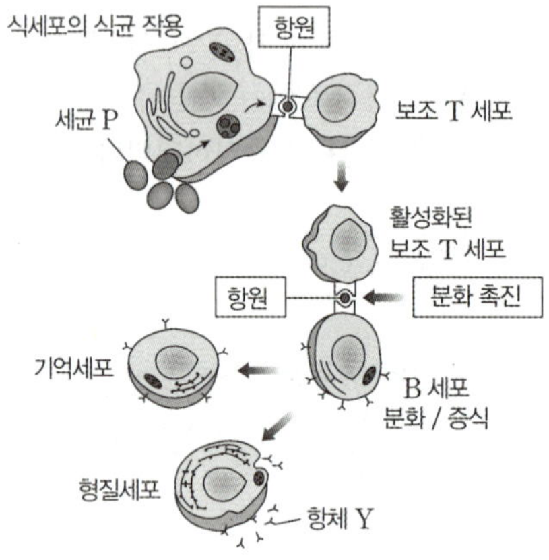

(가)

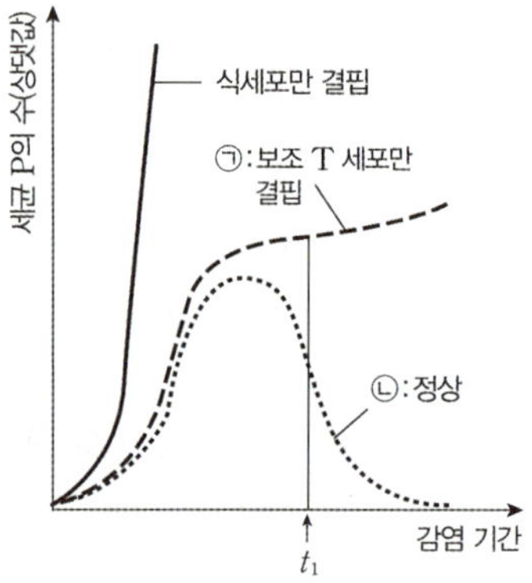

(나)

이에 대한 설명으로 옳은 것만을 〈보기〉에서 있는 대로 고른 것은? (단, (가)에서 항원은 세균 P에서 유래한 것이다.)

〈보기〉

ㄱ. ㉠에서는 식세포의 식균 작용이 일어난다.

ㄴ. t_1에서 ㉠보다 ㉡의 항체 Y량이 더 많다.

ㄷ. 생성된 항체 Y는 세균 P와 결합한다.

① ㄱ ② ㄴ ③ ㄱ, ㄷ

④ ㄴ, ㄷ ⑤ ㄱ, ㄴ, ㄷ

146. 연습 2019학년도 3월 전국연합학력평가

1st 2nd 3rd

다음은 항원 X와 Y에 대한 생쥐의 방어 작용 실험이다.

〈실험 과정 및 결과〉

(가) 유전적으로 동일하고 항원 X와 Y에 노출된 적이 없는 생쥐 A~D를 준비한다.

(나) A에게 X를 주사하고, B에게 Y를 주사한다.

(다) 주사한 X와 Y가 생쥐의 면역 반응에 의해 제거된 후 A에서 ㉠ 혈청을 분리하여 C에게 주사하고, B에서 Y에 대한 기억 세포를 분리하여 D에게 주사한다.

(라) 일정 시간이 지난 후 C와 D에게 동일한 ㉡ 항원을 주사한다. 주사한 항원은 X와 Y 중 하나이다.

(마) C와 D에게 항원을 주사한 후, 주사한 항원에 대한 항체의 농도 변화는 그림과 같다. ⓐ와 ⓑ는 각각 C와 D 중 하나이다.

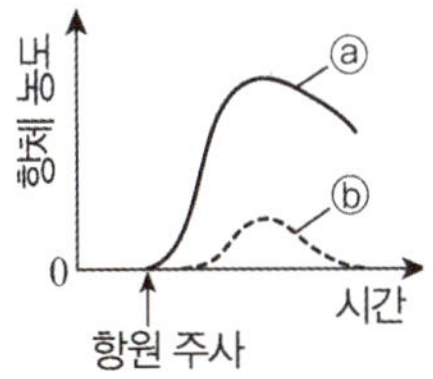

이에 대한 옳은 설명만을 〈보기〉에서 있는 대로 고른 것은?

〈보기〉

ㄱ. ㉠에는 X에 대한 기억 세포가 존재한다.
ㄴ. ㉡은 Y이다.
ㄷ. ⓑ는 D이다.

① ㄴ ② ㄷ ③ ㄱ, ㄴ
④ ㄱ, ㄷ ⑤ ㄴ, ㄷ

147. 연습 2018학년도 9월 모의평가

1st 2nd 3rd

다음은 병원성 세균 A와 B에 대한 생쥐의 방어 작용 실험이다.

〈실험 과정 및 결과〉

(가) A와 B 중 한 세균의 병원성을 약화시켜 백신 ㉠을 만든다.

(나) 유전적으로 동일하고 A와 B에 노출된 적이 없는 생쥐 Ⅰ~Ⅴ를 준비한다.

(다) 표와 같이 주사액을 Ⅰ~Ⅲ에게 주사한 지 1일 후 생쥐의 생존 여부를 확인한다.

생쥐	주사액의 조성	생존 여부
Ⅰ	세균 A	죽는다
Ⅱ	세균 B	죽는다
Ⅲ	백신 ㉠	산다

(라) 2주 후 (다)의 Ⅲ에서 혈청 ⓐ를 얻는다.

(마) 표와 같이 주사액을 Ⅳ와 Ⅴ에게 주사한 지 1일 후 생쥐의 생존 여부를 확인한다.

생쥐	주사액의 조성	생존 여부
Ⅳ	혈청 ⓐ+세균 A	산다
Ⅴ	혈청 ⓐ+세균 B	죽는다

이에 대한 설명으로 옳은 것만을 〈보기〉에서 있는 대로 고른 것은?

〈보기〉

ㄱ. ㉠은 A의 병원성을 약화시켜 만들었다.

ㄴ. ⓐ에는 기억 세포가 들어 있다.

ㄷ. (마)의 Ⅳ에서 A에 대한 2차 면역 반응이 일어났다.

① ㄱ ② ㄴ ③ ㄱ, ㄴ

④ ㄱ, ㄷ ⑤ ㄴ, ㄷ

148. 연습 2005학년도 수능 예비평가

1st 2nd 3rd

조직이나 기관을 이식할 때 일어나는 거부현상은 개인마다 다른 유전자군(MHC)이 면역 거부반응을 일으키기 때문이다. 다음은 생쥐 사이의 신장 이식에 관한 실험 결과이다.

(단, 생쥐의 색깔은 MHC 종류를 나타내고, 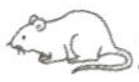와 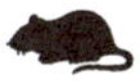를 교배하면 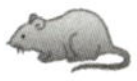가 태어난다.)

신장을 제공하는 생쥐 ⟶ 이식받는 생쥐	거부반응
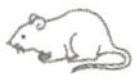 → 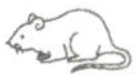	일어나지 않음
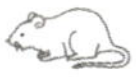 → 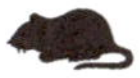	일어남
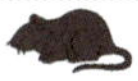 → 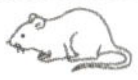	일어남
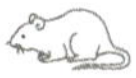 또는 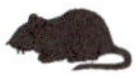 → 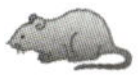	일어나지 않음
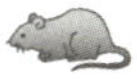 → 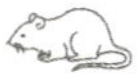 또는 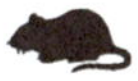	일어남

위 결과를 사람의 신장 이식에 적용할 경우, 옳게 추정한 것을 <보기>에서 모두 고른 것은?

〈보 기〉

ㄱ. 일란성 쌍생아 사이에서는 거부반응이 일어나지 않는다.
ㄴ. 부모의 신장을 자식에게 이식하면 성공 가능성이 높다.
ㄷ. 부부 사이의 이식이 형제 사이의 이식보다 성공 가능성이 높다.

① ㄱ ② ㄱ, ㄴ ③ ㄱ, ㄷ
④ ㄴ, ㄷ ⑤ ㄱ, ㄴ, ㄷ

149. 기본 PLUS

1st 2nd 3rd

그림 (가)는 체온 조절 과정의 일부를, (나)는 어떤 사람의 시상하부에 설정된 온도 변화에 따른 체온 변화를 나타낸 것이다.

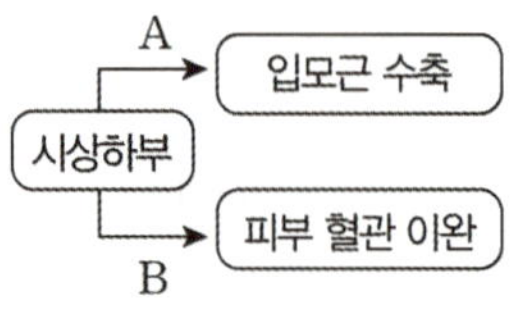

(가)

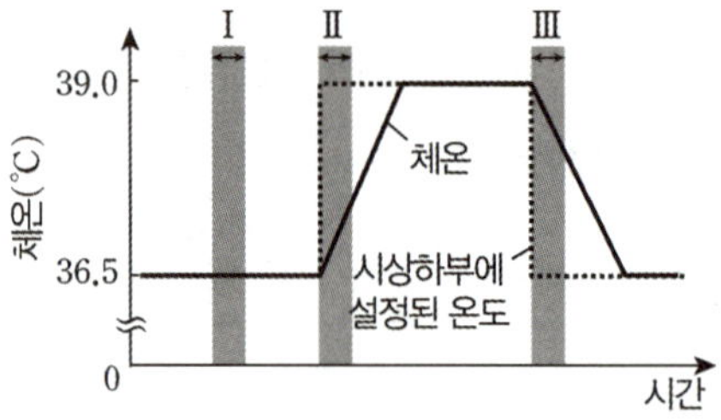

(나)

이에 대한 설명으로 옳은 것만을 〈보기〉에서 있는 대로 고른 것은?

〈보기〉

ㄱ. A, B 과정 모두 자율신경에 의한 조절이다.

ㄴ. A 과정은 구간 Ⅰ에서보다 Ⅱ에서 활발하다.

ㄷ. $\frac{\text{열 손실량}}{\text{열 생산량}}$값은 구간 Ⅱ에서가 Ⅲ에서보다 더 크다.

① ㄱ ② ㄴ ③ ㄷ
④ ㄱ, ㄴ ⑤ ㄱ, ㄷ ⑥ ㄴ, ㄷ
⑦ ㄱ, ㄴ, ㄷ

150. 연습 2006학년도 3월 전국연합학력평가

1st 2nd 3rd

그림은 5℃ 와 25℃ 에서 토끼의 시상하부 온도를 변화시키면서 대사율을 측정한 결과이다. (단, 설정점은 대사율이 일정해지기 시작하는 시상하부의 온도를 말한다.)

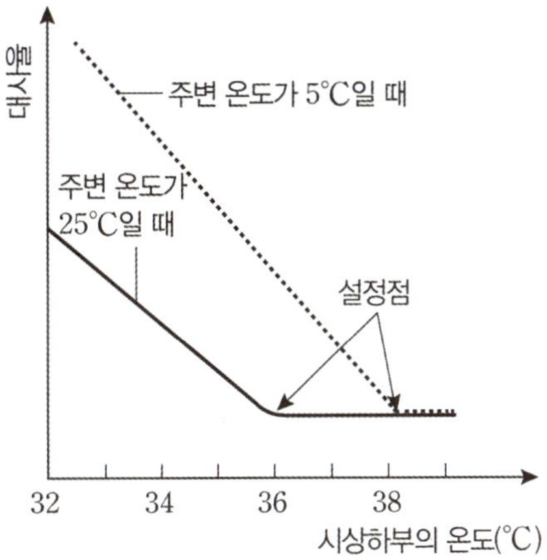

이 자료에 대한 옳은 설명을 〈보기〉에서 모두 고른 것은?

〈보 기〉

ㄱ. 설정점은 주변 온도에 따라 달라진다.
ㄴ. 주변 온도가 10℃ 일 경우 설정점은 36℃ 에서 38℃ 사이일 것이다.
ㄷ. 시상하부의 온도가 설정점보다 낮을 때에는 시상하부의 온도가 내려갈수록 대사율이 감소한다.

① ㄱ ② ㄷ ③ ㄱ, ㄴ
④ ㄴ, ㄷ ⑤ ㄱ, ㄴ, ㄷ

151. 기본 PLUS

1st 2nd 3rd

그림은 신장의 네프론(nephron)을 나타낸 것이다.

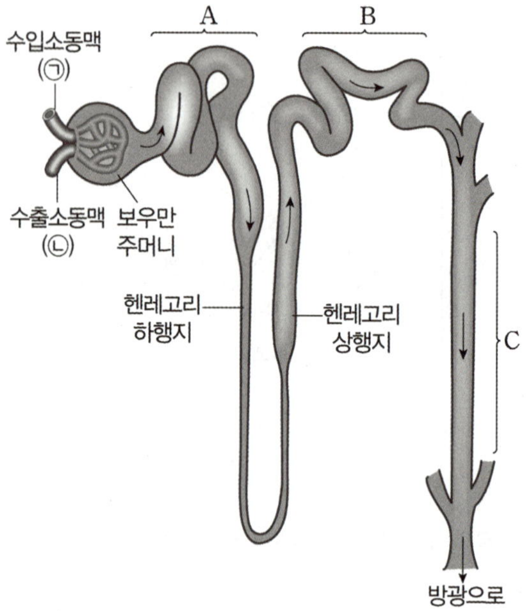

이에 대한 설명으로 옳은 것만을 〈보기〉에서 있는 대로 고른 것은?

〈보기〉

ㄱ. 적혈구용적율은 ㉠의 혈액보다 ㉡의 혈액에서 더 높다.
ㄴ. 정상인의 경우 포도당은 능동수송을 통해 A 부위와 B 부위에서 재흡수된다.
ㄷ. C 부위에 대한 알도스테론의 작용으로 인해 소변의 삼투농도는 낮아진다.

① ㄱ ② ㄴ ③ ㄷ
④ ㄱ, ㄴ ⑤ ㄱ, ㄷ ⑥ ㄴ, ㄷ
⑦ ㄱ, ㄴ, ㄷ

152. 기본 2007학년도 9월 모의평가

1st 2nd 3rd

그림은 오줌 생성 과정을, 표는 신동맥 혈류량, 여과량, 오줌 생성량을 나타낸 것이다.

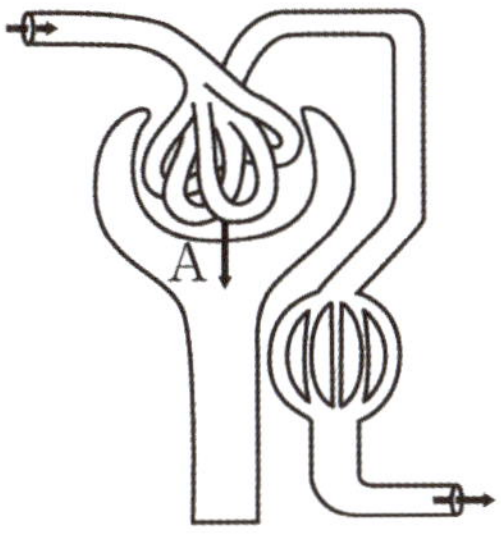

(단위: mL/분)

신동맥 혈류량	1,250
여과량	125
오줌 생성량	1

이에 대한 설명으로 옳은 것만을 〈보기〉에서 있는 대로 고른 것은?

〈보 기〉

ㄱ. 과정 A에서 에너지가 소모된다.
ㄴ. 사구체 혈액의 10%가 과정 A를 거친다.
ㄷ. 재흡수되는 양과 분비되는 양의 차이는 오줌 생성량이다.
ㄹ. 무기질 코르티코이드는 신장에서 Na^+의 재흡수를 촉진한다.

① ㄱ, ㄴ ② ㄴ, ㄹ ③ ㄷ, ㄹ
④ ㄱ, ㄴ, ㄷ ⑤ ㄴ, ㄷ, ㄹ

153. (기본) 2012학년도 3월 전국연합학력평가

1st 2nd 3rd

그림은 건강한 사람의 사구체와 보먼주머니를, 표는 이 사람의 혈액 내 물질 ㉠~㉢이 배설되는 과정의 특성을 나타낸 것이다.

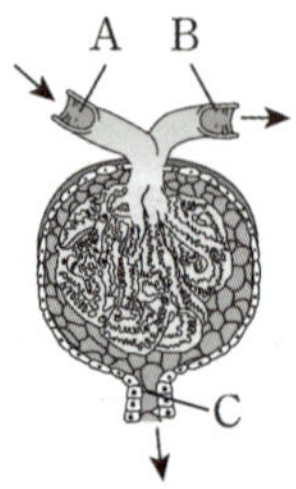

물질	여과	재흡수	분비
㉠	×	×	×
㉡	○	○	×
㉢	○	×	×

(○ : 일어남, × : 일어나지 않음)

이에 대한 옳은 설명만을 〈보기〉에서 있는 대로 고른 것은? (단, A로 유입되는 혈장량은 600 mL/분이고, 여과량은 125 mL/분이다.)

〈보기〉

ㄱ. ㉠의 농도는 A=B > C이다.
ㄴ. ㉡의 1분당 이동량은 A > B > C이다.
ㄷ. ㉢은 C와 오줌에서 농도가 같다.

① ㄱ ② ㄴ ③ ㄷ
④ ㄱ, ㄴ ⑤ ㄴ, ㄷ

154. 기본 2012학년도 10월 전국연합학력평가

1st 2nd 3rd

그림은 네프론의 구조와 각 부분의 물질 이동량 A~C를, 표는 정상인의 혈장, 원뇨, 오줌에서의 3가지 물질 농도를 나타낸 것이다.

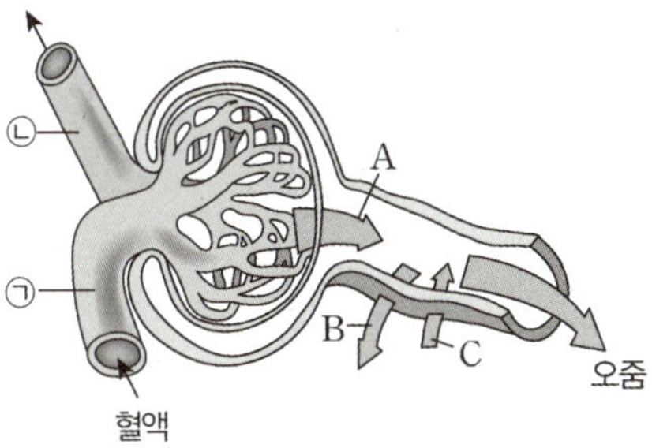

구분	혈장	원뇨	오줌
단백질	8.00	0.00	0.00
무기 염류	0.90	0.90	0.90
요소	0.03	0.03	1.80

(단위 : g/100 mL)

이에 대한 옳은 설명만을 〈보기〉에서 있는 대로 고른 것은?

〈보 기〉

ㄱ. 오줌의 양은 A−B+C이다.
ㄴ. 무기 염류는 요소보다 재흡수율이 높다.
ㄷ. 단백질의 농도는 ㉠에서보다 ㉡에서 높다.

① ㄱ　② ㄷ　③ ㄱ, ㄴ
④ ㄴ, ㄷ　⑤ ㄱ, ㄴ, ㄷ

155. 기본 2009학년도 3월 전국연합학력평가

1st 2nd 3rd

그래프는 네프론에서 혈당량에 따른 포도당의 여과 속도와 재흡수 속도를, 그림은 오줌이 만들어지는 과정을 나타낸 것이다.

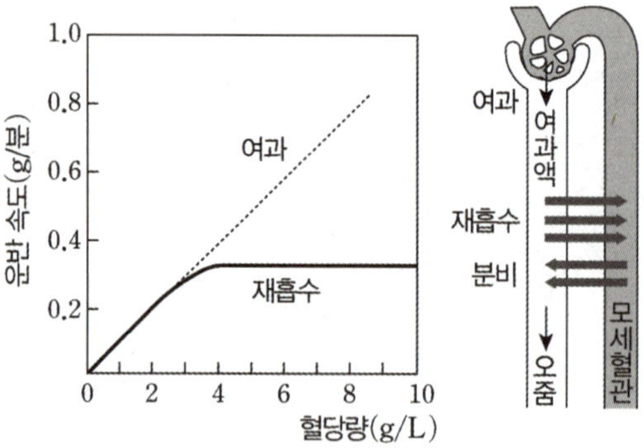

이에 대한 설명으로 옳은 것만을 〈보기〉에서 있는 대로 고른 것은?

〈보기〉

ㄱ. 포도당의 여과 속도는 혈당량에 비례한다.
ㄴ. 생성되는 오줌의 양은 (여과량−재흡수량+분비량)이다.
ㄷ. 혈당량이 2 g/L 미만일 때는 오줌으로 포도당이 배설된다.

① ㄱ ② ㄴ ③ ㄷ
④ ㄱ, ㄴ ⑤ ㄴ, ㄷ

156. 연습 2010학년도 6월 모의평가

1st 2nd 3rd

그림은 건강한 성인의 신장에서 하루 동안 만들어진 원뇨와 오줌의 양을, 표는 이 사람의 혈장, 원뇨, 오줌을 구성하는 성분의 농도를 나타낸 것이다.

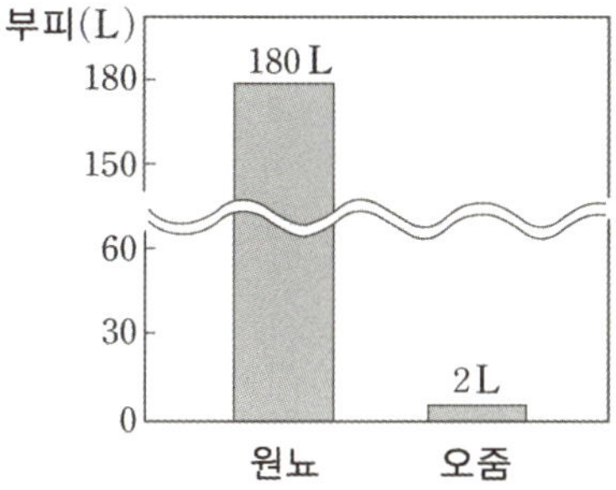

단위(mg/L)

구성 성분	혈장	원뇨	오줌
나트륨	142	142	128
염소	103	103	134
포도당	100	100	0
요소	26	26	1,800
크레아틴	1	1	196

이 자료에 대한 설명으로 옳은 것만을 〈보기〉에서 있는 대로 고른 것은? (단, 사구체에서 혈장의 여과율은 20%이다.)

〈보기〉

ㄱ. 요소의 총량은 오줌보다 원뇨에 더 많다.

ㄴ. 사구체로 유입된 혈액의 포도당은 모두 여과된다.

ㄷ. 1시간 동안 사구체로 들어가는 혈장량은 평균 37.5 L이다.

① ㄱ ② ㄴ ③ ㄷ

④ ㄱ, ㄷ ⑤ ㄴ, ㄷ

157. (연습) 2011학년도 10월 전국연합학력평가

1st 2nd 3rd

그림은 사구체에서 보먼주머니로 여과된 원뇨가 세뇨관을 따라 이동할 때 여러 가지 물질의 농도를 나타낸 것이다.

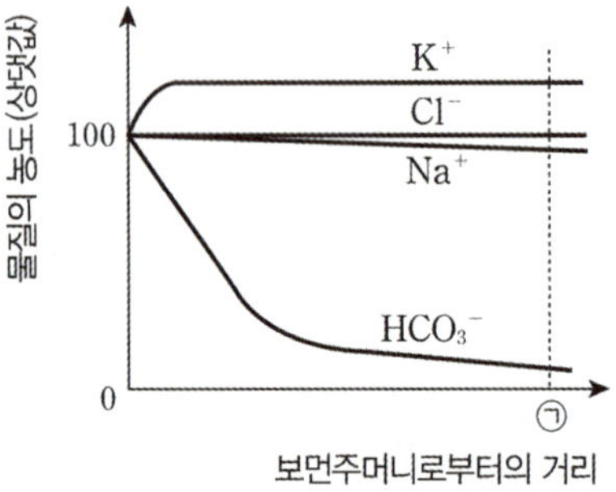

이에 대한 옳은 설명만을 〈보기〉에서 있는 대로 고른 것은? (단, 여과 직후 원뇨에 들어 있는 각 물질의 농도를 100으로 가정한다.)

〈보기〉

ㄱ. Cl^-의 재흡수율은 물과 거의 같다.
ㄴ. 재흡수율이 가장 높은 물질은 K^+이다.
ㄷ. 무기질 코르티코이드의 분비량이 증가하면 ㉠ 지점에서 Na^+ 농도는 증가한다.

① ㄱ ② ㄷ ③ ㄱ, ㄴ
④ ㄴ, ㄷ ⑤ ㄱ, ㄴ, ㄷ

158. 연습 PLUS

1st 2nd 3rd

그림은 성인에서 12일 동안 Na^+의 섭취량을 갑자기 증가시켰다가 다시 정상 수준으로 낮추어서 섭취하는 동안 Na^+ 섭취량, Na^+ 배설량과 체중 변화를 그래프로 나타낸 것이다.

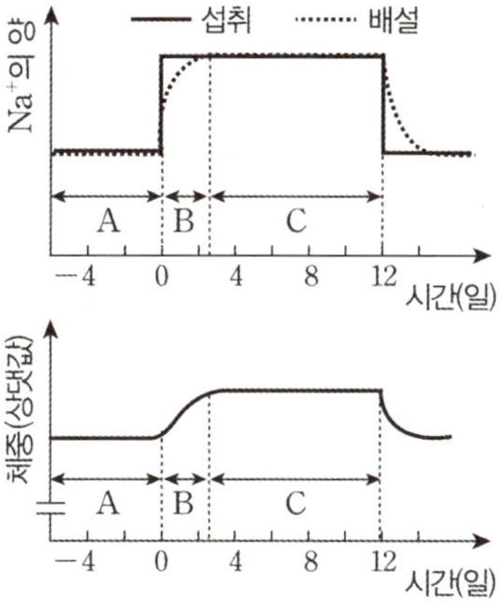

이에 대한 설명으로 옳은 것을 〈보기〉에서 모두 고른 것은?

〈보기〉

ㄱ. 혈중 알도스테론의 농도는 구간 A가 구간 B보다 더 높다.
ㄴ. 평균동맥혈압은 구간 A가 구간 C보다 더 낮다.
ㄷ. 단위 시간 동안 신장에서 물이 재흡수되는 정도는 구간 A가 구간 B보다 더 낮다.

① ㄱ ② ㄴ ③ ㄷ
④ ㄱ, ㄴ ⑤ ㄱ, ㄷ ⑥ ㄴ, ㄷ
⑦ ㄱ, ㄴ, ㄷ

159. 연습 2007학년도 3월 모의평가

1st 2nd 3rd

그림은 어떤 동물을 대상으로 A～D의 처리를 하였을 때의 오줌 생성량 변화를 나타낸 것이다.

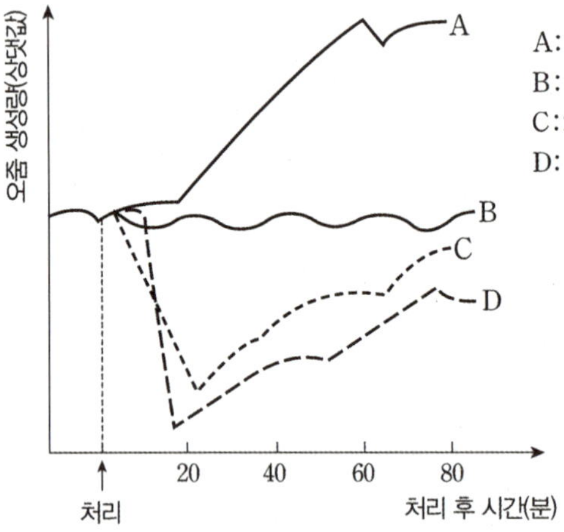

이 자료에 대한 설명으로 옳은 것만을 〈보기〉에서 있는 대로 고른 것은?

〈보기〉

ㄱ. 0.8% NaCl 용액은 체액보다 농도가 낮다.
ㄴ. 뇌하수체에는 수분의 재흡수를 촉진하는 물질이 있다.
ㄷ. 3% NaCl 용액을 주입하면 오줌 생성량은 C 처리를 했을 때보다 많아질 것이다.

① ㄱ ② ㄴ ③ ㄷ
④ ㄱ, ㄴ ⑤ ㄴ, ㄷ

160. 기본 PLUS

1st 2nd 3rd

그림은 두 종류의 호르몬(A, B)이 표적세포에서 작용하는 방식을 각각 나타낸 것이다.

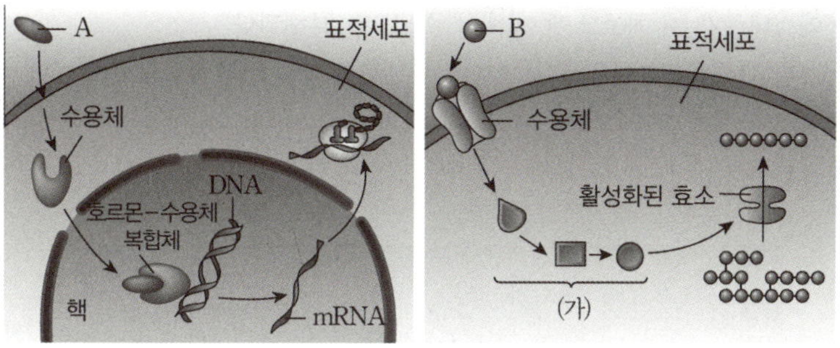

이에 대한 설명으로 옳은 것만을 〈보기〉에서 있는 대로 고른 것은?

〈보 기〉

ㄱ. A는 지용성 물질이고, B는 수용성 물질이다.
ㄴ. (가) 과정에서 신호가 증폭된다.
ㄷ. 해리상수(K_D)가 큰 호르몬 수용체가 해리상수(K_D)가 작은 호르몬 수용체보다 호르몬과 더 잘 결합한다.

① ㄱ ② ㄴ ③ ㄷ
④ ㄱ, ㄴ ⑤ ㄱ, ㄷ ⑥ ㄴ, ㄷ
⑦ ㄱ, ㄴ, ㄷ

161. 기본 PLUS

1st 2nd 3rd

다음은 동물세포 X의 신호전달경로와 관련한 자료이다.

- cAMP는 아데닐산고리화효소에 의해서 ATP로 부터 생성되고, 인산이에스테르가수분해효소에 의해서 AMP로 분해된다.
- 그림은 에피네프린의 표적세포인 동물세포 X에서 관찰되는 신호전달경로를 모식적으로 나타낸 것이다. (단, ㉠은 구아닌 뉴클레오타이드의 한 종류이다.)

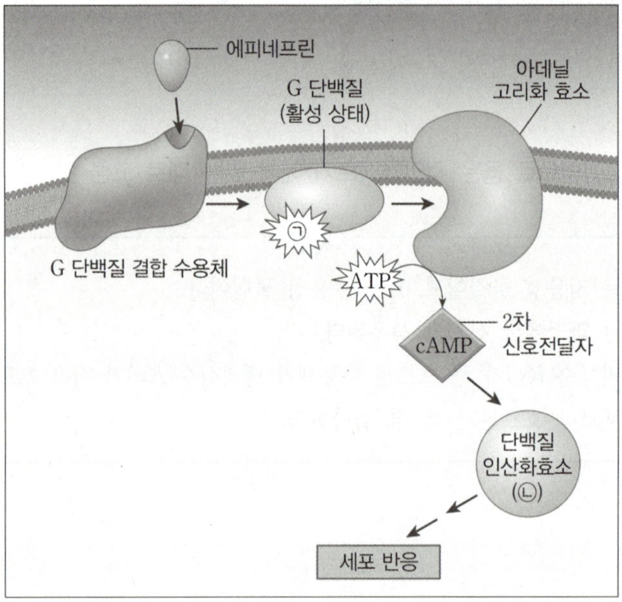

이에 대한 설명으로 옳은 것만을 〈보기〉에서 있는 대로 고른 것은?

〈보기〉

ㄱ. ㉠은 GDP이다.
ㄴ. ㉡은 PKA(단백질 인산화효소 A)이다.
ㄷ. 동물세포 X에 인산이에스테르가수분해효소를 인위적으로 과발현시키면, 에피네프린에 대한 반응이 정상적인 경우보다 약하게 일어난다.

① ㄱ　② ㄴ　③ ㄷ
④ ㄱ, ㄴ　⑤ ㄱ, ㄷ　⑥ ㄴ, ㄷ
⑦ ㄱ, ㄴ, ㄷ

162. 기본 PLUS

1st 2nd 3rd

그림은 성장 인자(growth factor)가 표적 세포(척추동물)의 수용체에 결합하여 세포의 분열을 자극하는 과정의 초기 단계를 보여주는 것이다.

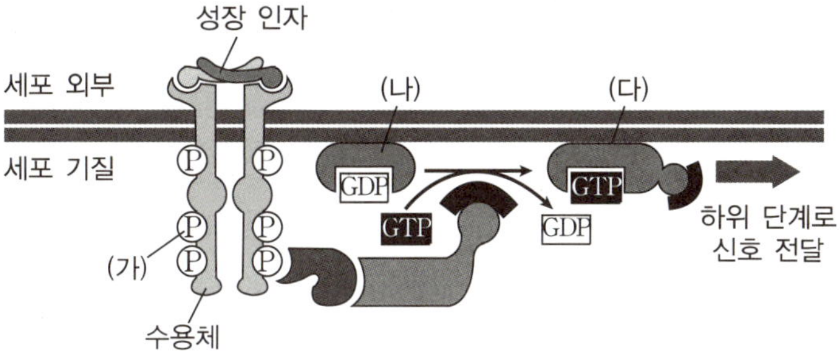

이에 대한 설명으로 옳은 것은?

① (나)에서 (다)가 될 때 (나)와 결합하고 있는 GDP가 인산화된다.
② (나)는 3개의 소단위체로 구성되어 있는 단백질이다.
③ (다)의 하위 단계 신호전달의 결과로 유전자 발현이 유도되지 않는다.
④ 인산기 (가)는 수용체의 티로신 잔기에 결합되어 있다.
⑤ (다)는 GTP가 GDP로 교환되면서 불활성화된다.

163. 연습 PLUS

1st 2nd 3rd

성장인자 X가 표적세포 Y의 세포막에 존재하는 단백질인산화효소 수용체(receptor tyrosine kinase)에 결합하면 Ras 단백질이 관여하는 신호전달경로를 통해 세포의 증식이 촉진된다. Ras 단백질이 관여하는 신호전달경로에 참여하는 두 종류의 단백질(A, B)이 발견되어, 이들에 대한 특성을 이해하고자 다음과 같은 실험을 수행하였다.

〈실험〉

(Ⅰ) 세포 Y에 계속 활성 상태로 존재하는 돌연변이 Ras 단백질을 도입하였더니, 성장인자 X의 자극 없이도 세포 Y는 증식하였다.

(Ⅱ) 단백질 A의 기능이 소실된 돌연변이 세포 Y에, 계속 활성 상태로 존재하는 돌연변이 Ras 단백질을 도입하였더니 성장인자 X의 자극 없이도 세포 Y는 증식하였다.

(Ⅲ) 단백질 B의 기능이 소실된 돌연변이 세포 Y에, 계속 활성 상태로 존재하는 돌연변이 Ras 단백질을 도입하였더니 성장인자 X의 자극을 주더라도 세포 Y는 증식하지 못하고 사멸하였다.

세포 Y의 Ras 단백질이 관여하는 신호전달경로에 대한 설명으로 옳은 것만을 〈보기〉에서 있는 대로 고른 것은?

〈보기〉

ㄱ. 단백질 A가 Ras 단백질보다 더 앞 단계에서 작용한다.
ㄴ. 단백질 A와 B는 직접적으로 서로 상호작용한다.
ㄷ. 단백질 A와 B의 기능이 소실된 돌연변이 세포 Y에 계속 활성 상태로 존재하는 돌연변이 Ras 단백질을 도입하면, 세포 Y는 성장인자 X의 자극 없이도 증식할 것이다.

① ㄱ　② ㄴ　③ ㄷ
④ ㄱ, ㄴ　⑤ ㄱ, ㄷ　⑥ ㄴ, ㄷ
⑦ ㄱ, ㄴ, ㄷ

164. (기본) 2009학년도 10월 전국연합학력평가

1st 2nd 3rd

그림은 인체가 어떤 자극을 받았을 때 호르몬에 의해 반응이 일어날 때까지의 과정을 나타낸 것이다.

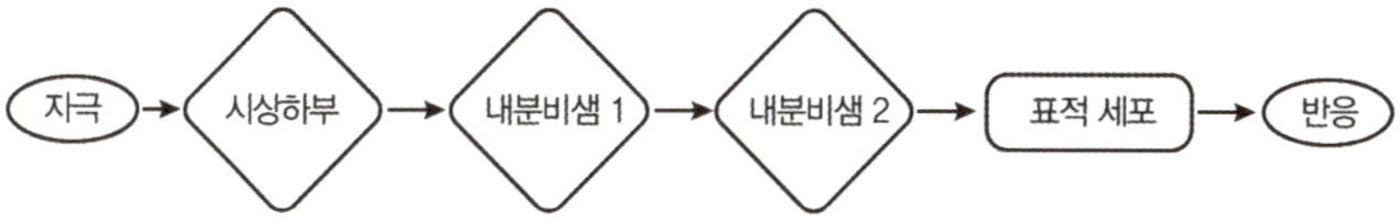

이 과정 중 내분비샘 2에 해당되는 기관에서 분비되는 호르몬만을 〈보기〉에서 있는 대로 고른 것은?

〈보 기〉

ㄱ. 티록신　　ㄴ. 인슐린
ㄷ. 성장 호르몬　　ㄹ. 코르티코이드

① ㄱ, ㄴ　② ㄱ, ㄹ　③ ㄴ, ㄷ
④ ㄴ, ㄹ　⑤ ㄷ, ㄹ

165. (기본) 2007학년도 6월 모의평가

1st 2nd 3rd

그림은 시상하부의 기능을 나타낸 것이다.

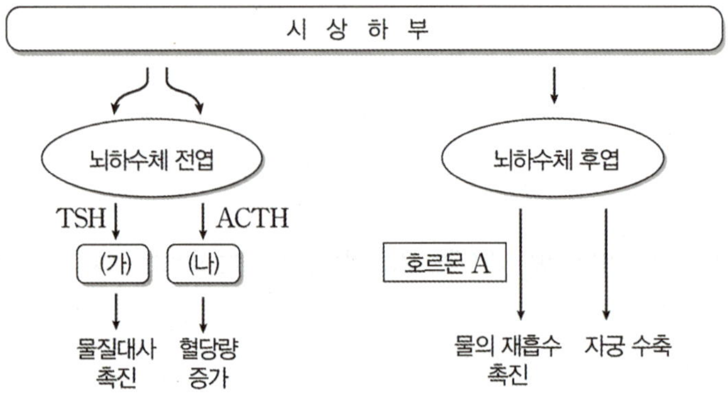

이에 대한 설명으로 옳은 것만을 〈보기〉에서 있는 대로 고른 것은?

〈보기〉

ㄱ. 체온이 떨어지면 (가)에서 분비되는 호르몬이 증가하여 열 발생을 촉진한다.

ㄴ. (나)에서 분비되는 호르몬이 과다하면 ACTH 분비가 촉진된다.

ㄷ. 수박을 많이 먹으면 호르몬 A의 분비가 증가한다.

① ㄱ　② ㄴ　③ ㄱ, ㄷ

④ ㄴ, ㄷ　⑤ ㄱ, ㄴ, ㄷ

166. (기본) 2012학년도 4월 전국연합학력평가

1st 2nd 3rd

그림은 파라토르몬과 칼시토닌의 표적 기관을, 그래프는 혈장 Ca^{2+} 농도에 따른 파라토르몬과 칼시토닌의 분비량을 나타낸 것이다.

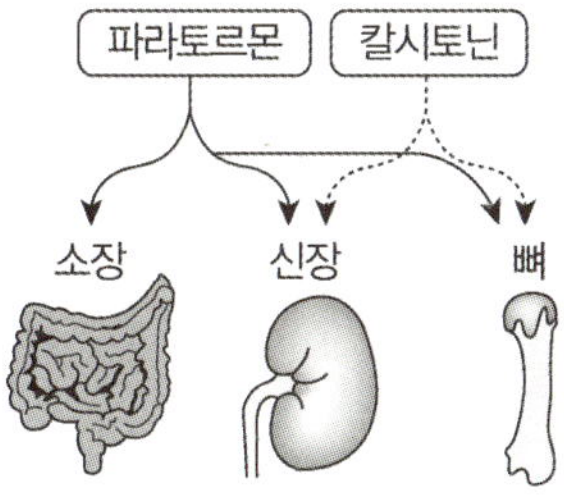

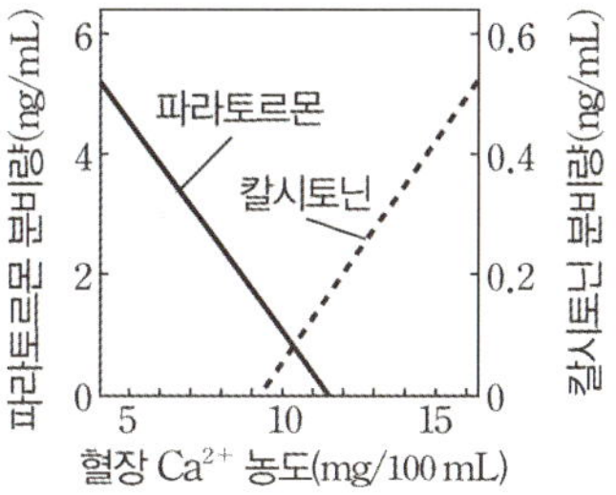

이에 대한 설명으로 옳은 것만을 〈보기〉에서 있는 대로 고른 것은?

〈보기〉

ㄱ. 파라토르몬은 갑상선에서 분비된다.
ㄴ. 파라토르몬의 분비량이 증가하면 신장에서 Ca^{2+}의 재흡수가 촉진된다.
ㄷ. 칼시토닌은 혈장 Ca^{2+} 농도를 증가시킨다.

① ㄱ　② ㄴ　③ ㄷ
④ ㄱ, ㄴ　⑤ ㄴ, ㄷ

167. (기본) 2010학년도 3월 전국연합학력평가

1st 2nd 3rd

그림은 호르몬 A가 분비되는 기관을, 표는 섬유질의 함유량이 다른 밥을 각각 같은 양만큼 먹은 후 시간에 따른 혈당량과 혈중 호르몬 A 농도의 상댓값을 나타낸 것이다. (단, 다른 음식은 동일하게 섭취하였다.)

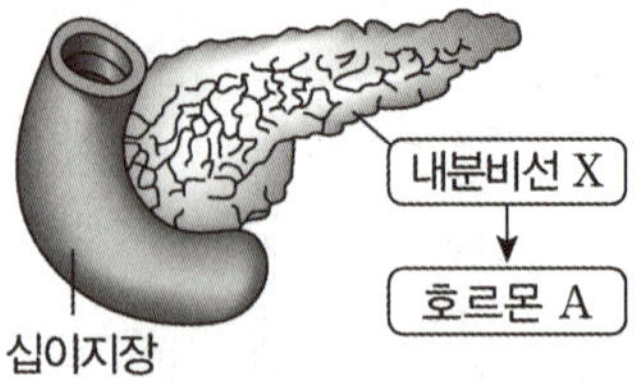

식사 후 경과 시간(분)		0	30	60	90	120	150
섬유질이 적은 밥	혈당량	10	13	17	18	14	12
	호르몬 A 농도	10	35	45	53	42	30
섬유질이 많은 밥	혈당량	10	11	12	13	12	12
	호르몬 A 농도	10	22	24	25	21	20

이에 대한 설명으로 옳은 것만을 〈보기〉에서 있는 대로 고른 것은?

〈보기〉

ㄱ. 호르몬 A는 내분비선 X의 α 세포에서 생성된다.

ㄴ. 호르몬 A는 심장을 거쳐 표적기관인 간에 작용한다.

ㄷ. 당뇨병 환자는 섬유질의 함유량이 많은 밥을 먹는 것이 더 좋다.

① ㄱ　② ㄴ　③ ㄷ
④ ㄱ, ㄷ　⑤ ㄴ, ㄷ

168. (기본) 2020학년도 6월 모의평가

1st 2nd 3rd

그림은 정상인의 혈중 포도당 농도에 따른 ㉠과 ㉡의 혈중 농도를 나타낸 것이다. ㉠과 ㉡은 각각 인슐린과 글루카곤 중 하나이다.

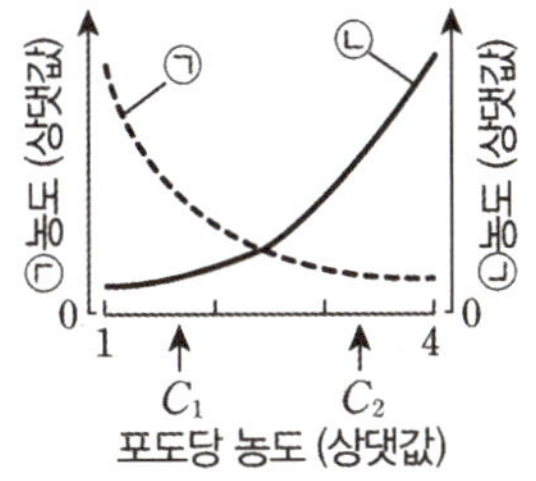

이에 대한 설명으로 옳은 것만을 〈보기〉에서 있는 대로 고른 것은?

〈보기〉

ㄱ. ㉠은 이자의 α 세포에서 분비된다.
ㄴ. ㉡의 분비를 조절하는 중추는 연수이다.
ㄷ. 혈중 인슐린 농도는 C_2일 때가 C_1일 때보다 높다.

① ㄱ ② ㄴ ③ ㄱ, ㄷ
④ ㄴ, ㄷ ⑤ ㄱ, ㄴ, ㄷ

169. (연습) 2012학년도 7월 전국연합학력평가

1st 2nd 3rd

그림은 티록신의 분비 조절 과정을, 표는 물질 X와 Y의 작용을 나타낸 것이다.

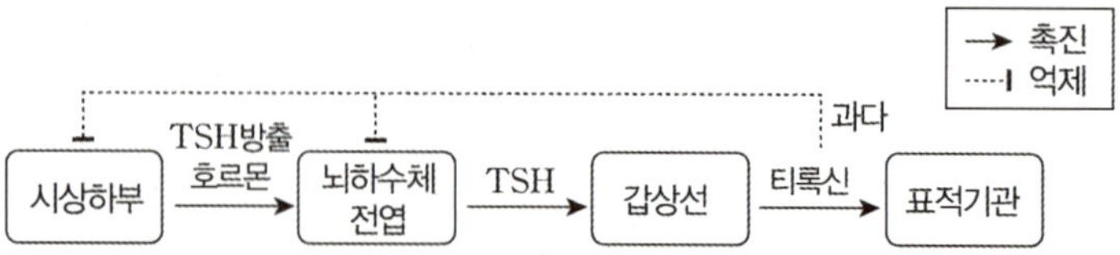

물질	작용
X	뇌하수체 전엽에 작용하여 TSH를 과다 분비시킴
Y	갑상선에 작용하여 티록신의 생성을 억제시킴

이에 대한 설명으로 옳은 것만을 〈보기〉에서 있는 대로 고른 것은?

〈보 기〉

ㄱ. 티록신의 분비는 피드백 작용으로 조절된다.
ㄴ. 혈관에 물질 X를 주사하면 물질 대사가 억제된다.
ㄷ. 혈관에 물질 Y를 주사하면 TSH의 분비가 억제된다.

① ㄱ ② ㄴ ③ ㄱ, ㄷ
④ ㄴ, ㄷ ⑤ ㄱ, ㄴ, ㄷ

170. 연습 2005학년도 7월 전국연합학력평가

1st 2nd 3rd

부신피질 호르몬을 장기간 복용하면 부신피질의 기능은 위축된다. 그래프는 부신피질 호르몬인 코티솔을 장기간 복용하고 있던 사람이 코티솔 복용을 중단한 후, 부신피질의 기능이 회복되는 과정에서 시간 경과에 따른 코티솔과 ACTH의 혈중 농도 변화를 조사한 것이다.

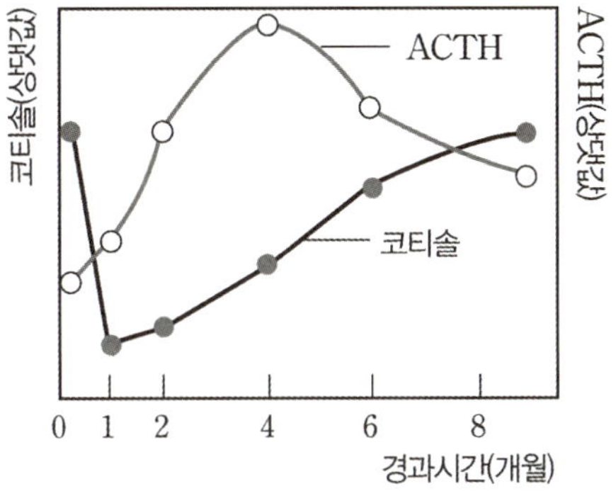

*ACTH : 뇌하수체에서 분비되는 부신피질자극호르몬

이 자료를 분석하여 알 수 있는 사실을 〈보기〉에서 모두 고른 것은?

〈보기〉

ㄱ. ACTH와 코티솔은 서로 길항적으로 작용한다.
ㄴ. 코티솔의 혈중 농도가 낮아지면 ACTH 분비량은 증가한다.
ㄷ. 부신피질의 기능이 약화되면 코티솔의 혈중 농도는 계속해서 증가한다.

① ㄱ ② ㄴ ③ ㄷ
④ ㄱ, ㄴ ⑤ ㄴ, ㄷ

171. 기본 2009학년도 6월 모의평가

1st 2nd 3rd

그림 (가)는 어떤 신경 세포에 역치 이상의 자극을 주었을 때 발생한 활동 전위를, (나)는 이 신경 세포막의 일부에서 어떤 시점의 이온 이동 상태를 나타낸 것이다.

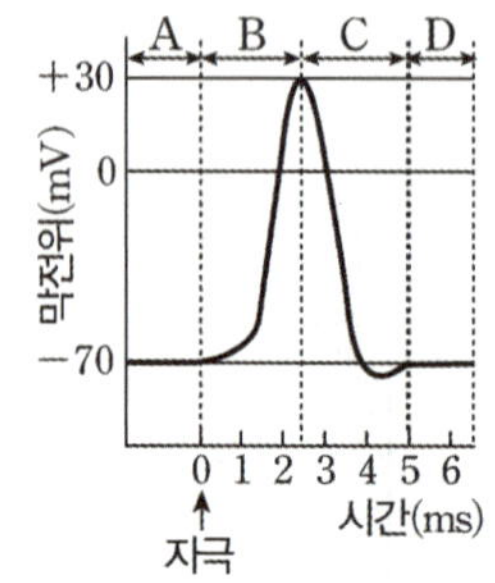

(가)

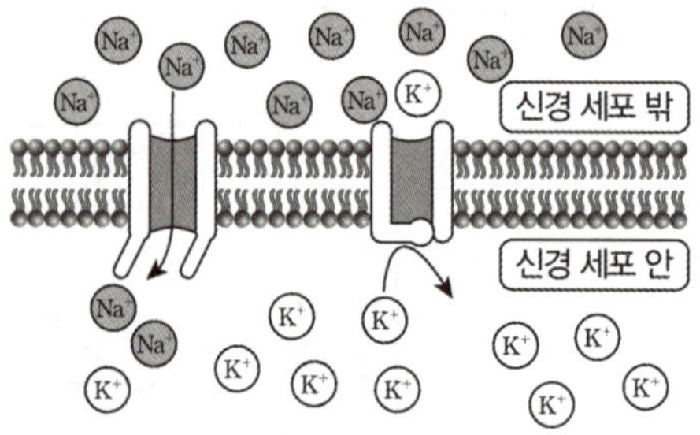

(나)

이 자료에 대한 설명으로 옳은 것을 〈보기〉에서 모두 고른 것은?

〈보기〉

ㄱ. 구간 A에서 Na^+과 K^+의 능동수송이 일어난다.
ㄴ. (나)는 구간 C의 이온 이동 상태를 나타낸다.
ㄷ. 구간 D는 탈분극 상태이다.

① ㄱ ② ㄴ ③ ㄷ
④ ㄱ, ㄴ ⑤ ㄱ, ㄷ

172. 기본 2017학년도 6월 모의평가

1st 2nd 3rd

그림 (가)는 어떤 뉴런에 역치 이상의 자극을 주었을 때 시간에 따른 막전위를, (나)는 이 뉴런에 물질 X를 처리하고 역치 이상의 자극을 주었을 때 시간에 따른 막전위를 나타낸 것이다. X는 세포막에 있는 이온 통로를 통한 Na^+과 K^+의 이동 중 하나를 억제한다.

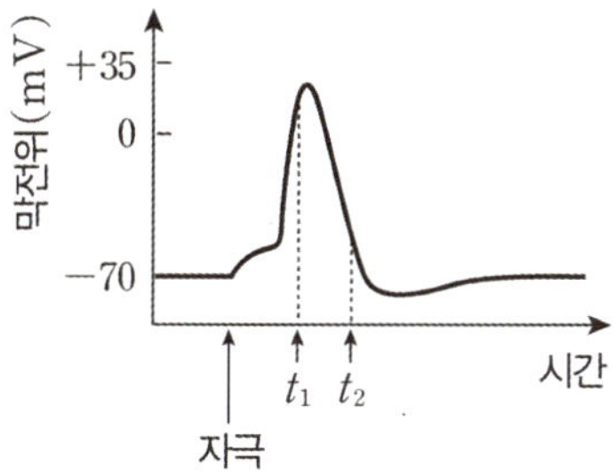

(가)

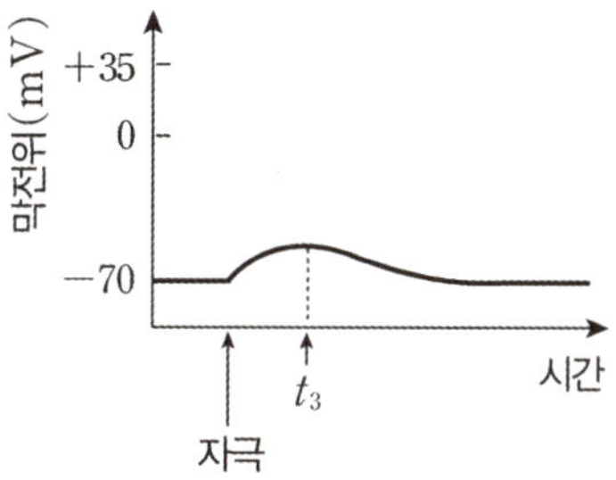

(나)

이에 대한 설명으로 옳은 것만을 〈보기〉에서 있는 대로 고른 것은?

〈보기〉

ㄱ. (가)에서 $\dfrac{K^+\text{의 막투과도}}{Na^+\text{의 막투과도}}$는 t_2일 때가 t_1일 때보다 크다.

ㄴ. X는 K^+의 이동을 억제한다.

ㄷ. (나)에서 t_3일 때 Na^+의 농도는 세포 안이 세포 밖보다 높다.

① ㄱ ② ㄴ ③ ㄱ, ㄴ
④ ㄱ, ㄷ ⑤ ㄴ, ㄷ

173. (기본) 2018학년도 9월 모의평가

1st 2nd 3rd

그림 (가)는 운동 신경 X에 역치 이상의 자극을 주었을 때 X의 축삭 돌기 한 지점 P에서 측정한 막전위 변화를, (나)는 P에서 발생한 흥분이 X의 축삭 돌기 말단 방향 각 지점에 도달하는 데 경과된 시간을 P로부터의 거리에 따라 나타낸 것이다. Ⅰ과 Ⅱ는 X의 축삭 돌기에서 말이집으로 싸여 있는 부분과 말이집으로 싸여 있지 않은 부분을 순서 없이 나타낸 것이다.

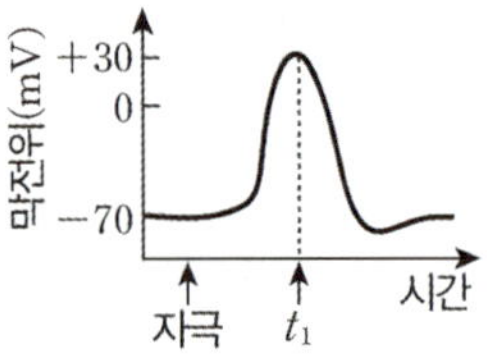

(가)

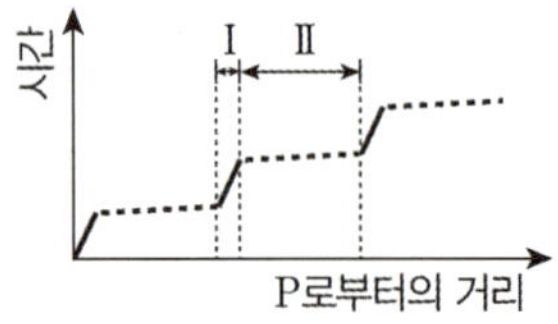

(나)

이에 대한 설명으로 옳은 것만을 〈보기〉에서 있는 대로 고른 것은? (단, 흥분의 전도는 1회 일어났다.)

〈보기〉

ㄱ. t_1일 때 이온의 $\frac{\text{세포 안의 농도}}{\text{세포 밖의 농도}}$는 K^+이 Na^+보다 크다.

ㄴ. Ⅰ에서 활동 전위가 발생했다.

ㄷ. Ⅱ에는 슈반 세포가 존재하지 않는다.

① ㄴ ② ㄷ ③ ㄱ, ㄴ
④ ㄱ, ㄷ ⑤ ㄱ, ㄴ, ㄷ

174. 기본 2005학년도 9월 모의평가

1st 2nd 3rd

부패한 고기 추출액이 시냅스의 흥분 전달에 미치는 영향을 알아보기 위해 왼쪽 그림처럼 A에 역치 이상의 자극을 주고, B에서 막전위를 측정하였다. 오른쪽 그래프 (가)는 주사액으로 생리식염수를, 그래프 (나)는 주사액으로 부패한 고기 추출액을 사용한 실험 결과이다.

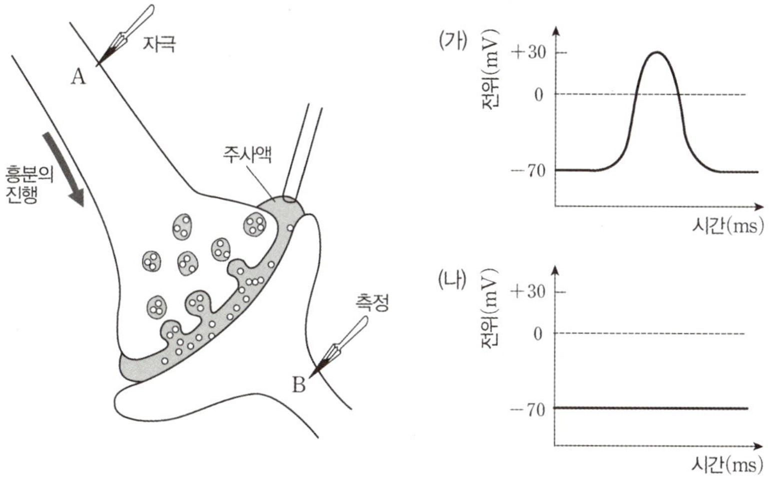

위 결과를 옳게 해석한 것을 〈보기〉에서 모두 고른 것은?

〈보기〉

ㄱ. 생리식염수는 A의 탈분극을 억제한다.
ㄴ. 부패한 고기 추출액은 B의 아세틸콜린 분비를 촉진한다.
ㄷ. 부패한 고기 추출액은 시냅스에서 흥분이 전달되는 것을 방해한다.

① ㄱ ② ㄴ ③ ㄷ
④ ㄱ, ㄴ ⑤ ㄴ, ㄷ

175. 연습 PLUS

1st 2nd 3rd

다음은 신경세포의 휴지막 전위를 설명해주는 그림이다.

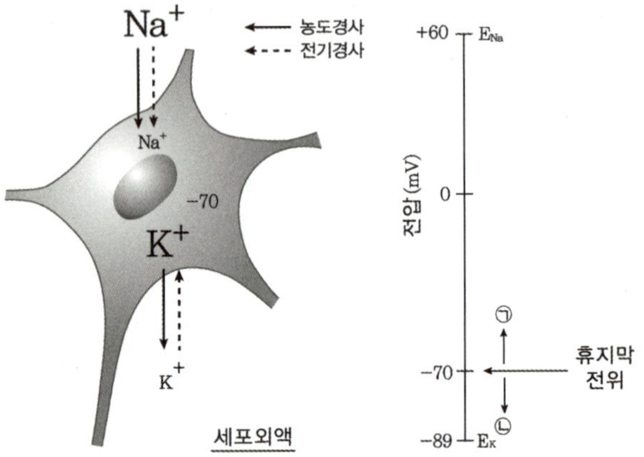

이에 대한 설명으로 옳은 것만을 <보기>에서 있는 대로 고른 것은?

<보기>

ㄱ. 안정 상태 시 신경세포는 Na^+에 대한 투과도보다 K^+에 대한 투과도가 더 크다.

ㄴ. K^+에 대한 투과성이 더 커지면, 휴지막전위는 ㉡ 방향으로 이동한다.

ㄷ. 휴지막전위가 ㉡ 방향으로 이동하면, 이 세포의 흥분성은 더 커진다.

① ㄱ ② ㄴ ③ ㄷ
④ ㄱ, ㄴ ⑤ ㄱ, ㄷ ⑥ ㄴ, ㄷ
⑦ ㄱ, ㄴ, ㄷ

176. 연습 2019학년도 수능

1st 2nd 3rd

다음은 신경 A와 B의 흥분 전도에 대한 자료이다.

- 그림은 민말이집 신경 A와 B의 d_1 지점으로부터 d_2~d_4까지의 거리를, 표는 A와 B의 d_1 지점에 역치 이상의 자극을 동시에 1회 주고 일정 시간이 지난 후 t_1일 때 네 지점 d_1~d_4에서 측정한 막전위를 나타낸 것이다. Ⅰ~Ⅲ은 각각 d_1~d_3에서 측정한 막전위 중 하나이고, Ⅳ는 d_4에서 측정한 막전위이다.

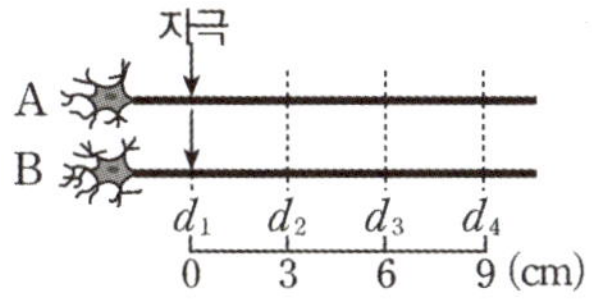

신경	t_1일 때 측정한 막전위(mV)			
	Ⅰ	Ⅱ	Ⅲ	Ⅳ
A	−55	−80	+30	−65
B	−20	−80	−10	㉠

- A와 B에서 흥분의 전도 속도는 각각 2 cm/ms, 3 cm/ms이다.
- A와 B의 d_1~d_4에서 활동 전위가 발생하였을 때, 각 지점에서의 막전위 변화는 그림과 같다.

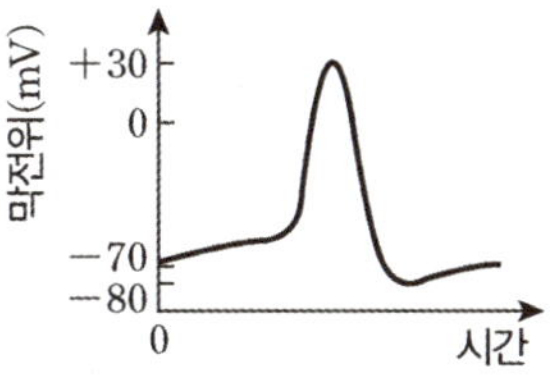

이에 대한 설명으로 옳은 것만을 <보기>에서 있는 대로 고른 것은? (단, A와 B에서 흥분의 전도는 각각 1회 일어났고, 휴지 전위는 −70 mV이다.)

〈보기〉

ㄱ. Ⅲ은 d_2에서 측정한 막전위이다.
ㄴ. t_1일 때, A의 d_3에서의 막전위와 ㉠은 같다.
ㄷ. t_1일 때, B의 d_3에서 Na^+이 세포 안으로 유입된다.

① ㄱ ② ㄷ ③ ㄱ, ㄴ
④ ㄴ, ㄷ ⑤ ㄱ, ㄴ, ㄷ

177. 연습 2020학년도 6월 모의평가

1st 2nd 3rd

다음은 민말이집 신경 A~C의 흥분 전도와 전달에 대한 자료이다.

- 그림은 A와 C의 지점 d_1으로부터 세 지점 d_2~d_4까지의 거리를, 표는 ㉠ A와 C의 d_1에 역치 이상의 자극을 동시에 1회 주고 경과된 시간이 6 ms일 때 d_2~d_4에서 측정한 막전위를 나타낸 것이다.

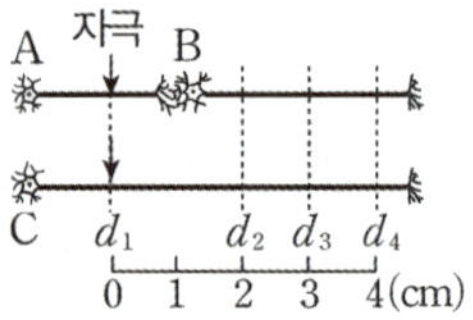

신경	6 ms일 때 측정한 막전위(mV)		
	d_2	d_3	d_4
B	−80	?	+10
C	?	−80	?

- B와 C의 흥분 전도 속도는 각각 1 cm/ms, 2 cm/ms 중 하나이다.
- A~C 각각에서 활동 전위가 발생하였을 때, 각 지점에서의 막전위 변화는 그림과 같다.

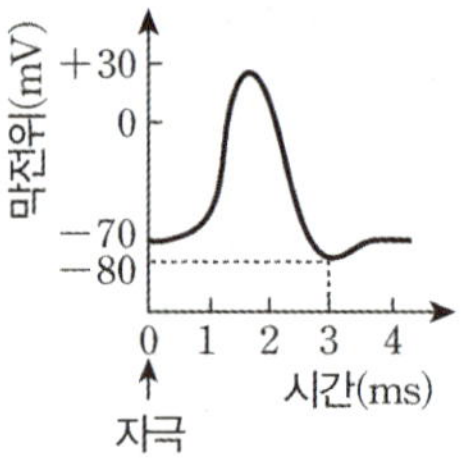

이에 대한 설명으로 옳은 것만을 〈보기〉에서 있는 대로 고른 것은? (단, A, B, C에서 흥분의 전도는 각각 1회 일어났고, 휴지 전위는 −70 mV이다.)

〈보기〉

ㄱ. d_1에서 발생한 흥분은 B의 d_4보다 C의 d_4에 먼저 도달한다.

ㄴ. ㉠이 4 ms일 때, C의 d_3에서 Na^+이 세포 안으로 유입된다.

ㄷ. ㉠이 5 ms일 때, B의 d_2에서 탈분극이 일어나고 있다.

① ㄱ　② ㄴ　③ ㄷ　④ ㄱ, ㄴ　⑤ ㄴ, ㄷ

178. 연습 2016학년도 10월 전국연합학력평가

1st 2nd 3rd

그림은 뉴런 (가)~(라)의 연결 상태를, 표는 이 뉴런 중 2개의 뉴런에 역치 이상의 자극을 동시에 주었을 때 활동 전위 발생 여부를 나타낸 것이다. 뉴런 A~D는 각각 (가)~(라) 중 하나이다.

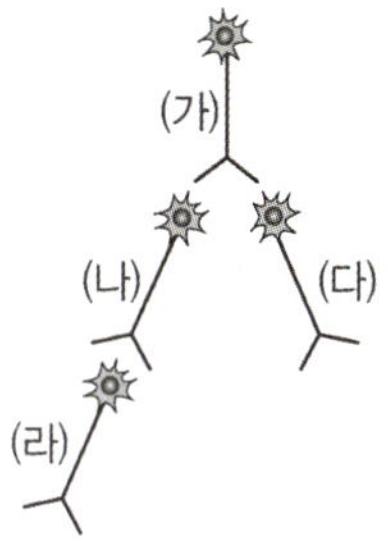

뉴런 / 자극을 준 뉴런	(가)	(나)	(다)	(라)
A와 B	−	−	+	+
A와 D	−	+	+	+
B와 D	㉠	+	−	+

(+: 발생함, −: 발생 안 함)

이에 대한 설명으로 옳은 것만을 〈보기〉에서 있는 대로 고른 것은?

〈보기〉

ㄱ. (가)는 C이다.
ㄴ. ㉠은 +이다.
ㄷ. A에 역치 이상의 자극을 가하면 C와 D에서 활동 전위가 발생한다.

① ㄱ ② ㄴ ③ ㄱ, ㄴ
④ ㄱ, ㄷ ⑤ ㄴ, ㄷ

179. 기본 2017학년도 수능

1st 2nd 3rd

그림은 중추 신경계의 구조를 나타낸 것이다. A~E는 각각 간뇌, 대뇌, 연수, 중뇌(중간뇌), 척수 중 하나이다.

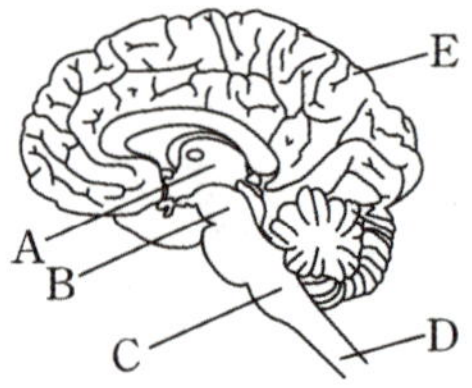

이에 대한 설명으로 옳지 <u>않은</u> 것은?

① A에는 시상이 존재한다.
② B는 동공 반사의 중추이다.
③ C는 뇌줄기에 속한다.
④ D에서 나온 운동 신경 다발이 후근을 이룬다.
⑤ E의 겉질에 신경 세포체가 존재한다.

180. (기본) 2014학년도 6월 모의평가

1st 2nd 3rd

그림은 사람 대뇌의 좌반구 운동령, 우반구 감각령 각각의 단면과 여기에 연결된 사람의 신체 부분을 대뇌 겉질 표면에 나타낸 것이다. A, B, C는 각각 입술, 손가락, 무릎에 연결된 대뇌 겉질 부위이다.

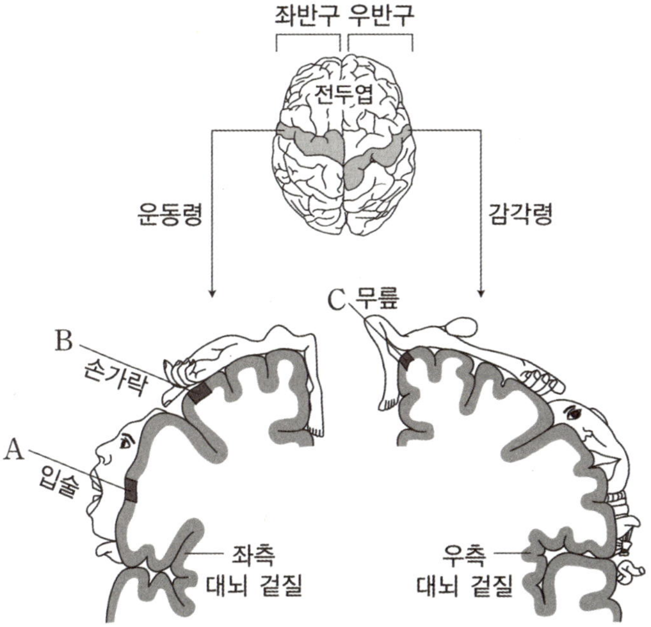

이에 대한 설명으로 옳은 것만을 〈보기〉에서 있는 대로 고른 것은?

〈보 기〉

ㄱ. A가 손상되면 입술의 감각이 없어진다.
ㄴ. B에 역치 이상의 자극을 주면 오른손의 손가락이 움직인다.
ㄷ. C에 역치 이상의 자극을 주면 무릎 반사에 의해 다리가 올라간다.

① ㄱ ② ㄴ ③ ㄷ
④ ㄱ, ㄴ ⑤ ㄴ, ㄷ

181. 기본 2016학년도 4월 전국연합학력평가

1st 2nd 3rd

그림은 중추 신경계와 반응기 사이에 연결된 신경 A~C를 나타낸 것이다.

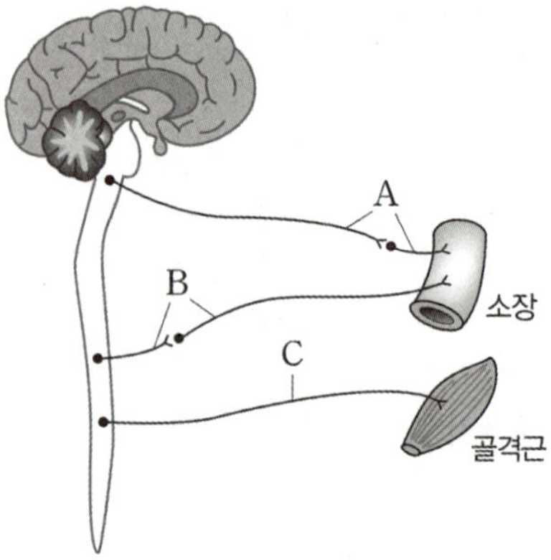

이에 대한 설명으로 옳은 것만을 〈보기〉에서 있는 대로 고른 것은?

〈보기〉

ㄱ. A는 대뇌의 영향을 직접 받지 않는다.
ㄴ. B는 소장에서 소화액 분비를 촉진한다.
ㄷ. C는 체성 신경이다.

① ㄱ ② ㄴ ③ ㄷ
④ ㄱ, ㄷ ⑤ ㄱ, ㄴ, ㄷ

182. 연습 2014학년도 7월 전국연합학력평가

1st 2nd 3rd

그림 (가)와 (나)는 두 가지 반사 경로를 나타낸 것이다.

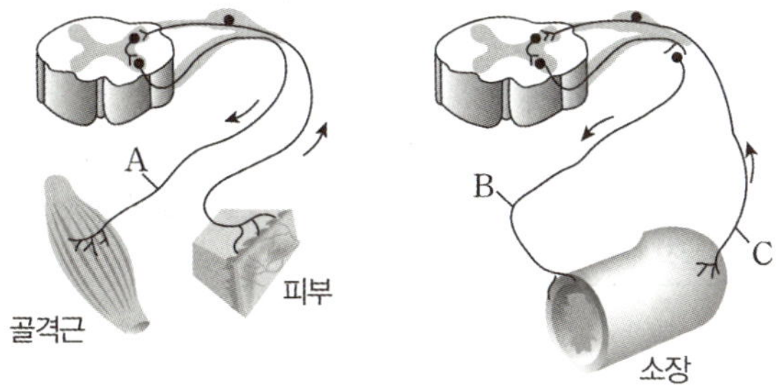

(가) (나)

이에 대한 설명으로 옳지 않은 것은?

① A와 B는 모두 운동 뉴런이다.
② B의 축삭 돌기 말단에는 아드레날린(노르에피네프린)이 있다.
③ C는 감각 뉴런이다.
④ (가)의 중추는 척수이다.
⑤ (나)에서 B가 흥분하면 소화액 분비가 촉진된다.

183. 연습 2020학년도 6월 모의평가

1st 2nd 3rd

그림 (가)는 심장 박동을 조절하는 자율 신경 A와 B를, (나)는 A와 B 중 하나를 자극했을 때 심장 세포에서 활동 전위가 발생하는 빈도의 변화를 나타낸 것이다.

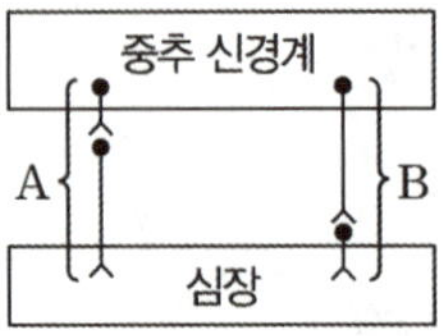

(가)

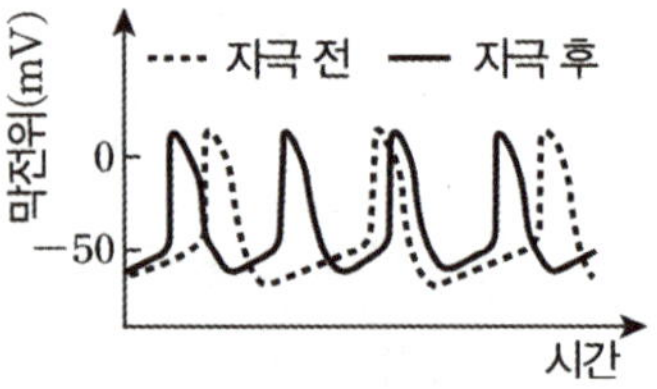

(나)

이에 대한 설명으로 옳은 것만을 〈보기〉에서 있는 대로 고른 것은?

〈보 기〉

ㄱ. A는 말초 신경계에 속한다.
ㄴ. B의 신경절 이전 뉴런의 신경 세포체는 척수에 존재한다.
ㄷ. (나)는 A를 자극했을 때의 변화를 나타낸 것이다.

① ㄱ ② ㄴ ③ ㄱ, ㄷ
④ ㄴ, ㄷ ⑤ ㄱ, ㄴ, ㄷ

184. 기본 PLUS

1st 2nd 3rd

그림은 서로 다른 유형의 감각수용기에 의해서 감각자극이 감지되는 과정을 모식적으로 나타낸 것이다.

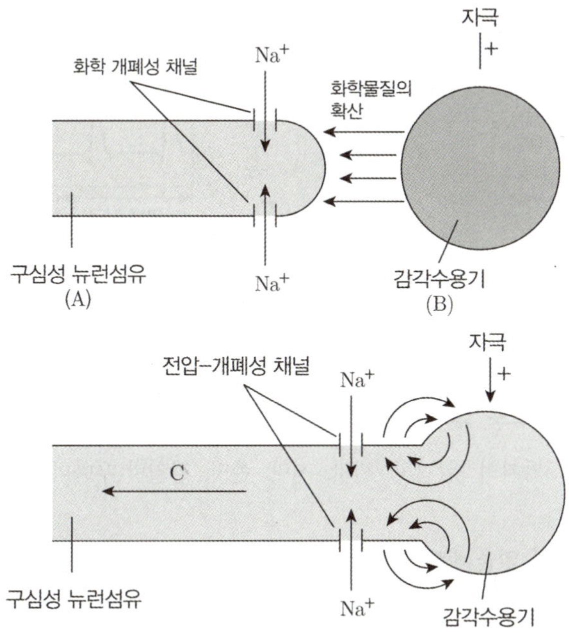

이에 대한 설명으로 옳은 것만을 <보기>에서 있는 대로 고른 것은?

〈보 기〉

ㄱ. A에서는 활동전위가 발생하지 않는다.
ㄴ. B는 상피세포이다.
ㄷ. C는 주로 차등성 전위 형태의 신경신호의 전달이다.

① ㄱ　② ㄴ　③ ㄷ
④ ㄱ, ㄴ　⑤ ㄱ, ㄷ　⑥ ㄴ, ㄷ
⑦ ㄱ, ㄴ, ㄷ

185. 기본

1st 2nd 3rd

그림 (가)는 맛봉오리(미뢰)의 구조를 나타낸 것이고, (나)는 (가)의 맛공에 염분 자극을 주기 전과 후에 A에서 나타나는 막전위 변화를 나타낸 것이다.

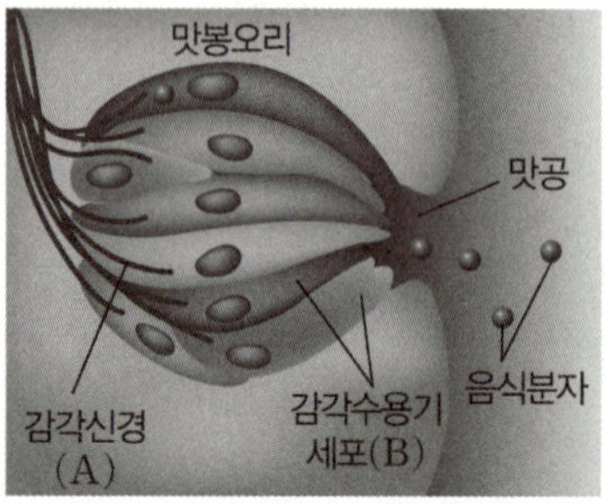

(가)

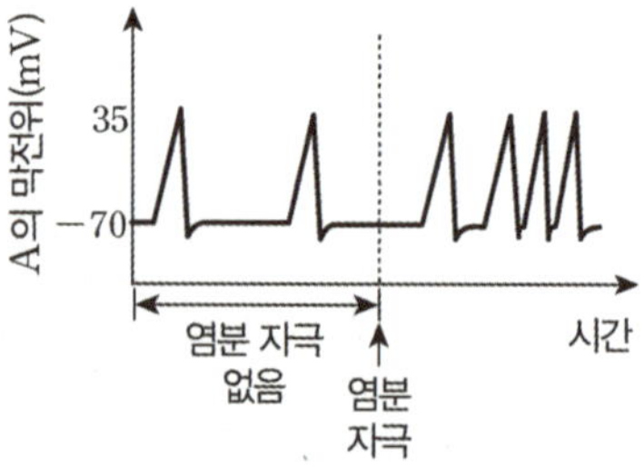

(나)

이에 대한 설명으로 옳지 <u>않은</u> 것은?

① (가)에서 5가지의 맛(단맛, 짠맛, 신맛, 쓴맛, 감칠맛(우마미맛))을 모두 감지할 수 있다.

② 염분 자극이 없을 때에도 A에서 활동전위가 발생한다.

③ B는 상피세포이다.

④ 뇌는 A를 통해 전달된 활동전위의 크기에 따라 염분 자극의 유무를 구분한다.

⑤ A를 통해 전달된 정보는 두정엽(parietal lobe)에 존재하는 미각령에서 해석된다.

186. 기본 PLUS

1st 2nd 3rd

그림은 사람의 피부에 존재하는 여러 기계수용기를 나타낸 것이다.

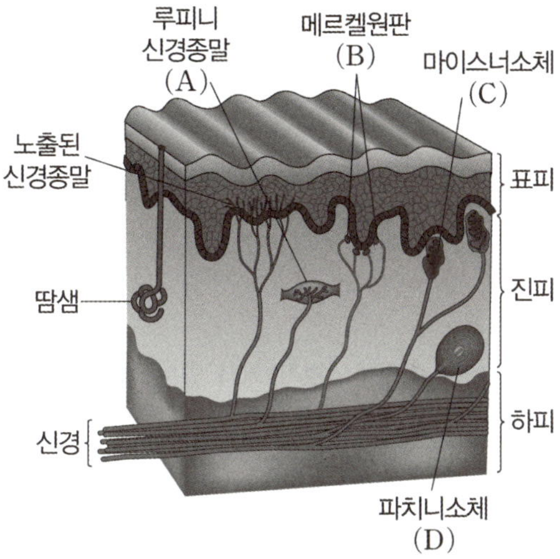

이에 대한 설명으로 옳은 것만을 〈보기〉에서 있는 대로 고른 것은?

〈보 기〉

ㄱ. 감각적응의 속도는 A가 D보다 더 빠르다.
ㄴ. B와 C는 압력을 감지한다.
ㄷ. 손가락에서 B의 밀도는 등에서 B의 밀도보다 더 높다.

① ㄱ ② ㄴ ③ ㄷ
④ ㄱ, ㄴ ⑤ ㄱ, ㄷ ⑥ ㄴ, ㄷ
⑦ ㄱ, ㄴ, ㄷ

187. (기본) 2011학년도 4월 전국연합학력평가

1st 2nd 3rd

그림은 귀의 구조 일부를 나타낸 것이다.

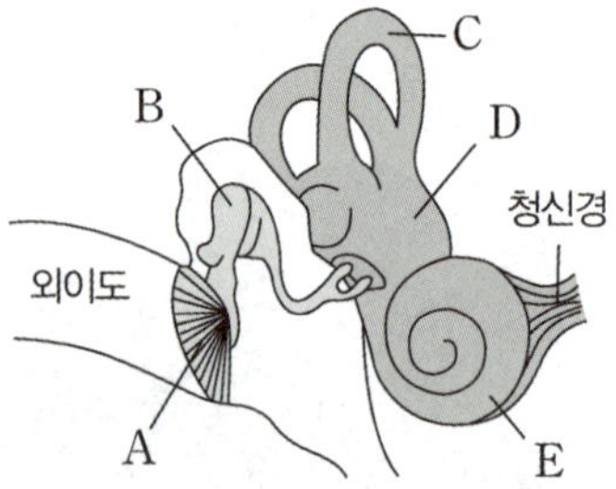

이에 대한 설명으로 옳은 것만을 〈보기〉에서 있는 대로 고른 것은?

〈보기〉

ㄱ. A의 진동은 B에서 증폭된다.

ㄴ. 소리의 전달 경로는 A → B → C → D → E이다.

ㄷ. D와 E에서 물리적 자극이 감각모를 자극하여 감각 세포에서 흥분이 일어난다.

① ㄱ　② ㄴ　③ ㄷ

④ ㄱ, ㄴ　⑤ ㄱ, ㄷ

188. 기본 2011학년도 9월 모의평가

1st 2nd 3rd

그림 (가)는 시세포 X의 광화학 반응을, (나)는 밝은 곳에서 어두운 곳으로 들어갔을 때 동공의 크기 변화를 나타낸 것이다.

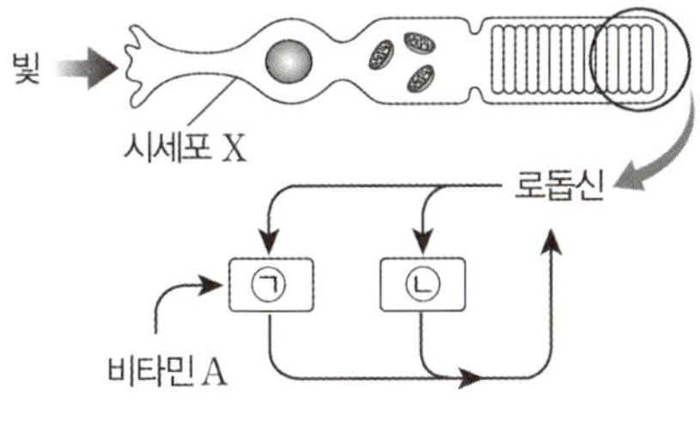

(가)

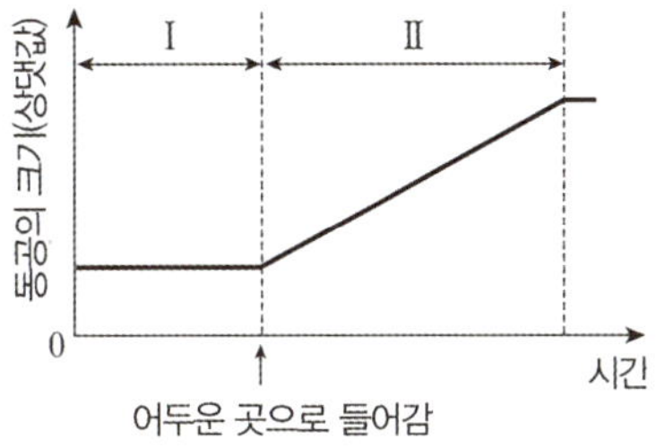

(나)

이에 대한 설명으로 옳은 것만을 〈보기〉에서 있는 대로 고른 것은?

〈보기〉

ㄱ. ㉠은 레티넨, ㉡은 옵신이다.
ㄴ. ㉠과 ㉡의 결합은 구간 Ⅱ보다 Ⅰ에서 많이 일어난다.
ㄷ. X의 작용으로 밝은 곳에서 물체의 색깔이 구별된다.

① ㄱ ② ㄴ ③ ㄱ, ㄴ
④ ㄱ, ㄷ ⑤ ㄴ, ㄷ

189. 연습 2010학년도 6월 모의평가

1st 2nd 3rd

그림은 사람의 머리를 위에서 보았을 때 오른쪽 귀에 있는 수평 반고리관의 단면을 나타낸 것이다.

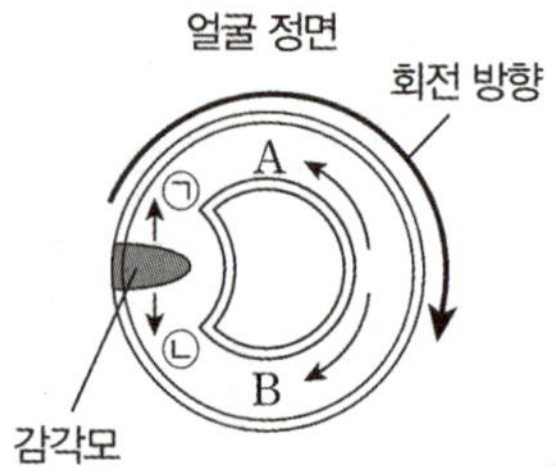

평지에 정지해 있던 어떤 사람이 제자리에서 시계 방향으로 계속해서 빠르게 회전하다 갑자기 멈추었을 때 어지러움을 느꼈다. 이 때 이 사람의 오른쪽 귀에 있는 수평 반고리관에서 림프의 움직임과 감각모의 휘어짐으로 옳은 것은?

	림프의 움직임	감각모의 휘어짐
①	A방향으로 움직임	㉡방향으로 휘어짐
②	A방향으로 움직임	휘어지지 않음
③	B방향으로 움직임	㉠방향으로 휘어짐
④	B방향으로 움직임	㉡방향으로 휘어짐
⑤	움직이지 않음	휘어지지 않음

190. 연습 2011학년도 10월 전국연합학력평가

1st 2nd 3rd

자료는 어떤 과학 게시판에 올라온 글을, 그림은 햄스터의 홍채에 연결된 두 자율 신경 (가), (나)를 나타낸 것이다.

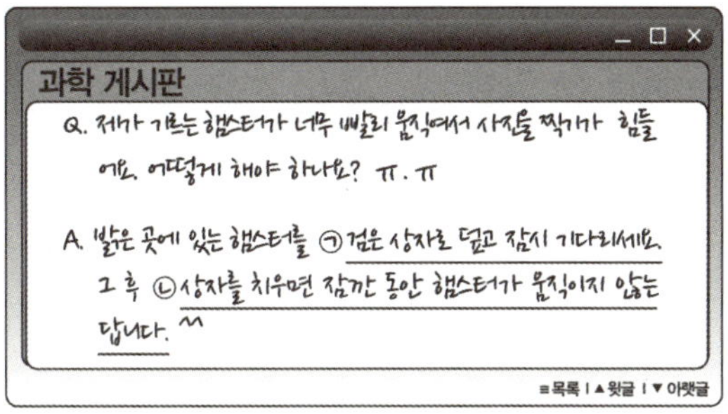

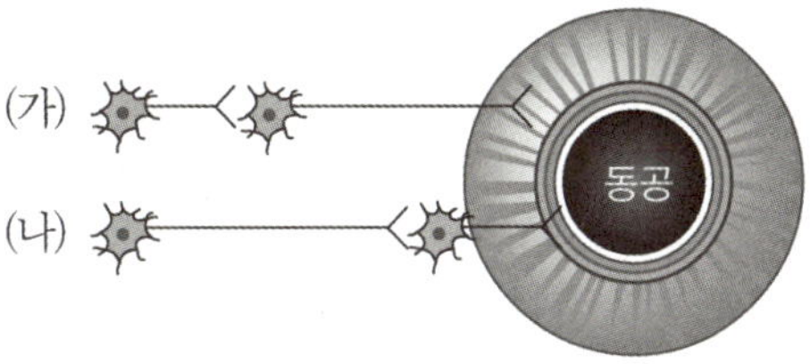

이 햄스터의 눈에서 일어나는 현상에 대한 옳은 설명만을 〈보기〉에서 있는 대로 고른 것은? (단, 햄스터의 눈은 사람과 같은 방식으로 조절된다.)

〈보 기〉

ㄱ. ㉠보다 ㉡일 때 망막에서 $\frac{\text{옵신의 양}}{\text{로돕신의 양}}$의 값이 더 크다.

ㄴ. (가)의 활동 전위 발생 빈도는 ㉠보다 ㉡일 때 더 높다.

ㄷ. (나)의 소설 중추는 숭뇌이다.

① ㄱ ② ㄷ ③ ㄱ, ㄴ
④ ㄱ, ㄷ ⑤ ㄴ, ㄷ

191. 연습 2012학년도 3월 전국연합학력평가

1st 2nd 3rd

그림은 동공 반사 경로를 나타낸 것이다.

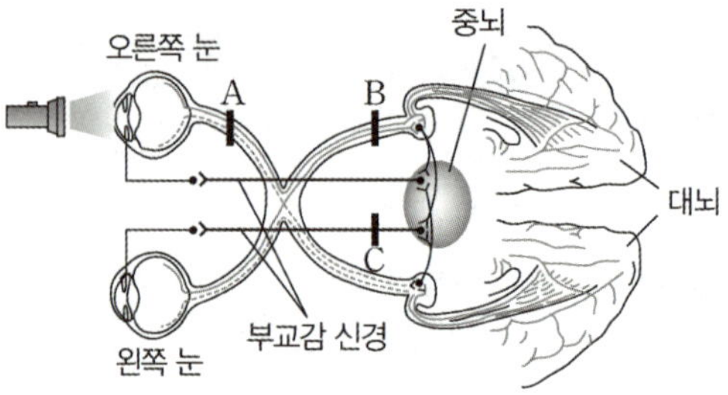

오른쪽 눈에만 강한 빛을 주었을 때 일어나는 현상에 대한 옳은 설명만을 〈보기〉에서 있는 대로 고른 것은?

〈보기〉

ㄱ. A부위만 손상될 경우 왼쪽 눈에만 동공 반사가 일어난다.
ㄴ. B부위만 손상될 경우 양쪽 눈에 동공 반사가 일어난다.
ㄷ. C부위만 손상될 경우 오른쪽 눈에만 동공 반사가 일어난다.

① ㄱ ② ㄴ ③ ㄱ, ㄷ
④ ㄴ, ㄷ ⑤ ㄱ, ㄴ, ㄷ

192. 기본 2015학년도 6월 모의평가

1st 2nd 3rd

그림 (가)는 근육 원섬유 마디 X가 이완된 상태를, (나)의 A～C는 X의 서로 다른 세 지점에서 ⓐ 방향으로 자른 단면을 나타낸 것이다. ㉠과 ㉡은 각각 액틴 필라멘트와 마이오신 필라멘트 중 하나이다.

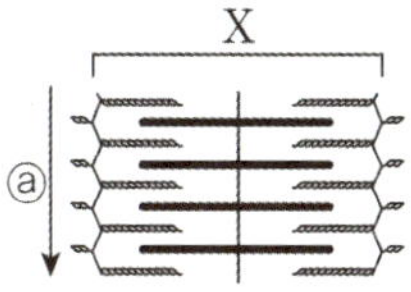

(가)

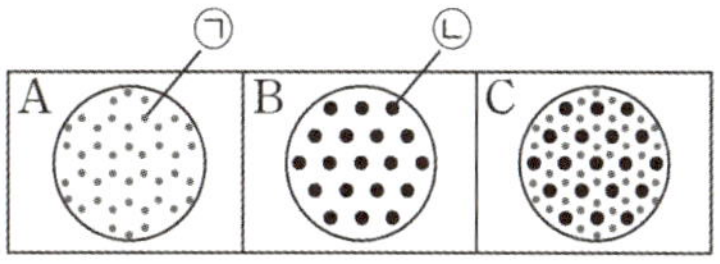

(나)

이에 대한 설명으로 옳은 것만을 〈보기〉에서 있는 대로 고른 것은?

〈보기〉

ㄱ. ㉠은 액틴 필라멘트이다.

ㄴ. C는 I대의 단면에 해당한다.

ㄷ. X의 $\frac{\text{H대 길이}}{\text{A대 길이}}$는 (가)에서보다 X가 수축된 상태에서 작다.

① ㄱ ② ㄷ ③ ㄱ, ㄴ
④ ㄱ, ㄷ ⑤ ㄴ, ㄷ

193. 기본 PLUS

1st 2nd 3rd

다음 그림은 신경세포 (가)가 다리의 골격근세포 (나)의 수축을 자극하는 과정을 모식적으로 나타낸 것이다.

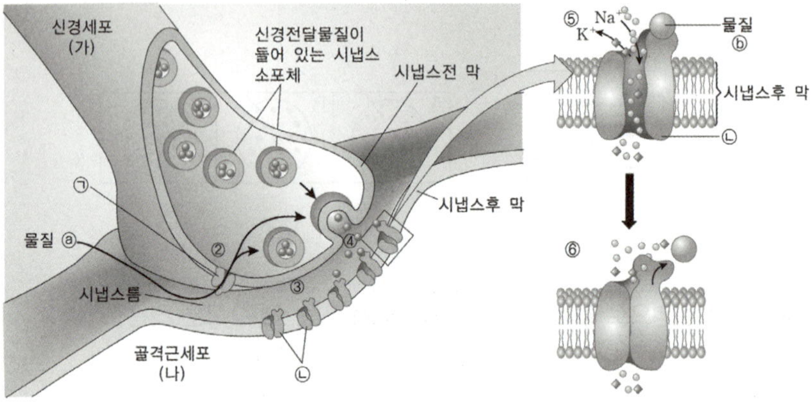

이에 대한 다음 설명 중 옳은 것은?

① 신경세포 (가)의 세포체는 뇌에 존재한다.

② ㉠과 ㉡은 리간드 의존성 이온통로이다.

③ ⓑ가 ㉡에 작용했을 때 골격근세포 (나)의 막전위는 변화가 없을 것이다.

④ 물질 ⓐ는 Na^{+}이다.

⑤ 물질 ⓑ는 아세틸콜린이다.

194. 기본 PLUS

1st 2nd 3rd

다음은 사람에서 관찰되는 서로 다른 2가지 유형의 근육(X, Y)을 모식적으로 나타낸 그림과 각각의 특성을 조사한 표이다.

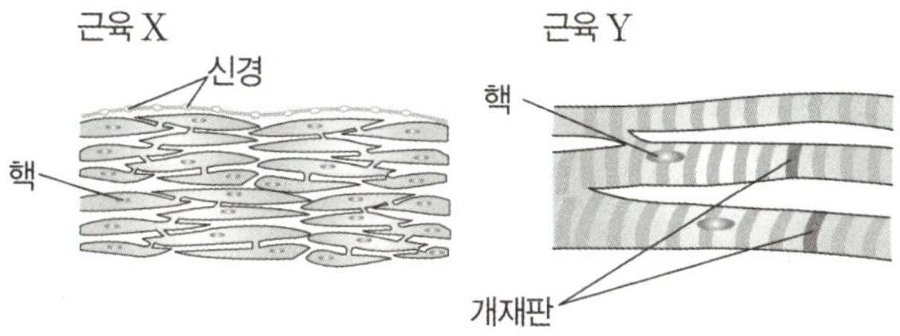

	근육 X	근육 Y
연결된 뉴런	A	
근절의 유무	없음	있음
Ca^{2+} 결합단백질		B
세포당 핵의 수	1개	1개
간극연접		C

다음 중 A와 B, C에 들어갈 내용으로 가장 적절한 것은?

	A	B	C
①	자율뉴런	트로포닌	있음
②	운동뉴런	트로포닌	있음
③	자율뉴런	트로포미오신	있음
④	운동뉴런	트로포닌	없음
⑤	자율뉴런	트로포미오신	없음

195. 연습 PLUS

1st 2nd 3rd

다음 그림은 신경근육접합(neuromuscular junction)의 운동신경세포가 자극되었을 때 근섬유에서 일어나는 현상을 모식적으로 나타낸 것이다.

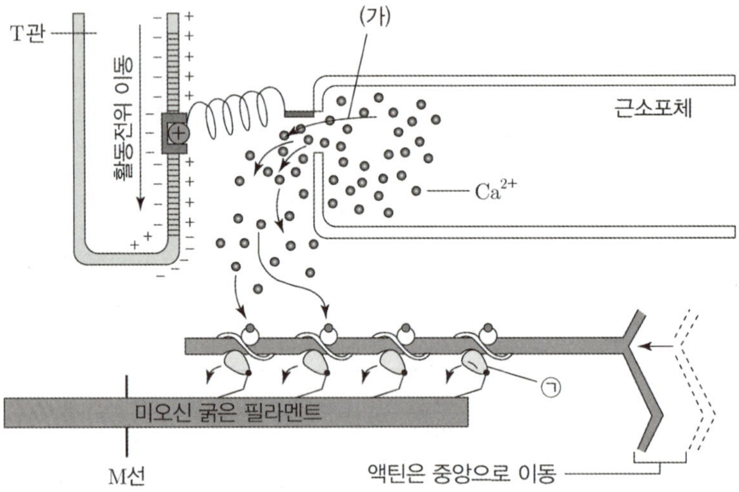

이에 대한 설명으로 옳은 것만을 〈보기〉에서 있는 대로 고른 것은?

〈보기〉

ㄱ. T관 막에는 전압개폐성 Na^+ 통로가 존재한다.
ㄴ. Ca^{2+}이 방출되는 (가) 과정은 수동수송이다.
ㄷ. ㉠은 ATP 가수분해효소로서 기능한다.

① ㄱ ② ㄴ ③ ㄷ
④ ㄱ, ㄴ ⑤ ㄱ, ㄷ ⑥ ㄴ, ㄷ
⑦ ㄱ, ㄴ, ㄷ

196. 연습 2019학년도 9월 모의평가

1st 2nd 3rd

다음은 골격근의 수축 과정에 대한 자료이다.

- 그림은 근육 원섬유 마디 X의 구조를 나타낸 것이다. X는 좌우 대칭이다.

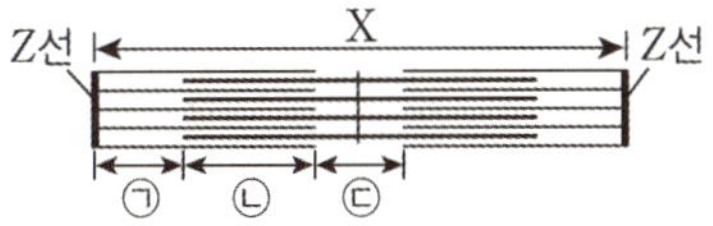

- 구간 ㉠은 액틴 필라멘트만 있는 부분이고, ㉡은 액틴 필라멘트와 마이오신 필라멘트가 겹치는 부분이며, ㉢은 마이오신 필라멘트만 있는 부분이다.
- 표 (가)는 ⓐ~ⓒ에서 액틴 필라멘트와 마이오신 필라멘트의 유무를, (나)는 골격근 수축 과정의 두 시점 t_1과 t_2일 때 X의 길이에서 ⓒ의 길이를 뺀 값(X－ⓒ)과 ⓑ의 길이와 ⓒ의 길이를 더한 값(ⓑ＋ⓒ)을 나타낸 것이다. ⓐ~ⓒ는 ㉠~㉢을 순서 없이 나타낸 것이다.

구간	액틴 필라멘트	마이오신 필라멘트
ⓐ	?	○
ⓑ	○	×
ⓒ	?	○

(○: 있음, ×: 없음)

(가)

시점	X－ⓒ	ⓑ＋ⓒ
t_1	2.0 μm	2.0 μm
t_2	2.0 μm	0.8 μm

(나)

이에 대한 설명으로 옳은 것만을 〈보기〉에서 있는 대로 고른 것은?

〈보기〉

ㄱ. ⓒ는 H대이다.

ㄴ. ⓐ의 길이와 ⓒ의 길이를 더한 값은 t_1일 때와 t_2일 때가 같다.

ㄷ. X의 길이는 t_1일 때가 t_2일 때보다 0.8 μm 길다.

① ㄱ　② ㄴ　③ ㄷ
④ ㄱ, ㄷ　⑤ ㄴ, ㄷ

BEST SELECTION+

생물추론 300제

MEGAMD

PHARMACY EDUCATION ELIGIBILITY TEST

PART IV

생식과 발생

197. 기본 PLUS

1st 2nd 3rd

그림은 남성의 생식기관을 나타낸 것이다.

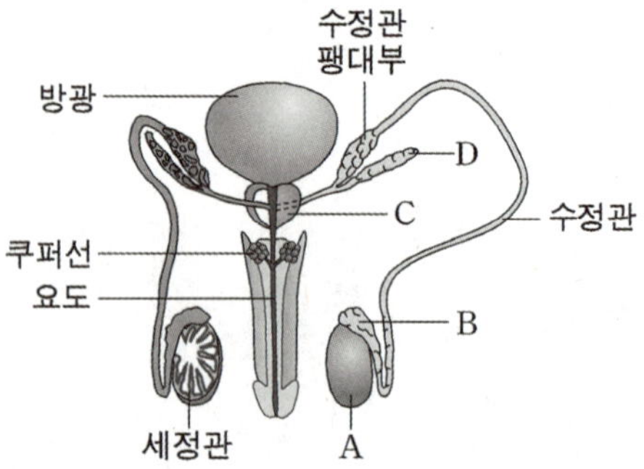

각 기관의 역할에 대한 설명으로 옳은 것을 〈보기〉에서 모두 고른 것은?

〈보 기〉

ㄱ. A에서 감수분열이 일어난다.
ㄴ. B에서 정자는 이동성과 난자를 수정시킬 수 있는 능력을 갖게 된다.
ㄷ. C에서 테스토스테론이 생성된다.
ㄹ. 정자는 D에 저장된다.

① ㄱ, ㄴ ② ㄱ, ㄹ ③ ㄴ, ㄷ
④ ㄷ, ㄹ ⑤ ㄱ, ㄴ, ㄹ

198. (기본) 2012학년도 3월 전국연합학력평가

1st 2nd 3rd

그림은 사람의 난자 형성 과정을 나타낸 것이다.

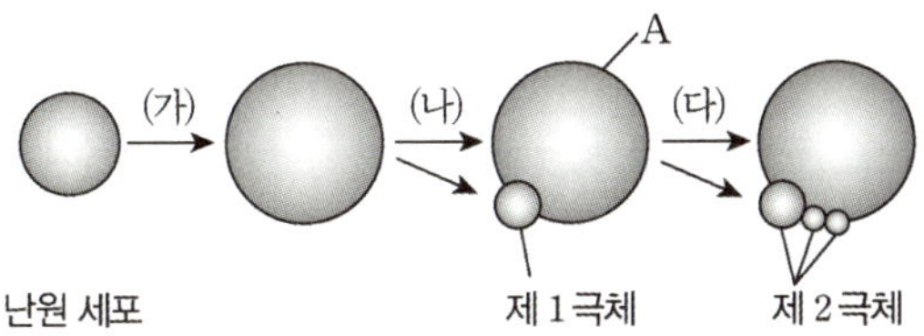

이에 대한 설명으로 옳지 않은 것은?

① (가)는 출생 전에 진행된다.

② (나)에서 염색체 수가 반감된다.

③ 임신 기간 중에는 (나)가 진행되지 않는다.

④ (다)는 수란관에서 진행된다.

⑤ A에 정자가 들어갈 경우 (다)가 진행되지 않는다.

199. (기본) 2009학년도 7월 전국연합학력평가

1st 2nd 3rd

그림 (가)는 정상 여성의 생식 주기에서 난소와 자궁벽 변화를, (나)는 생식 주기에 관여하는 호르몬의 작용을 나타낸 것이다.

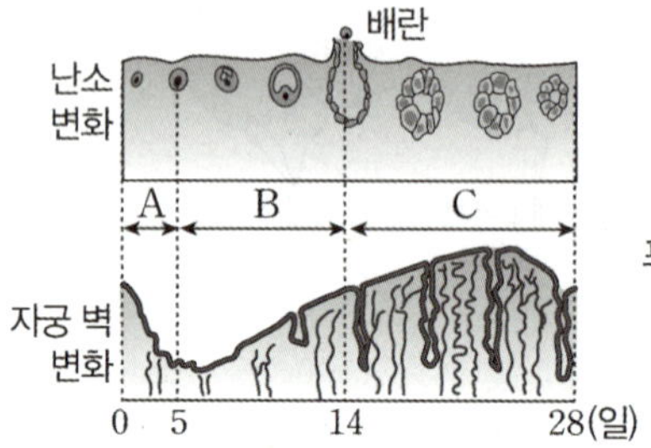

(가)

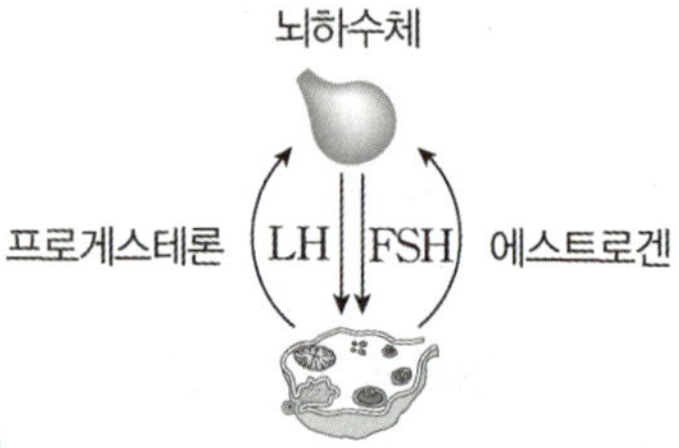

(나)

이 자료에 대한 설명으로 옳은 것은?

① A 시기에 LH의 분비량이 가장 많다.
② B 시기에 FSH와 에스트로겐의 분비량은 계속 증가한다.
③ C 시기에 프로게스테론에 의해 LH의 분비가 억제된다.
④ FSH와 LH의 표적 기관은 난소와 자궁벽이다.
⑤ 배란이 일어난 이후부터 자궁벽은 두꺼워지기 시작한다.

200. (기본) 2017학년도 7월 전국연합학력평가

1st 2nd 3rd

그림은 규칙적인 생식 주기를 갖는 어떤 여성의 호르몬 농도를 일정 기간 조사한 것이다.

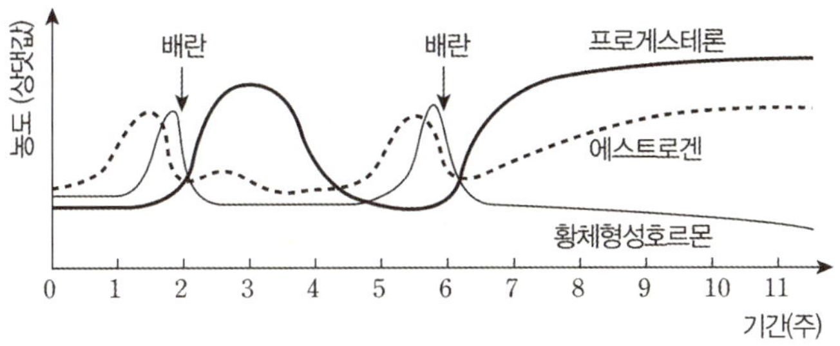

이에 대한 설명으로 옳은 것을 〈보기〉에서 모두 고른 것은?

〈보기〉

ㄱ. 이 여성은 7주 경에 임신하였다.
ㄴ. 황체형성호르몬은 여포의 성숙을 촉진한다.
ㄷ. 에스트로겐의 농도가 감소하면 배란이 억제된다.
ㄹ. 프로게스테론 농도가 감소하면 자궁 내벽이 퇴화한다.

① ㄱ, ㄴ　② ㄱ, ㄷ　③ ㄱ, ㄹ
④ ㄴ, ㄹ　⑤ ㄴ, ㄷ, ㄹ

201. 연습 PLUS

1st 2nd 3rd

다음은 남성의 생식 기능의 호르몬 조절을 모식적으로 나타낸 그림이다.

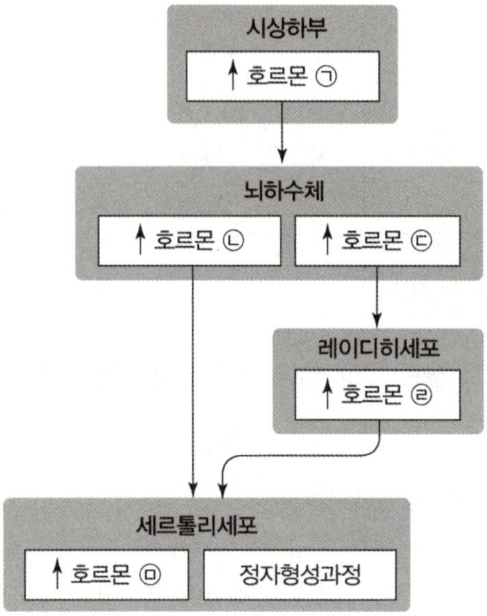

이에 대한 다음 설명 중 옳은 것은?

① 호르몬 ㉠은 상피세포에서 분비된다.
② 여성에서 호르몬 ㉡은 난소에서 배란을 유도한다.
③ 호르몬 ㉢은 뇌하수체 후엽에서 분비된다.
④ 호르몬 ㉣의 전구체는 아미노산 티로신이다.
⑤ 호르몬 ㉤의 표적세포는 뇌하수체 전엽에 존재한다.

202. 연습 2006학년도 4월 전국연합학력평가

1st 2nd 3rd

그림은 임신 후 인간 융모성 생식선 자극 호르몬(hCG)과 프로게스테론의 분비 관계를, 그래프는 임신 기간에 따른 hCG와 프로게스테론의 농도를 나타낸 것이다.

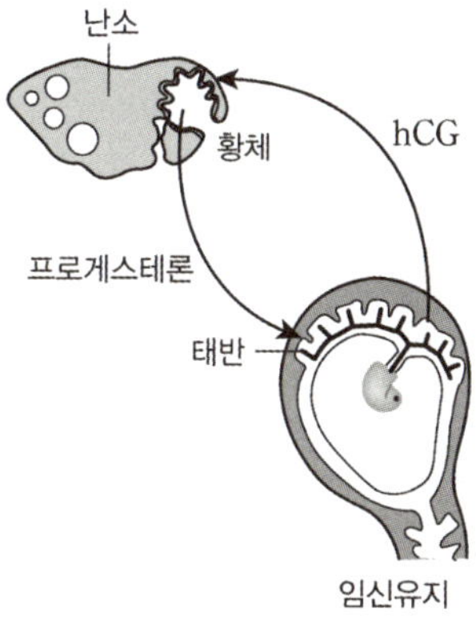

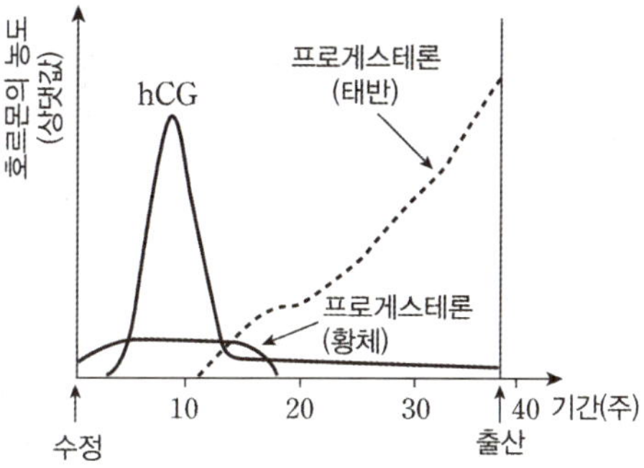

이에 대한 해석으로 옳은 것은?

① 출산 10주 전에 프로게스테론 분비가 정지된다.
② 황체의 프로게스테론 분비는 20주 후에도 지속된다.
③ 임신 초기에 분비되는 hCG는 황체의 퇴화를 억제한다.
④ 태반에서 분비되는 프로게스테론은 황체를 유지시킨다.
⑤ 프로게스테론은 출산 때까지 hCG에 의해 분비량이 조절된다.

203. 기본 PLUS

1st 2nd 3rd

다음은 성게의 정자와 난자가 수정하는 과정을 나타낸 그림이다.

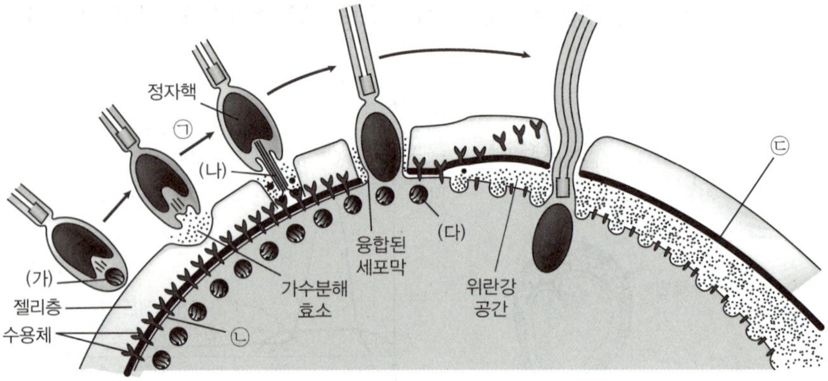

이에 대한 설명으로 옳지 <u>않은</u> 것은?

① (가)와 (다)의 엑소시토시스를 위해서는 Ca^{2+}이 필요하다.
② ㉠ 과정에서 빈딘(bindin)과 빈딘수용체의 인식이 일어난다.
③ 콜히친(colchicine)은 (나)의 조립을 방해한다.
④ (다)의 내부에는 단백질 가수분해효소가 들어 있다.
⑤ 정자는 ㉡은 뚫고 들어갈 수 있지만, ㉢은 뚫고 들어갈 수 없다.

204. 기본 PLUS

1st 2nd 3rd

그림 (가)와 (나)는 동물 A와 B에서 일어나는 난할을 나타낸 것이다. 동물 A와 B는 개구리나 제브라피쉬(Zebrafish) 중 어느 하나에 각각 해당한다.

(가) 동물 A

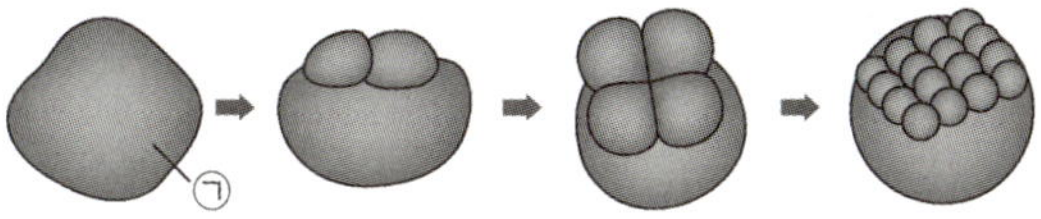

(나) 동물 B

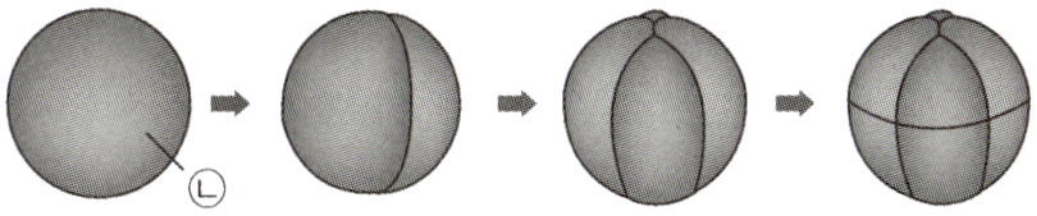

이에 대한 설명으로 옳은 것만을 〈보기〉에서 있는 대로 고른 것은?

〈보기〉

ㄱ. 동물 A는 개구리이다.

ㄴ. $\frac{\text{난황의 부피}}{\text{세포질 전체의 부피}}$는 ㉠이 ㉡보다 더 크다.

ㄷ. (나)에서는 방사형 난할이 일어난다.

① ㄱ ② ㄴ ③ ㄷ
④ ㄱ, ㄴ ⑤ ㄱ, ㄷ ⑥ ㄴ, ㄷ
⑦ ㄱ, ㄴ, ㄷ

205. (기본) 2005학년도 9월 모의평가

1st 2nd 3rd

그림은 사람의 초기 발생 과정을 나타낸 것이다.

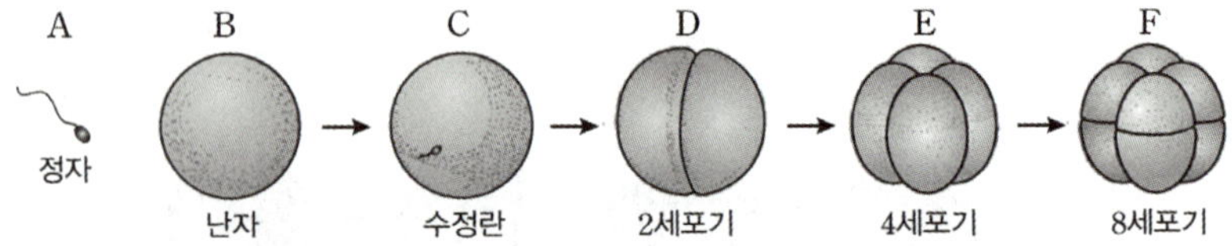

정자, 난자, 각 단계의 배가 가진 DNA 총량과 세포질 총량을 비교한 것으로 옳은 것은?

□ DNA 양 ■ 세포질 양

①

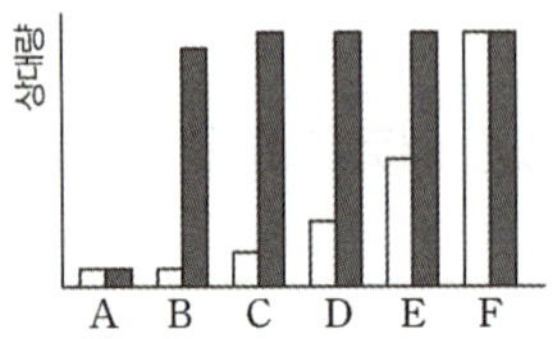

②

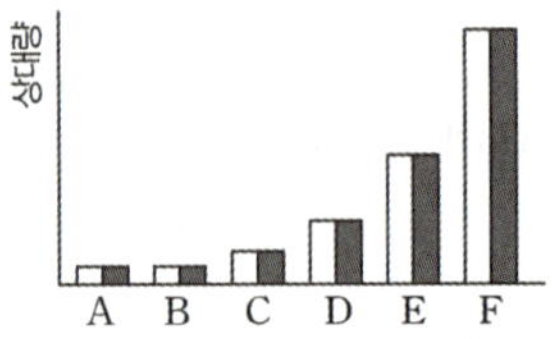

③

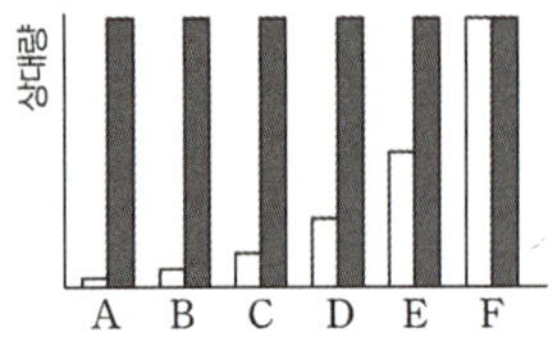

④

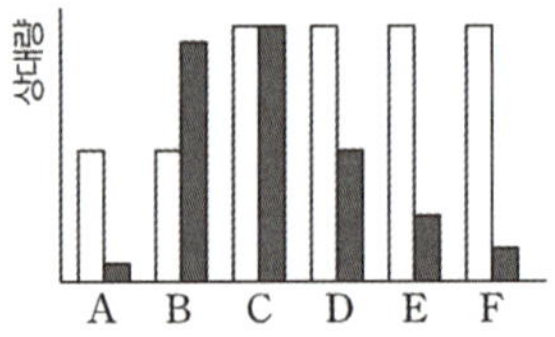

⑤

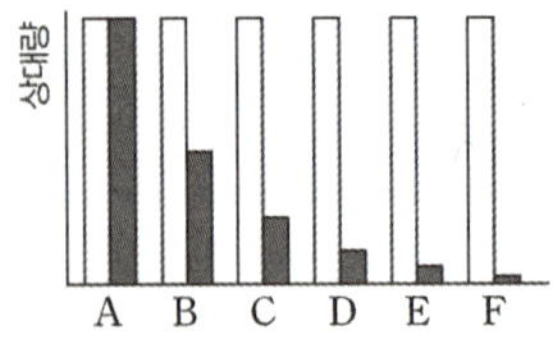

206. 기본 PLUS

1st 2nd 3rd

그림은 개구리의 초기 낭배와 후기 낭배를 나타낸 것이다.

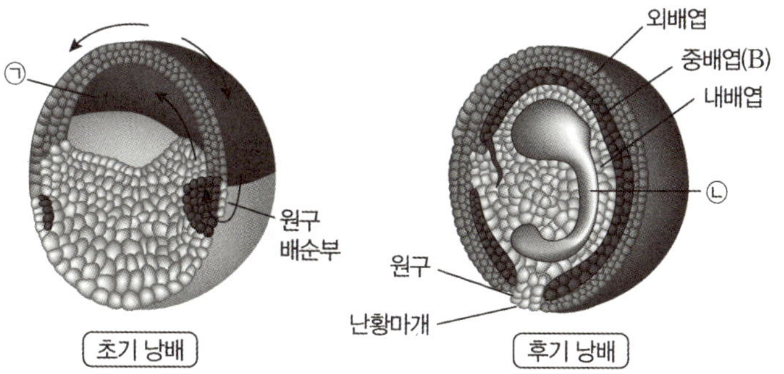

이에 대한 설명으로 옳은 것만을 〈보기〉에서 있는 대로 고른 것은?

〈보기〉

ㄱ. 중추신경계는 B에서 형성된다.
ㄴ. ㉡은 ㉠에서 형성된다.
ㄷ. 초기 낭배가 후기 낭배로 발생하는 과정에서 수렴확장이 일어난다.

① ㄱ ② ㄴ ③ ㄷ
④ ㄱ, ㄴ ⑤ ㄱ, ㄷ ⑥ ㄴ, ㄷ
⑦ ㄱ, ㄴ, ㄷ

IV.

207. 기본 PLUS

1st 2nd 3rd

다음 그림은 발생 중인 양서류의 신경배의 단면을 모식적으로 나타낸 것이다.

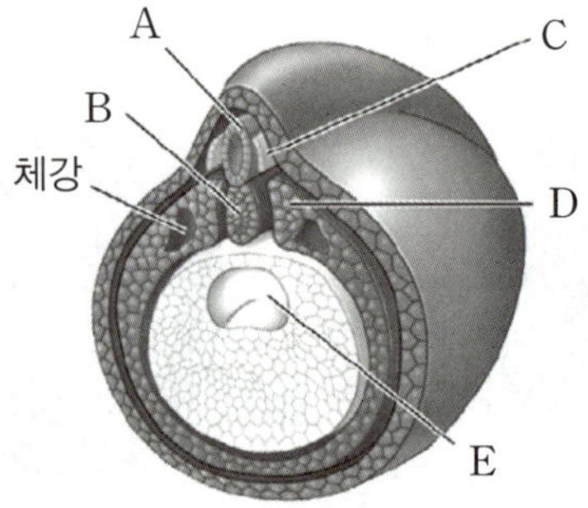

이에 대한 설명으로 옳은 것은?

① A~E 중에서 가장 먼저 형성되는 기관은 A이다.
② A의 유도로 B가 형성된다.
③ C는 중배엽성 조직으로 말초신경계와 부신수질을 형성한다.
④ D는 척추, 근육, 피부의 진피 등을 형성한다.
⑤ E는 포배형성과정 중에 난할 결과로 형성된 것이다.

208. 기본 PLUS

1st 2nd 3rd

그림은 조류의 낭배형성과정을 나타낸 것이다.

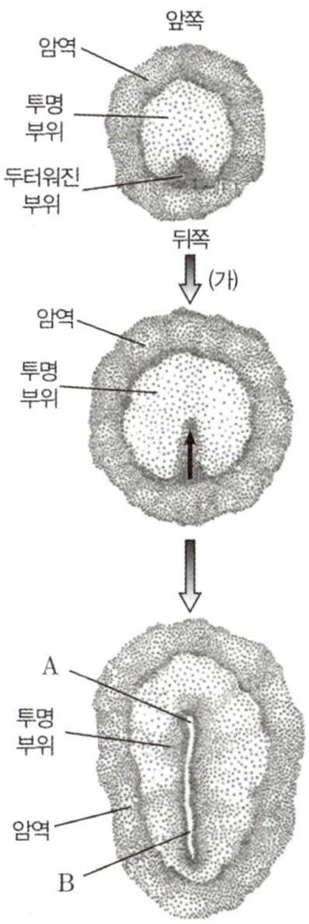

이에 대한 설명으로 옳은 것만을 〈보기〉에서 있는 대로 고른 것은?

〈보 기〉

ㄱ. (가) 단계에서 수렴확장 과정이 필수적이다.
ㄴ. A 부위를 통해 함입된 세포는 척삭이 된다.
ㄷ. B 부위를 통해서 함입된 세포는 중배엽으로는 될 수 있지만, 내배엽은 되지 못한다.

① ㄱ ② ㄴ ③ ㄷ
④ ㄱ, ㄴ ⑤ ㄱ, ㄷ ⑥ ㄴ, ㄷ
⑦ ㄱ, ㄴ, ㄷ

209. 기본 PLUS

1st 2nd 3rd

다음은 사람의 사지싹(limb bud)이 발달되는 과정의 형성체 지역을 나타낸 것이다.

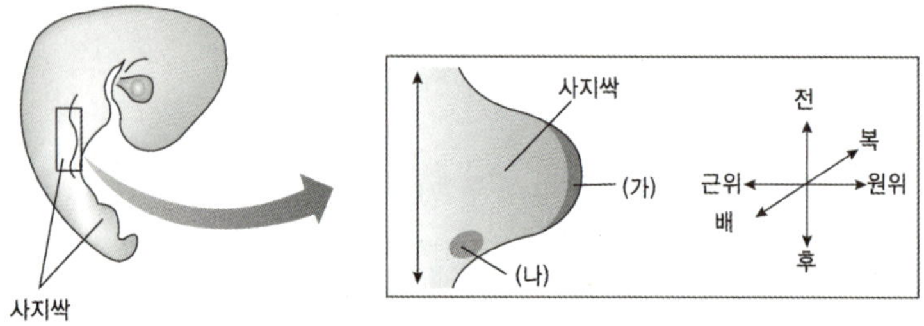

이에 대한 설명으로 옳은 것만을 <보기>에서 있는 대로 고른 것은?

〈보기〉

ㄱ. (가)부위 바로 밑의 사지 간충조직을 다른 간충조직으로 교체하면 근-원축을 따라서 다리가 정상적으로 뻗어나간다.

ㄴ. 전-후 축을 기준으로 (나)에서 전 방향으로 가장 멀리 있는 세포는 엄지 손가락이 된다.

ㄷ. (가)를 제거하고 섬유아세포 성장인자(FGF)를 분비하는 구슬을 삽입하면 사지싹이 정상적으로 발생해나갈 수 있다.

① ㄱ ② ㄴ ③ ㄷ
④ ㄱ, ㄴ ⑤ ㄱ, ㄷ ⑥ ㄴ, ㄷ
⑦ ㄱ, ㄴ, ㄷ

210. 기본 PLUS

1st 2nd 3rd

그림은 초파리의 혹스 유전자(*Hox* gene)를 나타낸 것이다. 초파리의 혹스 유전자는 *Antennapedia* 무리와 *Bithorax* 무리를 이루고 있고 T1~T3는 흉부 체절의 번호를, A1~A8은 복부 체절의 번호를 나타낸 것이다.

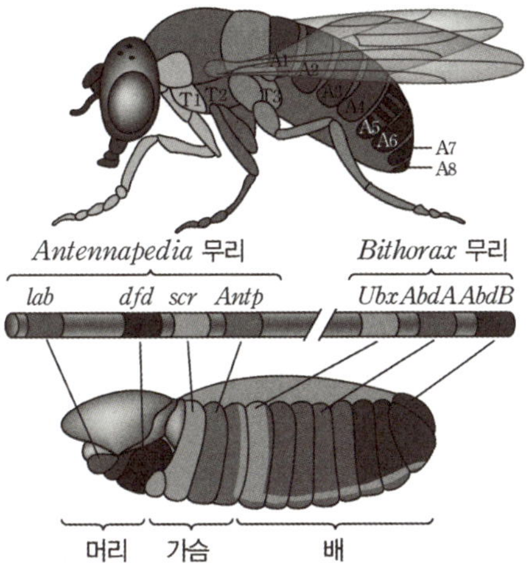

이에 대한 설명으로 옳은 것만을 〈보기〉에서 있는 대로 고른 것은?

〈보기〉

ㄱ. 혹스 유전자는 체절의 정체성을 결정한다.
ㄴ. *Antp*의 산물은 전사인자이다.
ㄷ. *lab*와 *Ubx*는 하나의 조상 유전자에서 진화하였다.

① ㄱ ② ㄴ ③ ㄷ
④ ㄱ, ㄴ ⑤ ㄱ, ㄷ ⑥ ㄴ, ㄷ
⑦ ㄱ, ㄴ, ㄷ

211. 연습 PLUS

1st 2nd 3rd

그림은 성게의 64-세포기 배아가 유생으로 발생하는 과정을 나타낸 것이다.

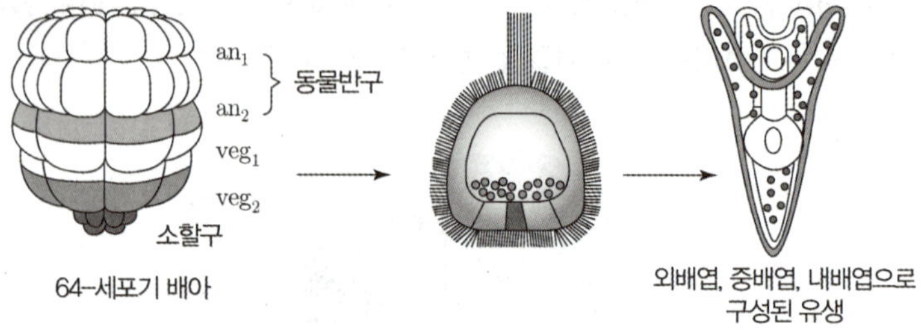

다음은 64-세포기 성게 배아를 이용하여 수행한 실험이다.

〈실험 과정〉

(가) 성게 64-세포기 배아를 수평으로 절단하여 식물반구를 제거한 후, 동물반구만으로 발생을 진행시켰다.

(나) 성게 64-세포기 배아에서 동물반구와 소할구만을 각각 분리한 후, 동물반구와 소할구만을 재조합하여 발생을 진행시켰다.

〈실험 결과〉

(가)

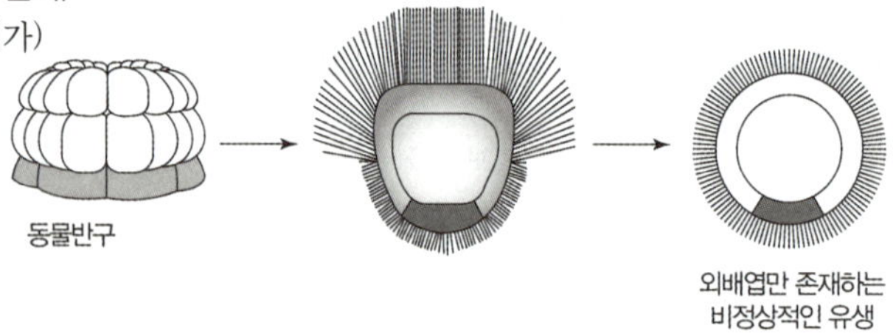

(나)

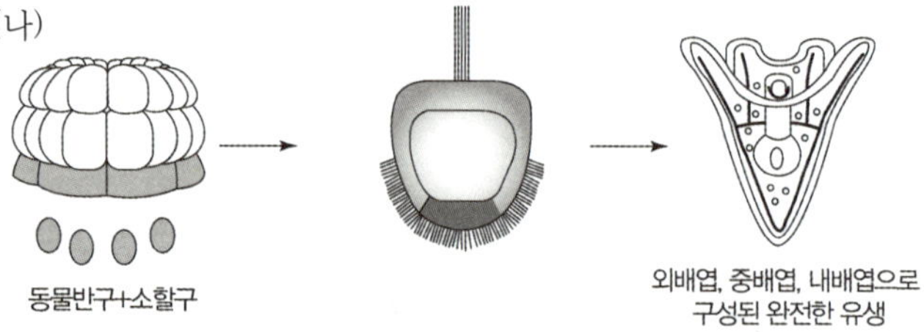

이에 대한 설명으로 옳은 것만을 〈보기〉에서 있는 대로 고른 것은?

〈보 기〉

ㄱ. 성게의 난자에서 세포질 결정인자(cytoplasmic determinant)는 식물극 쪽 세포질에 존재한다.

ㄴ. 동물반구의 세포는 운명이 자동적으로 결정된다.

ㄷ. 64-세포기 배아를 수직으로 절단하여 얻은 2개의 반구는, 유전적으로 동일한 2개의 완전한 유생으로 발달할 것이다.

① ㄱ ② ㄴ ③ ㄷ ④ ㄱ, ㄴ
⑤ ㄱ, ㄷ ⑥ ㄴ, ㄷ ⑦ ㄱ, ㄴ, ㄷ

212. 연습 PLUS

1st 2nd 3rd

다음은 개구리의 초기 배아 조직의 개체 형성 능력을 알아보기 위한 실험이다.

〈실험 과정〉

(가) 개구리 수정란을 준비한 후, 아기의 머리털을 사용하여 회색신월환이 이등분 되도록 묶어 2개의 할구로 분리한다.

(나) 개구리 수정란을 준비한 후, 아기의 머리털을 사용하여 회색신월환이 한쪽으로 격리되도록 묶어 2개의 할구로 분리한다.

(다) (가)와 (나)에서 준비한 수정란을 유생 시기까지 발생시킨다.

〈실험 결과〉

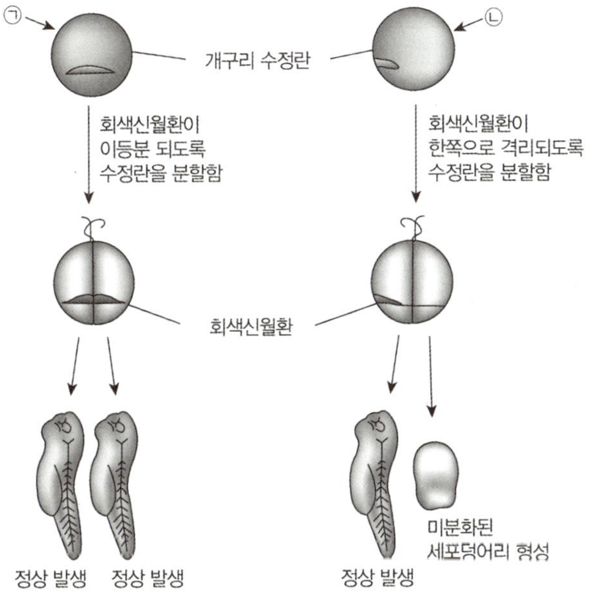

이에 대한 설명으로 옳은 것만을 〈보기〉에서 있는 대로 고른 것은?

〈보 기〉

ㄱ. <실험 과정> (가)에서 인위적인 이등분을 통해 형성된 두 할구는 모두 전능성(totipotency)을 갖는다.

ㄴ. 정자 침입 지점은 ㉡ 지점보다는 ㉠ 지점에 더 가깝게 위치한다.

ㄷ. β-카테닌의 농도는 회색신월환이 형성된 쪽이 반대쪽 부위보다 더 높다.

① ㄱ　② ㄴ　③ ㄷ

④ ㄱ, ㄴ　⑤ ㄱ, ㄷ　⑥ ㄴ, ㄷ

⑦ ㄱ, ㄴ, ㄷ

213. 연습 2005학년도 고등고시시험

1st 2nd 3rd

양서류의 일종인 제노푸스(*Xenopus*)를 이용하여 다음과 같은 발생 실험을 하였다.

실험구	A	B	C	D	E	F
배양 방법	정상 포배	동물극 부분만 단독 배양	동물극 부분 + 식물극 부분 혼합 배양	식물극 부분만 단독 배양	동물극 부분 + 중배엽 형성 요소	식물극 부분 + 중배엽 형성 요소
중배엽 형성 여부	형성됨	형성되지 않음	형성됨	형성되지 않음	형성됨	형성되지 않음

이 실험 결과로 보아 중배엽 형성에 관한 설명으로 옳은 것만을 〈보기〉에서 있는 대로 고른 것은?

〈보기〉

ㄱ. 동물극 부분에서 중배엽이 형성된다.
ㄴ. 중배엽은 배의 어느 부분에서나 형성 가능하다.
ㄷ. 중배엽 형성 요소는 식물극 부분에서 만들어진다.

① ㄱ ② ㄴ ③ ㄱ, ㄴ
④ ㄱ, ㄷ ⑤ ㄴ, ㄷ

214. 연습 PLUS

1st 2nd 3rd

그림은 생쥐의 배아를 이용하여 형질 X의 유전자가 조작된 키메라 생쥐(chimeric mouse)를 만드는 과정이다. 생쥐의 형질 X는 2개의 대립유전자(A, a)에 의해 결정되며, A는 a에 대해 우성이다.

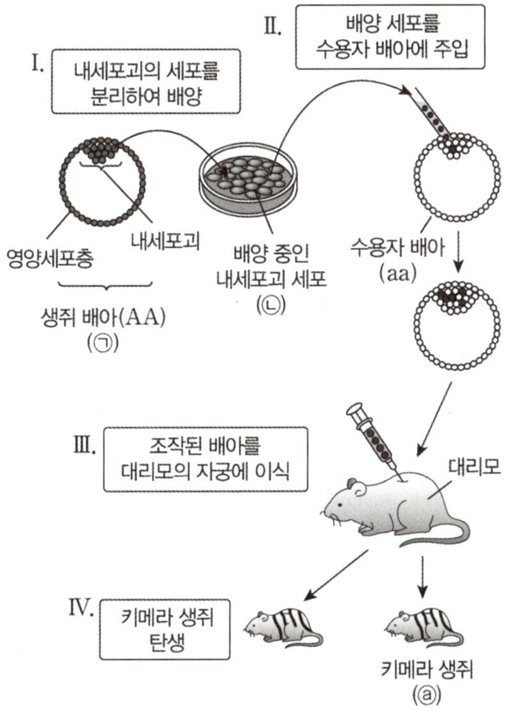

이에 대한 설명으로 옳은 것만을 <보기>에서 있는 대로 고른 것은?

〈보 기〉

ㄱ. ㉠은 포배이다.
ㄴ. ㉡은 전능성을 가진다.
ㄷ. ⓐ는 형질 X의 유전자좌에서 잡종이다.

① ㄱ ② ㄴ ③ ㄷ
④ ㄱ, ㄴ ⑤ ㄱ, ㄷ ⑥ ㄴ, ㄷ
⑦ ㄱ, ㄴ, ㄷ

215. 연습 PLUS

1st 2nd 3rd

그림 (가)는 *bicoid* mRNA에 상보적인 혼성화탐침을 이용하여 초파리 미수정란을 혼성화시킨 결과이고, 그림 (나)는 Bicoid 단백질에 특이적인 항체를 이용하여 초파리 초기 배아를 염색한 결과이다. (단, 진한 부위가 혼성화된 부위이거나 염색된 부위이다.)

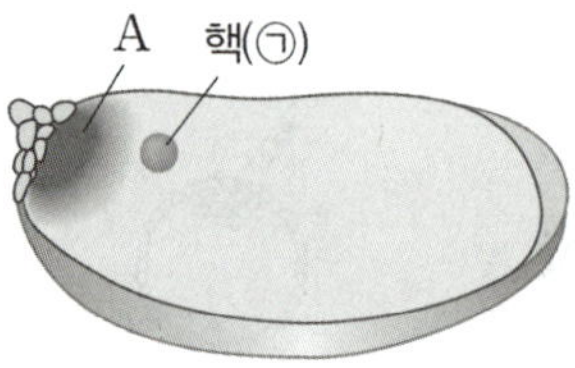

(가) 미수정란

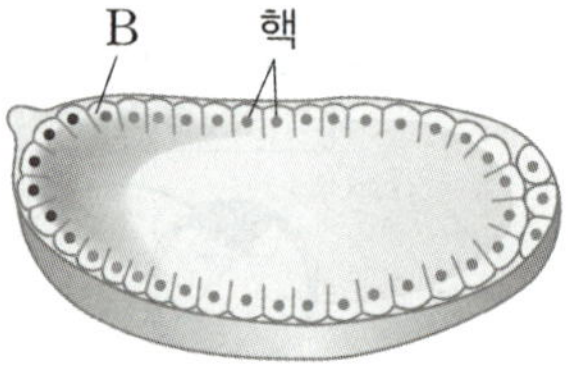

(나) 초기 배아

이에 대한 설명으로 옳은 것만을 〈보기〉에서 있는 대로 고른 것은?

〈보기〉

ㄱ. A 부위에 존재하는 염색된 핵산은 ㉠에서 전사되었다.
ㄴ. B 부위에 존재하는 염색된 단백질은 초기 배아의 앞쪽 부위에서 뒤쪽 부위로 자유롭게 확산될 수 있다.
ㄷ. A부위의 세포질(다량)을 다른 정상적인 미수정란의 뒤쪽 부위로 이식한 후 발생을 진행시키면, 양쪽 끝에 머리를 가지는 배아로 발생한다.

① ㄱ ② ㄴ ③ ㄷ
④ ㄱ, ㄴ ⑤ ㄱ, ㄷ ⑥ ㄴ, ㄷ
⑦ ㄱ, ㄴ, ㄷ

MEMO

BEST SELECTION+

생물추론 300제

MEGAMD

PHARMACY EDUCATION ELIGIBILITY TEST

PART V

식물생리학

216. 기본 PLUS

1st 2nd 3rd

다음 그림 (가)와 (나)는 서로 다른 2가지 유형 속씨식물의 잎 엽맥(vein) 구조를 나타낸 사진이다.

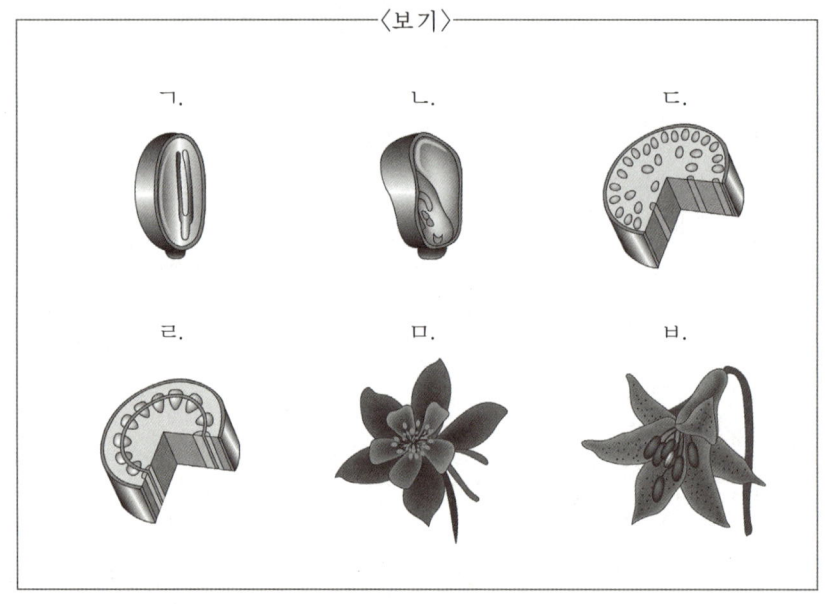

(가) (나)

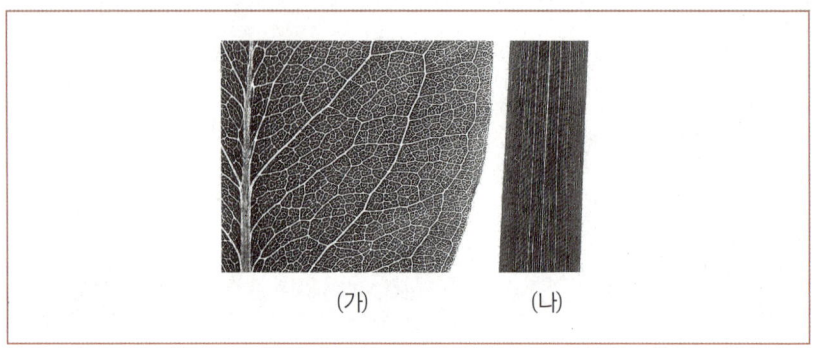

식물체 (가)의 형태적 특징에 해당하는 것을 〈보기〉에서 있는 대로 고른 것은?

〈보기〉

ㄱ.

ㄴ.

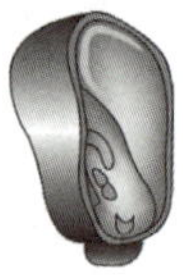

ㄷ.

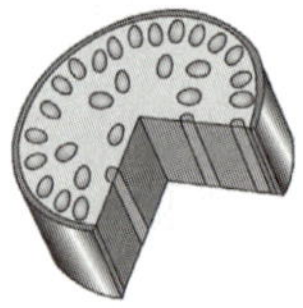

ㄹ.

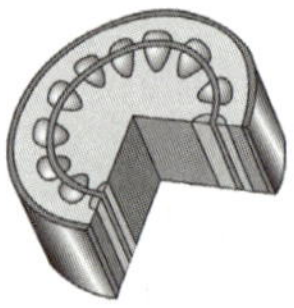

ㅁ.

ㅂ.

① ㄱ, ㄷ, ㅁ
② ㄱ, ㄷ, ㅂ
③ ㄱ, ㄹ, ㅁ
④ ㄴ, ㄷ, ㅂ
⑤ ㄴ, ㄹ, ㅂ

217. 기본 PLUS

1st 2nd 3rd

그림 (가)와 (나)는 속씨식물의 관다발조직에서 발견되는 세포를 모식적으로 나타낸 것이다. (단, (가)와 (나)의 운반세포는 각각 물관요소나 체관요소 중 어느 하나에 해당한다).

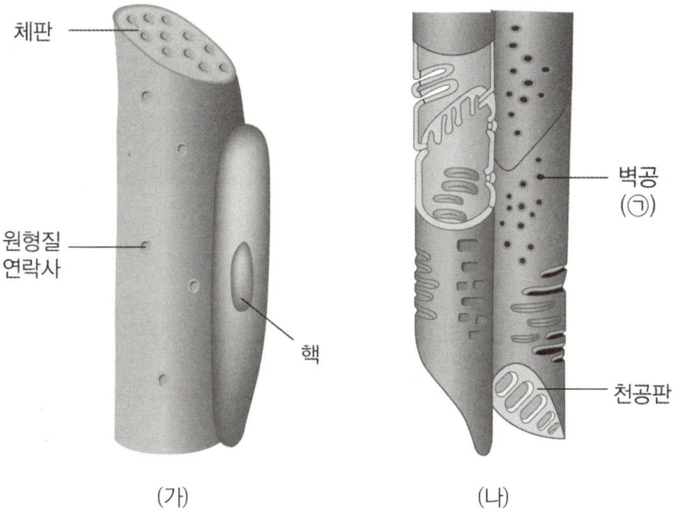

이에 대한 설명으로 옳은 것만을 〈보기〉에서 있는 대로 고른 것은?

〈보기〉

ㄱ. 뿌리에서 흡수된 NO_3^-는 (가)를 통해 줄기로 수송된다.
ㄴ. ㉠을 통해 위·아래 세포의 세포막이 서로 연결되어 있다.
ㄷ. (가)의 운반세포 내부 공간은 심플라스(symplast)에 해당한다.

① ㄱ ② ㄴ ③ ㄷ
④ ㄱ, ㄴ ⑤ ㄱ, ㄷ ⑥ ㄴ, ㄷ
⑦ ㄱ, ㄴ, ㄷ

218. 기본 PLUS

1st 2nd 3rd

그림 (가)와 (나)는 각각 식물의 잎과 어린 줄기의 단면을 나타낸 것이다. B는 관다발조직이고 C는 분열조직이다.

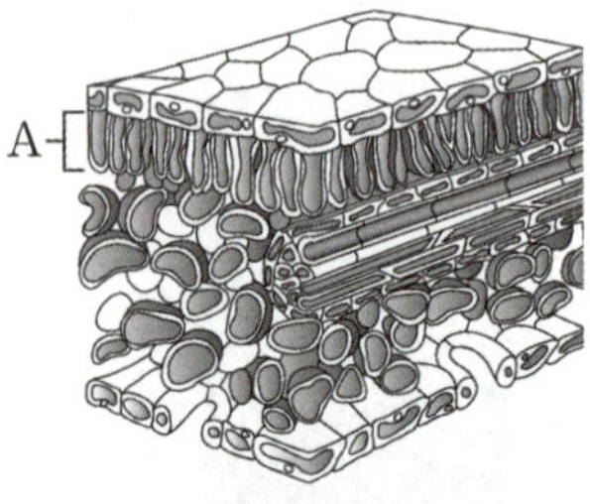

(가)

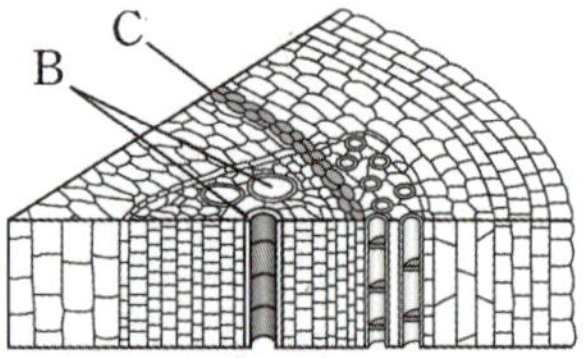

(나)

이에 대한 옳은 설명만을 〈보기〉에서 있는 대로 고른 것은?

〈보기〉

ㄱ. A는 기본조직에 속한다.
ㄴ. B는 주로 설탕으로 구성된 수액을 운반한다.
ㄷ. C는 1기 생장을 주도한다.

① ㄱ ② ㄴ ③ ㄷ
④ ㄱ, ㄴ ⑤ ㄱ, ㄷ ⑥ ㄴ, ㄷ
⑦ ㄱ, ㄴ, ㄷ

219. 기본 PLUS

1st 2nd 3rd

그림 (가)와 (나)는 옥수수와 강낭콩의 어린 뿌리 구조를 순서 없이 나타낸 것이다.

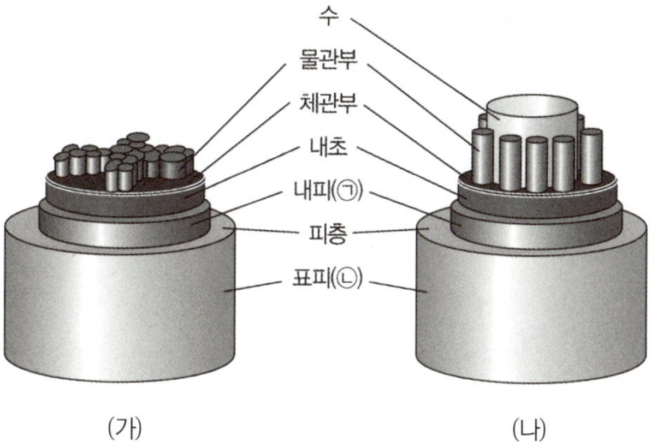

이에 대한 설명으로 옳은 것만을 〈보기〉에서 있는 대로 고른 것은?

〈보기〉

ㄱ. 강낭콩의 뿌리 구조를 나타낸 그림은 (가)이다.
ㄴ. 물은 아포플라스트(apoplast)를 통해 ㉠을 통과할 수 있다.
ㄷ. ㉡에는 여러 개의 세포들로 이루어진 뿌리털이 존재한다.

① ㄱ　② ㄴ　③ ㄷ
④ ㄱ, ㄴ　⑤ ㄱ, ㄷ　⑥ ㄴ, ㄷ
⑦ ㄱ, ㄴ, ㄷ

220. 연습 PLUS

1st 2nd 3rd

그림은 감자와 딸기, 무 사진을 순서대로 나열해 놓은 것이다.

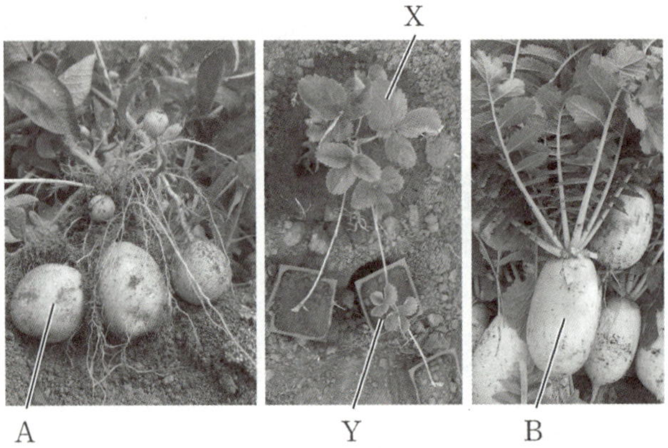

이에 대한 설명으로 옳은 것만을 〈보기〉에서 있는 대로 고른 것은?

〈보기〉

ㄱ. A와 B는 변형된 원뿌리이다.
ㄴ. 식물체 X와 식물체 Y는 유전적으로 동일하다.
ㄷ. A는 여러 개의 곁눈을 가진다.

① ㄱ ② ㄴ ③ ㄷ
④ ㄱ, ㄴ ⑤ ㄱ, ㄷ ⑥ ㄴ, ㄷ
⑦ ㄱ, ㄴ, ㄷ

221. 연습 PLUS

1st 2nd 3rd

그림은 속씨식물인 식물 X의 어린 줄기 구조 일부를 나타낸 것이다. (단, A와 B는 각각 1기 물관부와 1기 체관부 중 하나이다.)

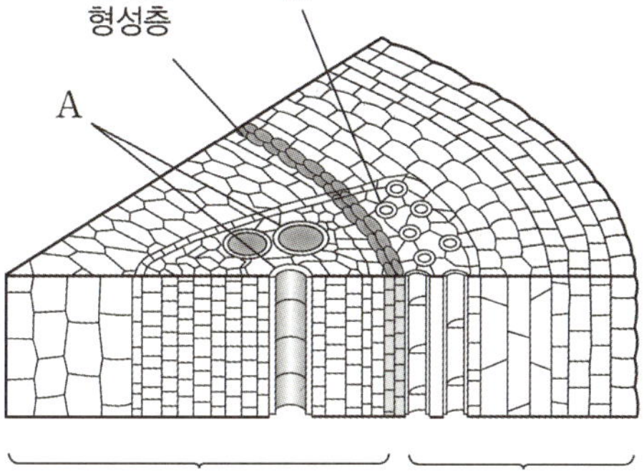

이에 대한 설명으로 옳은 것만을 〈보기〉에서 있는 대로 고른 것은?

〈보기〉

ㄱ. 뿌리에서 흡수된 NO_3^-는 A를 통해서 줄기로 보내진다.

ㄴ. 식물 X는 수염뿌리계를 가진다.

ㄷ. 여러 해 동안 2기 생장을 진행하면, $\frac{b}{a}$ 값은 감소한다.

① ㄱ ② ㄴ ③ ㄷ
④ ㄱ, ㄴ ⑤ ㄱ, ㄷ ⑥ ㄴ, ㄷ
⑦ ㄱ, ㄴ, ㄷ

222. 기본 PLUS

1st 2nd 3rd

그림은 속씨식물의 생활사를 나타낸 것이다.

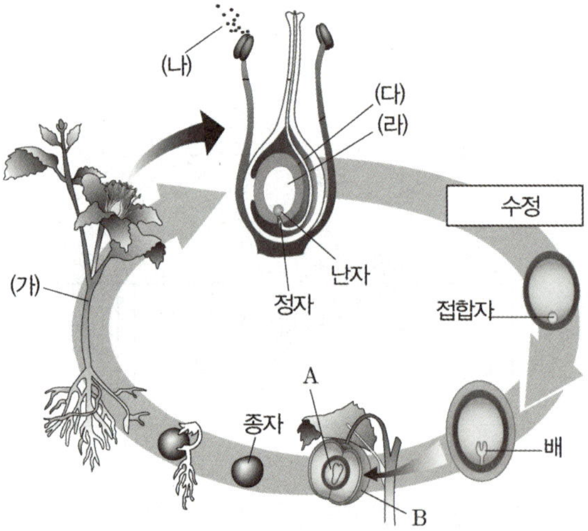

이에 대한 설명으로 옳은 것만을 〈보기〉에서 있는 대로 고른 것은?

〈보기〉

ㄱ. (가)는 포자체이고, (나)는 배우체이다.
ㄴ. 자웅동주(monoecious) 속씨식물의 암꽃과 수꽃에서 감수분열에 의해 직접 배우자가 각각 만들어지며, 이들은 수정을 통해 접합자를 형성한다.
ㄷ. (다)가 발달하여 A가 되고, (라)가 발달하여 B가 된다.

① ㄱ ② ㄴ ③ ㄷ
④ ㄱ, ㄴ ⑤ ㄱ, ㄷ ⑥ ㄴ, ㄷ
⑦ ㄱ, ㄴ, ㄷ

223. 기본 PLUS

1st 2nd 3rd

그림은 복숭아와 같은 과일을 맺는 식물 X의 꽃에서 수분이 일어난 후 화분관이 암배우체 쪽으로 신장하고 있는 모습을 나타낸 것이다.

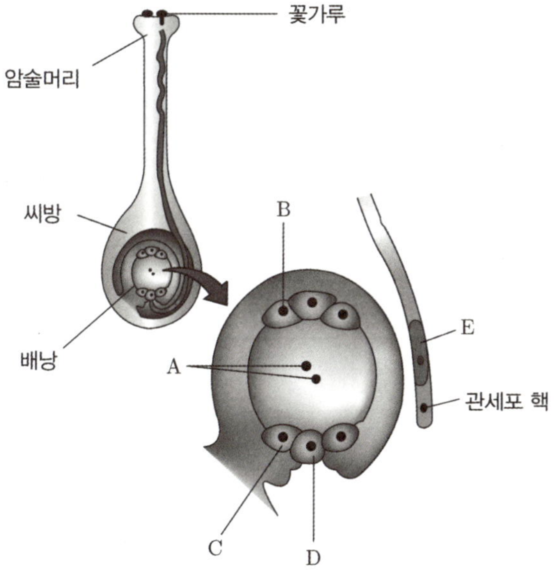

이에 대한 설명으로 옳은 것은?

① A는 정세포와 융합한 후 떡잎으로 발생한다.
② B와 C는 유전적으로 서로 다르다.
③ D는 감수분열을 통해 직접 형성된다.
④ E는 한 번의 감수분열을 더 거쳐 4개의 반수체 핵을 생성한다.
⑤ 식물 X와 옥수수는 모두 중복수정이 일어난다.

224. 연습 PLUS

1st 2nd 3rd

다음은 항생제 A에 대한 저항성 유전자 X가 도입되어 A에 대한 저항성을 갖게 된 형질전환 식물 P(외떡잎식물)에 대한 자료이다.

- A에 대한 저항성이 없는 야생형 식물($2n$=6)에 X를 도입하여 형질전환된 식물 P를 만들었다.
- 그림과 같이 X는 P의 체세포 핵에 있는 1번과 2번 염색체에 각각 1개씩 총 2개가 삽입되어 있다.

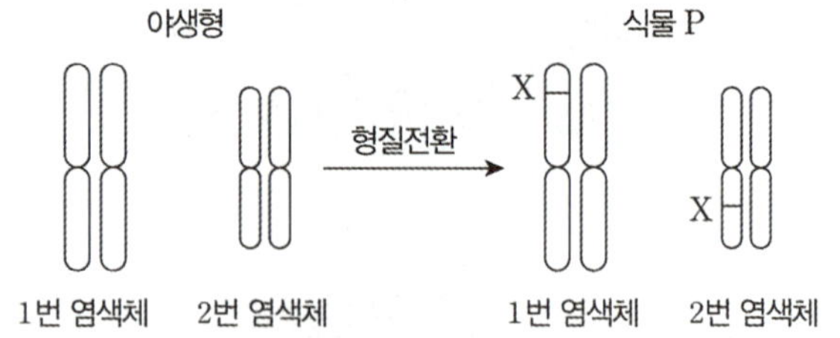

- X는 다음 세대로 유전되며, X를 가진 세포에서 항상 발현된다.
- P를 자가교배시켜 F_1을 얻었다.

이에 대한 설명으로 옳은 것만을 〈보기〉에서 있는 대로 고른 것은? (단, 돌연변이는 일어나지 않는다.)

〈보기〉

ㄱ. F_1의 엽육세포는 최대 4개의 X를 가질 수 있다.
ㄴ. 식물 P의 어떤 암배우체에서 반족세포가 2개의 X를 가지고 있었다면, 그 암배우체의 알세포에서는 X가 0~2개 발견될 수 있다.
ㄷ. F_1에서 A에 대해 저항성을 보이는 개체가 태어날 확률은 $\frac{13}{16}$이다.

① ㄱ ② ㄴ ③ ㄷ
④ ㄱ, ㄴ ⑤ ㄱ, ㄷ ⑥ ㄴ, ㄷ
⑦ ㄱ, ㄴ, ㄷ

225. 연습 2019학년도 9월 모의평가

1st 2nd 3rd

다음은 어떤 식물 종의 꽃 형성에 대한 자료이다.

- 유전자 a, b, c는 미분화 조직에서 꽃 형성에 필요한 전사인자를 암호화하는 유전자이다.
- 미분화 조직에서 a~c 중 a만 발현되는 부위는 꽃받침이 되고, a와 b만 발현되는 부위는 꽃잎이 되며, b와 c만 발현되는 부위는 수술이 되고, c만 발현되는 부위는 암술이 된다.
- 표는 야생형과 돌연변이 식물체 (가)~(라)의 꽃에서 형성된 구조를 나타낸 것이다. (가)~(라)는 각각 a~c 중 1개 이상 결실이 일어난 식물체이다.

구분	꽃에서 형성된 구조			
	꽃받침	꽃잎	수술	암술
야생형	○	○	○	○
(가)	○	○	×	×
(나)	○	×	×	○
(다)	×	×	○	○
(라)	○	×	㉠	×

(○: 있음, ×: 없음)

이에 대한 설명으로 옳은 것만을 <보기>에서 있는 대로 고른 것은? (단, 제시된 돌연변이 이외의 돌연변이는 고려하지 않는다.)

<보기>

ㄱ. ㉠은 '○'이다.
ㄴ. (나)에서는 b가 결실되었다.
ㄷ. 야생형의 꽃받침에는 b와 c가 모두 있다.

① ㄱ ② ㄷ ③ ㄱ, ㄴ
④ ㄴ, ㄷ ⑤ ㄱ, ㄴ, ㄷ

V.

226. 기본 PLUS

1st 2nd 3rd

다음은 쌍자엽식물의 뿌리에서 무기영양소가 흡수되는 과정을 모식적으로 나타낸 것이다.

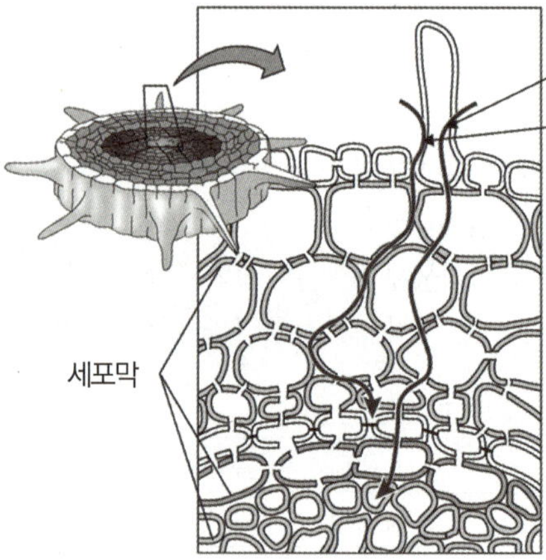

이에 대한 설명으로 옳은 것만을 〈보기〉에서 있는 대로 고른 것은?

〈보기〉

ㄱ. 무기영양소가 잎으로 수송되기 위해서는 ㉠ 세포층의 세포질을 통과해야만 한다.
ㄴ. 체관을 통한 체액의 이동은 경로 (가)와 같은 방식을 통해 이루어진다.
ㄷ. 물이 피층을 통과할 때 경로 (나)를 이용하여 이동할 수 있지만, 경로 (가)를 통해서는 이동하지 못한다.

① ㄱ　② ㄴ　③ ㄷ
④ ㄱ, ㄴ　⑤ ㄱ, ㄷ　⑥ ㄴ, ㄷ
⑦ ㄱ, ㄴ, ㄷ

227. 기본 PLUS

1st 2nd 3rd

다음 그림은 기공 개폐의 기작을 설명해 놓은 것이다.

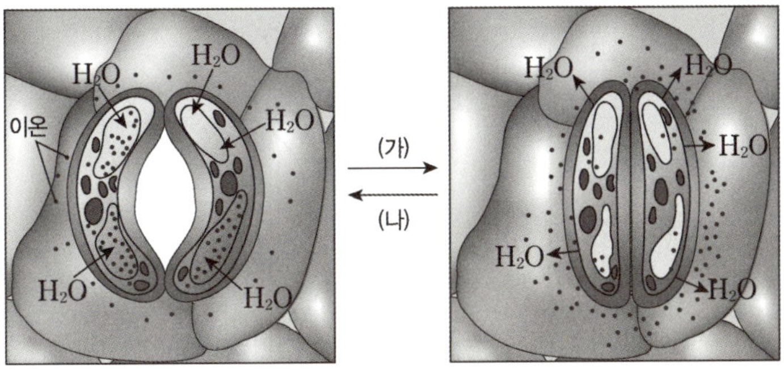

이에 대한 설명으로 옳은 것만을 〈보기〉에서 있는 대로 고른 것은?

〈보 기〉

ㄱ. 청색광은 (나) 과정을 촉진하고, 앱시스산은 (가) 과정을 촉진한다.

ㄴ. (가) 과정이 일어날 때 공변세포의 압력퍼텐셜(pressure potential)은 감소한다.

ㄷ. 왼쪽 그림에서 이온은 Ca^{2+}이다.

① ㄱ ② ㄴ ③ ㄷ
④ ㄱ, ㄴ ⑤ ㄱ, ㄷ ⑥ ㄴ, ㄷ
⑦ ㄱ, ㄴ, ㄷ

228. 기본 PLUS

1st 2nd 3rd

다음은 식물의 관다발조직에서 일어나는 물질의 수송에 대한 모식도이다.

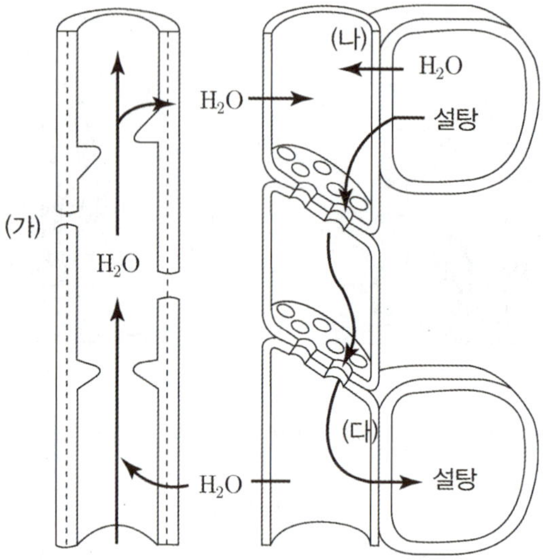

이에 대한 설명으로 옳은 것만을 〈보기〉에서 있는 대로 고른 것은?

〈보 기〉

ㄱ. (가)에서의 수액 흐름은 주로 증산에 의한 수분퍼텐셜의 기울기에 의해 일어난다.

ㄴ. (나)에서 (다)로 설탕의 이동은 용질퍼텐셜의 차이에 의해 일어난다.

ㄷ. (나)에서 아포플라스트 경로로 설탕을 적재하기 위해 H^+ 기울기로 생성되는 에너지가 필요하다.

① ㄱ ② ㄴ ③ ㄷ
④ ㄱ, ㄴ ⑤ ㄱ, ㄷ ⑥ ㄴ, ㄷ
⑦ ㄱ, ㄴ, ㄷ

229. 연습 PLUS

1st 2nd 3rd

다음 그림은 잎에서 당이 체관에 선적(loading)되는 과정을 나타낸 것이다.

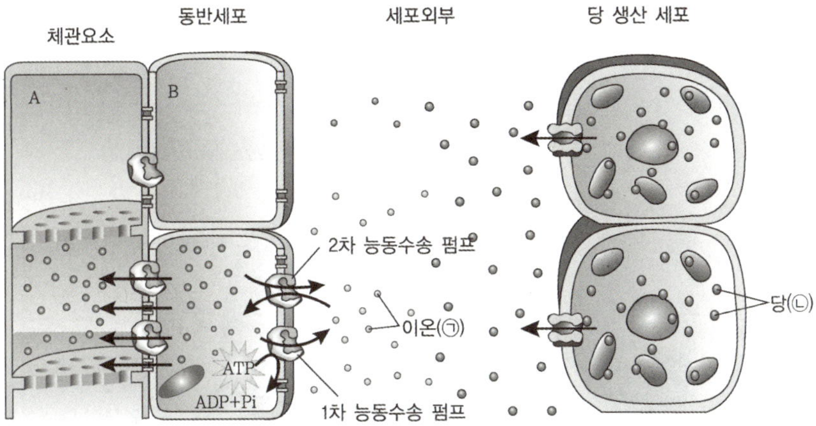

이에 대한 설명으로 옳은 것만을 〈보기〉에서 있는 대로 고른 것은?

〈보기〉

ㄱ. 이온 ㉠은 K^{+}이다.
ㄴ. 광합성 세포에서 합성된 당 ㉡은 12개의 탄소로 구성되어 있다.
ㄷ. A와 B는 세포벽과 세포막을 가지는 세포이다.

① ㄱ ② ㄴ ③ ㄷ
④ ㄱ, ㄴ ⑤ ㄱ, ㄷ ⑥ ㄴ, ㄷ
⑦ ㄱ, ㄴ, ㄷ

V.

230. 연습 PLUS

1st 2nd 3rd

그림은 식물 X의 뿌리에서 질소고정 세균인 리조비움(*Rhizobium*)에 의해 뿌리혹이 발달하는 단계(①~⑤)를 나타낸 것이다.

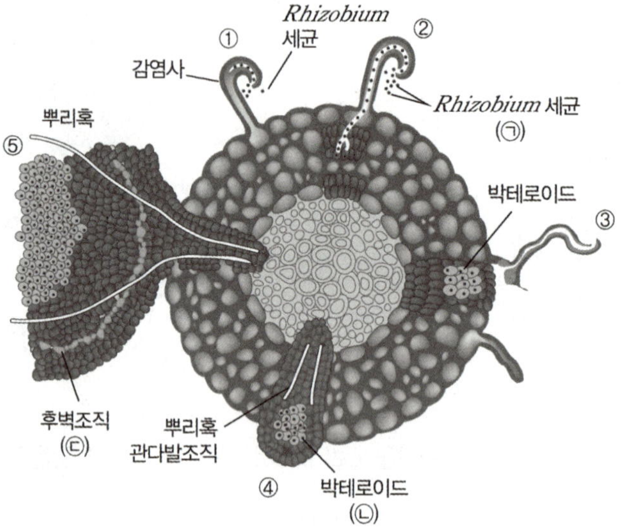

이에 대한 설명으로 옳지 <u>않은</u> 것은?

① 식물 X와 ㉠은 상리공생 관계이다.
② ㉡은 질소고정효소를 갖는다.
③ ㉠은 플라보노이드를 분비하여 감염사 형성을 유도한다.
④ ㉢은 산소 이동을 제한한다.
⑤ 뿌리혹은 식물 X의 피층에서 형성된다.

231. 기본 PLUS

1st 2nd 3rd

그림은 특정 파장의 빛을 잔디 자엽초의 한 쪽 측면에서만 비추어주었을 때 관찰되는 굽음 생장을 나타낸 것이다.

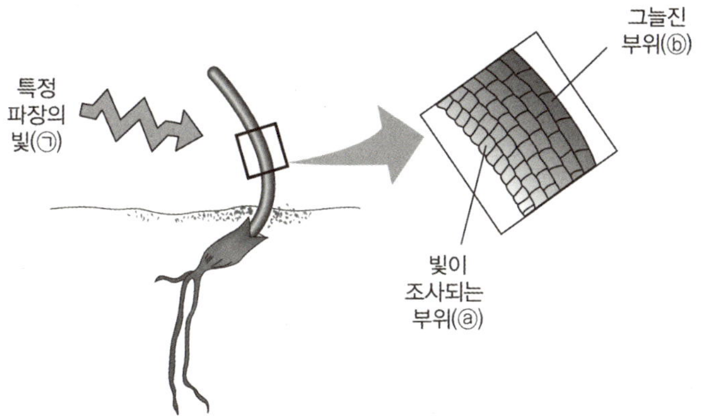

이에 대한 설명으로 옳은 것만을 〈보기〉에서 있는 대로 고른 것은?

〈보기〉

ㄱ. ⓐ 부위의 옥신 농도는 ⓑ 부위의 옥신 농도보다 더 낮다.
ㄴ. 특정 파장의 빛(㉠)으로 적색광이 청색광보다 더 효과적이다.
ㄷ. 옥신의 합성은 ⓑ 부위에서가 ⓐ 부위에서보다 더 높다.

① ㄱ　② ㄴ　③ ㄷ
④ ㄱ, ㄴ　⑤ ㄱ, ㄷ　⑥ ㄴ, ㄷ
⑦ ㄱ, ㄴ, ㄷ

232. 기본 PLUS

1st 2nd 3rd

그림은 옥신의 극성 수송을 모식적으로 나타낸 것이다.

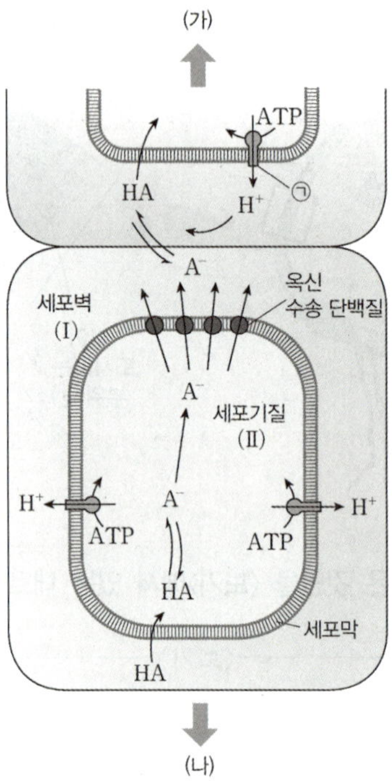

이에 대한 설명으로 옳은 것만을 〈보기〉에서 있는 대로 고른 것은?

〈보기〉

ㄱ. pH는 I 부위가 II 부위보다 더 낮다.
ㄴ. (가) 방향은 뿌리 방향이고, (나) 방향은 정단부 방향이다.
ㄷ. 옥신은 ㉠의 활성을 촉진한다.

① ㄱ ② ㄴ ③ ㄷ
④ ㄱ, ㄴ ⑤ ㄱ, ㄷ ⑥ ㄴ, ㄷ
⑦ ㄱ, ㄴ, ㄷ

233. 기본 PLUS

1st 2nd 3rd

다음은 식물의 옥신에 대한 신장생장을 알아보기 위해 수행한 실험이다.

〈실험 Ⅰ〉

귀리 유식물의 줄기와 뿌리에 서로 다른 농도의 옥신을 각각 처리한 후, 옥신 농도에 따른 뿌리와 줄기의 신장 생장률을 조사하였다.

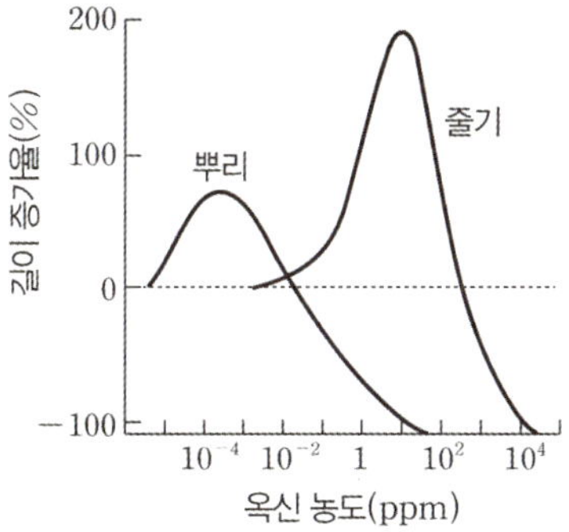

〈실험 Ⅱ〉

귀리 유식물의 줄기에 옥신을 처리한 후, 시간의 경과에 따른 줄기의 길이 신장과 줄기 세포 세포벽의 pH 변화를 조사하였다.

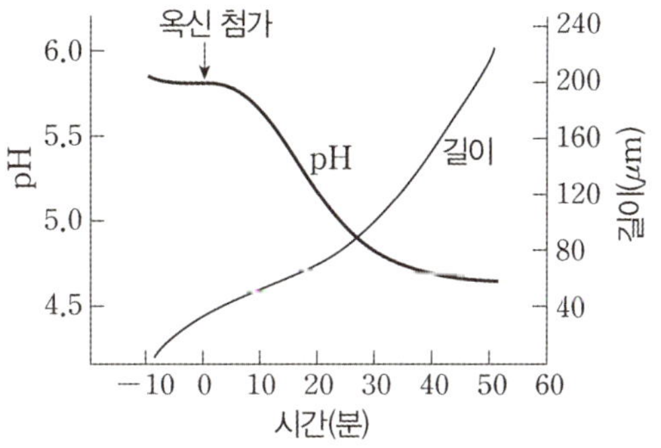

이에 대한 설명으로 옳은 것만을 〈보기〉에서 있는 대로 고른 것은?

〈보기〉

ㄱ. 신장 생장에 대한 옥신의 최적 농도는 줄기와 뿌리에서 서로 다르다.
ㄴ. 익스팬신(expansin)의 활성은 pH가 5.8일 때가 pH 5일 때보다 더 높다.
ㄷ. 옥신은 세포 외부에서 세포 내부로의 수소이온 이동을 촉진한다.

① ㄱ ② ㄴ ③ ㄷ
④ ㄱ, ㄴ ⑤ ㄱ, ㄷ ⑥ ㄴ, ㄷ
⑦ ㄱ, ㄴ, ㄷ

234. 기본 PLUS

1st 2nd 3rd

그림은 보리 종자의 발아 과정을 나타낸 것이다.

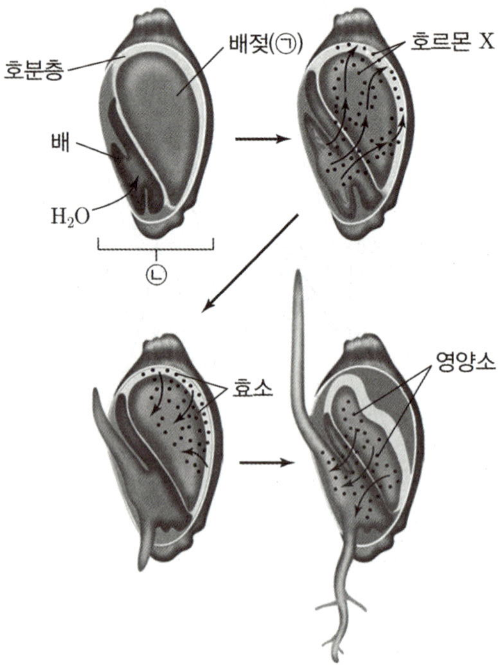

이에 대한 설명으로 옳지 않은 것은?

① 호르몬 X는 단백질이다.
② ㉠의 핵상은 $3n$이다.
③ 호르몬 X는 식물의 길이 생장을 촉진한다.
④ 호분층에서 분비되는 효소는 녹말을 가수분해한다.
⑤ ㉡에는 떡잎이 하나만 존재한다.

235. 기본 PLUS

1st 2nd 3rd

그림은 암소에서 자라고 있는 완두 유식물에 기체 상태의 호르몬 X를 서로 다른 농도로 각각 처리하였을 때 나타나는 유식물의 성장 반응을 나타낸 것이다.

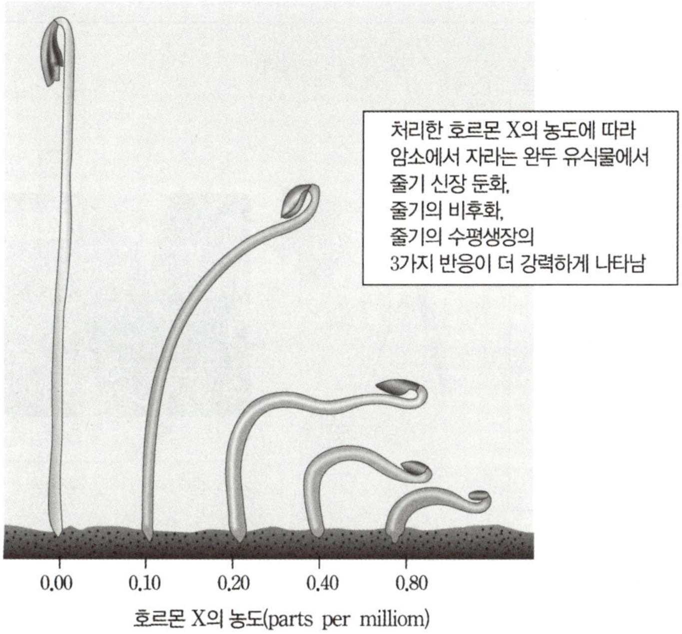

처리한 호르몬 X의 농도에 따라 암소에서 자라는 완두 유식물에서 줄기 신장 둔화, 줄기의 비후화, 줄기의 수평생장의 3가지 반응이 더 강력하게 나타남
0.00
0.10
0.20
0.40
0.80
호르몬 X의 농도(parts per milliom)

호르몬 X에 기능으로 옳은 것만을 〈보기〉에서 있는 대로 고른 것은?

〈보 기〉

ㄱ. 식물의 노화를 억제한다.
ㄴ. 잎의 탈리를 촉진한다.
ㄷ. 과일의 성숙을 촉진한다.

① ㄱ　② ㄴ　③ ㄷ
④ ㄱ, ㄴ　⑤ ㄱ, ㄷ　⑥ ㄴ, ㄷ
⑦ ㄱ, ㄴ, ㄷ

236. 기본 PLUS

1st 2nd 3rd

그림 (가)는 호르몬 A에 의해 식물의 뿌리가 중력신호에 대해 반응하는 것을 나타낸 그림이고, 그림 (나)는 단풍나무 잎이 탈리될 때 부위 X의 구조를 나타낸 모식도와 사진이다.

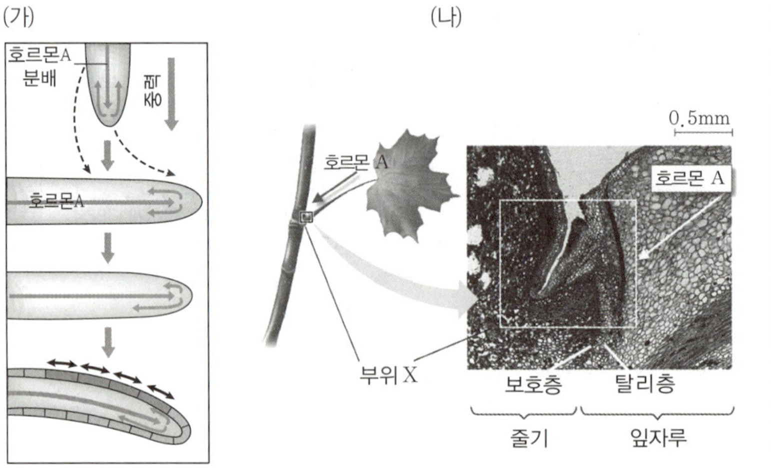

이에 대한 설명으로 옳은 것만을 〈보기〉에서 있는 대로 고른 것은?

〈보 기〉

ㄱ. 잎이 노화되어 탈리될 때 잎에서 합성되는 호르몬 A의 양이 많아진다.
ㄴ. 부위 X에서 호르몬 A의 농도가 낮아지면 에틸렌의 민감도가 높아진다.
ㄷ. 잎이 탈리될 때 부위 X에서 잎자루 밑부분의 세포벽을 느슨하게 하는 효소들이 활성화된다.

① ㄱ ② ㄴ ③ ㄷ
④ ㄱ, ㄴ ⑤ ㄱ, ㄷ ⑥ ㄴ, ㄷ
⑦ ㄱ, ㄴ, ㄷ

237. 기본 PLUS

1st 2nd 3rd

에틸렌은 기계적 자극에 대해 삼중 반응(triple response)을 일으키는 기체 호르몬이다. 다음은 에틸렌의 유무에 따른 에틸렌 수용체의 작용 모델을 나타낸 것이다.

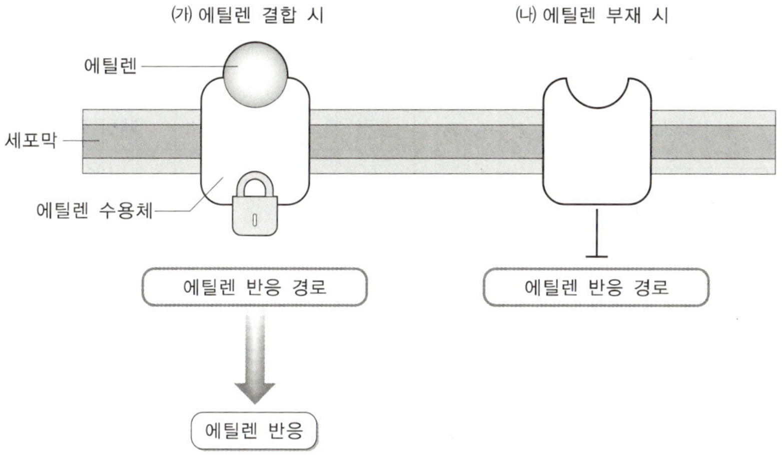

이에 대한 설명으로 옳은 것만을 〈보기〉에서 있는 대로 고른 것은?

〈보기〉

ㄱ. 에틸렌이 존재할 때, 에틸렌 수용체는 신호 전달 경로의 단백질을 억제한다.

ㄴ. 에틸렌 수용체가 파괴되면, 에틸렌의 유무와 관계없이 삼중 반응이 나타날 것이다.

ㄷ. 에틸렌 수용체의 에틸렌 결합 부위가 손상되면, 줄기의 신장은 저해되고 수평으로 생장할 것이다.

ㄹ. 에틸렌 수용체에 에틸렌이 결합하면, 미세소관 배열이 90° 전환되어 측면 팽창이 촉진된다.

① ㄱ, ㄴ ② ㄱ, ㄹ ③ ㄴ, ㄷ
④ ㄴ, ㄹ ⑤ ㄷ, ㄹ

V.

238. (기본) 2019학년도 6월 모의평가

1st 2nd 3rd

일조 시간이 식물의 개화에 미치는 영향을 알아보기 위하여, 식물 종 A의 개체 ㉠~㉣에 빛 조건을 달리하여 개화 여부를 관찰하였다. 그림은 빛 조건 Ⅰ~Ⅳ를, 표는 Ⅰ~Ⅳ에서 ㉠~㉣의 개화 여부를 나타낸 것이다. ⓐ는 종 A가 개화하는 데 필요한 최소한의 '연속적인 빛 없음' 기간이다.

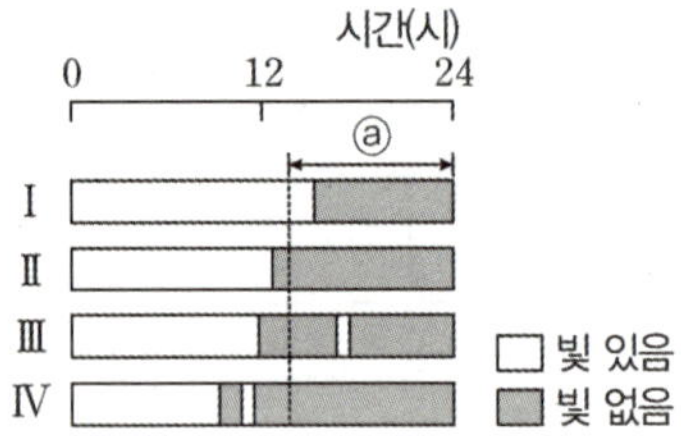

조건	개체	개화 여부
Ⅰ	㉠	×
Ⅱ	㉡	○
Ⅲ	㉢	×
Ⅳ	㉣	?

(○: 개화함, ×: 개화 안 함)

이 자료에 대한 설명으로 옳은 것만을 〈보기〉에서 있는 대로 고른 것은? (단, 제시된 조건 이외는 고려하지 않는다.)

〈보기〉

ㄱ. Ⅳ에서 ㉣은 개화한다.
ㄴ. 일조 시간은 비생물적 환경 요인이다.
ㄷ. 종 A는 '빛 없음' 시간의 합이 ⓐ보다 길 때 항상 개화한다.

① ㄱ ② ㄷ ③ ㄱ, ㄴ
④ ㄴ, ㄷ ⑤ ㄱ, ㄴ, ㄷ

239. 기본 PLUS

1st 2nd 3rd

그림은 장일식물 X의 기관 A에서 일어나는 현상이다. CO는 전사인자이다.

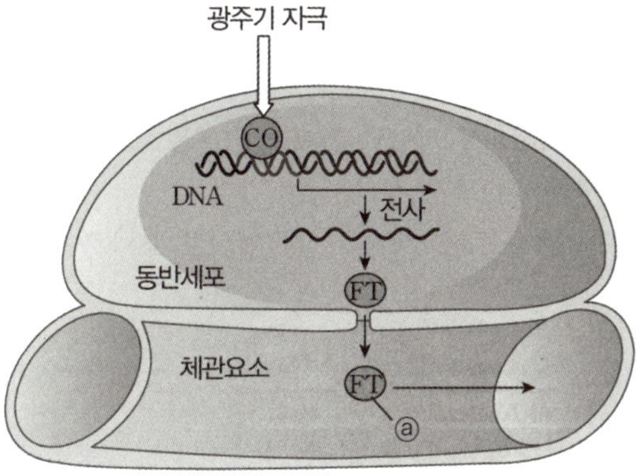

이에 대한 설명으로 옳은 것만을 〈보기〉에서 있는 대로 고른 것은?

〈보기〉

ㄱ. 기관 A는 정단분열조직이다.
ㄴ. ⓐ는 전사인자로 작용한다.
ㄷ. 피토크롬 P_r 이성질체는 프로테아좀에서 CO의 분해를 촉진한다.

① ㄱ ② ㄴ ③ ㄷ
④ ㄱ, ㄴ ⑤ ㄱ, ㄷ ⑥ ㄴ, ㄷ
⑦ ㄱ, ㄴ, ㄷ

240. 연습 2000학년도 수능

1st 2nd 3rd

다음은 철수가 식물 호르몬이 생장에 미치는 영향을 조사한 실험이다.

〈실험 과정〉

(가) 어두운 곳에서 5일간 자란 옥수수의 뿌리 끝 10 mm 절편을 준비하였다.

(나) 여러 농도의 옥신과 지베렐린 용액에 절편을 넣고, 어두운 곳에서 2일간 배양하였다.

(다) 절편의 질량 변화를 측정하여 생장 정도를 조사하였다.

〈실험 결과〉

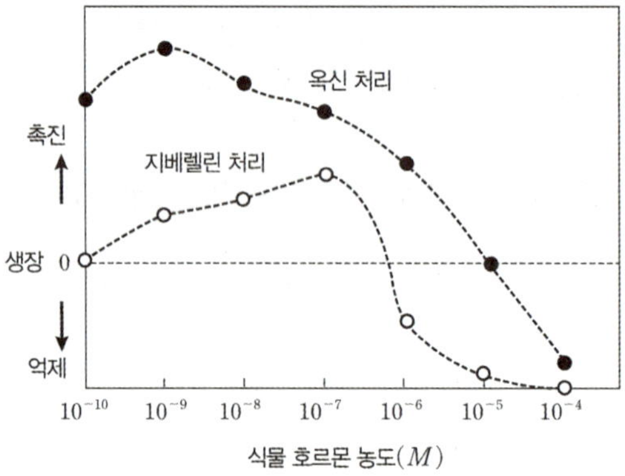

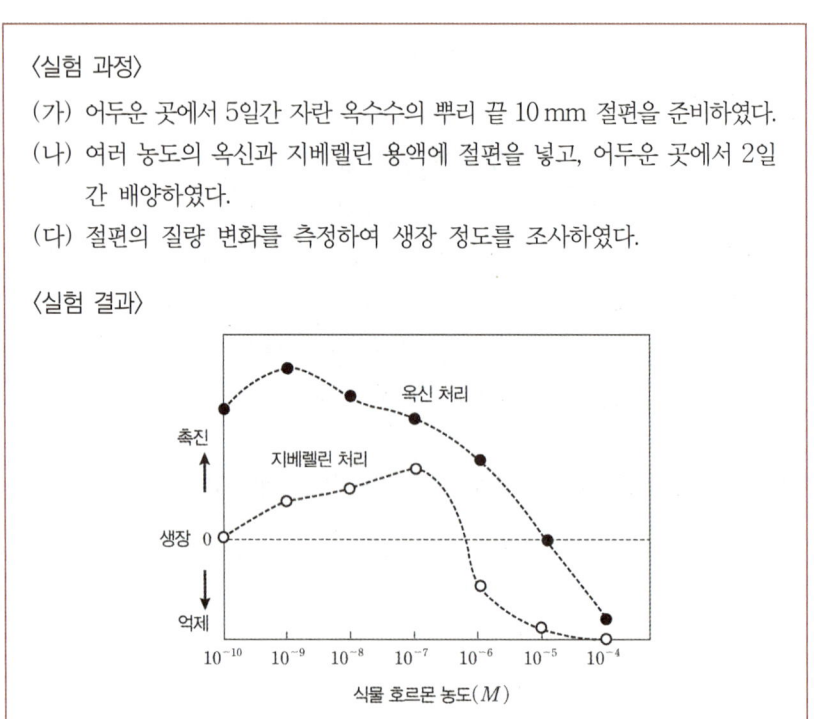

이 실험 결과의 해석으로 옳지 않은 것은?

① 옥신은 10^{-9} M에서 뿌리 절편의 생장을 가장 많이 촉진하였다.

② 지베렐린은 10^{-7} M에서 뿌리 절편의 생장을 가장 많이 촉진하였다.

③ 옥신과 지베렐린은 조사한 모든 농도에서 뿌리 절편의 생장을 촉진하였다.

④ 뿌리 절편의 생장을 촉진하는 최적 농도는 식물 호르몬의 종류에 따라 다르다.

⑤ 옥신은 10^{-10} M~10^{-6} M에서 지베렐린보다 뿌리 절편의 생장 촉진 효과가 더 크다.

241. 연습 PLUS

1st 2nd 3rd

그림은 지베렐린의 신호전환경로를 나타낸 것이다.

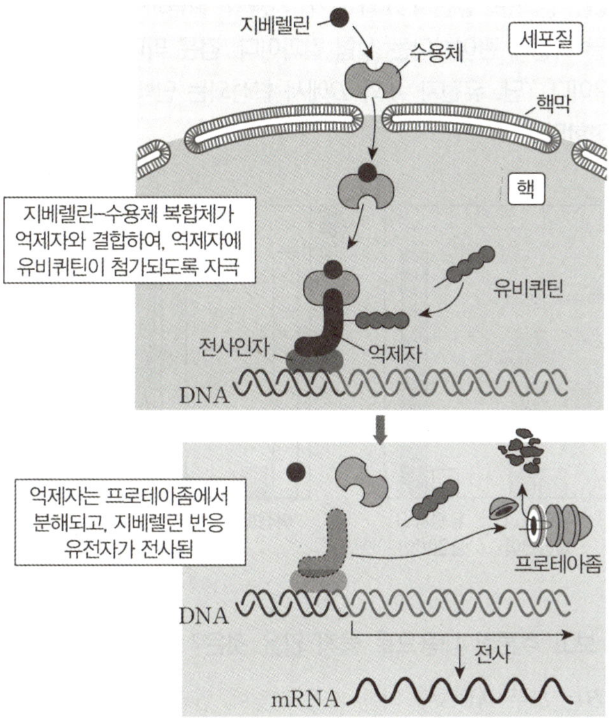

다음과 같은 3종류의 돌연변이(㉠~㉢)가 각각 발생하였을 때, 식물의 표현형을 올바르게 연결한 것은?

〈보 기〉

㉠ - 수용체 돌연변이(지베렐린과 결합하지 못해 활성화되지 못함)

㉡ - 수용체 돌연변이(지베렐린이 없을 때에도 억제자에 결합하여 억제자의 유비퀴틴화를 유도함)

㉢ - 억제자 돌연변이(억제자가 합성되지 못함)

	㉠	㉡	㉢
①	난쟁이 식물	난쟁이 식물	난쟁이 식물
②	난쟁이 식물	키다리 식물	난쟁이 식물
③	난쟁이 식물	키다리 식물	키다리 식물
④	키다리 식물	키다리 식물	난쟁이 식물
⑤	키다리 식물	키다리 식물	키다리 식물

242. 연습 PLUS

1st 2nd 3rd

식물의 잎에는 기공이 있어 가스 교환을 조절한다. 식물체 내의 수분 함량이 감소하면 식물 호르몬인 ABA 양이 증가하여 기공을 폐쇄함으로서 수분 손실을 억제한다. 다음의 실험 결과는 유전자 A와 B가 기공의 열림과 닫힘을 조절하는 ABA의 신호 전달 과정에 관여한다는 실험 결과이다. 검은 막대는 ABA 처리구, 흰 막대는 대조구이다. (단, 유전자 A와 B에서 합성되는 단백질은 동일한 신호 전달 경로에 참여한다.)

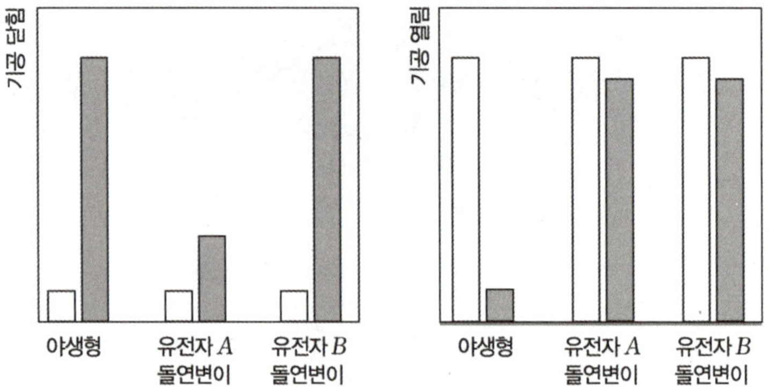

위 실험 결과를 보고 추론한 내용으로 옳지 않은 것은?

① 유전자 A와 B는 모두 ABA에 의한 기공 열림에 연관되어 있다.
② 유전자 A는 기공 닫힘을 촉진시키고, 기공 열림을 억제한다.
③ 유전자 B는 기공 닫힘을 촉진한다.
④ 유전자 A가 유전자 B의 상위에서 기능을 수행할 것으로 추측할 수 있다.
⑤ ABA는 기공 닫힘을 촉진하고, 기공 열림은 억제한다.

243. 연습 PLUS

1st 2nd 3rd

그림은 공변세포에서 기공의 닫힘에 관여하는 앱시스산(ABA)의 신호전환경로 일부를 나타낸 것이다.

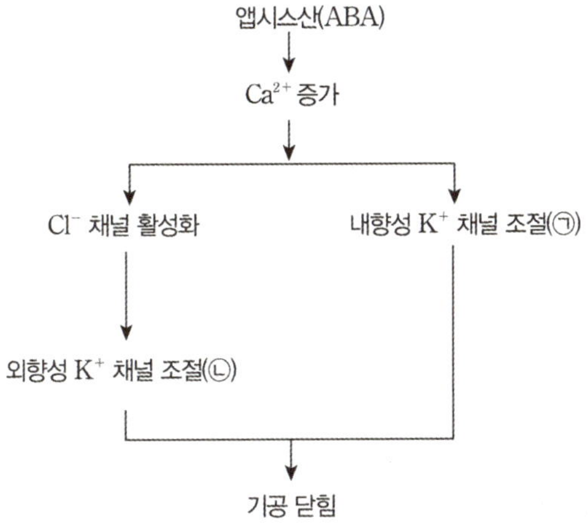

이에 대한 설명으로 옳은 것만을 <보기>에서 있는 대로 고른 것은?

〈보 기〉

ㄱ. ㉠은 억제이고 ㉡은 활성화이다.
ㄴ. ABA 신호전환경로가 활성화되면 공변세포 세포막에 존재하는 H^+-ATPase 활성이 증가한다.
ㄷ. 성숙중인 종자에서 고농도의 ABA는 발아를 억제한다.

① ㄱ　② ㄴ　③ ㄷ
④ ㄱ, ㄴ　⑤ ㄱ, ㄷ　⑥ ㄴ, ㄷ
⑦ ㄱ, ㄴ, ㄷ

244. 연습 PLUS

1st 2nd 3rd

다음은 상추 종자의 발아를 이해하기 위해 수행한 실험이다.

〈자료〉

- 종자 발아는 피토크롬에 의해 매개되는데, 피토크롬의 2가지 형태는 광가역적으로 상호전환된다.

$$P_r \leftrightarrow P_{fr}$$

〈실험 과정〉

(가) 상추씨를 준비한 후 물에 불리었다.

(나) 물에 불린 상추 씨앗에 아무 빛도 비춰주지 않거나 혹은 적색광만 비춰주거나 적색광과 근적외선을 다양한 방식으로 교대로 비춰주었다.

(다) (나)의 처리를 거친 씨앗을 며칠 동안 암상태에 놓아두면서 발아가 일어나는지 조사하였다.

〈실험 결과〉

빛 처리	발아율 (%)
없음(대조군)	9
적색광	98
적색광 → 근적외선	54(ⓐ)
적색광 → 근적외선 → 적색광	100(ⓑ)
적색광 → 근적외선 → 적색광 → 근적외선	43
적색광 → 근적외선 → 적색광 → 근적외선 → 적색광	㉠
적색광 → 근적외선 → 적색광 → 근적외선 → 적색광 → 근적외선	54
적색광 → 근적외선 → 적색광 → 근적외선 → 적색광 → 근적외선 → 적색광	98

이에 대한 설명으로 옳은 것만을 〈보기〉에서 있는 대로 고른 것은?

〈보기〉

ㄱ. 적색광은 상추 발아를 촉진하고, 근적외선은 억제한다.

ㄴ. ㉠ 값은 ⓐ보다는 ⓑ와 더 유사할 것이다.

ㄷ. 상추씨의 발아는 씨앗의 $\frac{P_{fr}}{P_r}$ 비율이 낮을 때가 높을 때보다 더 잘 일어난다.

① ㄱ　② ㄴ　③ ㄷ

④ ㄱ, ㄴ　⑤ ㄱ, ㄷ　⑥ ㄴ, ㄷ

⑦ ㄱ, ㄴ, ㄷ

245. 연습 PLUS

1st 2nd 3rd

그림은 서로 다른 두 종류 파장의 빛(㉠, ㉡)에 의한 피토크롬 2가지 이성질체의 상호전환과 그에 따른 유전자 발현의 유도를 나타낸 것이다.

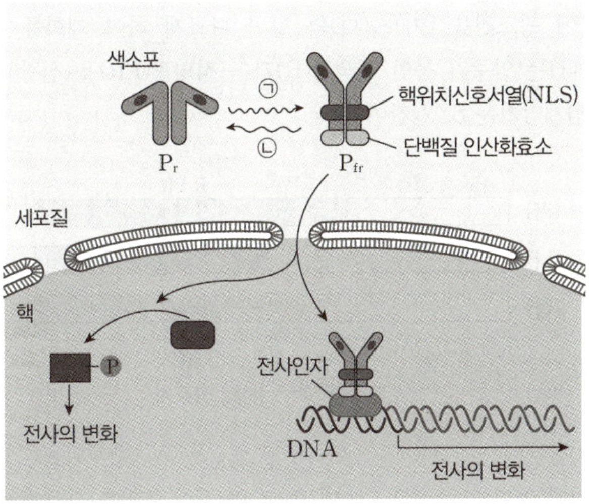

이에 대한 설명으로 옳은 것만을 〈보기〉에서 있는 대로 고른 것은?

〈보기〉

ㄱ. ㉠은 적색광이다.

ㄴ. ㉡은 상추씨의 발아를 촉진한다.

ㄷ. $\frac{P_{fr}}{P_{total}}$ (총 피토크롬에 대한 P_{fr}의 비율)은 숲의 수관(canopy)의 양지 부분의 잎에서가 수관 아래 그늘 부분에 존재하는 잎에서보다 더 높다.

① ㄱ ② ㄴ ③ ㄷ

④ ㄱ, ㄴ ⑤ ㄱ, ㄷ ⑥ ㄴ, ㄷ

⑦ ㄱ, ㄴ, ㄷ

V.

246. (연습) 2010학년도 임용시험

1st 2nd 3rd

다음은 단일식물의 광주기성을 알아보기 위한 실험이다.

〈실험 Ⅰ〉

단일식물에 광조건을 (가)~(다)와 같이 다르게 하여 개화를 유도한다. (가)와 (나)는 암주기 동안 적색광(R)과 근적외광(FR)을 섬광 처리한다. 식물의 임계암기는 8.5시간이다.

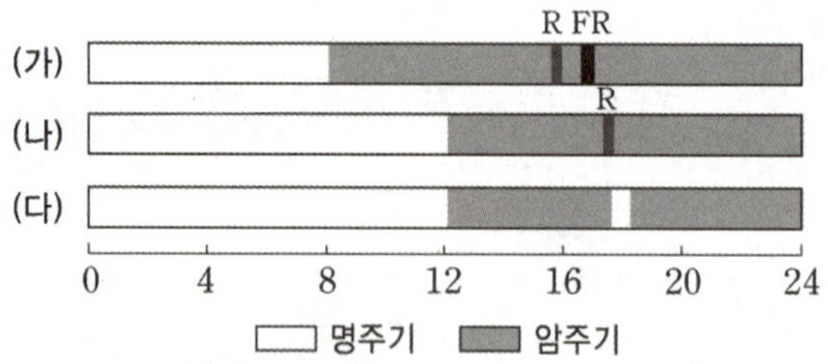

〈실험 Ⅱ〉

장일 조건에 놓여 있는 단일식물에 A~C와 같이 조건을 다르게 하여 개화를 유도한다. A는 정단면을, B는 잎 하나를 단일처리(SD)한 것이고, C는 개화 유도된 잎을 정단면에 접목한 것이다.

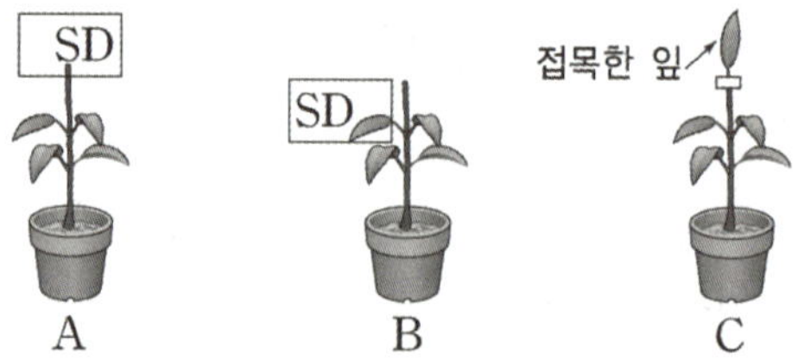

[실험 Ⅰ] 과 [실험 Ⅱ] 의 조건에서 식물이 개화할 수 있는 것을 모두 고른 것은?

	실험 Ⅰ	실험 Ⅱ
①	(가)	A, C
②	(가)	B, C
③	(나)	B, C
④	(다)	A, B
⑤	(나), (다)	A, B

247. 기본 PLUS

1st 2nd 3rd

그림은 세균 X나 곰팡이 Y가 식물 Z의 세포에 감염하였을 때 나타나는 상호작용을 모식적으로 나타낸 것이다.

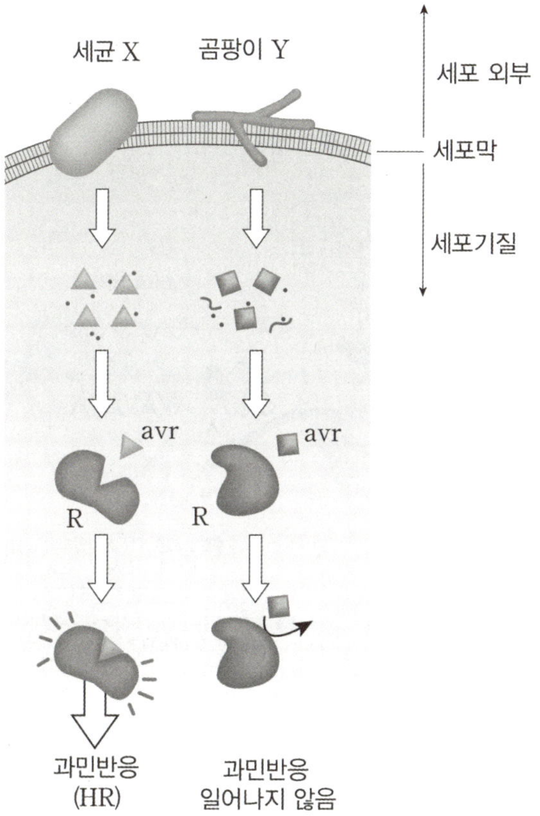

이에 대한 설명으로 옳은 것만을 〈보기〉에서 있는 대로 고른 것은?

〈보기〉

ㄱ. 세균 X는 식물 Z에서 질병을 일으킨다.

ㄴ. 곰팡이 Y가 감염하면 식물 Z는 파이토알렉신(phytoalexin)을 생산하여 방어한다.

ㄷ. 식물은 더 다양한 종류의 R 유전자를 가질수록 더 다양한 병원균에 대한 방어를 할 수 있다.

① ㄱ ② ㄴ ③ ㄷ
④ ㄱ, ㄴ ⑤ ㄱ, ㄷ ⑥ ㄴ, ㄷ
⑦ ㄱ, ㄴ, ㄷ

248. 연습 PLUS

1st 2nd 3rd

다음은 식물의 특정 스트레스에 대한 순응과 관련한 자료이다.

- 소수성 단백질인 LEA 단백질은 세포막이나 다른 단백질에 결합하여 특정 스트레스 상황에서 변형되지 않도록 안정화 시켜준다.
- 호르몬 X는 특정 스트레스 상황에서 뿌리에서 합성된 후, 잎으로 이동하여 잎에서 LEA 단백질 합성을 유도한다.

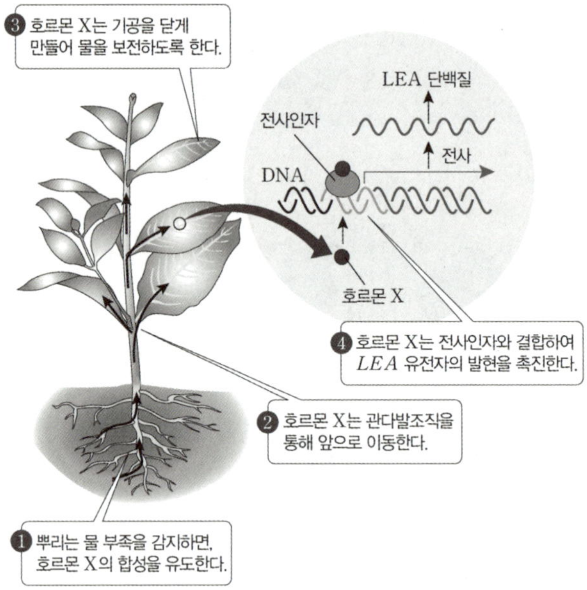

이에 대한 설명으로 옳은 것만을 <보기>에서 있는 대로 고른 것은?

〈보 기〉

ㄱ. 호르몬 X는 지베렐린이다.
ㄴ. 호르몬 X가 뿌리에서 잎으로 수송될 때 주로 물관부를 통해서 이동한다.
ㄷ. 호르몬 X가 공변세포에 작용하면 공변세포 내부의 $[K^+]$는 낮아진다.

① ㄱ　② ㄴ　③ ㄷ
④ ㄱ, ㄴ　⑤ ㄱ, ㄷ　⑥ ㄴ, ㄷ
⑦ ㄱ, ㄴ, ㄷ

MEMO

BEST SELECTION+

생물추론 300제

MEGAMD

PHARMACY EDUCATION ELIGIBILITY TEST

PART VI

진화 및 분류

249. (기본) 2019학년도 6월 모의평가

1st 2nd 3rd

그림은 동물 집단 P가 서로 다른 환경에서 자연선택을 통해 집단 A와 B로 바뀌었을 때 털색 표현형에 따른 개체수를 나타낸 것이다.

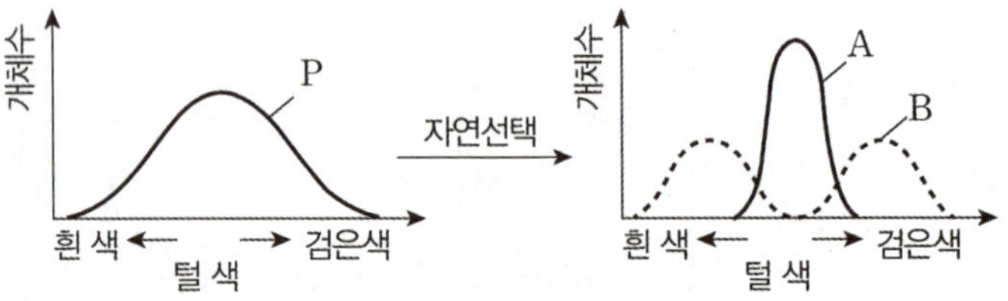

이에 대한 옳은 설명만을 〈보기〉에서 있는 대로 고른 것은?

〈보 기〉

ㄱ. 유전자풀은 A와 B가 같다.
ㄴ. P는 방향성 선택을 통해 A로 바뀌었다.
ㄷ. 털색 표현형의 변이는 P에서가 A에서보다 크다.

① ㄱ ② ㄴ ③ ㄷ
④ ㄱ, ㄷ ⑤ ㄴ, ㄷ

250. (기본) 2008학년도 수능

1st 2nd 3rd

그림은 어떤 달팽이 집단에서 껍데기 색깔(흰색, 회색)과 이를 결정하는 유전자형을 나타낸 것이다.

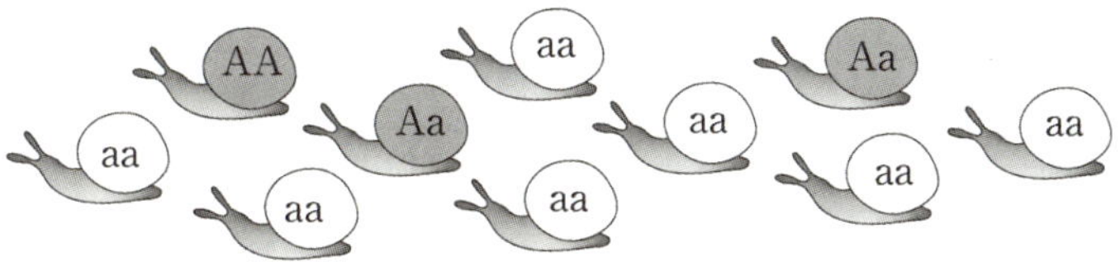

이 자료에 대한 설명으로 옳은 것을 〈보기〉에서 모두 고른 것은? (단, 자연 선택에 의해서만 대립 유전자 빈도의 변화가 일어난다고 가정한다.)

〈보기〉

ㄱ. 대립 유전자 A의 빈도는 30%이다.
ㄴ. 대립 유전자 A는 a에 대해 우성이다.
ㄷ. 포식자가 흰색 달팽이만 잡아먹을 경우, 대립 유전자 A의 빈도가 증가할 것이다.

① ㄱ ② ㄴ ③ ㄱ, ㄷ
④ ㄴ, ㄷ ⑤ ㄱ, ㄴ, ㄷ

VI.

251. 기본 2006학년도 수능

1st 2nd 3rd

그림은 두 지역의 겸형 적혈구 유전자형에 따른 인구 구성을, 표는 이 유전자형을 가진 사람들의 특징을 나타낸 것이다.

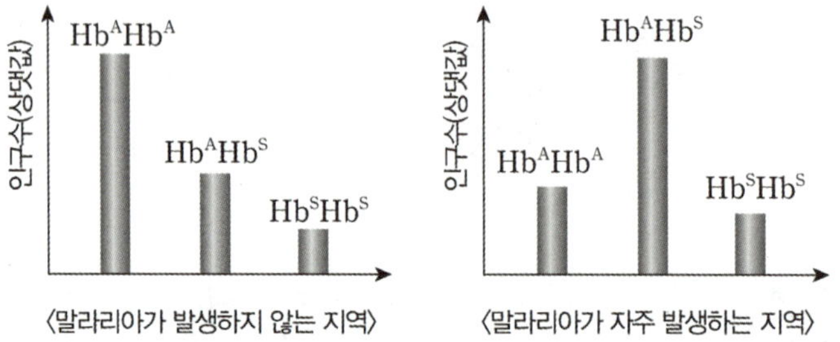

(가) (나)

구분	Hb^AHb^A	Hb^AHb^S	Hb^SHb^S
말라리아 저항성	없음	있음	있음
적혈구 모양	정상	정상 또는 겸형	겸형
빈혈	없음	미약	악성

이에 대한 설명으로 옳은 것을 〈보기〉에서 모두 고른 것은?

〈보기〉

ㄱ. Hb^SHb^S의 출현 빈도가 어느 지역에서나 낮은 이유는 악성 빈혈 때문이다.

ㄴ. (나)에서 Hb^AHb^S의 출현 빈도가 높은 것은 자연선택 때문이다.

ㄷ. (나)에서 Hb^AHb^A의 출현 빈도가 낮은 것은 말라리아 감염 때문이다.

① ㄱ ② ㄴ ③ ㄱ, ㄷ
④ ㄴ, ㄷ ⑤ ㄱ, ㄴ, ㄷ

252. (기본) 2003학년도 12월 예비평가

1st 2nd 3rd

그림은 개체수가 큰 집단과 작은 집단에서의 유전자 빈도 변화를 나타낸 것이다.

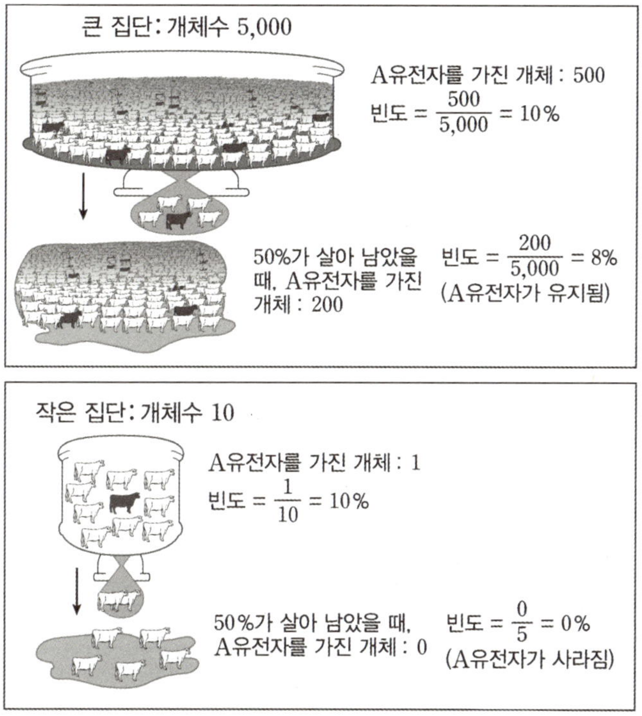

위 그림처럼 개체수가 작고 고립된 집단의 종 분화 속도는 개체수가 큰 집단에 비해 더 빠르다. 그 이유를 바르게 설명한 것은?

① 감수 분열에서 더 많은 돌연변이가 나타나기 때문이다.
② 유전적 부동에 의해 더 많은 영향을 받기 때문이다.
③ 새로운 환경에 더 잘 적응할 수 있기 때문이다.
④ 유전자의 빈도 변화가 더 적기 때문이다.
⑤ 유전적 다양성이 풍부해지기 때문이다.

253. (기본) 2017학년도 10월 전국연합학력평가

1st 2nd 3rd

그림은 종 A～D의 종 분화 과정을 나타낸 것이다. A～D는 서로 다른 생물학적 종이다. 지리적 격리는 섬의 분리에 의해서만 일어났고, 이입과 이출은 없었다.

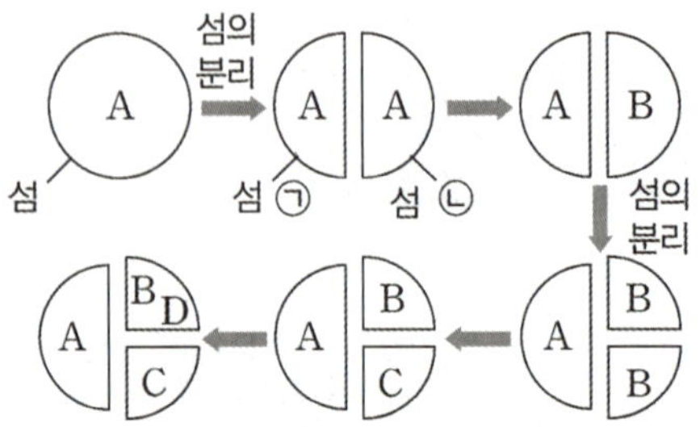

이에 대한 설명으로 옳은 것만을 〈보기〉에서 있는 대로 고른 것은? (단, A～D 이외의 종은 고려하지 않는다.)

〈보기〉

ㄱ. ㉠의 A와 ㉡의 A는 생식적으로 격리되어 있다.
ㄴ. B와 C는 모두 이소적 종 분화에 의해 출현하였다.
ㄷ. C와 D의 유연관계는 A와 C의 유연관계보다 가깝다.

① ㄱ ② ㄴ ③ ㄱ, ㄷ
④ ㄴ, ㄷ ⑤ ㄱ, ㄴ, ㄷ

254. 기본 2017학년도 수능

1st 2nd 3rd

그림은 지구의 대기 변화와 생물의 출현 과정을 나타낸 것이다. ㉠~㉢은 각각 광합성 세균, 호기성 세균, 무산소 호흡 종속 영양 생물 중 하나이다.

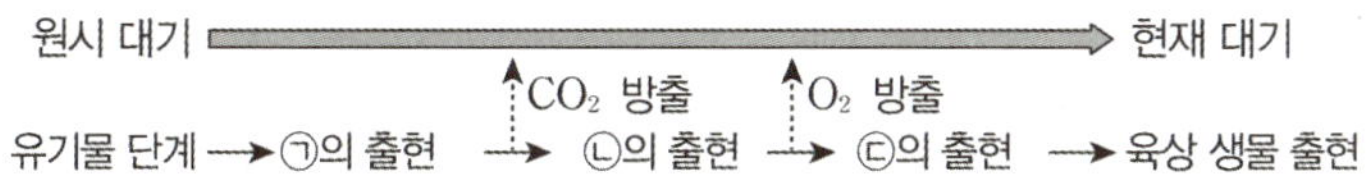

이에 대한 설명으로 옳은 것만을 〈보기〉에서 있는 대로 고른 것은?

〈보 기〉

ㄱ. ㉠은 무산소 호흡 종속 영양 생물이다.
ㄴ. ㉡은 빛에너지를 화학 에너지로 전환한다.
ㄷ. ㉡과 ㉢은 모두 막으로 둘러싸인 세포 소기관을 가진다.

① ㄱ ② ㄷ ③ ㄱ, ㄴ
④ ㄴ, ㄷ ⑤ ㄱ, ㄴ, ㄷ

255. 연습 PLUS

1st 2nd 3rd

그림은 생물의 3개 영역의 기원을 나타내는 계통수이다. ㉠과 ㉡은 진핵생물의 진화과정에서 발생했을 것으로 보이는 두 차례의 내부공생 사건을 각각 나타낸 것이다.

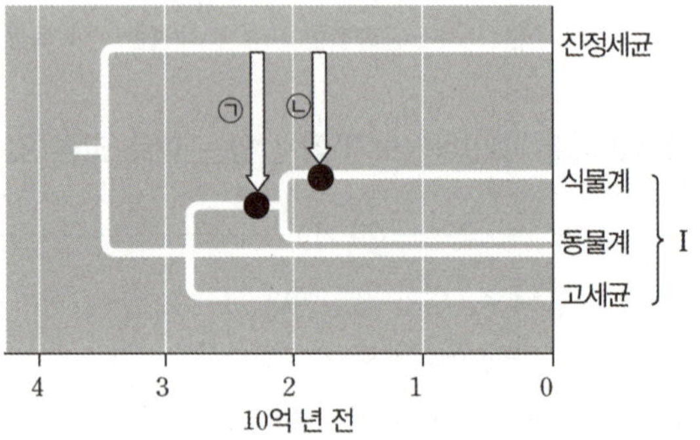

이에 대한 설명으로 옳은 것만을 〈보기〉에서 있는 대로 고른 것은?

〈보기〉

ㄱ. ㉠ 과정에서 호기성 세균의 내부 공생이 일어났다.
ㄴ. Ⅰ의 공통조상은 핵을 갖는다.
ㄷ. ㉡ 과정을 통해 형성된 세포소기관은 자신의 유전체를 가지지 않는다.

① ㄱ　② ㄴ　③ ㄷ
④ ㄱ, ㄴ　⑤ ㄱ, ㄷ　⑥ ㄴ, ㄷ
⑦ ㄱ, ㄴ, ㄷ

256. 연습 PLUS

1st 2nd 3rd

다음은 유럽 딱새의 근연종 간의 교배에 대한 자료이다.

〈자료〉

• 두 종의 유럽 딱새(얼룩 딱새와 깃 딱새)는 동일 지역(동소적)에서 서식하기도 하고 서로 멀리 떨어진 지역(이소적)에서 서식하기도 한다.

• 이들 새의 이소적 집단에서는 두 종의 수컷은 깃털 색이 매우 유사하지만, 동소적 집단에서는 두 종 수컷의 깃털 색이 상당히 다르다.

• 다음 그림은 두 종의 암컷 딱새가 짝으로 같은 종의 수컷을 선택하는지 혹은 다른 종의 수컷을 선택하는지를 동소적 종들 간에서 혹은 이소적 종들 간에서 조사하여 그래프로 나타낸 것이다.

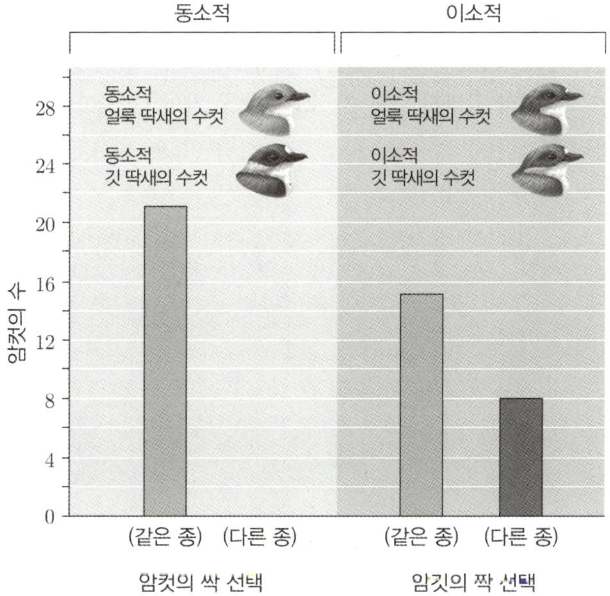

이에 대한 설명으로 옳은 것만을 〈보기〉에서 있는 대로 고른 것은?

〈보기〉

ㄱ. 두 종의 수컷 유럽 딱새의 깃털 색의 차이는 두 종간의 생식적 장벽으로 작용한다.

ㄴ. 유럽 딱새에서 이소적 종들보다 동소적 종들이 서로 더 성적으로 격리되어 있다.

ㄷ. 유럽 딱새에서 접합전 장벽(prezygotic barrier)의 크기는 동소적 종들 사이에서보다 이소적 종들 사이에서가 더 크다.

① ㄱ ② ㄴ ③ ㄷ
④ ㄱ, ㄴ ⑤ ㄱ, ㄷ ⑥ ㄴ, ㄷ
⑦ ㄱ, ㄴ, ㄷ

257. 기본 2005학년도 수능

1st 2nd 3rd

표는 여러 동물의 헤모글로빈을 구성하는 아미노산 서열을 비교하여 사람과 차이 나는 아미노산의 수를 나타낸 것이다.

동물	고릴라	붉은털 원숭이	개	말	닭	개구리	칠성장어
사람과 차이나는 아미노산의 수	1	8	15	25	45	67	125

위 자료에 대한 설명으로 옳은 것만을 〈보기〉에서 있는 대로 고른 것은?

〈보기〉

ㄱ. 진화에 대한 생화학적(분자생물학적) 증거에 해당된다.
ㄴ. 사람은 붉은털원숭이보다 고릴라와 유연관계가 더 가깝다.
ㄷ. 공동 조상에서 갈라져 나온 지 오래될수록 차이 나는 아미노산의 수가 많아진다.

① ㄱ ② ㄱ, ㄴ ③ ㄱ, ㄷ
④ ㄴ, ㄷ ⑤ ㄱ, ㄴ, ㄷ

258. 연습 PLUS

1st 2nd 3rd

다음은 4종의 고양이과 동물들의 유전체의 알로자임(allozyme)과 소부수체(minisatellite), 극소부수체(microsatellite)의 다형성 정도를 조사한 자료이다. (단, '% 다형성 유전자 좌'는 조사한 전체 유전자 좌 중 2개 혹은 그 이상의 대립유전자가 검출된 유전자 좌의 비율을 의미한다.)

	% 다형성 유전자 좌			
마커	치타	사자	퓨마	애완용 고양이
알로자임	1.4	0.0	1.8	8.2
소부수체	43.3	2.9	10.3	44.9
극소부수체	46.7	7.9	14.7	68.1

이에 대한 설명으로 옳은 것만을 〈보기〉에서 있는 대로 고른 것은?

〈보기〉

ㄱ. 인위선택은 유전적 다양성 증가에 기여한다.
ㄴ. 유전적 다양성이 가장 낮은 종은 사자이다.
ㄷ. 극소부수체의 진화속도는 알로자임의 진화속도보다 빠르다.

① ㄱ ② ㄴ ③ ㄷ
④ ㄱ, ㄴ ⑤ ㄱ, ㄷ ⑥ ㄴ, ㄷ
⑦ ㄱ, ㄴ, ㄷ

259. 기본 2019학년도 7월 전국연합학력평가

1st 2nd 3rd

표는 2개의 과에 속하는 식물 5종의 학명을 나타낸 것이다.

종	학명
A	*Hibiscus syriacus*
B	*Dendranthema zawadskii* Tzvelev
C	*Hibiscus mutabilis*
D	*Dendranthema indicum*
E	*Hibiscus moscheutos palustris*

이에 대한 설명으로 옳은 것만을 〈보기〉에서 있는 대로 고른 것은?

〈보기〉

ㄱ. A의 학명에서 '*syriacus*'는 종소명이다.
ㄴ. B와 D는 같은 속에 속한다.
ㄷ. C와 D의 유연관계는 C와 E의 유연관계보다 가깝다.

① ㄱ ② ㄴ ③ ㄷ
④ ㄱ, ㄴ ⑤ ㄴ, ㄷ

260. 기본 2019학년도 10월 전국연합학력평가

1st 2nd 3rd

그림은 2개의 과와 3개의 속으로 분류되는 생물 종 A~F의 계통수를, 표는 이 계통수의 분류 기준이 되는 특징 (가)~(마)의 유무를 나타낸 것이다. ㉠~㉤은 (가)~(마)를 순서 없이 나타낸 것이다.

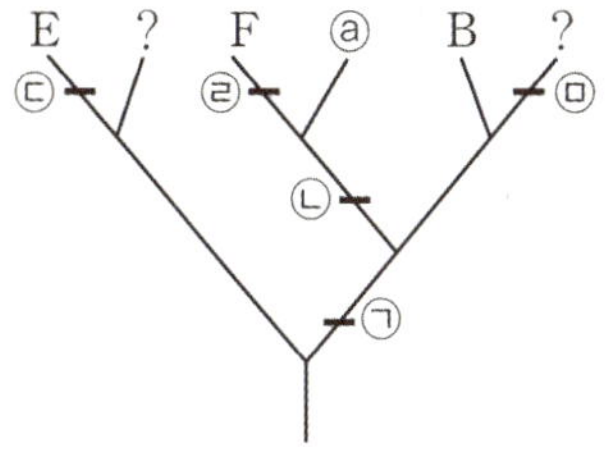

특징＼종	A	B	C	D	E	F
(가)	○	×	×	×	×	○
(나)	×	×	○	×	×	×
(다)	○	○	○	×	×	○
(라)	×	×	×	×	○	×
(마)	×	×	×	×	×	○

(○: 있음, ×:없음)

이에 대한 옳은 설명만을 〈보기〉에서 있는 대로 고른 것은?

〈보기〉

ㄱ. ⓐ는 C이다.
ㄴ. ㉡은 (가)이다.
ㄷ. D와 F는 같은 과에 속한다.

① ㄱ　② ㄴ　③ ㄷ　④ ㄱ, ㄴ　⑤ ㄴ, ㄷ

261. 연습 2016학년도 10월 전국연합학력평가

1st 2nd 3rd

표는 생물 종 A~E의 특징을, 그림은 이 특징을 토대로 작성한 계통수를 나타낸 것이다. ㉠은 특징 1~4 중 하나이다.

특징 \ 종	A	B	C	D	E
1	×	○	×	×	○
2	○	×	○	×	×
3	×	○	×	○	○
4	○	○	○	○	○

(○: 있음, ×: 없음)

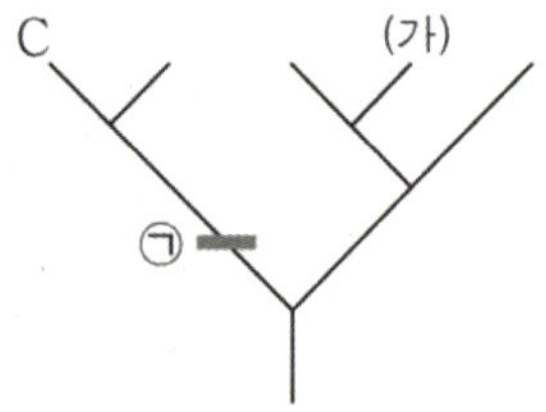

이에 대한 설명으로 옳은 것만을 〈보기〉에서 있는 대로 고른 것은?

〈보기〉

ㄱ. ㉠은 특징 2이다.
ㄴ. (가)는 특징 1, 3, 4를 모두 갖는다.
ㄷ. D와 A의 유연관계보다 D와 B의 유연관계가 가깝다.

① ㄱ ② ㄴ ③ ㄱ, ㄷ
④ ㄴ, ㄷ ⑤ ㄱ, ㄴ, ㄷ

262. (기본) 2012학년도 10월 전국연합학력평가

1st 2nd 3rd

그림 (가)는 식물의 계통수를, (나)는 어떤 식물의 생활사를 나타낸 것이다.

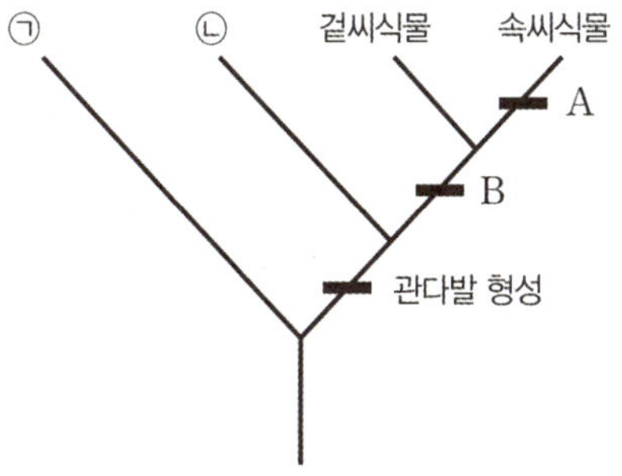

(가)

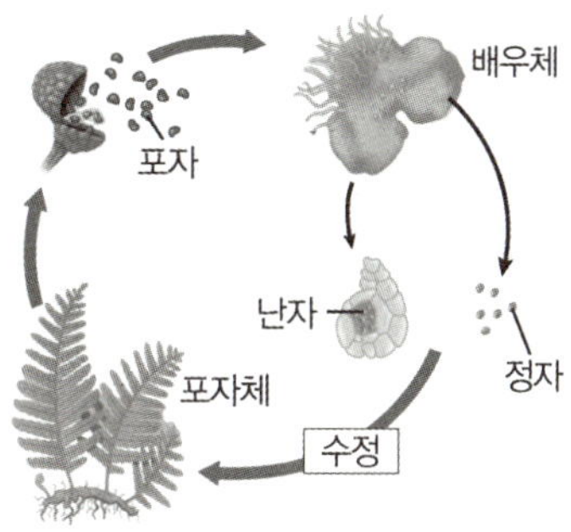

(나)

이에 대한 설명으로 옳은 것만을 <보기>에서 있는 대로 고른 것은?

<보기>

ㄱ. '종자 형성'은 A에 해당한다.
ㄴ. (나)에서 포자체와 포자는 핵상이 같다.
ㄷ. (나)와 같은 생활사를 가지는 식물은 ㉡에 속한다.

① ㄴ ② ㄷ ③ ㄱ, ㄴ
④ ㄱ, ㄷ ⑤ ㄴ, ㄷ

263. 기본 2018학년도 9월 모의평가

1st 2nd 3rd

표 (가)는 생물 A~D에서 특징 ㉠~㉣의 유무를, (나)는 ㉠~㉣을 순서 없이 나타낸 것이다. A~D는 각각 뱀, 해파리, 갯지렁이, 불가사리 중 하나이다.

특징 \ 생물	A	B	C	D
㉠	+	+	−	−
㉡	−	−	+	−
㉢	−	+	−	−
㉣	+	+	−	+

(+: 있음, −: 없음)

(가)

특징(㉠~㉣)
• 척추를 가진다. • 진체강을 가진다. • 2배엽성 동물이다. • 원구가 항문이 된다.

(나)

이에 대한 설명으로 옳은 것만을 〈보기〉에서 있는 대로 고른 것은?

〈보기〉

ㄱ. B는 체내 수정을 한다.
ㄴ. ㉠은 '원구가 항문이 된다.'이다.
ㄷ. A와 B의 유연관계는 A와 D의 유연관계보다 가깝다.

① ㄱ ② ㄴ ③ ㄱ, ㄷ
④ ㄴ, ㄷ ⑤ ㄱ, ㄴ, ㄷ

264. 기본 2004학년도 10월 전국연합학력평가

1st 2nd 3rd

그림은 동물(A~D)의 배엽과 체강의 형성 여부를 나타낸 것이다.

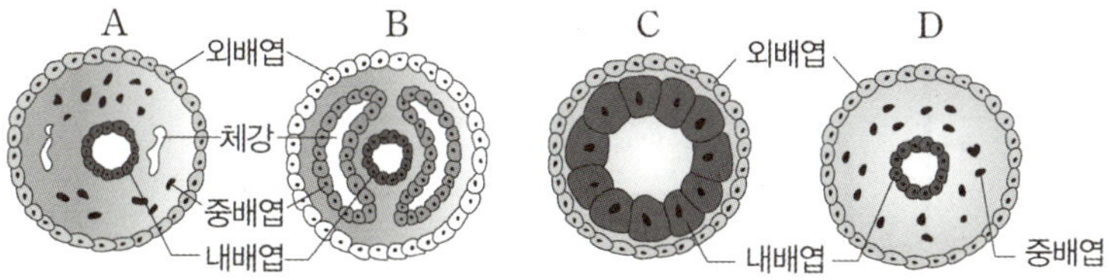

위 자료에 대한 설명으로 옳은 것만을 〈보기〉에서 있는 대로 고른 것은?

〈보 기〉

ㄱ. A는 3배엽성이며, 진체강을 갖는다.
ㄴ. 가장 진화된 동물은 B이다.
ㄷ. C와 나머지 동물을 나누는 기준은 배엽의 수이다.

① ㄱ ② ㄴ ③ ㄱ, ㄴ
④ ㄱ, ㄷ ⑤ ㄴ, ㄷ

265. 연습 PLUS

1st 2nd 3rd

그림은 후구동물에 속하는 동물들의 계통수를 나타낸 것이다.

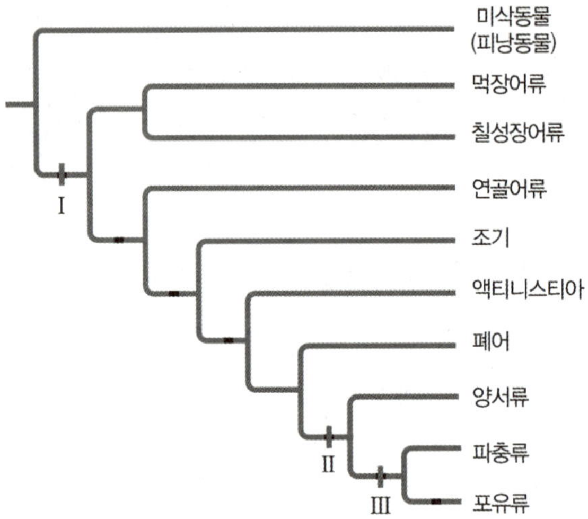

Ⅰ~Ⅲ에 들어갈 형질을 〈보기〉에서 올바르게 고른 것은?

〈보 기〉

ㄱ. 척삭　　ㄴ. 척추
ㄷ. 사지　　ㄹ. 털
ㅁ. 양막란

	Ⅰ	Ⅱ	Ⅲ
①	ㄱ	ㄷ	ㄹ
②	ㄱ	ㄷ	ㅁ
③	ㄱ	ㄹ	ㅁ
④	ㄴ	ㄷ	ㅁ
⑤	ㄴ	ㄹ	ㅁ

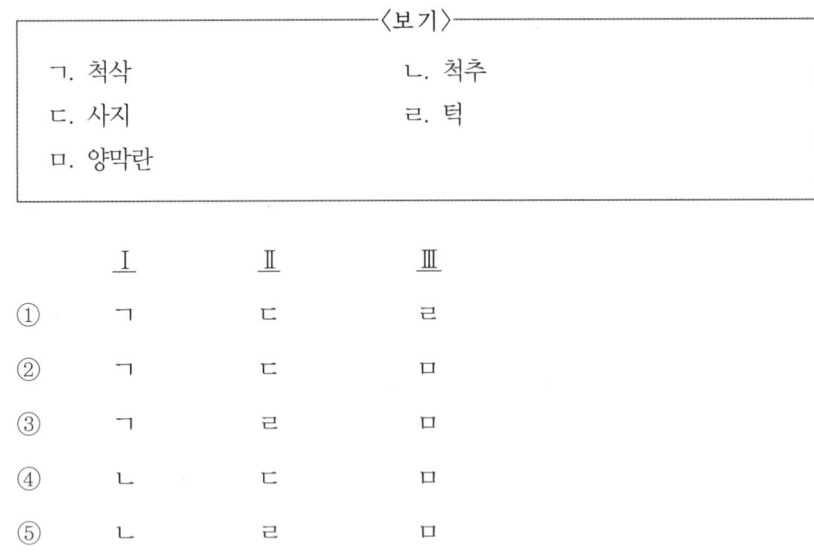

MEMO

BEST SELECTION+

생물추론 300제

MEGAMD

PHARMACY EDUCATION ELIGIBILITY TEST

PART VII

생태학

266. 기본 2009학년도 7월 전국연합학력평가

1st 2nd 3rd

가시고기 수컷은 번식기에 동일종의 다른 수컷이 자신의 영역 내로 들어오면 공격 행동을 한다. 그림은 가시고기의 공격 행동을 확인하기 위해 모형을 이용하여 실험한 결과를 나타낸 것이다.

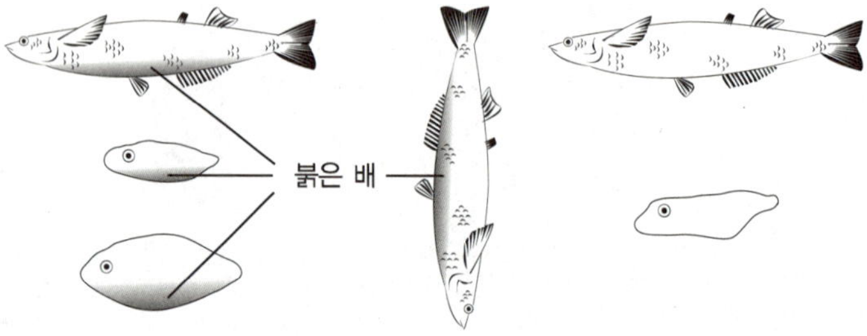

위의 실험에서 추론해볼 수 있는 동물의 행동 양식에 의한 행동을 〈보기〉에서 모두 고른 것은?

〈보기〉

ㄱ. 거미들은 특정한 방법으로 거미줄을 짠다.

ㄴ. 빛을 쪼일 때마다 고깃가루를 개의 입에 넣었더니 개는 빛을 볼 때마다 침을 흘렸다.

ㄷ. 흰머리참새의 수컷이 어렸을 때 귀가 먹으면 단절된 음을 낼 수 있을 뿐 노래는 하지 않는다.

① ㄱ ② ㄴ ③ ㄷ
④ ㄱ, ㄷ ⑤ ㄱ, ㄴ, ㄷ

267. 연습 PLUS

1st 2nd 3rd

다음은 철수가 천인조를 대상으로 실시한 탐구 과정이다.

(가) 수컷 천인조의 꼬리가 번식기에 길게 자라는 것을 보고, 그 이유가 궁금하였다.

(나) 암컷 천인조들은 배우자로 꼬리가 짧은 수컷보다 긴 수컷을 더 많이 선택할 것이라고 생각하였다.

(다) 번식기의 수컷 천인조들을 3개의 집단으로 나누어 다음과 같이 처리한 후 다른 조건은 동일하게 하였다.

집단	처리
A	자연생태로 둔다.
B	꼬리를 자른다.
C	B 집단에서 잘라낸 꼬리를 덧붙여 길게 만들어 준다.

(라) 암컷 천인조들이 어떤 수컷을 더 많이 선택하는지 관찰하여 그 결과를 그래프로 나타내었다.

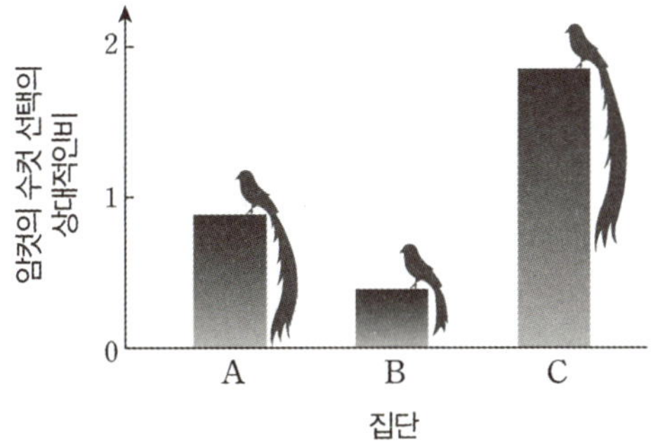

이에 대한 설명으로 옳은 것만을 <보기>에서 있는 대로 고른 것은?

〈보 기〉

ㄱ. 천인조는 성간선택(intersexual selection)을 통해 짝짓기를 한다.
ㄴ. 천인조의 수컷은 꼬리가 짧아질수록 번식에 유리해진다.
ㄷ. 천인조의 수컷들은 암컷을 차지하기 위해 반발행동(agonistic behavior)을 한다.

① ㄱ ② ㄴ ③ ㄷ
④ ㄱ, ㄴ ⑤ ㄱ, ㄷ ⑥ ㄴ, ㄷ
⑦ ㄱ, ㄴ, ㄷ

268. 기본 PLUS

1st 2nd 3rd

그림은 서로 다른 생활양식을 각각 가지는 3가지 개체군 ㉠~㉢의 생존 곡선을 나타낸 것이다.

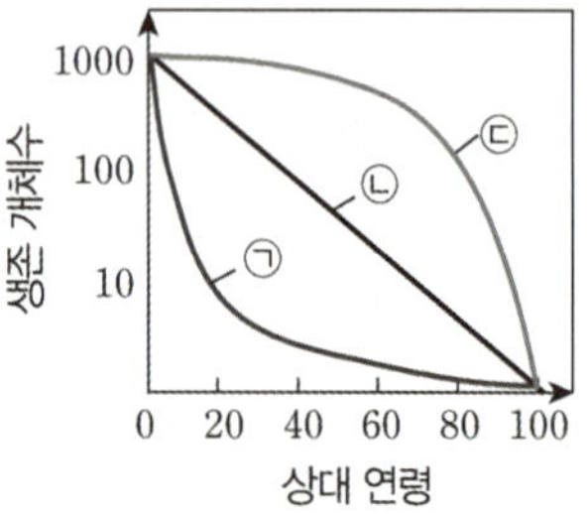

이에 대한 설명으로 옳은 것만을 〈보기〉에서 있는 대로 고른 것은?

〈보기〉

ㄱ. ㉠은 천이 초기보다 후기에 더 많이 나타난다.
ㄴ. ㉡은 연령에 따른 개체의 사망률이 일정하다.
ㄷ. ㉢은 ㉠보다 어미의 양육 기간이 짧다.

① ㄱ ② ㄴ ③ ㄷ
④ ㄱ, ㄴ ⑤ ㄱ, ㄷ ⑥ ㄴ, ㄷ
⑦ ㄱ, ㄴ, ㄷ

269. 기본 2016학년도 수능

1st 2nd 3rd

그림은 어떤 개체군의 이론상 생장 곡선(A)과 실제 생장 곡선(B)을 나타낸 것이다.

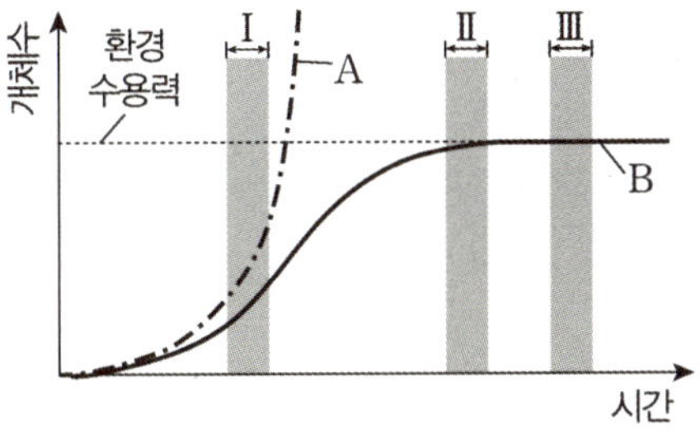

이에 대한 설명으로 옳은 것만을 〈보기〉에서 있는 대로 고른 것은? (단, 이 개체군에서 이입과 이출은 없다.)

〈보기〉

ㄱ. B는 S자형 생장 곡선이다.

ㄴ. B에서의 환경 저항은 구간 Ⅰ보다 구간 Ⅱ에서 크다.

ㄷ. B에서 이 개체군의 밀도는 구간 Ⅰ보다 구간 Ⅲ에서 크다.

① ㄱ ② ㄴ ③ ㄱ, ㄷ

④ ㄴ, ㄷ ⑤ ㄱ, ㄴ, ㄷ

270. 연습 PLUS

1st 2nd 3rd

다음은 개체군 조절에 관해 조사한 자료이다.

- 개체군 밀도의 변동은 밀도-의존적 요인과 밀도-비의존적 요인에 의해 결정된다.
- 다음 그래프는 개체군 크기를 나타내주는 지표에 따른 멧종다리새 개체군의 동태를 나타낸 것이다.

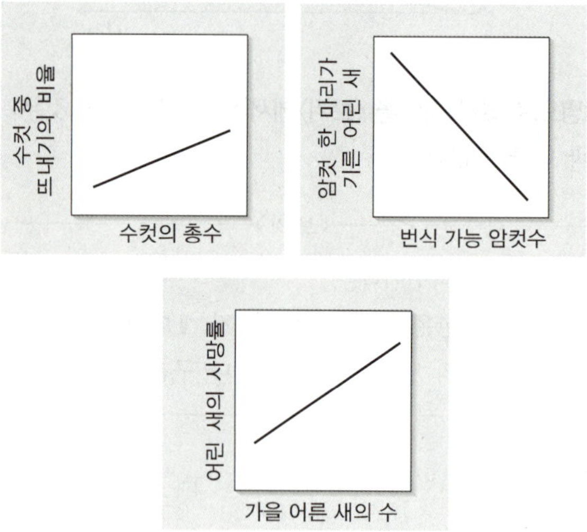

위 그래프에 대한 설명으로 옳은 것만을 〈보기〉에서 있는 대로 고른 것은?

〈보기〉

ㄱ. 가을에 어른 새의 밀도가 높을수록 겨울에 어린 새의 생존율은 증가할 것이다.
ㄴ. 멧종다리새 개체군의 성장을 조사하여 그래프로 나타내보면, J형 생장 곡선 형태를 보일 것이다.
ㄷ. 눈 오는 날에 발생한 어른 새의 갑작스런 사망률 증가는 주로 개체군 밀도 비 의존적 요인에 의한 것이다.
ㄹ. 번식 가능 암컷 수가 증가하면 암컷 한 마리당 기르는 자식의 수가 감소한다.

① ㄱ, ㄴ　② ㄱ, ㄹ　③ ㄷ, ㄹ
④ ㄱ, ㄴ, ㄷ　⑤ ㄴ, ㄷ, ㄹ

271. (기본) 2015학년도 수능

1st 2nd 3rd

그림은 어떤 해안가에 서식하는 두 종의 따개비 A와 B의 분포를, 표는 A와 B의 특성을 나타낸 것이다.

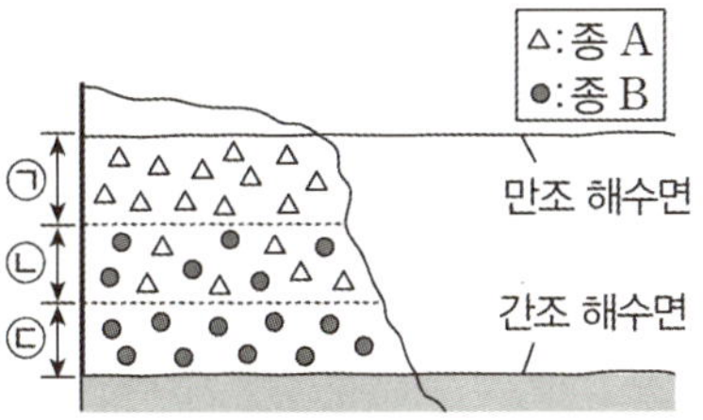

- A는 B보다 건조에 강하다.
- A를 제거하여도 B의 서식 범위는 변하지 않는다.
- B를 제거하면 A는 ㉢에도 서식한다.

이에 대한 설명으로 옳은 것만을 〈보기〉에서 있는 대로 고른 것은?

〈보기〉

ㄱ. B가 ㉠에 서식하지 않는 것은 경쟁 배타의 결과이다.
ㄴ. ㉡에서 B는 환경 저항을 받는다.
ㄷ. B를 모두 제거하면 ㉢에서 A의 개체군 밀도가 증가한다.

① ㄱ　② ㄴ　③ ㄱ, ㄷ
④ ㄴ, ㄷ　⑤ ㄱ, ㄴ, ㄷ

VII.

272. (기본) 2005학년도 10월 전국연합학력평가

1st 2nd 3rd

그림은 두 종의 개체군 A와 B가 따로 살 때와 함께 살 때, 시간에 따른 개체수 변화를 나타낸 것이다.

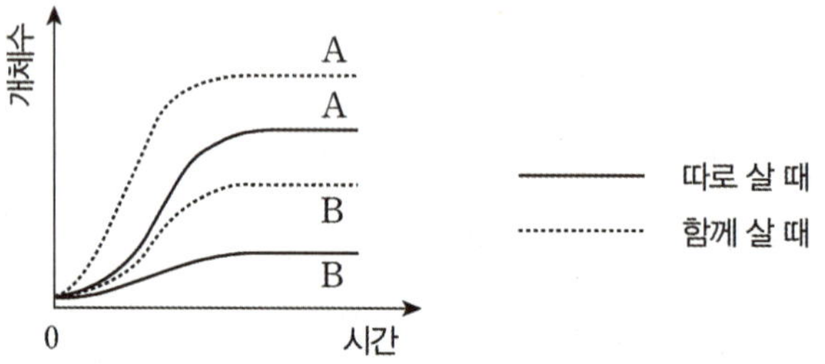

개체군 A와 B의 상호 관계로 가장 적합한 것은?

① 공생 ② 기생 ③ 분서
④ 경쟁 ⑤ 피식과 포식

273. 기본 2009학년도 6월 모의평가

1st 2nd 3rd

그림은 어떤 생태계에서 포식과 피식 관계에 있는 종 A와 종 B 개체수의 주기적인 변동을 나타낸 것이다.

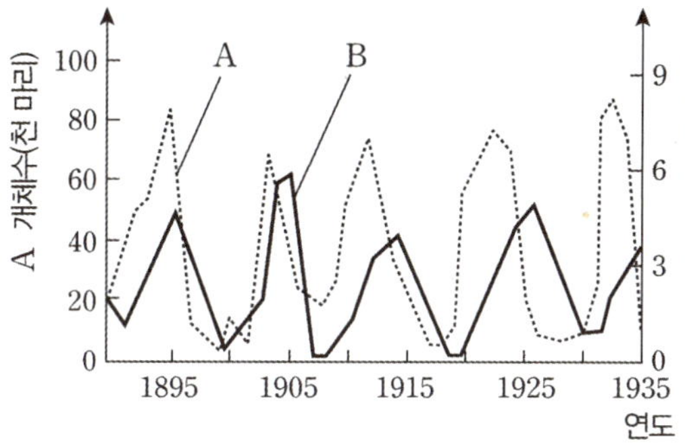

이 자료에 대한 설명으로 옳은 것만을 〈보기〉에서 있는 대로 고른 것은?

〈보기〉

ㄱ. A는 B의 포식자이다.
ㄴ. A 개체수는 B보다 많다.
ㄷ. A가 사라지면 B 개체수가 일시적으로 증가할 것이다.

① ㄱ ② ㄴ ③ ㄷ
④ ㄱ, ㄴ ⑤ ㄴ, ㄷ

274. 기본 2016학년도 7월 전국연합학력평가

1st 2nd 3rd

그림은 서로 다른 생태계 (가)와 (나)에서 식물 군집을 조사한 결과를 나타낸 것이다.

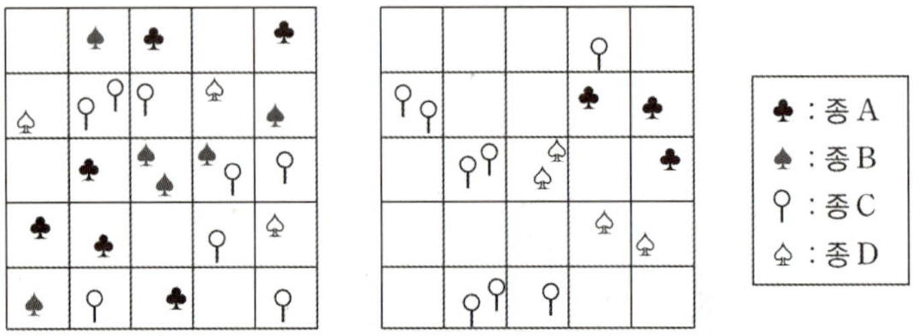

(가) (나)

이에 대한 설명으로 옳은 것만을 〈보기〉에서 있는 대로 고른 것은? (단, (가)와 (나)의 면적은 동일하며, 종 A~D 이외의 다른 종은 고려하지 않는다.)

〈보기〉

ㄱ. (가)에서 종 A는 B와 같은 개체군을 구성한다.
ㄴ. 종 C의 밀도는 (가)와 (나)에서 같다.
ㄷ. 종 다양성은 (가)보다 (나)가 크다.

① ㄱ ② ㄴ ③ ㄷ
④ ㄱ, ㄴ ⑤ ㄱ, ㄷ

275. 기본 PLUS

1st 2nd 3rd

그림은 어떤 지역에서 일어난 천이 과정을 나타낸 것이다. A~C는 각각 양수림, 지의류, 음수림 중 어느 하나이다.

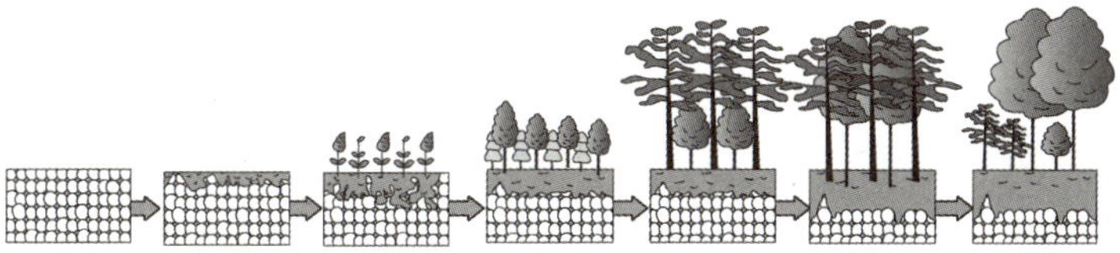

이에 대한 설명으로 옳은 것만을 〈보기〉에서 있는 대로 고른 것은?

〈보기〉

ㄱ. A는 광합성이 가능한 생물이다.
ㄴ. 잎의 평균 두께는 (B)가 (C)보다 더 두껍다.
ㄷ. 극상을 형성하고 있는 군집에서 산불로 인해 식생이 모두 파괴되었다면, 이 군집에선 (A)부터 천이 과정이 다시 시작된다.

① ㄱ ② ㄴ ③ ㄷ
④ ㄱ, ㄴ ⑤ ㄱ, ㄷ ⑥ ㄴ, ㄷ
⑦ ㄱ, ㄴ, ㄷ

276. (연습) 2010학년도 10월 전국연합학력평가

1st 2nd 3rd

다음은 해안가의 바위 표면 생태계에 관한 자료이다.

〈자료 Ⅰ〉

- 불가사리는 조개류의 일종인 담치의 천적이다.
- 담치가 번성하면 바위 표면을 뒤덮게 된다.
- 불가사리는 바위 표면 생태계의 최상위 포식자이다.

〈자료 Ⅱ〉

바위 표면 생태계에서 불가사리를 제거했을 때와 그대로 두었을 때, 연도에 따른 생물 종 수의 변화를 조사하였더니 다음과 같았다.

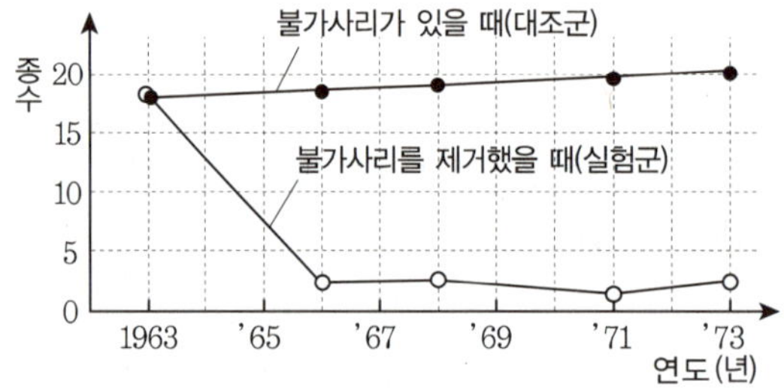

바위 표면 생태계에 대한 설명으로 옳은 것만을 〈보기〉에서 있는 대로 고른 것은?

〈보기〉

ㄱ. 담치가 번성하게 되면 바위 표면 생태계의 종 다양성이 감소한다.
ㄴ. 불가사리는 바위 표면 생태계의 종 다양성에 영향을 미치지 않는다.
ㄷ. 종 다양성이 감소했을 때 이를 회복하는 가장 좋은 방법은 최상위 포식자를 제거하는 것이다.

① ㄱ ② ㄴ ③ ㄷ
④ ㄱ, ㄷ ⑤ ㄴ, ㄷ

277. 연습 2016학년도 10월 전국연합학력평가

1st 2nd 3rd

그림 (가)는 어떤 군집의 천이 과정을, (나)는 이 군집에서 시간에 따른 종 ㉠과 ㉡의 어린 나무의 밀도를 나타낸 것이다. 종 ㉠과 ㉡은 각각 A에서의 우점종과 B에서의 우점종 중 하나이다.

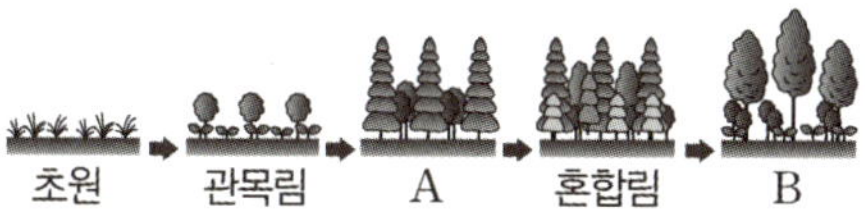

(가)

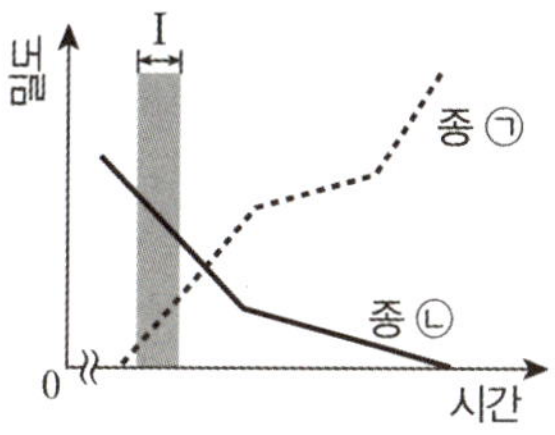

(나)

이에 대한 옳은 설명만을 〈보기〉에서 있는 대로 고른 것은?

〈보기〉

ㄱ. 구간 I의 밀도 변화는 B에서 나타난다.
ㄴ. 종 ㉠은 B에서의 우점종이다.
ㄷ. 잎의 평균 두께는 종 ㉠보다 종 ㉡이 두껍다.

① ㄱ ② ㄷ ③ ㄱ, ㄴ
④ ㄱ, ㄷ ⑤ ㄴ, ㄷ

278. 연습 2018학년도 수능

1st 2nd 3rd

그림은 어떤 식물 군집의 시간에 따른 총생산량과 호흡량을 나타낸 것이다. A와 B는 각각 총생산량과 호흡량 중 하나이다.

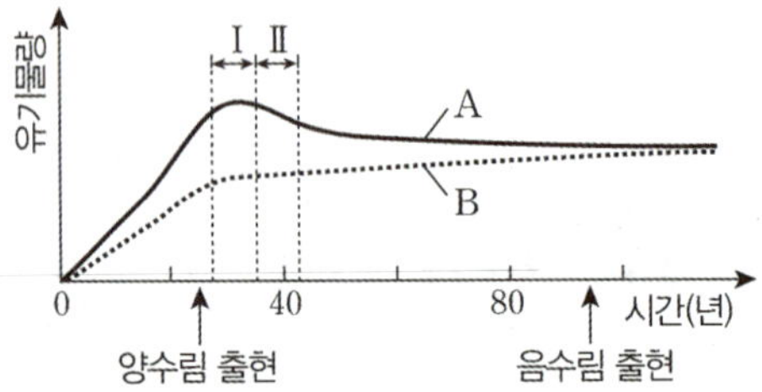

이에 자료에 대한 설명으로 옳은 것만을 〈보기〉에서 있는 대로 고른 것은?

〈보기〉

ㄱ. A는 총생산량이다.

ㄴ. 구간 Ⅰ에서 이 식물 군집은 극상을 이룬다.

ㄷ. 구간 Ⅱ에서 $\frac{B}{순생산량}$는 시간에 따라 증가한다.

① ㄱ ② ㄴ ③ ㄱ, ㄷ
④ ㄴ, ㄷ ⑤ ㄱ, ㄴ, ㄷ

279. 기본 2019학년도 3월 전국연합학력평가

1st 2nd 3rd

그림은 어떤 안정된 생태계에서의 에너지 흐름을 나타낸 것이다. A와 B는 각각 1차 소비자와 생산자 중 하나이고, B의 에너지 효율은 10%이다.

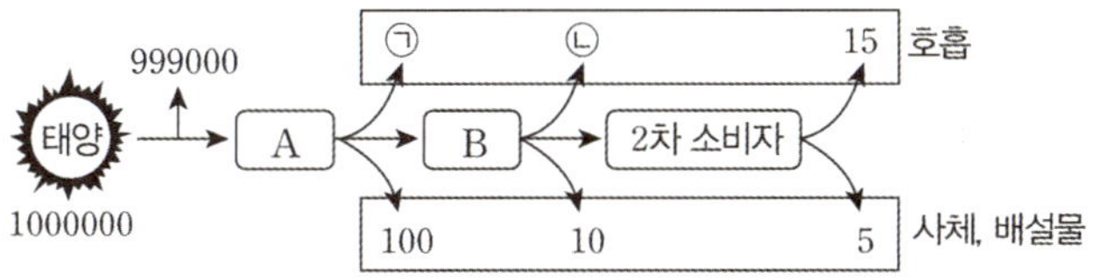

이 자료에 대한 옳은 설명만을 〈보기〉에서 있는 대로 고른 것은? (단, 에너지양은 상댓값이고, 에너지 효율은 전 영양 단계의 에너지양에 대한 현 영양 단계의 에너지양을 백분율로 나타낸 것이다.)

〈보기〉

ㄱ. A는 생산자이다.
ㄴ. ㉠+㉡=870이다.
ㄷ. 2차 소비자의 에너지 효율은 20%이다.

① ㄱ ② ㄷ ③ ㄱ, ㄴ
④ ㄴ, ㄷ ⑤ ㄱ, ㄴ, ㄷ

VII.

280. (기본) 2017학년도 수능

1st 2nd 3rd

그림은 어떤 생태계에서 A~D의 에너지양을 상댓값으로 나타낸 생태 피라미드이다. A~D는 각각 생산자, 1차 소비자, 2차 소비자, 3차 소비자 중 하나이며, 2차 소비자의 에너지 효율은 15%이다.

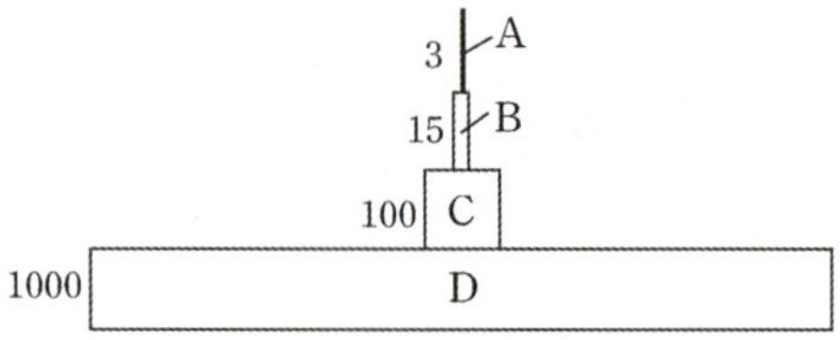

이 자료에 대한 설명으로 옳은 것만을 〈보기〉에서 있는 대로 고른 것은? (단, 에너지 효율은 전 영양 단계의 에너지양에 대한 현 영양 단계의 에너지양을 백분율로 나타낸 것이다.)

〈보기〉

ㄱ. C는 2차 소비자이다.
ㄴ. 에너지 효율은 A가 C의 3배이다.
ㄷ. 상위 영양 단계로 갈수록 에너지양은 감소한다.

① ㄱ ② ㄷ ③ ㄱ, ㄴ
④ ㄱ, ㄷ ⑤ ㄴ, ㄷ

281. (기본) 2019학년도 7월 전국연합학력평가

1st 2nd 3rd

그림은 생태계에서 일어나는 탄소 순환과 질소 순환 과정의 일부를 나타낸 것이다.

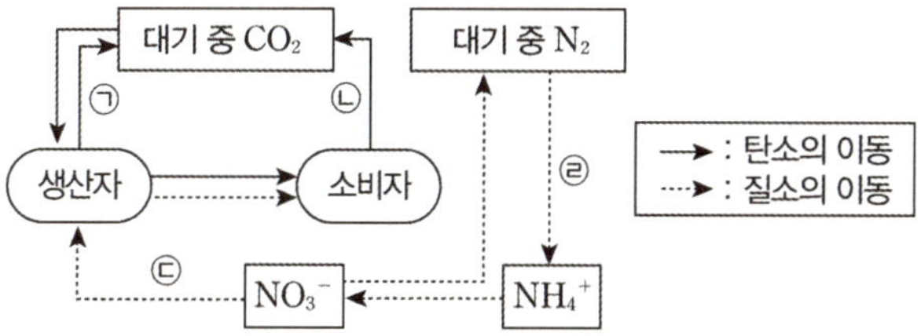

이에 대한 설명으로 옳은 것만을 〈보기〉에서 있는 대로 고른 것은?

〈보 기〉

ㄱ. ㉠과 ㉡에 모두 세포 호흡이 관여한다.
ㄴ. ㉢은 질화 작용이다.
ㄷ. 뿌리혹박테리아는 ㉣에 작용한다.

① ㄴ ② ㄷ ③ ㄱ, ㄴ
④ ㄱ, ㄷ ⑤ ㄱ, ㄴ, ㄷ

282. 연습 PLUS

1st 2nd 3rd

그림은 메뚜기의 먹이 에너지의 이용을 나타낸 것이다.

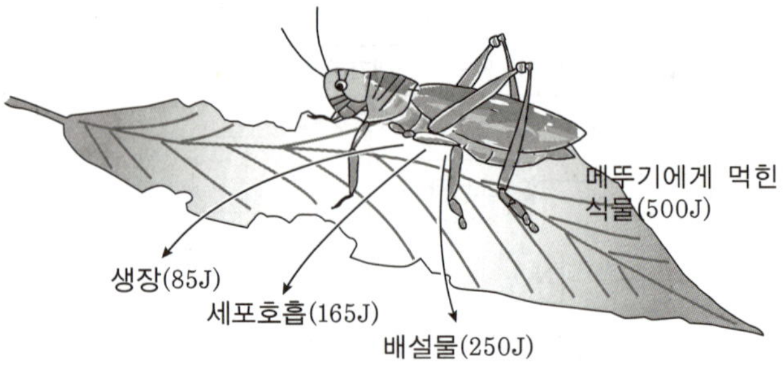

이에 대한 설명으로 옳은 것만을 〈보기〉에서 있는 대로 고른 것은?

〈보기〉

ㄱ. 메뚜기의 생산효율은 50%이다.
ㄴ. 메뚜기는 1차 육식동물이다.
ㄷ. 생산효율은 내온성동물인 사슴이 외온성동물인 메뚜기보다 더 작다.

① ㄱ　② ㄴ　③ ㄷ
④ ㄱ, ㄴ　⑤ ㄱ, ㄷ　⑥ ㄴ, ㄷ
⑦ ㄱ, ㄴ, ㄷ

283. 기본 49회 고등고시시험

1st 2nd 3rd

그림은 북미지역에서 연평균 강수량과 연평균 기온에 따른 식생의 형태(열대산림, 온대낙엽수림, 초원, 타이가 및 툰드라)를 나타낸 것이다.

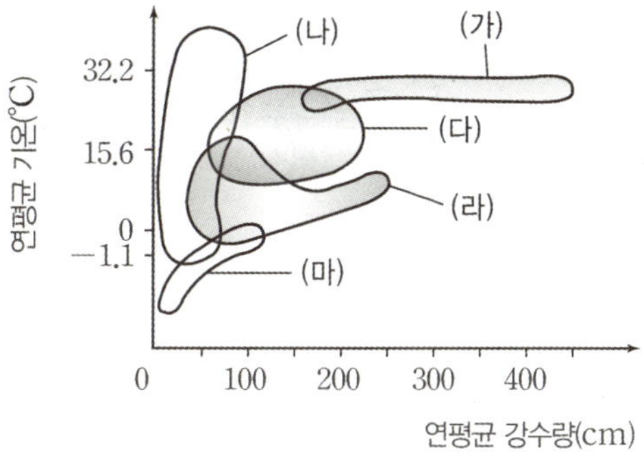

(라) 지역의 특징에 대한 설명으로 가장 적절한 것은?

① 덩굴식물과 착생식물(epiphyte)이 많이 생육한다.
② 불은 목본식생의 형성을 억제한다.
③ 낙엽의 분해속도가 느리며 낙엽의 분해는 토양의 산성화를 초래한다.
④ 저온으로 인해 식물이 크게 자라지 못하며, 가시가 있는 관목림이 형성된다.
⑤ 식물의 생육 기간이 짧고, 이끼층을 형성하며, 영구동토대가 있다.

284. 기본 2006학년도 9월 모의평가

1st 2nd 3rd

다음은 바위에 덮인 이끼층을 그림과 같이 나눈 다음, 6개월 후에 이끼 밑에 서식하는 소형 동물의 종 수 변화를 조사한 결과이다.

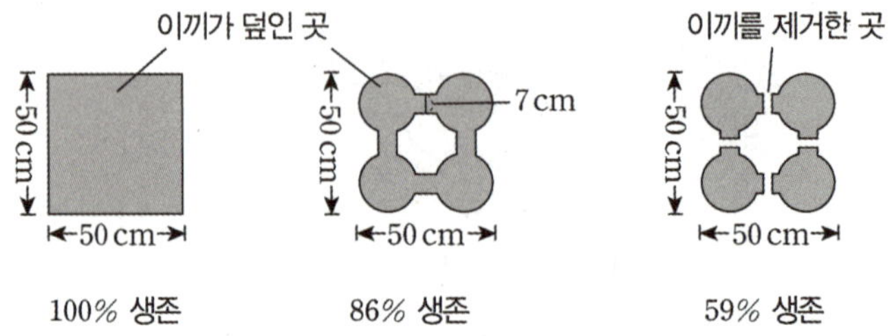

이 결과를 바탕으로 생물의 종 수 변화를 방지하는 데 적합한 방법을 〈보기〉에서 모두 고른 것은?

〈보 기〉

ㄱ. 다양한 생물 종이 함께 사는 서식지를 특정 생물 종만 사는 서식지로 분리시킨다.

ㄴ. 산에 도로를 만들 때는 절개하는 것보다 터널이나 고가도로로 설계한다.

ㄷ. 희귀종이나 고유종이 분포하는 숲 전체를 국립공원으로 지정하여 개발을 제한한다.

① ㄱ ② ㄴ ③ ㄷ
④ ㄴ, ㄷ ⑤ ㄱ, ㄴ, ㄷ

MEMO

BEST SELECTION+

생물추론 300제

MEGAMD

PHARMACY EDUCATION ELIGIBILITY TEST

PART VIII

일반생물학 실험

285. (기본) 2012학년도 6월 모의평가

1st 2nd 3rd

표는 세포 연구에 이용되는 실험 방법 (가)~(다)의 특징을 나타낸 것이다. (가), (나), (다)는 각각 조직 배양법, 자기 방사법, 세포 분획법 중 하나이다.

실험 방법	특징
(가)	원심 분리 속도와 시간에 따른 침강 속도 차를 이용함
(나)	방사성 동위 원소를 이용함
(다)	무균 상태에서 영양 배지를 이용함

이에 대한 설명으로 옳은 것만을 〈보기〉에서 있는 대로 고른 것은?

〈보기〉

ㄱ. 세 방법 중 간 조직에서 미토콘드리아를 분리하기에 가장 적절한 방법은 (가)이다.
ㄴ. 허시와 체이스는 (나)를 이용하여 DNA가 유전 물질이라는 사실을 밝혀냈다.
ㄷ. (다)를 이용하여 세포를 증식시킬 수 있다.

① ㄱ ② ㄴ ③ ㄷ
④ ㄱ, ㄷ ⑤ ㄱ, ㄴ, ㄷ

286. (기본) 2018학년도 수능

1st 2nd 3rd

그림은 원심 분리기를 이용하여 식물 세포 파쇄액으로부터 세포 소기관을 분리하는 과정을 나타낸 것이다.

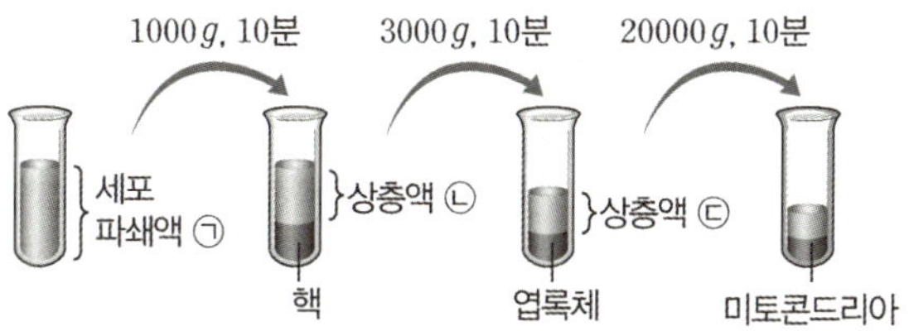

이에 대한 설명으로 옳은 것만을 〈보기〉에서 있는 대로 고른 것은?

〈보기〉

ㄱ. 이 과정은 세포(조직) 배양법이다.
ㄴ. ㉡과 ㉢에는 모두 리보솜이 있다.
ㄷ. ㉠을 3000 g에서 10분 동안 원심 분리하면 침전물에 핵과 엽록체가 있다.

① ㄱ ② ㄴ ③ ㄷ
④ ㄱ, ㄷ ⑤ ㄴ, ㄷ

287. (기본) 2019학년도 4월 전국연합학력평가

1st 2nd 3rd

다음은 현미경을 이용하여 세포의 크기를 측정하는 실험이다.

〈실험 과정〉

(가) 접안렌즈에 접안 마이크로미터를 끼우고, 대물 마이크로미터를 재물대에 올려놓는다.

(나) 현미경의 접안렌즈 배율을 10배, 대물렌즈 배율을 10배로 하고 접안 마이크로미터의 눈금과 대물 마이크로미터의 눈금을 겹치도록 하여 관찰한다.

(다) 대물 마이크로미터 대신 세포 ㉠의 표본을 재물대에 올려 놓는다.

(라) 현미경의 대물렌즈 배율만 10배에서 40배로 변화시켜 세포 ㉠을 관찰한다.

〈실험 결과〉

(나)의 결과	(라)의 결과
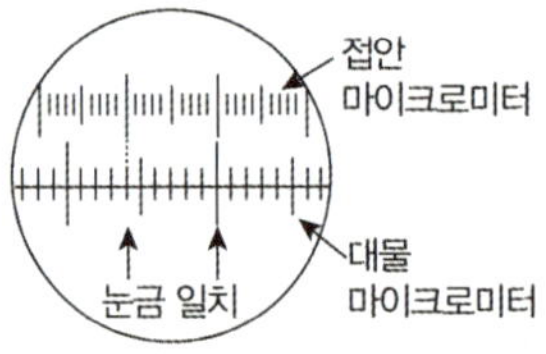	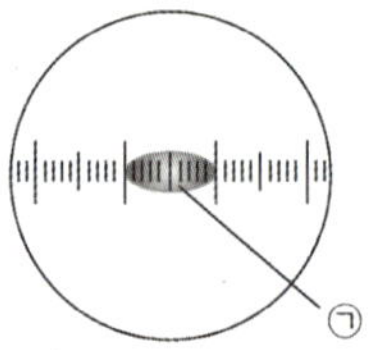

이에 대한 설명으로 옳은 것만을 〈보기〉에서 있는 대로 고른 것은? (단, 대물 마이크로미터 1눈금의 길이는 10 μm이다.)

〈보기〉

ㄱ. (나)에서 접안 마이크로미터 1눈금의 길이는 6 μm이다.
ㄴ. (라)에서 현미경의 배율은 400배이다.
ㄷ. ㉠의 크기는 15 μm이다.

① ㄱ ② ㄷ ③ ㄱ, ㄴ
④ ㄴ, ㄷ ⑤ ㄱ, ㄴ, ㄷ

288. 연습 2005학년도 4월 전국연합학력평가

1st 2nd 3rd

다음은 혈액의 구성 성분을 알아보기 위한 실험이다.

〈과정〉

(가) 손가락 끝을 알코올로 소독한 후, 채혈침으로 찔러 슬라이드 글라스 위에 혈액을 한 방울 떨어뜨려 얇게 편 후 말린다.

(나) 얇게 편 혈액 위에 메탄올을 한 방울 떨어뜨린 후 말린다.

(다) 이 혈액 위에 김자액을 한 방울 떨어뜨려 3분 후, 흐르는 물로 씻고 커버 글라스를 덮어 여분의 물을 제거하여 현미경으로 관찰한다.

〈결과〉

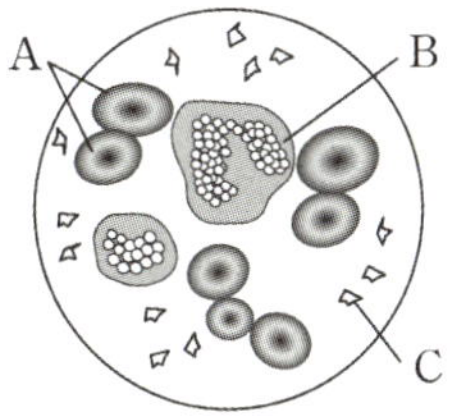

이에 대한 해석으로 옳은 것은?

① (나) 과정은 혈구를 고정시키기 위한 것이다.
② (다) 과정은 A의 핵을 염색하기 위한 것이다.
③ A는 핵이 있으며 헤모글로빈을 함유하고 있다.
④ A와 C에 의해 이산화탄소가 운반된다.
⑤ B의 세포가 가장 많이 관찰된다.

289. 연습 2013학년도 6월 모의평가

1st 2nd 3rd

다음은 양파의 세포 분열을 관찰하는 실험이다.

〈실험 과정〉

(가) 양파의 뿌리 끝을 잘라 에탄올과 아세트산이 3 : 1로 섞인 용액에 담근다.
(나) 처리된 뿌리 끝을 꺼내어 증류수로 씻은 후 묽은 염산에 담가 둔다.
(다) 묽은 염산에 담가 둔 뿌리 끝을 꺼내어 받침 유리 위에 올려놓고 면도칼로 그 끝을 2 mm 정도 잘라, 그 위에 염색액을 떨어뜨리고 잘게 찢는다.
(라) 덮개 유리를 덮고 연필에 달린 고무로 가볍게 두드린 다음, ㉠ 덮개 유리 위에 거름종이를 덮고 엄지손가락으로 눌러 현미경 표본을 만든다.
(마) (라)의 표본을 광학 현미경으로 관찰한다.

〈실험 결과〉

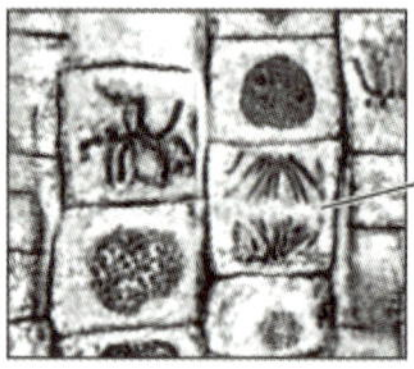

이에 대한 설명으로 옳은 것만을 〈보기〉에서 있는 대로 고른 것은?

〈보기〉

ㄱ. (라)의 ㉠은 세포 분열을 중지시키기 위한 과정이다.
ㄴ. A는 세포 분열 과정 중 중기 단계에 해당한다.
ㄷ. 이 실험에서 관찰된 세포 분열은 체세포 분열이다.

① ㄱ ② ㄴ ③ ㄷ
④ ㄱ, ㄷ ⑤ ㄴ, ㄷ

290. 연습 PLUS

1st 2nd 3rd

다음은 혈구계수기(hemocytometer)를 이용하여 사람의 적혈구 수를 측정하는 실험이다.

〈실험 과정〉

(가) 혈액으로부터 적혈구만 분리한 후, 생리적 식염수를 첨가하여 적혈구 현탁액 10 mL을 만든다.

(나) 적혈구 현탁액을 혈구계수기와 커버글라스 사이로 주입한다.

(다) 현미경을 이용하여 A, B, C, D 사각형 안의 각각의 적혈구 수를 센 후, 평균을 구한다.

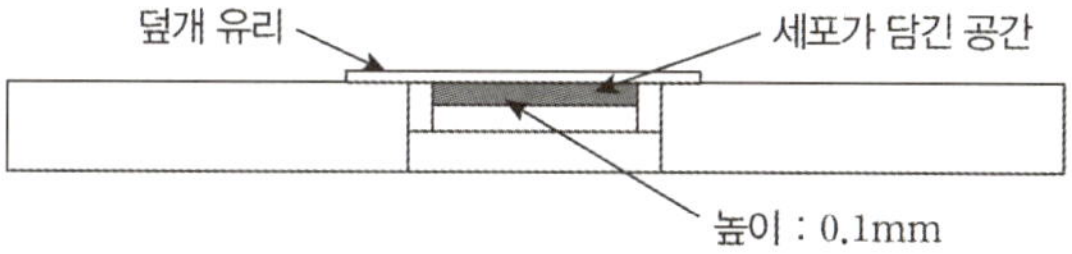

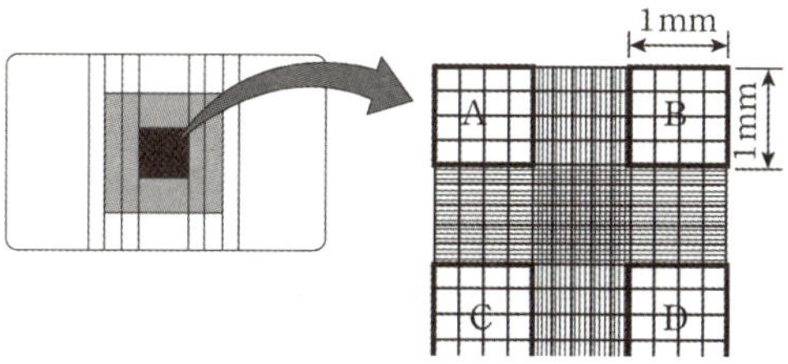

〈실험 결과〉

A, B, C, D 사각형 안의 적혈구 수를 센 결과, 사각형 하나에 들어 있는 적혈구의 수는 평균 20개이다.

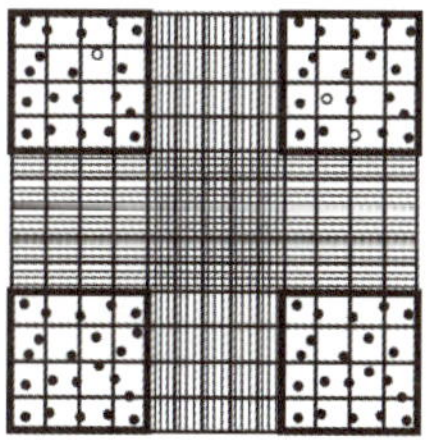

이에 대한 설명으로 옳은 것만을 〈보기〉에서 있는 대로 고른 것은?

〈보기〉

ㄱ. 사각형 A 안에 들어 있는 시료의 부피는 0.1 μL이다.

ㄴ. 사각형 A~D에 들어 있는 적혈구 수의 합은 (가) 현탁액 10 mL에 들어 있는 적혈구 수의 약 0.4×10^{-4}배이다.

ㄷ. (가)에서 얻은 현탁액 10 mL에 들어 있는 적혈구 수는 2×10^{6}개이다.

① ㄱ ② ㄴ ③ ㄷ
④ ㄱ, ㄴ ⑤ ㄱ, ㄷ ⑥ ㄴ, ㄷ
⑦ ㄱ, ㄴ, ㄷ

291. 기본 2013학년도 4월 전국연합학력평가

1st 2nd 3rd

그림은 어떤 식물 잎의 색소를 종이크로마토그래피를 이용하여 분리한 결과를 나타낸 것이다. ㉠~㉢은 엽록소 a, 엽록소 b, 카로틴을 순서 없이 나타낸 것이다.

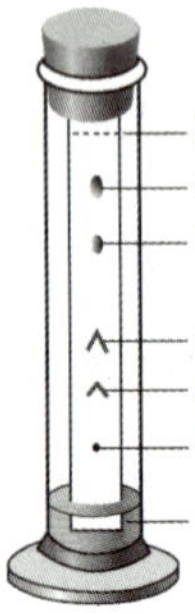

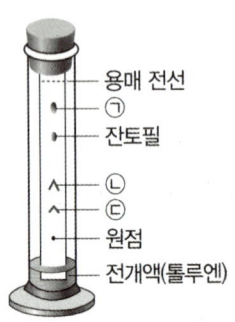

이에 대한 설명으로 옳은 것만을 〈보기〉에서 있는 대로 고른 것은?

〈보기〉

ㄱ. 전개율이 가장 큰 색소는 ㉠이다.
ㄴ. ㉡은 엽록소 b이다.
ㄷ. ㉢은 광계의 반응 중심 색소이다.

① ㄱ ② ㄴ ③ ㄷ
④ ㄱ, ㄴ ⑤ ㄱ, ㄴ, ㄷ

292. 기본 PLUS

1st 2nd 3rd

다음은 몇몇 단백질들의 특성을 정리한 것이다.

	단백질 A	단백질 B	단백질 C
분자량(kDa)	100	50	200
순전하	0	+3	−3

각 단백질의 특성을 이용하여 단백질을 분리하고자 할 때, 이에 관련한 설명으로 옳은 것만을 〈보기〉에서 있는 대로 고른 것은? (단, 단백질들은 모두 구형단백질이다.)

〈보기〉

ㄱ. 겔 여과 크로마토그래피(gel-filtration chromatography) 수행 시, C 단백질이 컬럼에서 가장 먼저 용출된다.
ㄴ. SDS-PAGE를 수행하면 단백질 B가 가장 느린 속도로 이동한다.
ㄷ. 양이온교환 크로마토그래피를 수행하면 단백질 B를 순수 분리할 수 있다.

① ㄱ ② ㄴ ③ ㄷ
④ ㄱ, ㄴ ⑤ ㄱ, ㄷ ⑥ ㄴ, ㄷ
⑦ ㄱ, ㄴ, ㄷ

Ⅷ.

293. 연습 PLUS

1st 2nd 3rd

다음은 네 종류의 단백질(A~D)의 특성을 알아보기 위해 수행한 실험이다.

〈실험 과정〉

(가) 생체 시료로부터 네 종류의 단백질(A~D)을 각각 분리한다.

(나) 분리한 각 단백질을 동일한 양씩 섞어 단백질 혼합액을 준비한다.

(다) 겔 여과 크로마토그래피를 이용하여 (나)에서 준비한 혼합액에 들어 있는 단백질들을 분리한다.

(라) 네 종류의 단백질(A~D) 모두를 환원제(β-mercaptoethanol)가 들어 있지 않은 gel loading dye(50 mM Tris-Cl(pH 6.8), 2% SDS, 0.1% bromophenol blue, 10% glycerol)에 용해시키고 100℃로 수 분간 가열한 후, SDS-PAGE를 이용하여 분리한다.

(마) 네 종류의 단백질(A~D) 모두를 환원제(β-mercaptoethanol)가 들어 있는 gel loading dye에 용해시키고 100℃로 수 분간 가열한 후, SDS-PAGE를 이용하여 분리한다.

〈실험 결과〉

• (다)의 결과

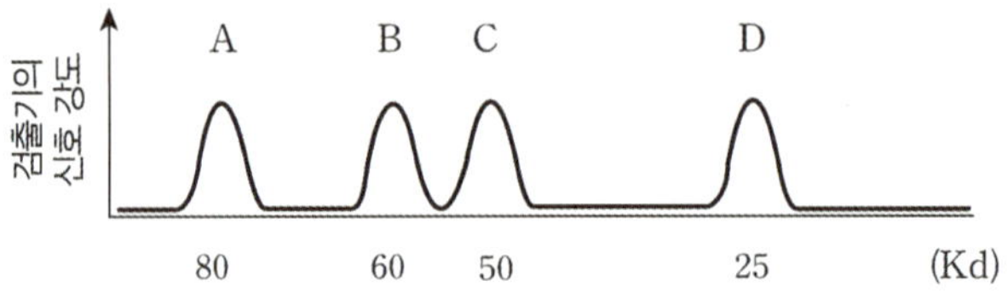

• (라)와 (마)의 결과(M: 크기 표지 인자)

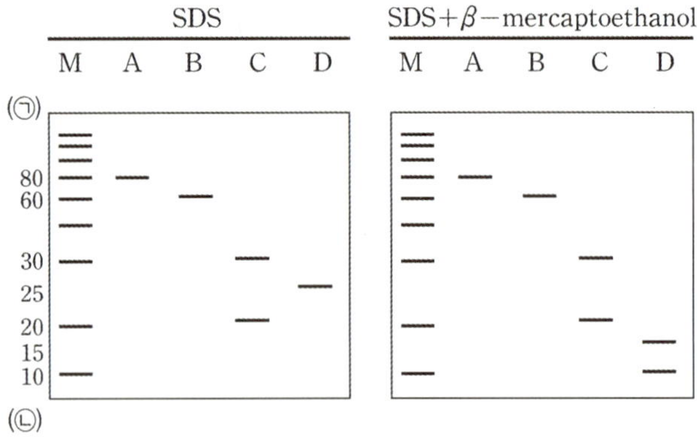

이에 대한 설명으로 옳은 것만을 〈보기〉에서 있는 대로 고른 것은?

〈보 기〉

ㄱ. 단백질 C는 두 소단위체가 비공유결합으로 연결되어 있다.
ㄴ. 단백질 D는 공유결합을 통해 연결되어 있는 두 개의 소단위체를 가진다.
ㄷ. (ⓛ)은 (－)이다.

① ㄱ　② ㄴ　③ ㄷ
④ ㄱ, ㄴ　⑤ ㄱ, ㄷ　⑥ ㄴ, ㄷ
⑦ ㄱ, ㄴ, ㄷ

294. 연습 PLUS

1st 2nd 3rd

다음 그림은 크로마토그래피를 이용하여 물질을 분리하는 방법을 나타낸 것이다.

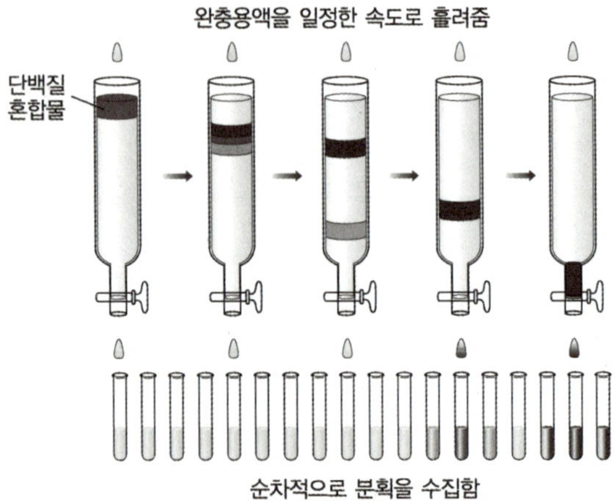

다음은 단백질 X와 Y가 들어 있는 혼합물에서 단백질 X만을 분리하기 위해 크로마토그래피를 수행한 실험의 결과이다. 컬럼의 충진제(resin)는 $-CH_2COO^-$ 잔기가 결합되어 있는 물질이다. 먼저 pH 8의 완충용액에 들어있는 혼합물을 컬럼에 흘려준 결과 검출기에서 단백질 피크 A를 관찰할 수 있었고, 곧이어 pH 11인 완충용액을 흘려준 결과 검출기에서 단백질 피크 B를 관찰할 수 있었다. (단, 단백질 X의 등전점은 10이고, 단백질 Y의 등전점은 7이다.)

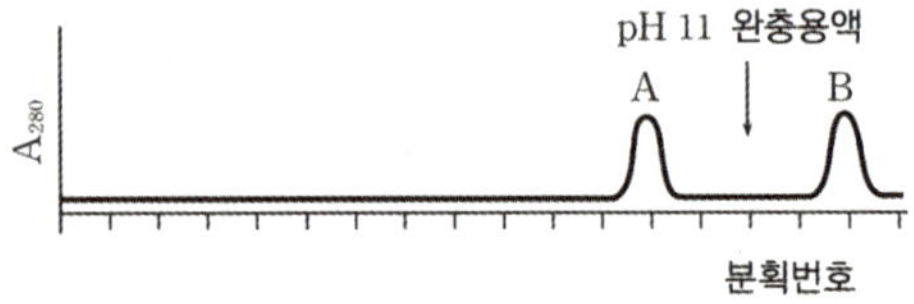

이에 대한 설명으로 옳은 것만을 〈보기〉에서 있는 대로 고른 것은?

〈보기〉

ㄱ. 실험에 사용한 방법은 양이온교환 크로마토그래피이다.

ㄴ. pH 8에서 단백질 X는 단백질 Y보다 컬럼에 더 강하게 결합한다.

ㄷ. 피크 A에 단백질 X가 들어 있다.

① ㄱ　② ㄴ　③ ㄷ

④ ㄱ, ㄴ　⑤ ㄱ, ㄷ　⑥ ㄴ, ㄷ

⑦ ㄱ, ㄴ, ㄷ

295. (기본) 2010학년도 9월 모의평가

1st 2nd 3rd

다음은 대장균의 생존에 필수적인 물질인 A를 합성하는 효소의 유전자 X를 찾는 실험이다.

〈실험〉

(가) ㉠ 정상 대장균으로부터 염색체 DNA를 분리하였다.

(나) (가)의 DNA에 제한 효소를 처리하여 다양한 유전자가 포함된 DNA 조각들을 얻었다.

(다) ㉡ 플라스미드를 ㉢ (으)로 처리하였다.

(라) (나)에서 얻은 DNA 조각들과 (다)에서 얻은 플라스미드 조각들을 섞어 리가아제를 이용하여 재조합 플라스미드를 만들었다.

(마) 재조합된 플라스미드를 돌연변이 대장균에 넣었다.

(바) (마)에서 얻은 ㉣ 대장균을 A가 없는 배지에서 배양하였다.

(사) (바)에서 자라난 ㉤ 대장균으로부터 플라스미드를 분리하여 X를 확인하였다.

이 실험에 대한 설명으로 옳지 않은 것은? (단, 돌연변이 대장균은 A가 없는 배지에서는 자랄 수 없고, 실험 과정에서 돌연변이는 일어나지 않았다.)

① ㉠은 유전자 X를 갖는다.
② ㉡은 유전자 운반체로 사용되었다.
③ ㉢은 제한 효소이다.
④ ㉣은 A가 없는 배지에서 모두 자랄 수 있다.
⑤ ㉤은 A를 합성하는 효소를 생산한다.

296. 기본 2015학년도 9월 모의평가

1st 2nd 3rd

다음은 양파에서 DNA를 추출하여 확인하는 실험이다.

(가) 믹서에 양파를 넣고 갈아 양파액을 만든다.
(나) 비커에 소금, 증류수, 주방용 세제를 섞은 혼합 용액을 준비한다.
(다) (가)의 양파액과 (나)의 혼합 용액을 잘 섞은 후, 일정 시간 동안 두었다가 거름종이로 거른다.
(라) (다)의 여과액에 적당량의 ㉠ 차가운 에탄올을 천천히 넣어 DNA를 추출한다.
(마) (라)에서 추출한 DNA를 제한 효소로 처리한 후 전기영동을 한다.

이에 대한 설명으로 옳은 것만을 〈보기〉에서 있는 대로 고른 것은?

〈보 기〉

ㄱ. (나)의 주방용 세제는 양파 세포의 핵막을 녹인다.
ㄴ. (라)에서 ㉠은 DNA를 엉기게 한다.
ㄷ. (마)에서 길이가 긴 DNA일수록 빨리 이동한다.

① ㄱ ② ㄷ ③ ㄱ, ㄴ
④ ㄱ, ㄷ ⑤ ㄴ, ㄷ

297. 기본 PLUS

1st 2nd 3rd

그림은 전기영동을 수행하기 위해 0.8%(w/v) 아가로오스 겔을 만드는 과정을 나타낸 것이다.

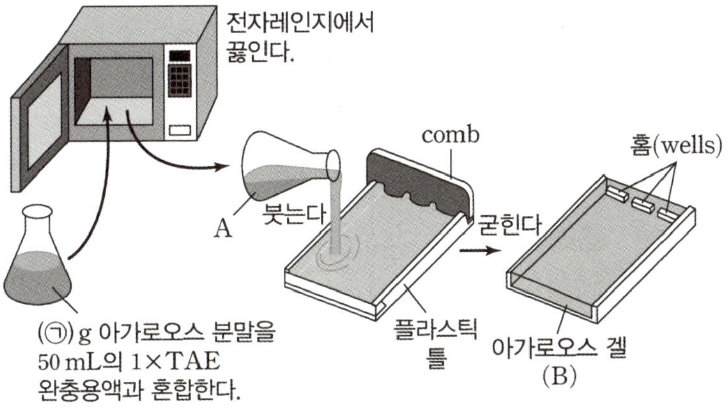

이에 대한 설명으로 옳은 것만을 〈보기〉에서 있는 대로 고른 것은?

〈보기〉

ㄱ. A의 온도는 상온(약 25℃)이다.

ㄴ. ㉠은 0.4이다.

ㄷ. B에는 DNA를 염색하기 위한 쿠마시 염색약(Coomassie brilliant blue)이 들어있다.

① ㄱ ② ㄴ ③ ㄷ

④ ㄱ, ㄴ ⑤ ㄱ, ㄷ ⑥ ㄴ, ㄷ

⑦ ㄱ, ㄴ, ㄷ

298. 기본 PLUS

1st 2nd 3rd

그림은 그람 염색 과정 동안에 세균 A와 B가 염색된 것을 나타낸 것이다.

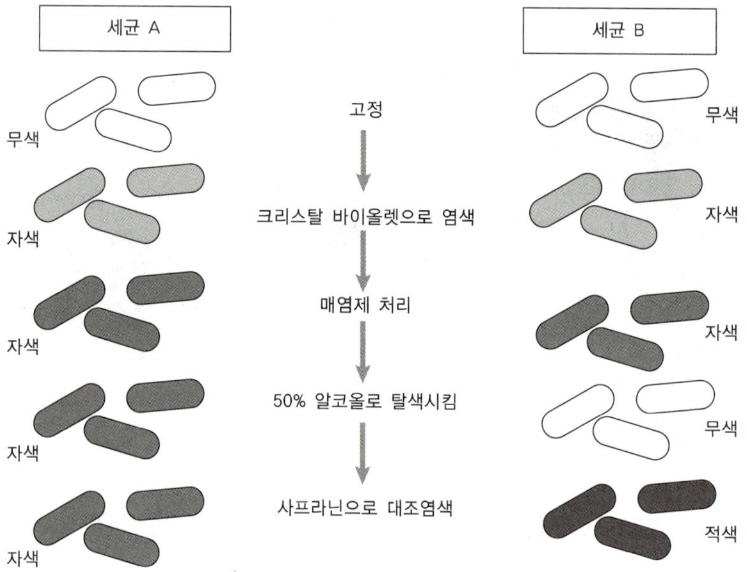

이에 대한 설명으로 옳은 것만을 〈보기〉에서 있는 대로 고른 것은?

〈보기〉

ㄱ. 세균 A가 세균 B보다 펩티도글리칸 층이 더 두껍다.
ㄴ. 크리스탈 바이올렛은 세균 A에서 핵을 주로 염색한다.
ㄷ. 모든 염색이 끝난 후, 형광현미경을 이용하여 염색 결과를 확인한다.

① ㄱ ② ㄴ ③ ㄷ
④ ㄱ, ㄴ ⑤ ㄱ, ㄷ ⑥ ㄴ, ㄷ
⑦ ㄱ, ㄴ, ㄷ

299. 기본 2011학년도 수능

1st 2nd 3rd

다음은 어떤 연못물의 BOD를 측정한 실험이다.

(가) 연못물을 모양과 크기가 같은 병 A와 병 B에 동일한 양을 넣었다.
(나) 병 A에 있는 물의 DO를 즉시 측정하니 7 ppm이었다.
(다) 병 B를 마개로 막고, 5일간 20℃로 유지하며 ㉠ 햇빛이 없는 어두운 곳에 두었다.
(라) (다) 과정을 거친 병 B에 있는 물의 DO를 측정하니 3 ppm이었다.

이에 대한 설명으로 옳은 것만을 〈보기〉에서 있는 대로 고른 것은?

〈보기〉

ㄱ. ㉠은 병 B에서 광합성이 일어나지 않게 하는 과정이다.
ㄴ. 이 실험을 통해 혐기성 세균에 의해 분해되는 유기물의 양을 알 수 있다.
ㄷ. 이 연못물의 BOD 값은 10 ppm이다.

① ㄱ ② ㄴ ③ ㄷ
④ ㄱ, ㄴ ⑤ ㄱ, ㄷ

VIII.

300. 연습 PLUS

1st 2nd 3rd

다음은 대장균 증식을 위해 Luria-Bertani가 개발한 1.5% 한천 평판배지(agar plate)를 제작하는 과정이다.

〈실험 과정〉

(가) 증류수 700 mL에 트립톤 10 g, 효모 추출물 5 g, NaCl 10 g을 넣고 녹인 후, 한천 (A) g을 첨가하고 최종 부피를 1,000 mL로 맞춘다.

(나) 준비한 배지를 고온 고압 조건에서 멸균한다.

(다) (B)℃까지 온도가 낮아진 배지를 배양접시에 25 mL씩 붓는다.

(라) 무균상자(clean bench) 내부에서 배지를 굳힌다.

(마) 백금이를 이용하여, 세균 배양액을 살짝 떠서 평판배지에 도말/접종한다.

(바) 도말이 끝난 평판배지는 뒤집어서 37℃의 항온배양기에서 24시간 배양한 후, 형성된 콜로니(colony)를 관찰한다.

이에 대한 설명으로 옳은 것만을 〈보기〉에서 있는 대로 고른 것은?

〈보기〉

ㄱ. A는 15이다.

ㄴ. (나) 과정에서 주로 건열멸균법(dry heat sterilization)을 사용한다.

ㄷ. B의 온도는 보통 상온으로 한다.

ㄹ. (바) 과정에서 뒤집어 배양하는 이유는 건조나 오염을 막기 위해서이다.

① ㄱ, ㄴ　② ㄱ, ㄷ　③ ㄱ, ㄹ
④ ㄴ, ㄷ　⑤ ㄴ, ㄹ

MEMO

메가엠디는
당신의 꿈을 응원합니다

megaMD Roots for You, Your Victory!

BEST SELECTION+

생물추론 300제

빠른답 찾기

Ⅰ. 세포와 물질대사	001 ⑤	002 ③	003 ②	004 ④	005 ②	006 ⑥	007 ⑤	008 ②	009 ④	010 ⑤
	011 ①	012 ①	013 ⑤	014 ①	015 ③	016 ③	017 ④	018 ⑥	019 ③	020 ②
	021 ①	022 ②	023 ④	024 ③	025 ②	026 ⑤	027 ②	028 ②	029 ⑤	030 ①
	031 ②	032 ④	033 ③	034 ④	035 ①	036 ①	037 ④	038 ⑤	039 ③	040 ②
	041 ②	042 ⑤	043 ②	044 ②	045 ①	046 ④	047 ③	048 ③	049 ⑤	050 ③
	051 ⑤									
Ⅱ. 유전학	052 ②	053 ②	054 ⑥	055 ⑤	056 ①	057 ③	058 ③	059 ③	060 ②	061 ②
	062 ⑤	063 ④	064 ③	065 ③	066 ⑤	067 ③	068 ②	069 ⑤	070 ⑤	071 ③
	072 ③	073 ④	074 ③	075 ④	076 ③	077 ②	078 ①	079 ⑥	080 ⑤	081 ⑤
	082 ②	083 ④	084 ②	085 ⑤	086 ③	087 ⑤	088 ③	089 ⑤	090 ④	091 ④
	092 ④	093 ④	094 ⑤	095 ②	096 ③	097 ②	098 ⑤	099 ②	100 ④	101 ④
	102 ③	103 ⑤	104 ②	105 ③	106 ③	107 ⑤	108 ④	109 ③	110 ⑤	
Ⅲ. 동물생리학	111 ③	112 ④	113 ①	114 ⑤	115 ①	116 ⑤	117 ④	118 ④	119 ⑤	120 ②
	121 ①	122 ③	123 ②	124 ④	125 ⑤	126 ④	127 ④	128 ②	129 ③	130 ②
	131 ②	132 ④	133 ②	134 ⑤	135 ②	136 ①	137 ⑦	138 ①	139 ④	140 ④
	141 ③	142 ④	143 ①	144 ④	145 ⑤	146 ①	147 ①	148 ②	149 ④	150 ③
	151 ①	152 ②	153 ②	154 ⑤	155 ④	156 ④	157 ①	158 ⑦	159 ②	160 ④
	161 ⑥	162 ④	163 ①	164 ②	165 ①	166 ②	167 ⑤	168 ③	169 ①	170 ②
	171 ①	172 ①	173 ③	174 ③	175 ④	176 ⑤	177 ②	178 ①	179 ④	180 ②
	181 ④	182 ⑤	183 ③	184 ②	185 ④	186 ③	187 ⑤	188 ①	189 ③	190 ④
	191 ④	192 ④	193 ⑤	194 ①	195 ⑦	196 ④				
Ⅳ. 생식과 발생	197 ①	198 ⑤	199 ③	200 ③	201 ⑤	202 ③	203 ③	204 ⑥	205 ①	206 ③
	207 ④	208 ④	209 ⑥	210 ⑦	211 ⑤	212 ⑤	213 ④	214 ①	215 ⑥	
Ⅴ. 식물생리학	216 ③	217 ③	218 ①	219 ①	220 ⑥	221 ⑤	222 ①	223 ⑤	224 ①	225 ④
	226 ④	227 ④	228 ⑤	229 ⑥	230 ③	231 ①	232 ⑦	233 ①	234 ①	235 ⑥
	236 ⑥	237 ④	238 ③	239 ⑥	240 ③	241 ③	242 ③	243 ⑤	244 ④	245 ⑤
	246 ②	247 ③	248 ⑥							
Ⅵ. 진화 및 분류	249 ③	250 ④	251 ⑤	252 ②	253 ④	254 ③	255 ①	256 ④	257 ⑤	258 ⑦
	259 ④	260 ②	261 ⑤	262 ②	263 ⑤	264 ⑤	265 ④			
Ⅶ. 생태학	266 ①	267 ①	268 ②	269 ⑤	270 ③	271 ④	272 ①	273 ②	274 ②	275 ④
	276 ①	277 ⑤	278 ③	279 ⑤	280 ②	281 ④	282 ③	283 ③	284 ④	
Ⅷ. 일반생물학 실험	285 ⑤	286 ⑤	287 ⑤	288 ①	289 ③	290 ⑦	291 ①	292 ⑤	293 ④	294 ④
	295 ④	296 ③	297 ②	298 ①	299 ①	300 ③				

PEET에 적합한

국가시행시험 기출문제집

BEST SELECTION + 플러스

PEET 고득점을 위한 문제풀이 완성

국가시행시험 기출문제와
메가엠디 자연과학추론연구소가 만났다!

기본문제	연습문제	PLUS 문제
국가시행시험 중 **PEET 유형 기본문항**	국가시행시험 중 **핵심개념 응용문항**	미출제영역 대비를 위한 **메가엠디 개발문항**

Since 2009,
메가엠디 자연과학추론연구소

PEET 전문가, 메가엠디 자연과학추론연구소가 선별/구성한
PEET에 적합한 국가시행시험 기출문제 + 완벽해설

문제풀이 완성을 위한 특별 부록

PEET에 출제되는 주요 내용을
한눈에 볼 수 있는 "개념마인드맵"

5782

mega MD

고객센터 1661-8587
www.megamd.co.kr

93510

정가 31,000원
(문제편 + 해설편)

ISBN 978-89-6634-488-8

PHARMACY EDUCATION ELIGIBILITY TEST

개정 9판

BEST SELECTION + 플러스

생물추론 300제 | 해설편

메가엠디 자연과학추론연구소 지음

PEET에 적합한

국가시행시험 기출문제집

기본문제
국가시행시험 중
PEET 유형 기본문항

연습문제
국가시행시험 중
핵심개념 응용문항

PLUS 문제
미출제영역 대비를 위한
메가엠디 개발문항

mega MD

BEST SELECTION+ 플러스

생물추론 300제

발행	초판 1쇄 2011년 3월 31일
	9판 1쇄 2019년 11월 7일
펴낸곳	메가엠디㈜
연구개발	지재웅 장혜원
편집기획	한영미 김경희 김나래 홍현정 윤솔지 정용재
판매영업	최성준 김영호 이송이 이다정 최득수 강민구 윤지윤

출판등록	2007년 12월 12일 제 322-2007-000308호
주소	(06643) 서울시 서초구 효령로 321, 덕원빌딩 8층
문의	**도서** 070-4014-5145 / **인·현강** 1661-8587 / **팩스** 02-537-5144
홈페이지	www.megamd.co.kr

ISBN	978-89-6634-488-8
정가	31,000원

BEST SELECTION+ 플러스

생물추론 300제

메가엠디 자연과학추론연구소 지음

mega MD

메가엠디는
당신의 꿈을 응원합니다

megaMD Roots for You, Your Victory!

BEST SELECTION+
생물추론 300제

정답과 해설
빠른답 찾기

Ⅰ. 세포와 물질대사

001 ⑤	002 ③	003 ②	004 ④	005 ②	006 ⑥	007 ⑤	008 ②	009 ④	010 ⑤
011 ①	012 ①	013 ⑤	014 ①	015 ③	016 ③	017 ④	018 ⑥	019 ③	020 ②
021 ①	022 ②	023 ④	024 ③	025 ②	026 ⑤	027 ②	028 ②	029 ⑤	030 ①
031 ②	032 ④	033 ③	034 ④	035 ①	036 ①	037 ④	038 ⑤	039 ③	040 ②
041 ②	042 ⑤	043 ②	044 ②	045 ①	046 ④	047 ③	048 ③	049 ⑤	050 ③
051 ⑤									

Ⅱ. 유전학

052 ②	053 ②	054 ⑥	055 ⑤	056 ①	057 ③	058 ③	059 ③	060 ②	061 ②
062 ⑤	063 ④	064 ③	065 ③	066 ⑤	067 ③	068 ②	069 ⑤	070 ⑤	071 ③
072 ③	073 ④	074 ③	075 ④	076 ③	077 ②	078 ①	079 ⑥	080 ⑤	081 ⑤
082 ②	083 ④	084 ②	085 ⑤	086 ③	087 ⑤	088 ③	089 ⑤	090 ④	091 ④
092 ④	093 ④	094 ⑤	095 ②	096 ③	097 ②	098 ⑤	099 ②	100 ④	101 ④
102 ③	103 ⑤	104 ②	105 ③	106 ③	107 ⑤	108 ④	109 ③	110 ⑤	

Ⅲ. 동물생리학

111 ③	112 ④	113 ①	114 ⑤	115 ①	116 ⑤	117 ④	118 ④	119 ⑤	120 ②
121 ①	122 ③	123 ②	124 ④	125 ⑤	126 ④	127 ④	128 ②	129 ③	130 ②
131 ②	132 ④	133 ②	134 ⑤	135 ②	136 ①	137 ⑦	138 ①	139 ④	140 ④
141 ③	142 ④	143 ①	144 ④	145 ⑤	146 ①	147 ①	148 ②	149 ④	150 ③
151 ①	152 ②	153 ②	154 ⑤	155 ④	156 ④	157 ①	158 ⑦	159 ②	160 ④
161 ⑥	162 ④	163 ①	164 ②	165 ①	166 ②	167 ⑤	168 ③	169 ①	170 ②
171 ①	172 ①	173 ③	174 ③	175 ④	176 ⑤	177 ②	178 ①	179 ④	180 ②
181 ④	182 ⑤	183 ③	184 ②	185 ④	186 ③	187 ⑤	188 ①	189 ③	190 ④
191 ④	192 ④	193 ⑤	194 ①	195 ⑦	196 ④				

Ⅳ. 생식과 발생

197 ①	198 ⑤	199 ③	200 ③	201 ⑤	202 ③	203 ③	204 ⑥	205 ①	206 ③
207 ④	208 ④	209 ⑥	210 ⑦	211 ⑤	212 ⑤	213 ④	214 ①	215 ⑥	

Ⅴ. 식물생리학

216 ③	217 ③	218 ①	219 ①	220 ⑥	221 ⑤	222 ①	223 ⑤	224 ①	225 ④
226 ④	227 ④	228 ⑤	229 ⑥	230 ③	231 ①	232 ⑦	233 ①	234 ①	235 ⑥
236 ⑥	237 ④	238 ③	239 ⑥	240 ③	241 ③	242 ③	243 ⑤	244 ④	245 ⑤
246 ②	247 ③	248 ⑥							

Ⅵ. 진화 및 분류

249 ③	250 ④	251 ⑤	252 ②	253 ④	254 ③	255 ①	256 ④	257 ⑤	258 ⑦
259 ④	260 ②	261 ⑤	262 ②	263 ⑤	264 ⑤	265 ④			

Ⅶ. 생태학

266 ①	267 ①	268 ②	269 ⑤	270 ③	271 ④	272 ①	273 ②	274 ②	275 ④
276 ①	277 ⑤	278 ③	279 ⑤	280 ②	281 ④	282 ③	283 ③	284 ④	

Ⅷ. 일반생물학 실험

285 ⑤	286 ⑤	287 ⑤	288 ①	289 ③	290 ⑦	291 ①	292 ⑤	293 ④	294 ④
295 ④	296 ③	297 ②	298 ①	299 ①	300 ③				

001. 기본 PLUS

정답 ⑤

| 자료해석 |

이 문제는 생물의 3영역에 대해 이해하고 있는지 확인하기 위한 이해형문제이다. rRNA 유전자 서열을 토대로 생물은 세균역(Bacteria), 고세균역(Archaea), 진핵생물역(Eukarya)인 3역(domain)으로 분류한다. 세균역은 원핵생물의 대부분을 포함한다. 고세균역은 매우 다양한 환경에 서식하는 원핵생물의 다양한 군으로 구성되어 일부 형질은 진정세균과, 또 다른 형질은 진핵생물과 비슷하다. 고세균 영역으로 분류된 원핵생물들은 다른 생물은 거의 생존할 수 없는 극한 환경에서 사는 종류의 생물들로 극호염균, 극호열균 등이 있으며, CO_2를 이용하여 H_2를 산화시키는 독특한 방법으로 에너지를 생성하는 메탄생성균도 있다. 진핵생물역은 원핵생물과 달리 특정 기능을 수행할 수 있도록 특정한 곳에 위치하고 있는 핵과 막으로 둘러싸인 세포소기관이 존재한다.

문제에서 주어진 자료를 살펴보면, 최근의 공통조상을 가지는 두 영역은 영역 B와 영역 C임을 알 수 있다. 생물의 3영역 중 최근의 공통조상을 가지는 두 영역은 고세균역과 진핵생물역이므로, 영역 A는 세균역임을 알 수 있다. 또한 영역 B는 막으로 둘러싸인 세포소기관을 가진다고 주어졌으므로 영역 B는 진핵생물역임을 알 수 있다. 따라서 영역 C는 고세균역이다.

| 정답해설 |

ㄱ. 지구상에 존재하는 생명체는 3영역(영역 A, B, C) 중 어느 하나에 속하는데, 3영역에 존재하는 생명체들의 공통적인 특징으로는 '세포막을 가짐', '리보솜을 이용해 단백질을 합성함', '해당작용을 수행함' 등이다. 따라서 영역 A, B, C에 속한 생물들은 자신에게 필요한 단백질을 리보솜을 이용하여 합성한다는 설명은 옳다.

ㄷ. 셀룰로오스로 이루어진 세포벽을 가지는 세포로 구성된 생명체는 식물이고 식물은 진핵생물역에 속하므로, 셀룰로오스로 이루어진 세포벽을 가지는 세포로 구성된 생명체는 영역 B에 속한다는 설명은 옳다.

| 오답해설 |

ㄴ. 자료해석에서 살펴본 바와 같이, 문제에서 주어진 자료를 통해 영역 A는 세균역이고 영역 B는 진핵생물역이며, 영역 C는 고세균역임을 알 수 있다. 세균역은 진핵생물역보다는 같은 원핵생물에 포함되는 고세균역과의 유연관계가 더 크므로, 영역 A와의 유연관계는 영역 B가 영역 C보다 더 크다는 설명은 옳지 않다.

002. 연습

정답 ③

| 자료해석 |

이 문제는 생물의 3영역 6계 분류체계와 그 특징에 대해 이해하고 있는지 확인하기 위한 이해형문제이다. 생물은 rRNA 유전자 서열을 토대로 세균역(Bacteria), 고세균역(Archea), 진핵생물역(Eukarya)인 3영역(domain)으로 분류한다. 세균역은 원핵생물의 대부분을 포함하는데, 고세균역과 구분하기 위해 진정세균이라고도 한다. 고세균역은 매우 다양한 환경에 서식하는 원핵생물의 다양한 군으로 구성되어 있는데, 일부 형질은 진정세균과, 또 다른 형질은 진핵생물과 비슷하다. 진핵생물 영역은 모든 진핵세포 생물을 포함하고 있으며 원생동물, 균류, 식물, 동물로 구분된다.

문제에서 주어진 조건을 살펴보면 A~D는 각각 지렁이(동물), 효모(균류), 고사리(식물), 남세균(원핵생물)이라고 하였는데, A~C는 같은 역에 속한다고 하였으므로 A~C는 진핵생물 영역에 속하는 지렁이, 효모, 고사리 중의 어느 하나라는 것을 알 수 있다. 그러므로 D는 원핵생물인 남세균이다. 또한 B와 C는 모두 종속 영양을 한다고 하였으므로 A는 광합성으로 스스로 영양물질을 합성하는 독립 영양 생물인 고사리이다. C는 종속 영양을 하는 지렁이 또는 효모다. 문제에서 주어진 그림에서 ⓐ~ⓒ는 각각 '핵막이 없다.', '세포벽이 있다.', '광합성을 한다.' 중 하나라고 하였는데, 이 세 가지가 모두 연결된 ㉡은 남세균(D)이다. 남세균은 진정세균에 속하는데 원핵생물(핵막 없음)이고 엽록소가 있어 광합성을 하는 독립 영양 생물이며 펩티도글리칸 성분의 세포벽을 가진다. ㉠은 세 가지 중 ⓐ 하나에만 연결되어 있으므로 ⓐ는 '세포벽이 있다.'에 해당하는 효모(C)다. 효모는 균류에 포함되는 진핵생물이며(핵막 있음) 에너지원으로 포도당을 이용하는 종속 영양 생물이다. 또한 효모는 키틴과 글루칸 등의 탄수화물로 이루어진 세포벽을 갖는다. ㉢은 ⓐ와 ⓒ에 연결되어 있으므로 고사리(A)이다. 고사리는 식물이므로 세포벽이 있고(ⓐ) 광합성을 한다(ⓒ). 그러므로 ⓑ는 '핵막이 없다.'이다.

| 정답해설 |

ㄱ. 자료해석에서 살펴본 바와 같이 C(효모)는 ⓐ(세포벽이 있다)와 연결된 ㉠이다.

ㄴ. 자료해석에서 살펴본 바와 같이 ⓐ는 '세포벽이 있다.'이다.

| 오답해설 |

ㄷ. 자료해석에서 ㉢은 고사리(A)인데 고사리는 셀룰로오스 성분의 세포벽을 갖는다. 펩티도글리칸 성분의 세포벽을 갖는 것은 진정세균이다.

003. 기본 PLUS

정답 ②

| 자료해석 |

이 문제는 폴리펩타이드의 합성에 대해 이해하고 있는지 확인하기 위한 이해형문제이다. 폴리펩타이드 사슬이 합성될 때 한 아미노산의 카르복실기와 다음 아미노산의 아미노기를 연결하는 탈수축합반응((가))에 의해 펩타이드 결합(결합 A)이 형성된다. 펩타이드 결합은 아미노 말단(N-말단)(㉠)에서부터 시작되어, 한 번에 한 개씩 형성된다. 폴리펩타이드는 아미노산 곁사슬이 붙어 있는 반복적인 골격을 가지고 있다.

| 정답해설 |

ㄴ. ㉠은 자유로운 아미노기가 존재하는 말단이므로 N-말단이고, ㉡은 자유로운 카르복실기가 존재하는 말단이므로 C-말단이다.

| 오답해설 |

ㄱ. 한 아미노산의 카르복실기와 다음 아미노산의 아미노기를 연결하는 탈수반응인 (가) 반응은 핵 내부에서 일어나는 것이 아니라 세포질에서 리보솜에 의해 일어난다.

ㄷ. 결합 A(펩타이드결합)은 부분적으로 이중결합의 성격을 가지므로 자유로운 회전이 불가능하다.

004. 기본 PLUS

정답 ④

| 자료해석 |

이 문제는 DNA와 RNA 분자의 구조에 대해 이해하고 있는지 확인하기 위한 적용형문제이다. DNA 분자는 보통 이중나선 구조로 나선의 바깥쪽에 역평행 폴리뉴클레오타이드 가닥의 당-인산 골격을 가지고 있다. 질소성염기쌍 사이의 수소결합은 두 가닥을 결합시킨다. 대부분의 DNA 분자는 매우 길어서 수천 개에서 수백만 개에 이르는 염기쌍으로 이루어져 있는데, 하나의 기다란 이중나선에는 많은 수의 유전자가 포함되어 있다.

RNA 분자는 단일 가닥으로 존재한다. 하지만 두 개의 RNA 분자들 사이나 동일한 RNA 분자의 일련의 뉴클레오타이드 사이에서 상보적 염기쌍이 만들어질 수 있다. tRNA 분자((나))와 같은 RNA는 분자 내의 염기쌍이 특별한 3차원적 구조를 갖게 해줌으로써 특정 기능을 수행할 수 있게 해준다.

| 정답해설 |

ㄱ. DNA 역평행한 분자이므로, ㉠은 5′ 말단임을 알 수 있다.

ㄴ. A와 T 사이의 결합인 결합 Ⅰ은 2개의 수소결합으로 이루어져 있고, G와 C 사이의 결합인 결합 Ⅱ는 3개의 수소결합으로 이루어져 있다. 온도 증가는 수소결합을 끊어 DNA를 변성시키는데, 2개의 수소결합으로 이루어진 결합 Ⅰ이 3개의 수소결합으로 이루어진 결합 Ⅱ보다 더 낮은 온도에서 끊어진다. 따라서 결합 Ⅰ과 결합 Ⅱ 중에서 온도를 높일 때, 더 먼저 끊어질 가능성이 더 높은 결합은 결합 Ⅰ이라는 설명은 옳다.

| 오답해설 |

ㄷ. DNA 분자인 (가)는 2개의 상보적인 폴리뉴클레오타이드 사슬로 이루어져 있지만, tRNA 분자인 (나)는 1개의 폴리뉴클레오타이드 사슬로 이루어져 있다.

005. 기본 PLUS

정답 ②

| 자료해석 |

이 문제는 탄수화물을 구성하는 단당류와 이당류의 종류와 특성에 대해 이해하고 있는지 확인하기 위한 이해형문제이다. 이당류에는 엿당, 젖당, 설탕 등이 있다. 엿당은 두 개의 포도당이 α-1,4 글리코시드 결합(α-1,4 glycoside bond)을 통해 연결된 것이고, 설탕은 포도당과 과당이 α-1,2 글리코시드 결합(α-1,2 glycoside bond)을 통해 연결된 것이며, 젖당은 갈락토오스와 포도당이 β-1,4 글리코시드 결합(β-1,4 glycoside bond)을 통해 연결된 것이다.

문제에서 주어진 그림을 살펴보면, (가)는 β-갈락토오스와 β-포도당이 β-1,4 글리코시드 결합(ⓐ)을 통해 연결된 것으로 보아 젖당이라는 것을 알 수 있다. 또한 (나)는 α-포도당과 α-포도당이 α-1,4 글리코시드 결합(ⓑ)을 통해 연결된 것으로 보아 엿당이라는 것을 알 수 있다.

| 정답해설 |

ㄴ. 사람은 작은창자에서 ⓑ(엿당에 존재하는 α-1,4 글리코시드 결합)를 분해하는 효소를 생산한다.

| 오답해설 |

ㄱ. 자료해석에서 살펴본 바와 같이, 문제에서 주어진 그림을 통해 ⓐ는 α-1,4 글리코시드 결합이 아니라 β-1,4 글리코시드 결합이라는 것을 알 수 있다.

ㄷ. 식물의 체관액에서 주로 발견되는 당은 설탕이다. 따라서 (나)(엿당)는 식물의 체관액에서 주로 발견되는 당이라는 설명은 옳지 않다.

006. 기본 PLUS

정답 ⑥

| 자료해석 |

이 문제는 인지질과 세포막의 이중층 구조에 대해 이해하고 있는지 확인하기 위한 이해형문제이다. 문제에서 주어진 그림에서 (가)는 인지질이다. 인지질은 1개의 친수성 머리와 2개의 소수성 꼬리를 가지고 있다. 인지질은 지방과 유사하지만, 3개가 아니라 2개의 지방산만이 글리세롤에 붙어 있다. 전형적인 인지질은 2개의 지방산 중 하나는 포화지방(A)으로 이루어져 있고, 다른 하나는 불포화 지방산(B)로 이루어져 있다.

(나)는 인지질 이중층이다. ㉠ 부위는 친수성 머리 부분이고 ㉡ 부위는 소수성 꼬리 부분이다.

| 정답해설 |

ㄴ. 인지질 이중층의 유동성은 이중층을 구성하고 있는 인지질들이 포화지방산보다 불포화 지방산을 더 높게 함유할수록 더 높다. 따라서 (나)에서 $\frac{A}{B}$의 비율이 감소하면, 유동성이 증가한다는 설명은 옳다.

ㄷ. 물 분자는 극성 분자이므로 (나)(인지질 이중층)의 친수성 부위(㉠ 부위)는 쉽게 통과할 수 있지만, 소수성 부위(㉡ 부위)는 쉽게 통과하지 못한다. 따라서 물 분자의 투과 속도는 ㉠ 부위에서가 ㉡ 부위에서보다 더 크다.

| 오답해설 |

ㄱ. (가)의 지방산 부분의 합성은 세포기질(cytosol)에서 일어나지만, (가)(인지질)의 합성이 일어나는 장소는 활면소포체이다. 따라서 주어진 설명은 옳지 않다.

007. 연습 정답 ⑤

| 자료해석 |

이 문제는 생명체를 구성하는 물질(단백질, 인지질, 핵산)에 대해 이해하고 있는지 확인하기 위한 이해형문제이다. 살아있는 모든 생명체는 주로 탄소 원소에 기초한 화학물질로 이루어져 있는데, 탄소를 포함한 화합물을 유기물이라 한다. 생명체가 갖는 거대분자인 탄수화물, 지질, 단백질, 핵산은 모두 탄소를 기본 골격으로 하고 있다. 인지질(phospholipid)은 당지질, 콜레스테롤, 단백질과 함께 생체막의 주요 성분으로 인을 포함하는 지질의 일종이다. 인지질은 2개의 지방산과 1개의 인산기가 결합되어 있어 지방과는 달리 극성을 띠고 있으며, 소수성과 친수성을 가지는 특성 때문에 물속에서 이중층을 이루게 된다. 이러한 이중막 구조는 모든 세포의 세포막을 이룰 뿐 아니라, 진핵 생물의 세포 내 막성 소기관들을 구성하는 중요한 구성요소이다. 단백질은 대부분의 생명체에서 다양하고 필수적인 기능을 담당하고 있다. 모든 단백질은 공통된 20개의 아미노산으로부터 만들어지는 중합체이다. 아미노산 중합체를 폴리펩타이드라고 부르기도 하는데, 단백질은 접히거나 꼬여 특정한 3차원 구조를 만드는 하나 혹은 그 이상의 폴리펩타이드로 이루어져있다. 핵산은 폴리뉴클레오타이드(polynucleotide)라고 하는 단위체들로 구성되어 있다. 뉴클레오타이드는 질소염기, 오탄당(탄소 5개로 이루어진 당), 인산기의 세 부분으로 되어있다. 핵산에는 디옥시리보핵산(DNA)과 리보핵산(RNA)의 두 종류가 있다.

문제에서 주어진 [그림]과 [표]를 살펴보면, 기본 단위가 뉴클레오타이드인 것은 핵산의 고유한 영역이다. 그러므로 B는 핵산이고, ㉡에 해당하는 특징은 '기본 단위가 뉴클레오타이드이다.'이다. 염색체는 DNA와 단백질의 복합체인 염색질로 구성되어 있으므로, B(핵산)와 교집합을 이루고 있는 C는 단백질이고 ㉢은 '염색체를 구성한다.'이다. 또한 인지질과 단백질은 세포막의 주요 구성요소이므로, C(단백질)와 교집합을 이루고 있는 A는 인지질이고, ㉠은 '세포막의 구성 성분이다.'이다.

| 정답해설 |

ㄱ. 자료해석에서 살펴본 바와 같이 C는 단백질이다. 바이러스는 유전물질로 RNA나 DNA를 갖고 있고, 유전물질을 둘러싸고 있는 단백질 껍질로 구성되어 있다. 그러므로 C는 바이러스의 구성 성분이라는 설명은 옳다.

ㄴ. ⓐ는 인지질(A), 핵산(B), 단백질(C)에 모두 해당하는 특성이다. '탄소 화합물이다.'는 핵산과 단백질, 지질에 모두 해당하는 특성이므로 ⓐ에 해당한다고 할 수 있다.

ㄷ. 자료해석에서 살펴본 바와 같이 ㉢은 '염색체를 구성한다.'이다.

008. 연습 PLUS 정답 ②

| 자료해석 |

이 문제는 단백질의 구조 형성에 기여하는 4가지 유형의 상호작용에 대해 이해하고 있는지 확인하기 위한 적용형문제이다. 단백질 3차 구조의 형성은 폴리펩타이드 사슬을 구성하고 있는 아미노산 잔기의 R기들 간의 상호작용에 의해 이루어지는데, 이러한 상호작용의 유형은 4가지이다. (Ⅰ)은 수소결합으로 친수성 아미노산의 R기 사이에서 주로 형성된다. (Ⅱ)는 소수성 상호작용으로 소수성 곁사슬을 갖고 있는 아미노산들이 물과의 접촉을 피해 단백질 내부에 모여 덩어리를 형성하게 한다. (Ⅲ)은 이황화결합이라는 공유결합인데, 한 시스테인에 있는 황을 다른 시스테인에 있는 황과 연결시킴으로써 단백질 부분들을 서로 고정시킨다. (Ⅳ)는 이온결합으로 양전하와 음전하를 띠는 곁사슬 사이에서 형성되어 아미노산 사이에 염다리(salt bridge)를 형성한다.

| 정답해설 |

ㄴ. 세포기질(cytosol)의 pH가 변하게 되면 양전하를 띠거나 음전하를 띠는 곁사슬이 전하를 띠지 못하게 될 수 있으므로, 세포기질(cytosol)의 pH가 변했을 때 결합 (Ⅳ)(이온결합)가 계속 유지되지 않을 수 있다.

| 오답해설 |

ㄱ. (Ⅲ)은 이황화결합이라는 공유결합이다. 따라서 (Ⅰ)~(Ⅳ)는 모두 비공유결합성 결합이라는 설명은 옳지 않다.

ㄷ. ㉠은 소수성 상호작용을 형성하고 있으므로 소수성 아미노산이고, ㉡은 이온결합을 형성하고 있으므로 친수성 아미노산이다. 따라서 수용성 구형단백질의 표면에서 발견될 가능성은 친수성 아미노산인 ㉡이 소수성 아미노산인 ㉠보다 더 높다.

009. 연습

정답 ④

| 자료해석 |

이 문제는 DNA의 이중나선 구조에 대해 이해하고 있는지 확인하기 위한 적용형문제이다. DNA를 구성하는 질소염기에는 퓨린 계열의 A(아데닌), G(구아닌)와 피리미딘 계열의 T(티민), C(시토신)가 존재한다. 퓨린은 육각형 고리가 오각형 고리와 연결된 두 개의 고리를 가지고, 피리미딘은 하나의 육각형 고리를 가진다. DNA 분자는 이중나선 구조로 되어 있는데, 나선의 바깥쪽에 당-인산 골격이 역평행하게 존재한다. DNA를 구성하는 두 가닥이 이중나선 구조를 형성하기 위해 염기쌍을 형성할 때 특정 염기만이 서로 쌍을 이룰 수 있다. 한 가닥의 아데닌(A)은 항상 다른 가닥의 티민(T)과 쌍을 이루는데, 이때 2개의 수소결합을 형성한다. 구아닌(G)은 항상 사이토신(C)과 쌍을 이루며, 3개의 수소결합을 형성한다. 이처럼 DNA에서 질소염기들은 상보적 염기쌍을 이루므로, 이중나선 DNA에서 A의 수와 T의 수가 같고, G의 수와 C의 수도 같다. 또한 퓨린 계열의 염기(A+G)의 수와 피리미딘 계열의 염기(T+C)의 수가 같다. 이를 샤가프의 법칙이라 한다.
문제에서 주어진 그림을 살펴보면 ㉠과 ㉡은 2개의 수소결합을 이루고 있으며, ㉠은 하나의 육각형 고리를 가지고, ㉡은 육각형 고리와 오각형 고리가 연결된 두 개의 고리를 가진다. 그러므로 ㉠은 T(티민)이고 ㉡은 A(아데닌)이다. ㉢과 ㉣은 3개의 수소결합을 이루고 있으며, ㉢은 하나의 육각형 고리를 가지고, ㉣은 육각형 고리와 오각형 고리가 연결된 두 개의 고리를 가진다. 그러므로 ㉢은 C(사이토신)이고 ㉣은 G(구아닌)이다. 이중 나선 DNA에서 A의 수와 T의 수가 같고, G의 수와 C의 수도 같다. 그러므로 DNA Ⅰ에서 ㉠(T)과 ㉡(A)은 각각 20%이고, ㉢(C)과 ㉣(G)은 각각 30%이다. DNA Ⅱ에서는 ㉠(T)과 ㉡(A)은 각각 30%이고, ㉢(C)과 ㉣(G)은 각각 20%이다.

| 정답해설 |

ㄴ. 자료해석에서 살펴본 바와 같이 DNA Ⅰ에서 G+C=60이고, A+T=40이다. 따라서 [G+C]/[A+T]=60/40=1.5이다.

ㄷ. ㉠(T)과 ㉡(A) 사이에는 2개의 수소결합이 형성되고, ㉢(C)과 ㉣(G) 사이에는 3개의 수소결합이 형성된다. 그런데, DNA Ⅰ과 DNA Ⅱ는 염기쌍의 수는 동일하나, ㉢(C)과 ㉣(G)의 비율은 DNA Ⅰ이 DNA Ⅱ보다 더 높다. 따라서 염기 간 수소 결합의 총 수는 DNA Ⅰ > DNA Ⅱ라는 설명은 옳다.

| 오답해설 |

ㄱ. 자료해석에서 살펴본 바와 같이 ㉠은 티민(T)이다. 아데닌(A)은 ㉡이다.

010. 기본

정답 ⑤

| 자료해석 |

이 문제는 핵의 구조에 대해 이해하고 있는지 확인하기 위한 이해형문제이다. 핵은 세포활동을 조절하는 중심이며, 유전 정보를 지닌 DNA가 존재한다. 핵은 핵막(B)에 의해 싸여 있는데, 핵막은 세포질로부터 핵의 내용물을 분리한다. 핵막(B)은 이중막으로 되어 있고, 각각의 막은 막 단백질이 붙어 있는 인지질 이중층으로 되어 있다. 핵막에는 구멍들이 뚫려 있는데 이를 핵공(C)이라 한다. 핵공(C)을 통해 단백질, RNA 그리고 고분자 복합체가 세포질과 핵질 사이를 출입한다. 핵은 DNA의 정보에 따라 전령 RNA(mRNA)를 합성한다. 분열하지 않는 핵 내에서 진하게 염색되어 뚜렷이 나타나는 구조가 있는데, 이것이 인(nucleolus)(A)이다. 여기에서 리보솜 RNA(rRNA)가 DNA에 있는 정보로부터 합성된다. 그리고 인에서는 세포질로부터 유입된 단백질이 rRNA와 복합체를 이루어 리보솜 대단위체와 소단위체로 조립된다. 이들 두 단위체들은 핵공을 통해 세포질을 빠져나간 후 결합하여 리보솜을 형성한다.

| 정답해설 |

ㄱ. 자료해석에서 살펴본 바와 같이 A는 인이다. 인에서 rRNA가 합성된다.

ㄴ. 자료해석에서 살펴본 바와 같이 B는 핵막으로 인지질 이중층으로 되어 있다. 따라서 B는 인지질을 갖는다는 설명은 옳다.

ㄷ. C는 핵공이고 이곳을 통해 mRNA가 핵에서 세포질로 이동한다.

011. 기본

정답 ①

| 자료해석 |

이 문제는 소포체의 구조와 기능에 대해 이해하고 있는지 확인하기 위한 이해형문제이다. 소포체(endoplasmic reticulum, ER)는 진핵세포에 존재하는 전체 막의 절반 이상을 차지하는 광범위한 막의 네트워크이다. 소포체 막과 핵막은 연속적으로 연결되어 있는데, 소포체 막은 소포체 내강을 세포질로부터 분리해준다. 소포체는 활면소포체(smooth ER)와 조면소포체(rough ER)로 나눌 수 있는데, 소포체의 바깥 표면에 리보솜이 결합되어 있는지에 따라 서로 구분된다. 활면소포체는 소포체 바깥 표면에 리보솜이 결합되어 있지 않으며, 지질(인지질, 스테로이드 등)의 합성, 탄수화물 대사, 독소의 해독, 칼슘이온의 저장 등의 기능을 한다. 조면소포체는 바깥 표면에 리보솜이 결합되어 있으며, 내막계에 포함되는 세포소기관에서 이용되는 단백질과, 막 단백질, 분비단백질 등을 합성하고 인지질을 합성하는 역할을 한다. 대부분의 분비단백질들은 당단백질로 탄수화물이 단백질에 공유결합되어 있다. 이 탄수화물들은 소포체 막에 부착되어 있는 특수한 효소들에 의해 소포체 내에서 단백질에 부착된다.

문제에서 주어진 자료를 살펴보면, A는 핵막의 외막과 연결되어 있으며 리보솜이 결합되어 있으므로 조면소포체이다.

| 정답해설 |

ㄱ. 핵막 중 외막은 조면소포체의 막과 연결되어 연속성을 갖는다. 따라서 '핵막과 연결되어 있다'는 설명은 옳다.

ㄹ. 조면소포체의 주된 기능 중의 하나는 분비단백질을 합성하는 것이다. 따라서 조면소포체는 세포 밖으로 분비되는 단백질을 합성하는 세포에서 발달되어 있다.

| 오답해설 |

ㄴ. 식물세포에도 조면소포체가 존재한다.

ㄷ. 탄수화물의 합성은 주로 세포기질(cytosol)에서 일어난다. 따라서 '주된 기능은 탄수화물과 지질의 합성이다'는 설명은 옳지 않다.

012. 기본 PLUS

정답 ①

| 자료해석 |

이 문제는 진핵세포의 세포골격 유형에 대해 이해하고 있는지 확인하기 위한 이해형문제이다. 진핵세포의 세포골격은 세포의 구조 형성과 활성에 중요한 역할을 하며, 미세소관(microtubule), 미세섬유(microfilament), 중간섬유(intermediate filament)의 세 가지 섬유 형태가 있다. 세포골격의 가장 중요한 기능은 세포를 지지하여 모양을 유지하도록 하는 것이다. 또한 세포골격은 많은 세포내 소기관들의 위치를, 심지어 세포질의 효소분자들까지도 고정시켜주는 역할을 한다. 또한 세포골격은 세포내의 몇 가지 움직임(세포들이 세포 밖의 섬유소를 따라 이동, 세포 안에서 소낭들이 목적지를 향해 이동 등)에도 관여한다. 이러한 세포의 이동(cell mobility)-세포의 위치 이동 혹은 세포 소기관들의 이동-은 세포골격과 운동단백질의 상호작용에 의해 이루어진다.

문제에서 주어진 그림을 살펴보면, 세포골격 요소 A는 핵 근처에 특정 부위(미세소관 합성기관)에서 기원되어 사방으로 뻗어나가는 방식으로 배열되어 있는 것으로 보아 미세소관이라는 것을 알 수 있다. B는 한 상피세포와 다른 상피세포 사이의 연접부위(데스모솜)에 부착되어 있고 핵막 부분(핵막층)에 밀집되어 있는 것으로 보아 중간섬유라는 것을 알 수 있다.

A: 미세소관

B: 중간섬유

| 정답해설 |

ㄱ. A는 미세소관이고 B는 중간섬유인데, 미세소관의 직경은 25 nm이고 중간섬유의 직경은 8~12 nm이다. 따라서 섬유의 굵기는 A가 B보다 더 두껍다는 설명은 옳다.

| 오답해설 |

ㄴ. A는 미세소관인데, 미세소관에는 운동단백질 키네신과 디네인이 결합하여 소낭을 이동시킨다. 미오신은 미세섬유에 결합하는 운동단백질이다. 따라서 주어진 설명은 옳지 않다.

ㄷ. 튜불린은 미세소관(A)을 구성하는 단백질이다. B(소장 상피세포의 중간섬유)를 구성하는 단백질은 케라틴이다.

013. 기본

정답 ⑤

| 자료해석 |

이 문제는 식물세포의 구조에 대해 이해하고 있는지 확인하기 위한 이해형문제이다. 식물세포에만 있고 동물세포에는 없는 구조에는 세포벽, 액포, 엽록체, 원형질 연락사 등이 있다. 동물세포에는 있고 식물세포에는 없는 구조에는 리소좀, 중심립이 있는 중심체, 편모 등이 있다. 핵, 리보솜, 소포체, 골지체, 미토콘드리아, 퍼옥시좀, 세포골격 등은 동물세포와 식물세포 모두에 존재하는 기관이다.

핵(B)은 세포활동을 조절하는 중심이며, 유전정보를 지닌 DNA가 존재한다. 소포체(A)는 막으로 된 관과 소낭이 광범위하게 연결된 네트워크이며, 단백질 가공 과정 및 기타 물질대사를 진행한다. 소포체에는 조면소포체와 활면소포체가 있다. 세포벽(C)은 식물세포를 보호하고, 형태를 유지하며, 지나친 수분의 흡수를 막는 세포의 구조물이다. 식물 세포벽은 원형질 연락사에 의해 구멍이 뚫려 있어 세포간 통합적 환경 조성이 가능하다.

| 정답해설 |

ㄱ. 자료해석에서 살펴본 바와 같이 A는 소포체로 동물세포와 식물세포에 모두 존재한다.

ㄴ. 핵(B) 안에서 DNA는 히스톤이라는 단백질에 감겨 있는 염색질 형태로 존재한다.

ㄷ. 식물 세포벽(C)의 주성분은 셀룰로스이다. 따라서 C의 구성 성분에는 셀룰로스가 포함된다는 설명은 옳다.

014. 연습 PLUS

정답 ①

| 자료해석 |

이 문제는 원핵세포의 구조 및 특징에 대해 이해하고 있는지 확인하기 위한 이해형문제이다. 진정한 핵이 없으며, 막으로 둘러싸인 세포소기관이 존재하지 않는 원핵세포는 진핵세포보다 훨씬 단순한 구조를 가진다. 원핵세포에서 DNA는 핵양체(ⓛ)라 불리는 지역에 응축되어 존재하나 막으로 둘러싸여 있지는 않다. 진정세균의 세포벽은 펩티도글리칸이라는 물질로 이루어져 있다. 세균 편모(㉠)는 플라젤린이라는 단백질로 이루어져 있는데, 세균 편모는 수소이온이 세포 외부에서 세포 내부로 확산될 때 방출하는 위치에너지를 이용하여 회전운동을 하여 수중환경에서 세균에 추진력을 준다. 선모(㉢)는 세균이 어떤 표면에 달라붙을 수 있게 해준다.

| 정답해설 |

ㄱ. ㉠(세균 편모)이 기능을 수행하기 위해서는 세포 안팎에 형성되어 있는 수소이온 농도기울기가 필요하다. DNP(짝풀림제)는 막을 사이에 두고 형성되어 있는 수소이온 농도기울기를 없애주는 약물이다. 따라서 ㉠의 기능은 DNP(짝풀림제)에 의해 저해될 수 있다는 설명은 옳다.

| 오답해설 |

ㄴ. ㉡(핵양체)에는 세균의 유전정보를 담고 있는 염색체 DNA가 존재하는데, 이곳에 존재하는 DNA는 한 분자이고 고리 구조이다. 따라서 ㉡에는 여러 분자의 DNA가 존재한다는 설명은 옳지 않다.

ㄷ. ㉢(선모)의 단위체는 튜불린이 아니라 필린(pilin)이다.

015. 연습

정답 ③

| 자료해석 |

이 문제는 세포 내 공생설에 대해 이해하고 있는지 확인하기 위한 이해형문제이다. 현재 지구상에 존재하는 생물체의 출현을 설명하는 가설에 따르면, 유기물로부터 원핵생물의 조상이 나타났고, 원핵세포의 원형질막이 안으로 접혀 들어가며 핵과 내막계가 있는 최초의 진핵 세포가 형성되었다. 세포 내 공생설에 따르면, 이 생물 조상은 호기성 종속 영양체인 원핵세포(ⓐ)를 삼켜 공생하였는데, 이것이 미토콘드리아가 되었다. 일부는 이대로 진화하여 호기성 화학종속 영양성 진핵생물로 진화하였으나, 일부는 광합성을 하는 원핵생물(ⓑ)과 공생했는데, 이것이 엽록체가 되었다. 이러한 세포는 광합성을 하는 광독립 영양성 진핵생물의 조상이 되었다.

세포 내 공생설은 서로 다른 성질의 원핵 생물들이 생존을 위해 공존을 모색하다 진핵생물로 진화하게 되었다는 가설이다. 대부분의 세포소기관과는 달리 세포 내 공생을 통해 형성된 세포 소기관은 자체 DNA를 가지며 필요한 효소 일부를 자가합성할 수 있다. 이 가설에 따르면 미토콘드리아는 호기성 세균(ⓐ)에서 유래하였고, 엽록체는 광합성 세균(ⓑ)에서 유래하였다.

| 정답해설 |

ㄱ. 자료해석에서 살펴본 바와 같이 ⓐ는 미토콘드리아의 기원이 되는 호기성 세균이다. 따라서 ⓐ는 핵양체에 자신의 유전 물질을 가진다.

ㄴ. ⓑ는 엽록체의 기원이 되는 광합성 세균이다. 따라서 ⓑ는 무기물로부터 유기물을 합성할 수 있는 독립 영양 생물이다.

| 오답해설 |

ㄷ. ⓐ, ⓑ는 모두 원핵생물이므로 막성 세포 소기관을 가지지 않는다. 따라서 ⓐ와 ⓑ는 모두 막으로 둘러싸인 세포 소기관을 가진다는 설명은 옳지 않다.

016. 연습 정답 ③

| 자료해석 |

이 문제는 단백질의 분비경로에 대해 이해하고 있는지 확인하기 위한 분석・종합・평가형문제이다. 아미노산으로 구성된 거대분자인 단백질이 합성되어 세포 밖으로 분비되기 위해서는 먼저 세포질의 mRNA가 조면소포체의 부착리보솜에 의해 번역되어야 한다. 그런 다음 번역된 폴리펩티드는 골지체를 거쳐 분비소낭을 통해 세포 밖으로 분비되어야 한다.

문제에서 제시한 실험 결과를 살펴보면, 모든 세포에서 방사능이 검출된 세포 소기관은 소포체이다. 그러므로 소포체는 단백질 합성・분비 경로의 첫 번째 단계에 해당한다. 조면소포체는 막 단백질과 분비단백질을 합성하며, 단백질의 당화에 관여한다. 두 번째로 방사능이 많이 검출된 세포소기관은 골지체로, 소포체에서 합성된 단백질이 도달하는 곳이다. 골지체는 도달한 단백질에 이미 결합해 있던 탄수화물을 변형시킨다. 마지막 단계는 분비소낭으로, 분비단백질을 담고 있다가 분비신호가 오면 세포외방출작용을 통해 분비단백질을 세포 밖으로 분비하는 역할을 한다. 따라서 돌연변이 A의 경우 방사능이 검출된 세포 소기관이 소포체와 골지체이므로, 돌연변이 A는 골지체에서 분비소낭으로 분비단백질을 전달하는 과정이 손상되었음을 알 수 있다. 또한 돌연변이 B의 경우는 방사능이 검출된 세포 소기관이 소포체뿐이므로 돌연변이 B는 소포체에서 골지체로 분비단백질을 전달하는 과정이 손상되었다는 것과, 돌연변이 C의 경우는 방사능이 검출된 세포 소기관이 소포체, 골지체, 분비 소낭이므로 돌연변이 C는 단백질이 분비 소낭에서 세포 밖으로 방출되는 과정이 손상되었다는 것을 알 수 있다.

| 정답해설 |

ㄱ. 자료해석에서 살펴본 바와 같이, 문제에서 주어진 자료를 통해 돌연변이 A는 골지체에서 분비소낭으로 분비단백질을 전달하는 과정이 손상되었음을 알 수 있다. 따라서 돌연변이 A 효모의 경우 단백질이 골지체에서 분비소낭으로 이동되지 않는다는 설명은 옳다.

ㄴ. 자료해석에서 살펴본 바와 같이, 문제에서 주어진 자료를 통해 돌연변이 B는 소포체에서 골지체로 분비단백질을 전달하는 과정이 손상되었다는 것을 알 수 있다. 따라서 돌연변이 B 효모의 경우 단백질이 소포체에서 골지체로 이동되지 않는다는 설명은 옳다.

| 오답해설 |

ㄷ. 자료해석에서 살펴본 바와 같이 단백질의 분비경로는 소포체 → 골지체 → 분비소낭 → 세포 밖이다.

017. 연습 정답 ④

| 자료해석 |

이 문제는 세포소기관의 특징과 세포 분획법에 대해 이해하고 있는지 확인하기 위한 이해형문제이다. 세포구조와 기능을 연구하는 데 유용한 기술인 세포 분획법(cell fractionation)에서는 세포 내의 구성 물질을 크기나 밀도차를 기초로 분리하는 원심분리를 이용한다. 파쇄된 세포 혼합물(세포 현탁액)이 담긴 실험관을 다양한 속도로 회전시키는 원심분리기를 사용하면, 원심력에 의해 특정 세포의 구성 성분들이 시험관의 바닥에 가라앉아 침전물을 형성한다. 낮은 속도의 원심분리에서 형성되는 침전물 속에는 크기가 큰 소기관들이 포함되고, 높은 속도에서 형성되는 침전물 속에는 크기가 작은 구성 성분들이 포함된다.

세포벽이 제거된 식물 세포를 회전 속도와 시간을 단계적으로 증가시켜가면서 분리하면(차등 원심 분리), 크기가 크고 무거운 것이 먼저(저속에서) 가라앉게 되고 크기가 작고 가벼운 것이 나중에(고속에서) 가라앉게 된다. 무거운 세포 소기관 순서로 보면, 핵 → 엽록체 → 미토콘드리아 → 소포체 → 리보솜 순서로 침전된다.

문제에서 주어진 표를 살펴보면, 세포 분획법으로 분리한 세포 소기관 중 A는 염색사와 인이 존재하므로 핵인 것을 알 수 있다. 또한, B는 DNA와 리보솜이 있고 O_2를 생성하므로 엽록체라는 것을 알 수 있으며, C는 DNA와 리보솜이 있고 O_2를 소모하므로 미토콘드리아라는 것을 알 수 있고, D는 RNA와 단백질로 구성되어 있고 단백질을 합성하므로 리보솜이라는 것을 알 수 있다.

| 정답해설 |

ㄱ. 세포현탁액을 속도와 시간을 단계적으로 증가시켜가면서 분리(차등 원심 분리)하면, 크기가 크고 무거운 것이 먼저(저속에서) 가라앉게 되고 크기가 작고 가벼운 것이 나중에(고속에서) 가라앉게 된다. 따라서 원심 분리할 때, 더 무거운 A(핵)가 더 가벼운 C(미토콘드리아)보다 저속에서 먼저 침전되게 된다. 그러므로 주어진 설명은 옳다.

ㄴ. 자료해석에서 살펴본 바와 같이, 문제에서 주어진 자료를 통해 B는 엽록체라는 것을 알 수 있다. 엽록체는 빛 에너지를 이용하여 포도당을 합성하는 광합성을 수행한다. 또한 세포 내 공생자인 엽록체는 자체 DNA와 리보솜이 있어 스스로 증식하고 필요한 단백질을 합성할 수 있다. 그러므로 B는 포도당과 단백질을 합성한다는 설명은 옳다.

| 오답해설 |

ㄷ. 자료해석에서 살펴본 바와 같이, 문제에서 주어진 자료를 통해 D는 리보솜이라는 것을 알 수 있다. 리보솜은 막성 세포소기관이 아니므로, D는 이중막으로 되어 있다는 설명은 옳지 않다.

018. 연습 PLUS

정답 ⑥

| 자료해석 |

이 문제는 간극연접과 원형질연락사에 대해 이해하고 있는지 확인하기 위한 이해형문제이다. 간극연접과 원형질연락사는 세포 사이의 물질 이동과 의사소통에 관여하는 세포연접이다.
(가)는 두 세포의 원형질막에 나있는 구멍을 서로 연결하여 통로(코넥손)를 형성한 것으로 보아 인접한 동물세포 간의 세포질 통로를 제공해주는 간극연접(gap junction)이라는 것을 알 수 있다. 간극연접을 통해 이온, 당, 아미노산 및 다른 작은 분자들이 통과한다. 간극연접은 심장근육이나 동물 배아에서의 많은 세포들 간의 교신과정에 필요하다.
(나)는 두 세포의 1차 세포벽을 관통하여 형성된 통로인 것으로 보아 식물세포 사이에 형성되어 있는 원형질연락사(plasmodesmata)라는 것을 알 수 있다. 세포질은 원형질연락사를 통해 이동하고 인접한 세포의 화학적 환경과 접하게 되는데, 식물세포들은 원형질연락사를 통해 식물의 대부분의 지역이 하나의 살아 있는 공유 환경 속으로 통합된다. 인접한 세포의 원형질막은 각각의 원형질연락사 채널로 연결되어 있으며 계속적으로 이어진다. 물과 작은 용질은 세포에서 세포로 자유롭게 이동할 수 있으며, 어떤 환경 속에서는 특정 단백질과 RNA 분자들 역시 이동할 수 있다.

| 정답해설 |

ㄴ. 심장의 심실근육 세포들은 간극연접으로 서로 연결되어 있다. 따라서 하나의 심실근육 세포에서 활동전위가 발생할 때 유입된 Na^+이 이웃의 심실근육 세포로 간극연접을 통해 확산되어 이웃세포에서도 활동전위가 발생하게 한다. 따라서 심실의 수축 시 Na^+은 (가)(간극연접)를 통해 하나의 심실근육 세포에서 다른 심실근육 세포로 이동한다는 설명은 옳다.

ㄷ. 동반세포와 체관요소는 식물 관다발조직의 체관부를 형성하는 세포들로 서로 인접해있고, 이들 사이에는 원형질연락사가 형성되어 있다. (나)(원형질연락사)를 통해서 설탕과 같은 작은 용질이 한 세포에서 다른 세포로 이동할 수 있으므로, 식물 잎에서 동반세포에 존재하는 설탕은 (나)를 통해 체관요소로 이동한다는 설명은 옳다.

| 오답해설 |

ㄱ. (가)(간극연접)를 통해서 한 세포에서 다른 세포로 단백질과 RNA 분자들이 이동할 수 없다. 하지만 (나)(원형질연락사)를 통해서는 한 세포에서 다른 세포로 단백질과 RNA 분자들이 이동할 수 있다.

019. 기본 PLUS

정답 ③

| 자료해석 |

대부분의 세포막에서 가장 풍부한 지질은 인지질이다. 인지질은 친수성 부분과 소수성 부분을 동시에 갖는 양친매성분자이며 대부분의 막단백질 또한 친수성 부분과 소수성 부분을 동시에 갖고 있다. 유동 모자이크 모델(fluid mosaic model)에서 막은 인지질 이중층에 다양한 단백질이 박혀있거나 붙어있는 유동적인 구조이다. A는 지질 이중층의 소수성 중심부 내부에 존재하는 내재성 단백질로 막을 통과하는 막관통 단백질이다. 이러한 단백질의 소수성 부분은 하나 혹은 그 이상의 비극성 아미노산들로 구성되어 있고, 통상 알파나선구조로 감겨져 있다. B는 막단백질에 탄수화물이 결합한 당단백질의 당 부분이며 세포-세포 인식에 관여한다. C는 세포막의 세포외층이고 D는 세포막의 세포질층이다.

| 정답해설 |

ㄷ. 세포막 이중층의 각 층은 인지질과 당지질의 조성에서 아주 다른 양상을 보인다. 당지질은 세포외층에만 위치하며, 포스파티딜이노시톨은 세포질층에서 발견된다. 또한 포스파티딜콜린은 세포외층에 주로 위치하며, 포스파티딜에탄올아민은 세포질층에 주로 존재한다.

| 오답해설 |

ㄱ. 세포막의 막관통단백질(A)은 조면소포체에서 합성되는데, 합성이 완료된 이후에 세포막에 삽입되는 것이 아니라, 합성이 일어나면서 동시에 막에 삽입도 일어난다.

ㄴ. B는 당단백질의 당 부분으로 단백질의 당화는 소포체와 골지체에서 일어난다. 리보솜은 폴리펩티드를 합성한다.

020. 기본 PLUS

정답 ②

| 자료해석 |

이 문제는 세포막의 유동성에 대해 이해하고 있는지 확인하기 위한 이해형문제이다. 세포막은 인지질 이중층으로 이루어져 있는데, 인지질 분자의 친수성 머리는 이중층의 바깥쪽에 위치하며 세포 안팎의 수용액에 접하고 있고 소수성 꼬리는 이중층 안으로 향해 있고 물로부터 떨어져 있다. 세포막은 인지질로만 구성되어 있지 않고 많은 단백질들이 존재하는데, 이 단백질들은 채널, 효소, 수용체 등의 다양한 기능을 수행하고 있다. 따라서 특정한 기능을 하는 세포들은 세포막의 구성 단백질과 그 비율 등에서 차이가 난다. 세포막 인지질과 세포막 단백질은 대부분 고정되어 존재하는 것이 아니라 유동적으로 움직인다. 하지만 위치가 고정되어야하는 단백질 경우는 세포내 골격이나 세포외기질 섬유 등에 의해 고정되어있다.

그림 (가)를 살펴보면, 세포막에 전체적으로 고르게 분포되어 있는 막단백질 A를 형광 물질로 표지하고 이 형광 물질의 일부를 제거한 결과, 시간이 지남에 따라 형광 물질이 제거된 A가 처음 위치에 그대로 있지 않고 막을 퍼져서 이동한 것을 확인할 수 있다. 이를 통해 세포막에서 막단백질 A가 한 자리에 고정되어 있지 않고 좌우 이동한다는 것을 알 수 있다.

| 정답해설 |

ㄴ. 운반단백질이나 통로단백질 등의 수송단백질은 자신이 수송시키고자 하는 물질과 특이적인 상호작용을 통해 그 물질을 수송시킨다. 따라서 B는 물질을 선택적으로 출입시킨다는 설명은 옳다.

| 오답해설 |

ㄱ. 자료해석에서 살펴본 바와 같이, 문제에서 제시한 자료를 통해 세포막에서 A가 고정되어 있지 않고 막을 퍼져서 이동한 것을 알 수 있다. 따라서 A는 세포외기질 섬유에 결합하고 있다는 설명은 옳지 않다.

ㄷ. 세포막을 구성하는 인지질의 지방산 사슬이 길어지면 인지질 사이의 친화력이 더 커지므로, 세포막은 덜 유동적이 된다. 따라서 (나)에서 세포막을 구성하는 인지질의 지방산 사슬이 길어지면 세포막은 더 유동성을 갖게 된다는 설명은 옳지 않다.

021. 기본 정답 ①

| 자료해석 |

이 문제는 촉진확산에 대해 이해하고 있는지 확인하기 위한 적용형문제이다. 세포막을 통한 물질의 이동은 에너지 사용 여부에 따라 크게 수동수송과 능동수송으로 나눌 수 있으며, 수동수송은 막 단백질의 이용여부에 따라 다시 단순 확산과 촉진 확산으로 나눌 수 있다. 수동수송은 막을 경계로 안팎의 농도구배에 따라 고농도에서 저농도로 물질을 이동시키는 것으로, 단순 확산의 경우 이동 속도는 물질의 세포 안팎 농도 차에 비례한다. 하지만 운반단백질(carrier protein)을 이용하는 촉진 확산의 경우는 세포막에 존재하는 운반단백질의 수가 한정되어 있기 때문에 수송 속도에서 포화가 일어날 수 있어, 수송 속도에 최대값이 존재한다. 한편, 능동수송은 수송 단백질과 ATP등의 에너지를 사용하여 농도구배를 역행하여 저농도에서 고농도로 물질을 이동시키는 것이다. 이외에도 크기가 상대적으로 큰 분자들의 경우 내포작용, 외포작용, 그리고 수용체 매개 내포작용 등 막을 직접 이용한 수송방법을 통해 세포 안팎으로 물질을 이동시킬 수 있다.
문제에서 주어진 자료를 살펴보면, (가)에서 세포 안과 밖의 농도차가 0일 때 ㉠의 이동 속도가 0이고, 농도차가 증가함에 따라 ㉠의 이동속도가 증가하다가 일정해지는 것을 확인할 수 있다. 이를 통해 ㉠의 이동 방식은 운반단백질을 이용한 촉진 확산임을 알 수 있다.

| 정답해설 |

ㄱ. 자료해석에서 살펴본 바와 같이, 문제에서 주어진 자료를 통해 ㉠의 이동 방식은 운반단백질을 이용한 촉진 확산임을 알 수 있다. 운반단백질은 내재성 막 단백실이므로, ㉠의 이동에 막 단백질이 이용된다는 설명은 옳다.

| 오답해설 |

ㄴ. Na^+-K^+ 펌프를 통한 K+의 이동방식은 능동수송으로, 촉진 확산인 ㉠의 이동 방식과는 다르다.

ㄷ. (나)에서 특정 시점에서 세포 밖에서 안으로의 ㉠의 이동 속도는 (나)에서 주어진 그래프에서 그 시점에서 접선의 기울기이다. (나)에서 제시한 그래프에서 접선의 기울기는 t_1일 때가 t_2일 때보다 더 크다. 따라서 세포 밖에서 안으로의 ㉠의 이동 속도는 t_1일 때가 t_2일 때보다 더 크다.

022. 기본 정답 ②

| 자료해석 |

이 문제는 세포막 수송의 유형에 대해 이해하고 있는지 확인하기 위한 이해형문제이다. 인지질 이중층으로 구성된 세포막에서 이산화탄소와 산소 등과 같은 비극성 분자들은 지질에 대한 용해도가 커서 쉽게 막을 통과할 수 있지만, 극성 분자들과 이온들은 막을 직접 통과하기 어렵기 때문에 수송 단백질의 도움을 받아야 막을 통과하여 이동할 수 있다. 세포막 수송에는 물질의 농도 기울기에 의해 에너지를 소비하지 않으면서 물질이 이동하는 수동 수송과, 물질의 농도 기울기에 거슬러서 에너지를 소비하면서 수송 단백질(운반체 단백질)에 의해 물질이 수송되는 수송인 능동 수송이 있다. 수동 수동에는 단순 확산과 촉진 확산이 있는데, 단순 확산은 작은 비전하성 물질과 지용성 물질들이 농도 기울기 방향으로 인지질 이중층을 직접 투과하는 것이다. 촉진 확산은 수송 단백질인 막관통단백질(통로 단백질 또는 운반체 단백질)을 통해 특정 분자나 이온이 농도 기울기 방향으로 세포막을 통과하는 현상이다.
문제에서 제시한 그림을 살펴보면, (가)는 수송 단백질의 도움을 받아 농도 기울기 방향으로 물질이 이동하므로 촉진 확산이라는 것을 알 수 있다. (나)는 물질이 농도 기울기 방향으로 인지질 이중층을 직접 통과하므로 단순 확산이며, (다)는 물질이 운반체 단백질에 의해 농도 기울기에 역행하여 이동하므로 능동 수송이다.

| 정답해설 |

ㄷ. 자료해석에서 살펴본 바와 같이, (다)는 능동 수송이다. 따라서 (다)에 의한 ㉡의 이동에 에너지가 이용된다는 설명은 옳다.

| 오답해설 |

ㄱ. 폐포에서 세포막을 통한 O_2의 이동 방식은 (가)(촉진 확산)가 아니라 단순 확산(나)이다.

ㄴ. (나)에 의해 세포 내외 ㉠의 농도가 같아지면 겉보기에는 세포 안팎의 물질이 서로 이동하지 않는 것처럼 보이나, 실제로는 세포 안에서 밖으로 이동하는 ㉠의 양과 세포 밖에서 안으로 이동하는 ㉠의 양이 같은 동적 평형 상태가 된다. 그러므로 주어진 설명은 옳지 않다.

023. (기본) 정답 ④

| 자료해석 |

이 문제는 거대분자의 수송(세포 내 섭취, 세포 외 배출)에 대해 이해하고 있는지 확인하기 위한 이해형문제이다. 함입된 세포막으로 소낭을 만들어 세포 외부의 물질을 세포 내부로 수송하는 것을 세포 내 섭취라고 하고, 반대로 세포 내의 소낭과 세포막의 융합을 통해 세포 내부의 물질을 세포 밖으로 내보내는 것을 세포 외 배출이라고 한다. 세포 내 섭취는 식세포작용, 음세포작용, 수용체 매개 내포작용으로 나누어진다. 세포 내 섭취와 세포 외 배출은 둘 다 에너지를 소비하는 일종의 능동수송과정으로 볼 수 있다.
문제에서 주어진 자료를 살펴보면, 그림 (가)는 고형물질을 수용체 없이 세포 내로 섭취하는 과정이므로 식세포작용으로 볼 수 있다. 그림 (나)는 소낭에 싸여진 상태로 물질을 세포 밖으로 배출하므로 세포 외 배출인 것을 알 수 있다. (가) 과정에서는 세포막의 일부가 소낭으로 떨어져 나가므로 세포막의 표면적이 감소하고, 반대로 (나) 과정에서는 소낭이 세포막과 합쳐지므로 세포막의 표면적이 증가한다.

| 정답해설 |

ㄱ. 백혈구는 위족으로 미생물을 세포 내로 섭취해 식포를 형성하고, 이는 리소좀과 융합하여 분해된다. 이러한 식세포작용((가))을 통해 백혈구는 감염에 대한 일차적인 방어를 수행한다. 따라서 백혈구는 (가) 방식으로 세균을 안으로 끌어들인다는 설명은 옳다.

ㄷ. 자료해석에서 살펴본 것과 같이, 내포작용과 외포작용은 모두 에너지를 소비하는 과정이다.

| 오답해설 |

ㄴ. (나)의 결과로 세포막의 표면적은 감소되는 것이 아니라 증가한다.

024. (연습)(PLUS) 정답 ③

| 자료해석 |

이 문제는 막단백질의 막에서의 배열 상태를 확인하는 실험을 분석 및 종합한 후 평가하는 분석·종합·평가형문제이다. 문제에서 제시한 실험을 살펴보면, 락토과산화수소(lactoperoxidase, LP)는 너무 커서 인지질이중층 막을 통과할 수 없으므로 <실험 과정> (나)에서 등장액에 LP와 ^{125}I를 처리하고 일정 시간 배양하는 동안 소포 표면으로 돌출부위가 존재하는 단백질인 Ⅰ과 Ⅱ가 ^{125}I로 표지될 것이다. <실험 과정> (라)에서는 LP가 내부로 유입된 소포를 ^{125}I는 들어 있지만 LP는 들어 있지 않은 등장액으로 옮긴 후 일정 시간 동안 배양하였으므로, 일정 시간 배양하는 동안 소포 내부로 돌출부위가 존재하는 단백질인 Ⅱ와 Ⅲ이 ^{125}I로 표지될 것이다.

| 정답 및 오답해설 |

자료해석에서 살펴본 바와 같이, 단백질 Ⅱ는 (나)의 소포와 (라)의 소포에서 모두 ^{125}I로 표지될 것이므로 두 경우 모두 방사성 활성을 보일 것이다. 반면에 소포 외부 표면 쪽으로만 돌출부위를 가지는 단백질 Ⅰ의 경우는, (나)의 소포에서만 ^{125}I로 표지될 것이므로 (나)의 소포에서 분리한 경우에만 방사성 활성을 보일 것이다. 또한, 소포 내부 표면 쪽으로만 돌출부위를 가지는 단백질 Ⅲ의 경우는, (라)의 소포에서만 ^{125}I로 표지될 것이므로 (라)의 소포에서 분리한 경우에만 방사성 활성을 보일 것이다. 따라서 단백질 Ⅰ은 ㉡이고, 단백질 Ⅱ는 ㉠이며, 단백질 Ⅲ은 ㉢이라는 것을 알 수 있다. 따라서 이러한 관계가 옳게 배열되어 있는 ③이 정답이다.

025. 연습

정답 ②

| 자료해석 |

이 문제는 식물에서의 삼투현상을 이해하고 있는지 실험을 통해 확인하고 해석하는 분석·종합·평가형문제이다. 삼투현상은 생체 내 용매인 물이 수동 수송으로 이동하는 현상인데, 반투막을 사이에 두고 물이 고농도로 존재하는 구역에서 물이 저농도로 존재하는 구역으로 물이 이동하는 현상이다. 세포막의 주된 구조적 형태인 인지질이중층은 물은 통과할 수 있지만 이온이나 포도당 등은 통과할 수 없는 반투막이다. 살아 있는 식물 세포는 세포 내에 많은 용질을 가지고 있으므로 대부분 주변보다 삼투압이 높은데, 따라서 식물세포는 주위로부터 물을 흡수한다. 식물 세포가 물을 흡수하는 힘을 흡수력이라 한다. 식물 세포 속으로 물이 들어와 세포가 팽창함에 따라 세포 내부에서 세포벽 쪽으로 미는 힘이 발생하는데 이때 생기는 압력을 팽압이라고 한다. 흡수력은 삼투압에서 팽압을 뺀 값이다. 식물 세포를 저장액에 넣으면 물을 흡수하는데, 물이 흡수됨에 따라 팽압은 증가하고 흡수력은 감소한다. 식물 세포가 팽윤 상태가 되었을 때의 흡수력은 0이다.
문제에서 제시한 [실험 결과]를 살펴보면, 비커 B에 감자를 넣었을 때 무게의 변화가 없었다는 것을 통해 0.3 M의 설탕 용액이 감자 세포 내액과 농도가 같은 등장액이라는 것을 알 수 있다. 그러나 비커 A에 넣었던 감자는 무게가 늘어났는데, 이것은 감자가 삼투현상을 통해 물을 흡수하였기 때문에 나타난 현상이다. 따라서 비커 A에 들어 있는 0.1 M 설탕 용액은 저장액이라는 것을 알 수 있다. 반면에 비커 C와 비커 D에 넣었던 감자는 무게가 감소했는데, 이것은 감자가 삼투 현상을 통해 물을 잃어버렸기 때문에 나타난 현상이다. 따라서 비커 C와 D에 들어 있는 0.5 M 설탕용액과 1.0 M 설탕용액은 고장액임을 알 수 있다.

| 정답해설 |

ㄴ. 자료해석에서 살펴본 바와 같이, 문제에서 주어진 실험을 통해 비커 A에 들어 있는 0.1 M 설탕 용액은 저장액이라는 것을 알 수 있다. 0.1 M 설탕 용액에 감자 조각을 넣어주게 되면 삼투현상에 의해 물이 감자 조각으로 유입되므로 감자조각의 삼투압은 감소하고 팽압은 증가하여 감자 조각의 흡수력은 감소한다. 따라서 주어진 설명은 옳다.

| 오답해설 |

ㄱ. 자료해석에서 살펴본 바와 같이, 문제에서 주어진 실험을 통해 0.5 M 설탕 용액은 고장액이라는 것을 알 수 있다. 따라서 주어진 설명은 옳지 않다.

ㄷ. 자료해석에서 살펴본 바와 같이, 문제에서 주어진 실험을 통해 비커 D에서는 삼투현상으로 물이 유출되어 감자 조각의 무게가 감소한 것을 알 수 있다. 삼투현상으로 물이 유출되면 감자 조각의 팽압은 감소하게 된다. 따라서 실험 결과 비커 D에서 감자 세포의 팽압은 실험 전보다 증가했다는 설명은 옳지 않다.

026. 연습

정답 ⑤

| 자료해석 |

이 문제는 Na^+-K^+ 펌프에 대해 이해하고 있는지 확인하기 위한 분석 · 종합 · 평가형문제이다. 능동 수송은 수송 단백질이 에너지를 소비하면서 물질을 농도구배를 역행하여 수송하는 현상을 가리키는데, 농도기울기를 거슬러 용질을 이동시키는 수송 단백질은 모두 운반체 단백질이다. Na^+-K^+ 펌프 단백질은 ATP 가수분해로 방출되는 에너지를 이용하여 Na^+은 농도기울기를 거슬러서 세포 밖으로 수송하고 동시에 K^+은 농도기울기를 거슬러서 세포 내부로 수송하는 수송단백질이다. 따라서 Na^+-K^+ 펌프 단백질은 두 이온이 모두 있어야 완전한 기능을 할 수 있다. ATP는 운반체 단백질을 인산화함으로써 모양을 변화시키는 동력을 공급하여 수송이 일어날 수 있게 해준다. Na^+-K^+ 펌프는 1개의 ATP를 소비하면서 한 번에 3개의 나트륨 이온을 세포 밖으로 능동 수송시키고, 동시에 2개의 칼륨 이온을 세포 안으로 능동 수송시킨다. 따라서 세포는 Na^+-K^+ 펌프의 작용에 의하여 세포 밖은 세포 내부에 비해 상대적으로 양전하를 띠게 되고 세포 내부는 세포 외부보다 상대적으로 음전하를 띠는 막전위를 가지게 된다. 세포 안팎에 걸쳐 걸려 있는 Na^+의 농도 구배는 포도당이나 아미노산의 세포내 수송에 이용되기도 한다.

문제에서 제시한 실험에서 (라)의 표를 살펴보면, A의 리포솜 내부는 K^+의 변화가 없는 것을 확인할 수 있는데 이는 리포솜 내부에는 ATP가 없기 때문에 Na^+-K^+ 펌프가 작동하지 못한 것이다. Na^+-K^+ 펌프가 작동하지 못했으므로, A의 리포솜 내부의 K^+의 농도는 변화가 없고 Na^+의 농도도 변화가 없다(㉠). B의 리포솜 내부는 Na^+이 증가한 것을 확인할 수 있는데, 이러한 결과는 비커 B에서는 리포솜막에 존재하는 Na^+-K^+ 펌프가 ATP를 에너지원으로 이용하여 작동했기 때문에 나타난 결과이다. Na^+-K^+ 펌프는 Na^+와 K^+를 서로 반대 방향으로 수송시키므로, B의 리포솜 내부의 K^+의 농도는 감소했을 것임을 추론할 수 있다.

| 정답해설 |

ㄴ. Na^+-K^+ 펌프는 능동 수송을 일으키는 수송 단백질이므로 운반체 단백질이다.

ㄷ. (라)의 B에서 능동 수송이 일어날 때, 리포솜 외부에서 Na^+-K^+ 펌프에 의해 ATP가 ADP와 무기인산(P_i)으로 분해된다. 따라서 (라)의 B에서 리포솜 외부 수용액에 ADP가 생성되었다는 설명은 옳다.

| 오답해설 |

ㄱ. 자료해석에서 살펴본 바와 같이, ㉠은 '변화 없음'이다.

027. 기본

정답 ②

| 자료해석 |

이 문제는 효소의 농도와 초기 반응 속도와의 관계를 이해하고 있는지 확인하기 위한 적용형문제이다. 반응을 시작하기 위해 초기에 투입되는 에너지를 활성화 에너지라고 하는데, 효소는 생체촉매로서 반응의 활성화 에너지 크기를 감소시켜 반응이 잘 일어나게 함으로써 반응속도를 증가시킨다. 효소가 작용하는 반응물을 효소의 기질이라고 하는데, 기질은 활성 부위라 불리는 효소의 촉매 작용이 일어나는 특정 부위에 들어간다. 기질은 수소결합이나 이온결합과 같은 약한 상호작용으로 활성부위에 붙어서 효소-기질 복합체를 형성하는데, 효소-기질 복합체 상태에서 기질은 생성물로 전환된다. 기질의 농도가 높아지면 기질이 효소 분자의 활성부위에 더 빈번하게 접근하게 되므로, 효소의 농도가 일정할 때 기질의 농도가 높아지면 초기 반응 속도도 증가한다. 하지만, 기질의 농도가 충분히 높아져 모든 효소 분자들의 활성부위가 기질로 점유되는 효소 포화 상태에 도달하면, 기질의 농도가 더 증가한다고 하더라도 초기 반응 속도는 더 이상 증가하지 않고 일정하게 유지된다. 기질이 충분히 들어 있을 때 효소의 농도가 증가하게 되면, 동시에 효소와 결합하는 기질의 양이 더 많아지므로 초기 반응 속도는 효소의 농도 증가에 비례하여 증가한다.

문제의 그림 (가)를 살펴보면, 기질이 충분할 때 효소의 농도가 증가하면, 초기 반응 속도도 비례적으로 증가하는 것을 확인할 수 있다. 이것은 기질이 충분할 때 효소의 농도가 높아질수록 동시에 형성되어지는 효소-기질 복합체의 수도 비례적으로 증가하게 되므로 나타나는 현상이다. 그림 (나)를 살펴보면, 시간이 경과함에 따라 생성물의 양이 증가하다가 일정 시간이 경과하면 더 이상 증가하지 않는 것을 확인할 수 있다. 이것은 일정 시간이 경과하면 정반응 속도와 역반응 속도가 같아지는 평형 상태에 도달하기 때문에 나타난 결과이다. 효소의 농도가 높아지면 평형 상태에 더 빨리 도달하게 되므로, 더 빨리 생성물의 총량이 변하지 않는 상태에 도달하게 된다.

| 정답해설 |

ㄴ. 효소의 농도가 2a일 때가 a일 때의 2배이므로 효소-기질 복합체의 양도 2a일 때가 a일 때의 2배이다. 그러므로 주어진 설명은 옳다.

| 오답해설 |

ㄱ. 활성화 에너지는 반응이 한 번 일어날 때(효소 1개가 작용할 때) 반응이 일어나기 위해 투입되는 에너지이므로, 효소의 많고 적음과는 관계가 없다. 그러므로 주어진 설명은

옳지 않다.

ㄷ. 효소의 농도가 2a일 때 t에서의 반응 속도는 0이다. 반면 효소 농도가 a일 때 t에서는 생성물의 총량이 증가하고 있으므로 반응 속도는 0보다 크다. 그러므로 t에서 반응 속도는 효소 농도가 a일 때보다 2a일 때 더 빠르다는 설명은 옳지 않다.

028. 기본

정답 ②

| 자료해석 |

이 문제는 pH 변화에 따른 효소활성의 변화에 대해 이해하고 있는지 확인하기 위한 적용형문제이다. 수소이온 농도(pH)는 단백질의 3차원적 구조에 영향을 미침으로서 활성자리에도 영향을 미치게 된다. 소화 효소의 활성도는 그 소화 효소가 작용하는 장기의 환경(pH 등)에서 높게 나타난다.

소화 효소는 위, 십이지장, 소장에서 작용하는데 장기의 pH는 위에서 가장 낮고 소장에서 가장 높다. 따라서 그림 (가)를 살펴보면, 강산성인 2정도의 낮은 pH에서 반응 속도가 빠른 효소 A는 위에서 작용하는 소화 효소인 펩신임을 알 수 있고, pH 7 근처에서 반응 속도가 빠른 효소 B는 입이나 소장에서 작용하는 소화 효소인 아밀레이스임을 알 수 있으며, pH 8 근처에서 반응 속도가 빠른 효소 C는 소장에서 작용하는 소화 효소인 트립신이나 키모트립신, 카르복시펩티다아제, 리파아제 등임을 알 수 있다. 그림 (나)를 살펴보면, 실험에 사용한 효소는 pH 7일 때 가장 빨리 반응이 평형에 조달했다는 것(즉, 반응 속도가 가장 빠르다는 것)을 알 수 있다. 따라서 사용한 효소는 pH 7에서 반응 속도가 가장 빠른 효소인 효소 B라는 것을 알 수 있다.

| 정답해설 |

ㄴ. 자료해석에서 살펴본 바와 같이, 문제에서 주어진 자료를 통해 (나)의 반응에 사용된 효소는 B라는 것을 알 수 있다.

| 오답해설 |

ㄱ. 자료해석에서 살펴본 것처럼 효소 A는 위에서 작용하는 효소이다. 위에서 작용하는 소화 효소는 단백질을 기질로 이용하는 펩신이다. 따라서 효소 A의 기질이 녹말이라는 설명은 옳지 않다.

ㄷ. 효소 A는 위에서, 효소 C는 소장에서 작용하는 효소이다. 따라서 같은 소화기관에서 작용한다는 설명은 옳지 않다.

029. (기본)

정답 ⑤

| 자료해석 |

이 문제는 온도에 따른 효소의 활성 변화에 대해 이해하고 있는지 확인하기 위한 적용형문제이다. 효소 활성은 온도와 pH와 같은 일반적인 환경요소들에 의해서 영향을 받는데, 이것은 단백질의 3차 구조가 환경에 민감하기 때문에 나타나는 현상이다. 결과적으로 각 효소는 어떤 조건들 하에서 다른 조건들에서보다 더 일을 잘하는데, 그것은 이들 최적조건들에서 효소 분자가 가장 활동적인 형태를 갖기에 유리하기 때문이다.
온도 증가는 분자들이 더 빈번하게 움직이게 하므로 일반적으로 효소반응의 속도는 온도가 높아짐에 따라 증가한다. 하지만 온도 변화는 효소의 3차원적 구조를 형성시키는 힘인 수소결합에 영향을 주므로, 효소의 3차원적 구조를 변화시켜 효소활성에 영향을 준다. 따라서 효소마다 기능적인 3차원적 구조를 형성하기 위한 적정 온도가 다를 수 있는데, 사람이 가지는 효소는 대부분 적정 온도가 체온 근처인 35~40℃이다. 5~35℃에서는 10℃ 오를 때마다 효소 활성이 약 2배로 증가하는 반면 50℃ 이상의 높은 온도에서는 단백질이 변성되므로 효소 활성이 사라지게 된다. 반면, 일부 고세균들은 고온, 고염같은 극한 환경에서 살아남을 수 있도록 적응하였다. 고온에서 사는 극호열균(Hyperthermophile)은 고온에서 활성이 높은 효소와 고온을 버틸 수 있는 포화지방산이 많은 세포막, DNA의 높은 GC함량 등의 특성을 갖는다.
문제에서 제시된 그래프를 살펴보면, 효소 A의 최적 온도는 약 37℃도이고 효소 B의 최적온도는 약 85℃로 효소 A와 B는 최적온도가 다른 것을 확인할 수 있다. 이를 통해 효소 A는 인체에서 기능하는 효소일 가능성이 크고, 효소 B는 고온에 사는 극호열균의 효소일 가능성이 크다는 것을 알 수 있다.

| 정답해설 |

ㄱ. 자료해석에서 설명하였듯이, 문제에서 주어진 자료를 통해 효소 A와 B는 최적온도가 다르다는 것을 알 수 있다.

ㄴ. 문제에서 제시된 그래프를 보면, 효소 A의 최적 온도인 37℃ 부근에서 효소 B의 반응속도는 '0'임을 확인할 수 있다. 따라서 A의 최적 온도에서 B는 반응하지 않는다는 설명은 옳다.

ㄷ. 문제에서 제시된 그래프를 살펴보면, 효소 A의 활성 온도 범위는 약 0℃~약 50℃이고, 효소 B의 활성 온도 범위는 약 45℃~약 90℃ 인 것을 확인할 수 있다. 즉, 효소 B의 활성 온도 범위의 대부분에서 효소 A는 활성이 0이다. 이러한 현상은 37℃ 부근에서 최적 활성을 보이던 효소 A가 50℃ 이상에서는 완전히 변성되기 때문에 나타난 것이다. 따라서 A는 B의 활성 온도 범위에서 변성이 일어난다는 설명은 옳다.

030. 기본 PLUS　정답 ①

| 자료해석 |

이 문제는 효소 촉매반응의 특성에 대해 이해하고 있는지 확인하기 위한 분석・종합・평가형문제이다. 문제에서 효소 X는 미카엘리스-멘텐식을 따른다고 하였으므로 초기반응속도(V_0)를 기질의 농도([S]) 함수로 나타내면 아래와 같다.

$V_0 = \dfrac{V_{max} \times [S]}{K_m + [S]}$ (V_{max}: 최대반응속도, K_m: 미카엘리스 상수)

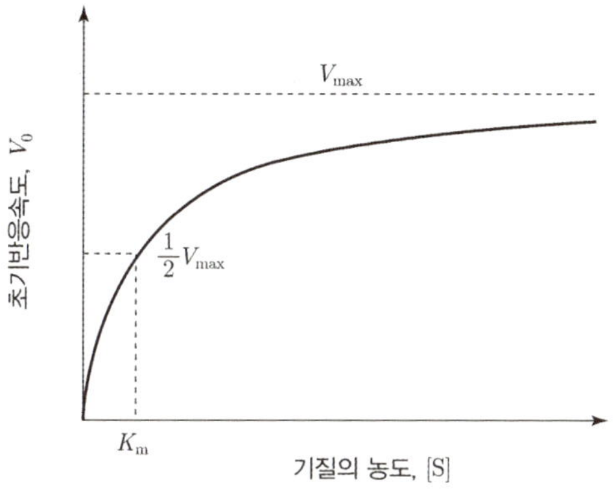

| 정답해설 |

ㄱ. 문제에서 제시한 표를 살펴보면, X의 최대반응속도(V_{max})는 100 μmol/min인 것을 알 수 있다.

| 오답해설 |

ㄴ. 문제에서 제시한 표를 통해 V_{max}를 알 수 있으므로 K_m은 실험으로 얻은 기질의 농도와 V_0 값을 미카엘리스-멘텐식에 대입하여 구할 수 있다. 예를 들어 반응 Ⅱ의 기질의 농도와 V_0를 미카엘리스-멘텐식에 대입해보면 아래와 같다.

$71\ \mu mol/min = \dfrac{100\ \mu mol/min \times 0.5\ \mu mol/L}{K_m + 0.5\ \mu mol/L}$

계산해보면, X의 K_m은 약 0.2 μM인 것을 알 수 있다. 따라서 주어진 설명은 옳지 않다.

ㄷ. 7개의 시험관(Ⅰ~Ⅶ)에 2배 더 많은 양의 효소 X를 넣어주더라도 K_m 값은 변하지 않는다. 따라서 주어진 설명은 옳지 않다.

031. 기본　정답 ②

| 자료해석 |

이 문제는 효소의 저해제에 대해 이해하고 있는지 확인하기 위한 이해형문제이다. 효소의 가역적 저해제는 약한 상호작용(비공유 결합)으로 효소에 가역적으로 결합하여 효소의 작용을 저해한다. 가역적 저해제에는 경쟁적 저해제와 비경쟁적 저해제가 있으며, 경쟁적 저해제는 기질과 입체구조가 비슷하여 효소의 활성부위에 기질과 경쟁적으로 결합하여 효소의 활성을 감소시킨다. 경쟁적 저해제가 작용하면 최대 반응 속도(V_{max})의 절반의 초기 반응 속도를 나타내게 하는 기질의 농도(K_m)가 증가하게 된다. 비경쟁적 저해제는 활성부위에서 기질과 직접적으로 경쟁하지 않고 효소의 다른 부위에 결합하여 효소의 분자 모양을 변화시킴으로써 효소가 기능하지 못하게 한다. 비경쟁적 저해제가 작용하면 최대 반응 속도(V_{max})가 감소하게 된다.

문제에서 제시한 그림을 살펴보면, 그림 (가)에서 저해제 A는 효소의 활성부위에 기질과 경쟁적으로 결합하므로 경쟁적 저해제라는 것을 알 수 있다. 저해제 B는 효소의 활성부위가 아닌 다른 자리에 결합하여 효소의 분자 모양(활성부위의 형태)을 변화시켜 기질이 결합되지 못하게 하는 것으로 보아 비경쟁적 저해제라는 것을 알 수 있다. 그림 (나)를 살펴보면, Ⅰ과 Ⅱ에서는 최대 반응 속도(V_{max})가 100을 나타내고 Ⅲ은 최대 반응 속도(V_{max})가 50을 나타내는 것을 확인할 수 있다. 이를 통해 Ⅲ은 비경쟁적 저해제인 저해제 B가 있을 때의 그래프라는 것을 알 수 있다. 또한 그래프 Ⅱ는 그래프 Ⅰ에 비해 최대 반응 속도(V_{max})의 절반의 초기 반응 속도를 나타내게 하는 기질의 농도(K_m)가 더 높은 것을 확인할 수 있는데, 이를 통해 Ⅰ은 저해제가 없을 때의 그래프이고 Ⅱ은 경쟁적 저해제인 저해제 A가 있을 때의 그래프라는 것을 알 수 있다.

| 정답해설 |

ㄴ. 기질 농도가 S_1일 때, 초기 반응 속도는 Ⅲ에서보다 Ⅰ에서 더 높다. 이는 Ⅰ일 때가 Ⅲ일 때보다 기질과 결합한 효소의 수가 더 많음을 의미하므로 $\dfrac{\text{기질과 결합하지 않은 효소의 수}}{\text{기질과 결합한 효소의 수}}$의 값은 Ⅰ<Ⅲ이다. 따라서 주어진 설명은 옳다.

| 오답해설 |

ㄱ. 자료해석에서 살펴본 바와 같이, 문제에서 주어진 자료를 통해 Ⅱ는 경쟁적 저해제인 A가 있을 때라는 것을 알 수 있다. 따라서 Ⅱ는 저해제 B가 있는 경우라는 설명은 옳지 않다.

ㄷ. 활성화 에너지는 반응이 한 번 일어날 때 반응이 일어나기 위해 투입되는 에너지이므로, 활성화 에너지는 초기 반응 속도가 느린 S_1일 때와 초기 반응 속도가 최대 반응 속도(V_{max})에 도달한 S_2일 때에서 동일하다. 그러므로 주어진 설명은 옳지 않다.

032. 연습

정답 ④

| 자료해석 |

이 문제는 온도가 효소의 활성에 미치는 효과에 대해 이해하고 있는지 확인하기 위한 적용형문제이다. 효소는 3차원 구조를 갖는 단백질이기 때문에 효소의 3차원적 구조에 영향을 주는 요인에 의해 활성이 변할 수 있다. 온도와 pH는 효소의 3차원적 구조에 관여하는 힘에 영향을 주므로, 효소 활성에 영향을 주는 중요한 환경 요인들이다. 온도가 높아짐에 따라 효소 촉매 반응의 반응 속도는 어느 정도까지는 증가한다. 하지만 일정 온도 이상이 될 때 효소 촉매 반응의 반응 속도는 급격히 떨어진다. 이것은 일정 온도 이상이 되면 효소(단백질)의 3차원적 구조 형성에 관여하는 수소 결합이 파괴되어 단백질(효소) 분자가 변성되기 때문에 나타나는 현상이다. pH가 변하면 효소(단백질)의 3차원적 구조 형성에 관여하는 이온 결합에 참여하는 아미노산 잔기의 R기가 전하를 띠지 못하게 되므로 이온결합이 파괴된다. 이것은 단백질(효소) 분자의 변성을 야기하여 효소의 활성이 떨어지게 한다. 따라서 효소마다 가장 활성이 높은 최적 pH가 있다.

문제에서 제시한 그림 중에서 왼쪽 그래프를 살펴보면, 30℃(A)에서 60℃(B)로 온도가 증가하면 효소활성도가 증가하였지만 60℃(B)에서 90℃(C)로 온도가 증가하면 효소활성도는 0으로 떨어진 것을 확인할 수 있다. 60℃(B)에서 90℃(C)로 온도가 증가했을 때 효소활성도가 0으로 떨어진 것은 효소 분자가 열변성 되었기 때문이다. 한편 C의 결과에서 90℃에서 60℃로 온도를 다시 낮춰주었을 때 효소활성도가 회복되지 못하고 계속 0으로 나타난 것을 확인할 수 있는데, 이러한 열에 의한 변성이 비가역적이라는 것을 말해준다.

문제에서 제시한 오른쪽 그래프에서, 가장 빠르게 기질의 양이 줄어든 ㉠이 효소 활성도가 가장 높았던 60℃(B)에서의 기질 양을 나타낸 그래프일 것이다. 또한 기질 양이 줄지 않은 ㉢이 비가역적 변성으로 인해 효소의 활성도가 0에서 회복되지 못했을 때인 C에서의 기질의 양의 변화 그래프일 것이다. 따라서 ㉡은 30℃(A)에서 시간에 따른 기질의 양을 나타낸 것이다.

| 정답해설 |

ㄴ. 자료해석에서 살펴본 바와 같이, 문제에서 제시한 왼쪽 그래프를 통해 효소 X는 열변성되면 기능이 회복되지 않는다는 것을 알 수 있다.

ㄷ. 자료해석에서 살펴본 바와 같이, B에서 기질의 양의 변화를 나타낸 그래프는 ㉠이다.

| 오답해설 |

ㄱ. 문제에서 제시한 왼쪽 그래프를 살펴보면, 문제에서 제시한 효소의 최적 온도는 30℃가 아니라 60℃라는 것을 알 수 있다.

033. 연습

정답 ③

| 자료해석 |

이 문제는 효소의 반응 실험의 결과를 해석하여 효소 반응에 영향을 미치는 요인들을 판단하는 분석・종합・평가형문제이다. 기질이 충분할 때 효소의 농도가 증가할수록 동시에 더 많은 효소가 기질과 반응할 수 있으므로 초기 반응 속도도 비례하여 빨라진다. 효소의 활성을 저해하는 저해제에는 경쟁적 저해제와 비경쟁적 저해제가 있는데, 경쟁적 저해제는 효소의 활성부위에 결합하고 비경쟁적 저해제는 효소의 활성부위가 아닌 다른 부위에 결합하여 효소의 활성을 방해한다. 경쟁적 저해제의 저해 효과는 기질의 농도를 높여주면 효과가 점차 감소하는데, 기질의 농도가 충분히 높으면 저해제가 없을 때와 초기 반응 속도가 같아진다. 그러나 비경쟁적 저해제는 기질의 농도를 높여도 저해 효과를 줄일 수 없다.

문제에서 제시한 표 (나)를 살펴보면, A에서 기질 농도가 증가함에 따라 초기 반응 속도가 가장 빨리 최댓값인 100이 된 것을 확인할 수 있다. 따라서 A는 저해제가 없고 효소 X의 농도가 2인 조건 Ⅳ에서 실험한 결과임을 알 수 있다. B에서는 S_1에서의 초기 반응 속도가 C에 비해 빨랐고, S_4에서 초기 반응 속도는 50으로 A의 절반인 것으로 미루어 보아, B는 실험 Ⅰ(저해제가 없고, X농도의 상댓값이 1)의 결과임을 알 수 있다. C는 S_3에서 초기 반응 속도가 25로 가장 낮으므로 실험 Ⅲ의 조건(비경쟁적 저해제가 있고, X농도의 상댓값이 1)임을 알 수 있다. D는 초기 반응 속도는 빠르지 않지만 S_3에서 최댓값이 B(S_4)와 같으므로 경쟁적 저해제가 존재하는 실험 Ⅱ의 조건의 결과이다. 이러한 내용을 종합하면 A-Ⅳ, B-Ⅰ, C-Ⅲ, D-Ⅱ이다.

| 정답해설 |

ㄱ. 자료해석에서 살펴본 바와 같이, 문제에서 주어진 자료를 통해 C는 Ⅲ이라는 것을 알 수 있다.

ㄷ. S_3일 때 Ⅰ(B)과 Ⅳ(A)는 모두 효소 포화 상태이다(경쟁적 저해제가 존재하는 D에서도 S_3일 때 효소 포화 상태이므로, 저해제가 없는 B에서는 S_3일 때 효소 포화 상태임). 효소 포화 상태일 때 $\frac{\text{기질과 결합한 X의 수}}{\text{X의 총수}}$는 1이므로, S_3일 때 $\frac{\text{기질과 결합한 X의 수}}{\text{X의 총수}}$는 Ⅰ(B)과 Ⅳ(A)에서 같다는 설명은 옳다.

| 오답해설 |

ㄴ. 자료해석에서 살펴본 바와 같이, D는 경쟁적 저해제가 존재하는 실험 Ⅱ의 조건의 결과이므로 S_3일 때 이미 효소

포화 상태에 도달해 초기 반응 속도가 최대 반응 속도(V_{max})인 50을 나타내고 있다. 따라서 S_3일 때보다도 기질의 농도가 더 높은 S_4일 때에도 초기 반응 속도(ⓐ)는 최대 반응 속도(V_{max})인 50을 나타낼 것이다. 그러므로 ⓐ는 100이라는 설명은 옳지 않다.

034. 기본

정답 ④

| 자료해석 |

이 문제는 해당과정에 대해 이해하고 있는지 확인하기 위한 이해형문제이다. 세포는 해당과정을 통해 포도당 1분자를 피루브산 2분자로 산화하면서 1분자의 NADH와 2분자의 ATP를 얻게 된다. 해당과정 초기 단계(Ⅰ) 동안 1분자의 포도당당 2분자의 ATP가 소비되지만(흡열 반응), 이후 후기 단계(Ⅱ)에서 4분자의 ATP를 얻게 된다(발열 반응). 그러므로 해당과정 전체에서는 포도당 1분자당 ATP 2분자가 순생성된다. 이러한 ATP의 생성은 효소를 통해 기질의 인산기를 ADP에 직접 전달하는 '기질 수준의 인산화'를 통해서 이루어진다.

문제에서 주어진 자료를 살펴보면, 그림 (가)에서는 Ⅰ 과정에서 에너지가 높아지며(흡열 반응), Ⅱ시기에는 에너지가 낮아진다는 것을 알 수 있다(발열 반응). 결과적으로 포도당 1분자에서 피루브산 2분자가 생성되는 발열 반응이 진행된다. 그림 (나)는 효소에 의해 ADP가 ATP로 인산화되는 것을 나타낸다. 이 때 인산기를 가진 물질과 ADP가 효소의 기질이 되는데, 효소는 인산기를 갖고 있는 물질로부터 인산기를 떼어내어 ADP로 전달하면서 ATP를 생성하는 기질 수준의 인산화를 일으킨다.

| 정답해설 |

ㄱ. 해당과정은 산소의 존재 유무와 관계없이 진행된다. 산소의 존재 유무는 해당과정 후 피루브산의 산화 과정이 진행될지 여부를 결정한다. 그러므로 해당과정은 O_2의 유무와 관계없이 진행된다는 설명은 옳다.

ㄷ. 발열 반응인 (가)의 Ⅱ 과정에서 기질 수준의 인산화가 일어난다. 그러므로 (나)는 (가)의 Ⅱ 과정에서 일어난다는 설명은 옳다.

| 오답해설 |

ㄴ. (가)의 Ⅰ 과정을 살펴보면, 포도당의 에너지가 증가한다. 그러므로 (가)의 Ⅰ 과정은 발열 반응이 아닌 흡열 반응이다.

035. 기본

정답 ①

| 자료해석 |

이 문제는 TCA 회로에 대해 이해하고 있는지 확인하기 위한 적용형문제이다. 해당 작용을 통해 생성된 피루브산은 산소가 충분할 때에 미토콘드리아의 기질로 들어가 아세틸 CoA로 전환된 후 TCA 회로를 거쳐 CO_2로 분해된다. 피루브산에 포함된 탄소는 탈탄산효소에 의해 CO_2 형태로 방출되고, 피루브산에 포함된 수소는 탈수소효소에 의해 분리된 후 고에너지 전자와 함께 NAD^+나 FAD에 전달되어 NADH, $FADH_2$를 생성한다. TCA 회로에서 아세틸 CoA(C2)는 옥살아세트산(C4)과 결합하여 시트르산(C6)을 형성한다. 시트르산은 탈탄산효소와 탈수소효소의 작용으로 CO_2를 방출하고 NADH를 생성한 후 α-케토글루타르산(C5)으로 전환되는데, α-케토글루타르산은 다시 탈탄산효소와 탈수소효소의 작용으로 CO_2를 방출하고 NADH와 ATP를 생성하면서 숙신산(C4)으로 전환된다. 숙신산은 탈수소효소의 작용으로 $FADH_2$를 생성하면서 푸마르산으로 전환되는데, 푸마르산은 다시 말산(C4)으로 전환된다. 말산은 탈수소효소의 작용으로 NADH를 생성하면서 옥살아세트산(C4)으로 전환되고, 옥살아세트산은 다시 아세틸 CoA와 결합하여 시트르산(C6)을 생성하면서 회로를 완성한다.
문제에서 제시된 자료를 살펴보면, 1분자당 탄소 수는 A+B+C=2D라고 하였으므로 D는 시트르산(C6)이고 C는 옥살아세트산(C4)이며, B는 말산(C4)이고, A는 숙신산(C4)인 것을 알 수 있다.

| 정답해설 |

ㄴ. 과정 Ⅱ는 말산이 탈수소 효소의 작용으로 NADH를 생성하면서 옥살아세트산으로 전환되는 과정이다. 따라서 과정 Ⅱ에서 탈수소 반응이 일어난다는 설명은 옳다.

| 오답해설 |

ㄱ. 과정 Ⅰ은 숙신산이 탈수소효소의 작용으로 $FADH_2$를 생성하면서 푸마르산으로 전환된 후 다시 말산(C4)으로 전환되는 과정이다. 이 과정에서 CO_2는 생성되지 않으므로, 과정 Ⅰ에서 CO_2가 생성된다는 설명은 옳지 않다.

ㄷ. 과정 Ⅲ은 시트르산이 숙신산이 되는 과정인데, 이 과정에서 시트르산 1 분자당 ATP 1분자와 NADH 2분자가 생성된다. 그러므로 과정 Ⅲ에서 생성되는 $\frac{\text{ATP의 분자 수}}{\text{NADH의 분자 수}}$는 1이 아니라 $\frac{1}{2}$이다.

036. 기본

정답 ①

| 자료해석 |

이 문제는 미토콘드리아의 전자 전달계에 대해 이해하고 있는지 확인하기 위한 이해형문제이다. 전자 전달계는 미토콘드리아 내막에서 진행되는 과정으로써 전자전달이라는 산화환원 반응을 통해 양성자 구동력을 형성하는 역할을 한다. 전자는 전자친화도가 가장 낮은 전자운반체로부터 전자친화도가 가장 높은 전자운반체로 전달된다. 전자 전달계를 통해 이동한 전자는 최종적으로 산소로 전달되어 H_2O를 형성한다. 해당과정과 시트르산 회로를 거쳐 생성된 NADH(㉠)는 복합체 Ⅰ에 전자를 넘겨주면서 산화된 형태로 돌아가고 시트르산 회로에서 생성된 $FADH_2$(㉡)는 복합체 Ⅱ에 전자를 전달하며 산화된 형태로 돌아간다. 전자 전달계로 들어온 고에너지 전자가 최종 전자수용체인 산소로 전달되는 동안 방출되는 자유에너지가 이용되어 양성자가 미토콘드리아 기질에서 막사이공간으로 수송되어 막사이공간에 농축된다. 이렇게 미토콘드리아 내막을 사이에 둔 양성자 기울기 형태로 저장된 에너지는 ATP 합성효소에 의해 이용되어 ATP가 합성되는데, 이 과정을 화학삼투적인산화라고 한다. NADH(㉠)는 전자 전달계의 복합체 Ⅰ에 전자를 공급하고 $FADH_2$(㉡)는 전자 전달계의 복합체 Ⅱ에 전자를 공급하므로, NADH는 $FADH_2$보다 더 높은 H^+의 농도 기울기를 형성한다. 즉, NADH는 $FADH_2$보다 더 많은 수의 ATP를 합성할 수 있다.

| 정답해설 |

ㄱ. 자료해석에서 살펴본 바와 같이, 전자 전달계는 전자가 전달되는 과정에서 방출되는 에너지를 사용하여 H^+를 미토콘드리아 기질에서 막사이공간으로 수송하여 막사이공간에 농축시킨다. 따라서 ⓐ(전자 전달계의 전자운반체)에서 H^+의 이동 방식은 능동 수송이라는 설명은 옳다.

| 오답해설 |

ㄴ. 자료해석에서 살펴본 바와 같이, 전자 전달계를 통해 NADH는 $FADH_2$보다 더 높은 H^+의 농도 기울기를 형성한다. 따라서 산화적 인산화를 통해 1분자의 ㉠(NADH)으로부터 생성되는 ATP 양은 1분자의 ㉡($FADH_2$)으로부터 생성되는 ATP의 양보다 많다. 그러므로 주어진 설명은 옳지 않다.

ㄷ. 1분자의 ㉠(NADH)이나 ㉡($FADH_2$)으로부터 유래된 전자가 전자 전달계를 거치면 한 분자의 H_2O가 생성된다. 따라서 2분자의 ㉠(NADH)으로부터 방출된 전자가 전자 전달계를 거쳐 최종 수용체에 전달될 때 생성되는 H_2O의 분자 수는 1이 아니라 2이다.

037. 기본

정답 ④

| 자료해석 |

이 문제는 포도당의 산화 경로와 발효에 대해 이해하고 있는지 확인하기 위한 이해형문제이다. 세포는 포도당을 분해하면서 에너지를 얻는데, 이 때 포도당은 산소의 존재 유무 및 세포의 종류에 따라 서로 다른 경로로 분해된다.

문제에서 주어진 그림을 살펴보면 각 물질 사이의 관계에 따라 과정 A~D를 추론할 수 있다. A는 해당과정, B는 젖산발효, C는 TCA 회로와 전자 전달계, D는 에탄올발효이다. 세포는 포도당으로부터 에너지를 얻을 때 산소의 유무에 관계없이 해당과정(A)을 진행하여 피루브산을 생성한다. 이후 산소가 존재할 경우 피루브산은 TCA 회로와 전자 전달계(C)를 거치며 이산화탄소와 물로 산화된다. 산소가 존재하지 않을 경우, 세포는 해당과정으로부터 지속적으로 에너지를 얻을 수 있도록 발효를 통해 NADH를 해당과정에 사용되는 형태인 NAD^+로 산화한다(B, D). 발효 산물이 무엇인지에 따라서 발효는 젖산발효(B)와 에탄올발효(D) 등으로 나뉜다.

| 정답해설 |

ㄱ. 김치의 시어짐은 유산균에 의해 해당과정 후 젖산발효가 진행되면서 나타난다. 그러므로 김치가 시어질 때 A(해당과정)와 B(젖산발효) 과정이 일어난다는 설명은 옳다.

ㄴ. 효모는 산소가 고갈될 경우 해당과정 후 에탄올발효를 이용하여 NADH를 NAD^+로 산화한다. 그러므로 효모를 이용하여 술을 제조할 때 A(해당과정)와 D(에탄올발효) 과정을 거친다는 설명은 옳다.

ㄷ. 격렬한 운동을 지속할 경우는 신체의 에너지 요구량이 많다. 따라서 격렬한 운동을 지속할 경우 근육 세포에서는 TCA회로와 전자 전달계(C과정)를 통해 많은 에너지를 얻지만, 격렬한 운동으로 인해 근육이 산소를 고갈시켜 무산소상태가 되면 젖산발효(B과정)를 통해서 에너지를 얻는다. 그러므로 격렬한 운동을 지속할 때는 A, B, C 과정이 일어난다는 설명은 옳다.

| 오답해설 |

ㄹ. 식초를 제조할 때 일어나는 발효는 에탄올발효가 아닌 아세트산발효이다. 그러므로 주어진 설명은 옳지 않다. 아세트산균은 산소를 이용하여 에탄올로부터 아세트산을 생성하는데, 이 과정은 산소를 이용하기는 하나 에탄올을 물과 이산화탄소로 완전히 산화하지는 못하므로 발효로 분류한다.

038. 기본

정답 ⑤

| 자료해석 |

이 문제는 영양소 별 세포 호흡의 특징에 대해 이해하고 있는지 확인하기 위한 이해형문제이다. 체내에서 에너지를 낼 수 있는 3대 영양소인 단백질, 탄수화물, 지방은 세포호흡을 통해 ATP를 생성한다. 단백질은 우선 아미노산(A)으로 가수분해된 후 아미노기($-NH_2$)를 떼어내는 탈아미노 반응을 거친다. 그런 다음 피루브산, 활성 아세트산(아세틸 CoA), TCA(가) 회로의 중간 산물로 전환되어 TCA(가) 회로를 통해 산화된다. 탄수화물은 해당 과정, TCA(가) 회로, 전자전달계를 거쳐 ATP를 생성한다. 지방은 가수분해되어 글리세롤과 지방산(B)으로 전환된 후 글리세롤은 해당 과정의 중간 산물인 DHAP로 전환되어 해당 과정으로 들어가며, 지방산(B)은 β-산화를 거쳐 미토콘드리아에서 활성 아세트산으로 전환되어 TCA(가) 회로로 들어가 산화된다.

| 정답해설 |

ㄴ. 지방산(B)은 β-산화를 거치면서 산화효소에 의해 미토콘드리아에서 활성 아세트산(아세틸 CoA)으로 전환된다. 활성 아세트산이 TCA(가) 회로에서 이용되기 위해서는 O_2가 필요하다. 즉, 지방산(B)를 에너지원으로 이용하기 위해서는 O_2가 필요하다.

ㄷ. 1분자의 피루브산은 1분자의 활성아세트산으로 전환된 후 TCA(가) 회로를 통해 2분자의 CO_2를 생성하므로 탈탄산 반응이 일어난 것이다.

| 오답해설 |

ㄱ. 단백질은 아미노산(A)으로 가수분해된 후 아미노기($-NH_2$)가 떨어지는 탈아미노 반응을 거친 다음 피루브산, 활성 아세트산, TCA(가) 회로의 중간 산물 등으로 전환된다. 따라서 보기 ㄱ은 틀린 설명이다.

039. 연습

정답 ③

| 자료해석 |

이 문제는 전자 전달계와 화학삼투적인산화, 세포호흡 저해제에 대해 이해하고 있는지 확인하기 위한 분석·종합·평가형 문제이다. 전자 전달계는 미토콘드리아 내막에 존재한다. TCA 회로를 거쳐 NADH와 $FADH_2$가 생성되면, 전자 전달 효소 복합체는 이들 조효소로부터 받은 전자를 이용하여 수소 이온의 전기화학적 기울기를 형성한다. 이렇게 형성된 양성자 농도 구배는 ATP 합성 효소가 ATP를 생성(화학삼투적인산화)하는 데 이용된다. 전자 전달계를 거친 전자는 최종적으로 산소에 전달되어 수소 이온과 함께 물 분자를 생성한다.

문제에서 제시한 실험의 결과 그래프를 살펴보면, 숙신산을 첨가하고 ADP와 P_i를 첨가한 후 O_2가 소비되고 ATP가 증가되는 것을 알 수 있다. 숙신산이 있어야 시트르산 회로를 진행하게 되고 여기서 전자전달에 필요한 NADH와 $FADH_2$가 생성되기 때문이다. 구간 Ⅰ은 전자 전달이 활발하게 일어나는 구간으로, 이 구간에서는 소비된 O_2의 총량이 증가하고 생성된 ATP의 총량도 증가한다. 그러나 물질 ㉠을 첨가하게 되면, 소비된 O_2의 총량과 생성된 ATP의 총량이 거의 일정한 것을 확인할 수 있다. 이러한 결과는 ㉠은 미토콘드리아 내막의 ATP 합성 효소를 통한 H^+의 이동을 차단하는 물질 X임을 말해준다. 물질 X에 의해 미토콘드리아 내막의 ATP 합성 효소를 통한 H^+의 이동이 차단되면, 화학삼투인산화를 통한 ATP 합성이 이루어지지 못하게 되고 그 결과 미토콘드리아 기질과 막사이공간 사이에 형성된 양성자 기울기가 해소되지 못하고 오히려 더 커지게 된다. 그 결과 전자 전달을 통한 H^+의 능동수송도 일어나기 힘들어져 결국 전자 전달도 멈추게 된다. 이와 같은 원리로 구간 Ⅱ에서는 소비된 O_2 총량과 생성된 ATP 총량이 증가하지 못하게 되었다. 그런 상태에서 물질 ㉡을 첨가하였을 때 소비된 O_2의 총량은 다시 증가하였지만 생성된 ATP의 총량이 증가하지 않은 것을 확인할 수 있다. 이러한 결과는 ㉡은 미토콘드리아 내막의 인지질을 통해 H^+이 새어 나가게 하는 물질 Y(짝풀림제)임을 말해준다. 물질 Y에 의해 미토콘드리아 내막의 인지질을 통해 H^+이 새어 나가게 되면, 미토콘드리아 기질과 막사이공간 사이에 형성된 양성자 기울기가 사라지게 된다. 따라서 전자 전달은 더 빨리 일어나게 되어 O_2는 계속 소모되지만, 화학삼투인산화를 이용한 ATP 합성은 일어나지 못하게 된다(구간 Ⅲ).

| 정답해설 |

ㄱ. 자료해석에서 살펴본 바와 같이, 문제에서 주어진 자료를 통해 ㉠은 물질 X임을 알 수 있다.

ㄴ. 최종 전자수용체인 O_2는 $4H^+$과 결합하여 $2H_2O$를 생성한다. 따라서 단위 시간당 세포 호흡에 의해 생성되는 H_2O 분자 수는 전자 전달계가 활발하게 작동하고 있는 구간 Ⅰ에서가 전자 전달계가 활발하게 작동하고 있지 않는 구간 Ⅱ에서보다 많다. 그러므로 주어진 설명은 옳다.

| 오답해설 |

ㄷ. 구간 Ⅱ에서는 많은 수소 이온이 막사이공간에 농축되어 있지만, 구간 Ⅲ에서는 수소 이온이 막사이공간에 농축되어 있지 못한다. 따라서 미토콘드리아 기질의 pH는 구간 Ⅱ에서가 구간 Ⅲ에서 보다 높다(미토콘드리아 기질의 수소 이온 농도는 구간 Ⅱ에서가 구간 Ⅲ에서 보다 낮음). 그러므로 주어진 설명은 옳지 않다.

040. 연습

정답 ②

| 자료해석 |

이 문제는 ATP 합성효소의 특성을 알아보기 위해 수행한 실험결과를 해석하고 보기의 내용을 판단하는 분석·종합·평가형문제이다. 전자 전달 과정으로 인해 막사이공간으로 이동한 수소이온 때문에 막사이공간과 미토콘드리아 기질 사이에 수소이온의 농도기울기가 형성된다. 이때, 수소이온은 막사이공간의 수소이온 통로로 작용하는 ATP 합성 효소를 통해 농도기울기에 따라 다시 미토콘드리아 기질로 이동하게 된다. 이 과정에서 ATP 합성 효소는 ADP에 인산을 붙여 ATP를 생성하게 된다. 기본적으로 ATP 합성효소는 일종의 물레방아로서, 수소 이온의 농도차이에 따라 이동하는 수소이온에 의해 발생되는 에너지를 써서 회전하며 그 힘으로 ATP를 합성한다.
문제에서 제시한 실험의 결과를 살펴보면, 시험관 Ⅰ에서 ATP는 합성되지 않고 리포솜의 외부 pH가 변화하지 않았지만 시험관 Ⅱ에서는 ATP는 합성되지 않고 리포솜의 외부 pH가 증가한 것을 확인할 수 있다. 이 결과를 통해 리포솜 ⓛ에 삽입된 ⓑ는 빛에 반응하여 H^+을 능동수송하는 단백질 X라는 것과 단백질 X는 H^+을 리포솜 외부에서 리포솜 내부로 능동수송한다는 것 등을 알 수 있다. 따라서 시험관 Ⅰ에는 ATP 합성효소인 단백질 Y(ⓐ)를 삽입시킨 리포솜을 넣어준 것을 알 수 있다. 시험관 Ⅰ에서는 ATP 합성 효소가 존재하지만 양성자 기울기가 형성되지 않아 ATP가 합성되지 못했고, 시험관 Ⅱ에서는 양성자 기울기는 형성되었지만 ATP 합성 효소가 존재하지 않아 ATP가 합성되지 못했다. 시험관 Ⅲ에서는 리포솜에 단백질 X(빛 에너지를 이용하는 양성자 펌프), Y(ATP 합성효소)가 모두 삽입되어 있으므로 빛을 비춰주었을 때 ATP가 합성되었다. 시험관 Ⅳ에서는 단백질 X(빛 에너지를 이용하는 양성자 펌프)에 의해 양성자가 계속 리포솜 내부로 펌핑되었지만, H^+이 새어나가게 하는 물질(짝풀림제)인 물질 Z에 의해 양성자 기울기가 곧바로 제거되었기 때문에 ATP가 합성되지 못했다.

| 정답해설 |

ㄴ. 시험관 Ⅱ에서는 단백질 X에 의해 H^+가 리포솜 내부로 능동수송 되었으므로 외부의 pH가 높을 것이지만, 시험관 Ⅳ에서는 단백질 X에 의해 리포솜 내부로 능동수송되었던 H^+이 짝풀림제인 물질 Z에 의해 곧바로 리포솜 외부로 다시 이동하였을 것이므로 pH가 높지 않을 것이다. 그러므로 주어진 설명은 옳다.

| 오답해설 |

ㄱ. 자료해석에서 살펴본 바와 같이, 문제에서 주어진 실험을 통해 ⓐ는 Y라는 것을 알 수 있다. 따라서 주어진 설명은 옳지 않다.

ㄷ. (다)의 시험관 Ⅲ에서는 빛을 비춰주었을 때 H^+이 리포솜 내부에 축적되었고, 그렇게 축적된 H^+이 농도기울기에 따라 리포솜 내부에서 외부로 이동할 때 ATP 합성효소에 의해 ATP가 합성되었다. ATP 합성효소는 H^+이 농도기울기를 따라 이동되어 도달하는 쪽에서 ATP를 합성하므로, 시험관 Ⅲ에서 ATP는 리포솜(ⓒ)의 외부에서 합성되었을 것이다. 따라서 주어진 설명은 옳지 않다.

041. 연습 정답 ②

| 자료해석 |

이 문제는 미토콘드리아의 ATP 합성 과정을 이해하고 관련된 실험을 해석할 수 있는지 확인하기 위한 분석 · 종합 · 평가 형문제이다. 전자 전달계는 진핵세포에 있는 미토콘드리아 내막에 박혀있는 분자들의 집합체이다. 전자 전달계 구성 요소들은 대부분 단백질인데, 이들은 대개 다중단백질 복합체로 존재한다. 전자 전달계에서 전자는 전자와의 친화력이 약한 물질에서 강한 물질 쪽으로 전달된다. 즉 최종 전자전달수용체인 O_2의 전자 친화력이 가장 크다. 전자 전달계를 통해 이동한 전자는 최종적으로 산소와 결합하여 물을 형성한다.
문제에서 제시한 실험 과정 (가)를 살펴보면, 쥐의 간세포로부터 분리한 미토콘드리아를 숙신산과 P_i가 충분히 들어있는 시험관에 넣고 시간에 따라 O_2 농도의 변화를 측정했다고 했다. 이렇게 하면 넣어준 숙신산은 미토콘드리아 내부로 수송된 후, 시트르산 회로에 이용되어 NADH와 $FADH_2$가 생성되게 된다. 합성된 NADH와 $FADH_2$는 전자 전달계를 가동시켜 양성자 기울기를 생성한다. 하지만 시험관에는 아직 ATP 합성효소의 기질인 ADP가 들어 있지 않으므로 ATP 합성효소는 수소이온 기울기가 가지는 에너지를 이용하여 ATP를 합성하지 못한다. 그렇게 되면 수소이온 기울기가 해소되지 못하고 그로 인해 전자 전달계가 가동되지 못해 산소 소비는 일어나지 못하게 된다(구간 Ⅰ). 실험 과정 (나)에서 시험관 A에 시점 t_1에서 ADP를 넣어주면, 시험관에 ATP 합성효소에 의한 ATP 합성을 위한 기질인 ADP와 P_i 모두 존재하게 되므로 ATP가 합성되게 된다. 그 결과 수소이온 기울기가 해소되므로 전자전달계도 다시 가동되어 산소 소비가 일어나게 된다(구간 Ⅱ). 그러다가 일정한 시간이 경과되면, ADP가 고갈되어 더 이상의 산소소비와 ATP 합성은 일어나지 못하게 된다. 시험관 B의 경우는 시점 t_1에서 ADP와 물질 X(미토콘드리아 내막에 있는 인지질을 통해 H^+을 새어나가게 하는 물질, 짝풀림제)를 넣어주면, 전자 전달계에 의해 생성된 H^+의 농도기울기가 물질 X에 의해 소실되므로 ATP 합성효소에 의해 ATP는 합성되지 못하지만 전자 전달계는 더 빠른 속도로 가동되고 산소 소비도 더 빠른 속도로 일어나게 된다. 그러다가 시험관 내 산소가 모두 고갈되면 전자 전달계는 더 이상 가동되지 못하고 산소 소비도 일어나지 않게 된다.

| 정답해설 |

ㄴ. 세포 호흡에서 H_2O는 전자 전달계에서 O_2가 환원되면서 생성된다. 그러므로 B에서 세포 호흡에 의해 생성되는 H_2O분자 수는 O_2 농도가 급격히 줄어드는 구간 Ⅱ에서가 O_2 농도가 거의 줄어들지 않는 구간 Ⅰ에서보다 많다. 따라서 주어진 설명은 옳다.

| 오답해설 |

ㄱ. A에서 단위 시간당 전자 전달계를 통해 이동하는 전자의 수는 O_2 농도가 급격히 줄어드는 구간 Ⅱ에서가 O_2 농도가 거의 줄어들지 않는 Ⅰ구간에서 보다 많다. 그러므로 주어진 설명은 옳지 않다.

ㄷ. 구간 Ⅱ에서 미토콘드리아의 $\frac{\text{기질의 pH}}{\text{막 사이 공간의 pH}}$는 기질의 H^+ 농도가 낮고 막 사이 공간의 H^+ 농도가 높을수록 크다. 즉 미토콘드리아의 내막을 경계로 H^+ 농도 차가 클수록 커진다. 시험관 A에서는 ATP가 합성되었으므로 양성자 구동력(막 사이 공간과 기질의 수소이온 농도 차)이 있고, 시험관 B에서는 ATP가 합성되지 않았으므로 양성자 구동력(막 사이 공간과 기질의 수소이온 농도 차)이 없다. 그러므로 구간 Ⅱ에서 미토콘드리아의 $\frac{\text{기질의 pH}}{\text{막 사이 공간의 pH}}$는 A에서가 B에서보다 크다. 따라서 주어진 설명은 옳지 않다.

042. 연습

정답 ⑤

| 자료해석 |

이 문제는 젖산발효에 대해 이해하고 있는지 확인하기 위한 이해형문제이다. 효모와 같은 조건부 혐기성 세포(facultative anaerobes)는 산소의 유무에 관계없이 해당과정을 진행하여 에너지를 얻는다. 산소가 존재할 경우 해당과정을 통해 생성된 피루브산은 TCA 회로와 전자 전달계를 거치며 이산화탄소와 물로 산화된다. 반면 산소가 존재하지 않을 경우, 세포는 해당과정으로부터 적은 양의 에너지라도 지속적으로 얻을 수 있도록 발효를 진행한다. 해당과정에서 생성된 NADH는 발효를 통해 해당과정에 사용되는 형태인 NAD^+로 다시 산화된다. 문제에서 주어진 그래프를 살펴보면, 시간에 따라 농도가 꾸준히 감소하는 ㉠은 포도당이며, 산소가 모두 소비되는 어느 정도의 시간이 지난 후부터 생성되기 시작하여 점차 농도가 증가하는 ㉡은 젖산이라는 것을 알 수 있다. 초기 배양액에는 O_2와 포도당이 모두 포함되어 있다고 하였으므로, 미생물 X는 초기에 산소를 이용하여 세포호흡을 진행하였으나(구간 Ⅰ), 산소가 모두 고갈된 후에는 젖산 발효로 에너지를 얻었다는 것을 추론할 수 있다(구간 Ⅱ).

| 정답해설 |

ㄱ. ㉠은 포도당으로 1분자당 탄소 수가 6개이며, ㉡은 젖산이므로 1분자당 탄소 수가 3개이다. 그러므로 주어진 설명은 옳다.

ㄴ. 세포가 포도당으로부터 에너지를 얻을 때, 산소의 유무에 관계없이 해당과정을 진행한다. 해당과정에서는 기질 수준의 인산화로 ATP를 생성하므로, 주어진 설명은 옳다.

ㄷ. 젖산 발효는 해당과정에서 생성된 NADH를 NAD^+로 산화하여 지속적으로 해당과정을 진행할 수 있게 해 준다. 이 때 NADH는 해당과정의 최종 산물인 피루브산을 젖산으로 환원하면서 NAD^+가 된다. 그러므로 ㉠(포도당)으로부터 ㉡(젖산)이 생성되는 반응에서 피루브산이 환원된다는 설명은 옳다.

043. 기본

정답 ②

| 자료해석 |

이 문제는 광합성에 대해 이해하고 있는지 확인하기 위한 이해형문제이다. 광합성은 빛에너지를 화학에너지로 전환하는 명반응과 당을 합성하는 암반응으로 나눌 수 있다. 명반응에서 H_2O(X)은 광분해되어 전자와 H^+를 제공하고 부산물로 O_2를 만든다. 빛에 의해 엽록소에서 방출된 전자는 $NADP^+$를 NADPH로 환원시킨다. 또한 화학삼투를 통해 ADP에 인산기를 첨가하여 ATP를 만드는 광인산화를 한다. 암반응에서는 기공을 통해 흡수된 CO_2(Y)가 캘빈 회로를 거쳐 유기화합물에 첨가되는 탄소고정을 한다. 고정된 탄소를 탄수화물로 환원하는데 필요한 환원력은 명반응 산물인 NADPH에 의해 제공되며, 탄수화물 전환 시 필요한 에너지로는 명반응에서 제공된 ATP를 사용한다.

| 정답해설 |

ㄴ. 고정되는 CO_2(Y)의 양이 줄어들면 재생되는 $NADP^+$와 ADP의 양도 줄어든다. 그러면 명반응의 반응물이 줄어드는 것이므로 명반응의 속도도 느려지게 된다.

| 오답해설 |

ㄱ. 명반응에서 전자전달은 비순환적 전자전달과 순환적 전자전달로 나뉜다. 비순환적 전자전달은 광계 Ⅰ과 광계 Ⅱ를 모두 거치며 광계 Ⅱ에서 물을 광분해하여 O_2를 발생시킨다. 순환적 전자전달에서는 광계 Ⅰ만 사용하며 물의 광분해는 일어나지 않는다. 즉, 광계 Ⅱ에서 물(X)이 광분해되어 O_2가 생성된다고 해야 맞는 설명이다.

ㄷ. 명반응은 $H_2O + NADP^+ \rightarrow NADPH + H^+ + \frac{1}{2}O_2$로 나타낼 수 있다. 즉, 명반응에서 생성되는 O_2와 $NADPH_2$ 분자 수의 비는 1 : 2이다.

044. 기본

정답 ②

| 자료해석 |

이 문제는 광합성 색소와 명반응에 대해 이해하고 있는지 확인하기 위한 이해형문제이다. 광합성을 하는 생물은 햇빛을 흡수하는 여러 가지 색소를 가지는데, 이를 광합성색소라고 한다. 광합성 색소는 안테나색소와 반응중심색소로 나뉘는데, 빛에너지를 흡수하여 반응중심색소로 에너지를 전달하는 색소를 안테나색소라고하며 엽록소 a, 엽록소 b, 카로티노이드로 구성된다. 반응중심색소는 전자를 방출하는 색소로 한 쌍의 엽록소 a와 단백질로 구성되어 있으며 이 단백질은 전자 전달계와 매우 밀접하게 연결되어 있다. 반응중심색소는 최대흡수파장 영역에 따라 구분되는데, 최대흡수파장이 680 nm인 엽록소 a(P680)는 광계 Ⅱ에 존재하고, 최대흡수파장이 700 nm인 엽록소 a(P700)는 광계 Ⅰ에 존재한다.

명반응은 빛에너지를 이용하여 ATP와 NADPH를 만드는 과정으로, 광계 Ⅰ과 광계 Ⅱ의 두 종류의 광계가 관여한다. 광계 Ⅱ가 빛에너지를 받으면 고에너지 전자가 방출되는데, 이 전자는 1차 전자수용체를 거쳐 전자 전달계로 전달된다. 전자가 전자 전달계를 거치는 동안 양성자가 스트로마에서 틸라코이드 공간으로 수송되어 ATP 생성을 위한 농도기울기를 형성한다. 이 후 전자는 광계 Ⅰ로 전달되는데, 광계 Ⅰ에 전달된 전자는 빛에너지를 흡수하여 고에너지 전자 형태로 다시 방출된다. 이 전자는 최종수용체인 $NADP^+$에 전달되어 NADPH가 생성된다.

문제에서 제시한 그림 (가)를 살펴보면, ㉡은 전자를 1차 전자수용체에 전달하고 있으므로 엽록소 a(P680)라는 것을 알 수 있다. 따라서 ㉠은 엽록소 b이다. 또한 물(H_2O)이 분해되어 산소를 생성하면서 전자를 ㉡(엽록소 a(P680))에 전달해주고 있다는 것을 통해, (가)는 광계 Ⅱ라는 것도 알 수 있다. 문제에서 제시한 그림 (나)의 흡수 스펙트럼을 살펴보면, Y는 700 nm 부근에서 높은 빛 흡수율을 나타내므로 엽록소 a(㉡)라는 것을 알 수 있고, X는 450 nm 부근에서 높은 빛 흡수율을 나타내므로 엽록소 b(㉠)라는 것을 알 수 있다.

| 정답해설 |

ㄴ. 자료해석에서 살펴본 바와 같이, 문제에서 주어진 자료를 통해 ㉡(광계 Ⅱ의 반응중심에 존재하는 엽록소 a)은 P680이라는 것을 알 수 있다. 따라서 주어진 설명은 옳다.

| 오답해설 |

ㄱ. 자료해석에서 살펴본 바와 같이, 문제에서 주어진 자료를 통해 ㉠과 X는 엽록소 b라는 것과 ㉡과 Y는 엽록소 a라는 것을 알 수 있다. 따라서 주어진 설명은 옳지 않다.

ㄷ. ㉡은 광계 Ⅱ의 반응중심에 존재하는 엽록소 a이다. 광계 Ⅱ의 반응중심에 존재하는 엽록소 a는 680 nm파장의 빛(적색광)은 잘 흡수하지만 녹색광은 흡수하지 못한다. 따라서 ㉡은 적색광보다 녹색광을 잘 흡수한다는 설명은 옳지 않다.

045. (기본) 정답 ①

| 자료해석 |

이 문제는 광합성의 명반응과 엽록체의 구조에 대해 이해하고 있는지 확인하기 위한 이해형문제이다. 엽록체는 광합성을 수행하는 세포소기관으로 이중막 구조를 하고 있다. 엽록체의 그라나는 틸라코이드막이 층상 구조를 형성한 것으로, 광계와 전자전달계, ATP 합성효소 등을 가지고 있고 명반응이 일어나는 장소이다. 스트로마는 엽록체의 기질 부분으로서, 암반응이 진행되는 장소이다. 명반응은 빛에너지를 이용하여 ATP와 NADPH를 만드는 과정이다. 광인산화는 빛에너지가 이용되어 광계와 전자 전달계를 통해 형성된 양성자기울기를 이용한 화학삼투적인산화를 통해 ATP가 합성되는 과정인데, 순환적 광인산화와 비순환적 광인산화의 두 종류 유형이 있다. 비순환적 광인산화는 반응 중심 색소에서 방출된 고에너지 전자가 전자 전달계를 거친 후 다시 원래의 반응 중심 색소로 되돌아가지 않는 비순환적 전자 흐름을 나타내는 과정이다. 광계 Ⅱ의 P680은 빛에너지를 받으면, 고에너지 전자를 방출하면서 산화된다. 물이 분해되면 전자와 수소이온이 방출되고 산소가 발생하는데, 이때 방출된 전자는 산화된 P680에 전달되어 P680을 다시 환원시킨다. P680에서 방출된 고에너지 전자는 1차 전자 수용체와 결합한 후 전자 전달계를 거치면서 H^+를 스트로마에서 틸라코이드 공간으로 능동수송한다. ATP 합성효소는 이렇게 하여 생성된 양성자 기울기를 이용하여 ATP를 합성한다. 광계 Ⅰ의 P700도 빛에너지를 받으면, 고에너지 전자를 방출하면서 산화된다. 전자를 잃어 산화된 P700은 광계 Ⅱ의 전자전달계를 거친 전자를 받아 다시 환원된다. P700에서 방출된 고에너지 전자는 1차 전자 수용체와 결합한 후 전자 전달계를 거쳐 $NADP^+$로 전달되어 NADPH가 생성된다. 순환적 광인산화는 광계 Ⅰ만 관여하는데, 빛에너지를 흡수한 광계 Ⅰ의 P700이 방출한 고에너지 전자는 전자전달계를 거치면서 양성자 기울기를 생성하고, 에너지를 소진한 전자는 다시 P700으로 되돌아온다(순환된다).

문제에서 주어진 그림을 살펴보면, 그림 (가)는 두 개의 광계가 관여하는 명반응이라는 것을 통해 비순환적 광인산화 과정이라는 것을 알 수 있다. 따라서 물을 분해하여 전자를 얻는 A는 광계 Ⅱ라는 것을 알 수 있다. 따라서 B는 광계 Ⅰ이다. 그림 (나)의 엽록체 구조를 살펴보면 ⓐ는 틸라코이드 내부이고 ⓑ는 스트로마라는 것을 알 수 있다. 그림 (가)에서 물질 X는 ㉠에서 전자 전달을 차단한다고 하였는데, 광계 Ⅱ의 전자전달계가 작동하지 못하게 되면 틸라코이드 내부로의 H^+ 능동수동도 일어나지 못해 틸라코이드 내강과 스트로마 사이에서 수소이온 농도기울기는 생성되지 못한다.

| 정답해설 |

ㄱ. 자료해석에서 살펴본 바와 같이, 문제에서 주어진 자료를 통해 A는 광계 Ⅱ라는 것을 알 수 있다. A(광계 Ⅱ)의 반응 중심 색소는 P680이므로 주어진 설명은 옳다.

| 오답해설 |

ㄴ. $NADP^+$의 환원, 즉 NADPH의 생성은 엽록체 기질인 ⓑ(스트로마)에서 일어난다. 그러므로 주어진 설명은 옳지 않다.

ㄷ. 물질 X를 처리하면 광계 Ⅱ의 전자 전달계에서 전자 전달이 차단되므로 틸라코이드 내부로 H^+이 능동수동되지 못한다. 따라서 물질 X를 처리하면, 틸라코이드 내부(ⓐ)의 H^+ 농도가 높아지지 못하며 스트로마(ⓑ)의 H^+ 농도는 낮아지지 못하게 된다. 즉, 틸라코이드 내부(ⓐ)의 pH가 낮아지지 못하며 스트로마(ⓑ)의 pH는 높아지지 못하게 된다. 그러므로 $\frac{\text{ⓑ에서의 pH}}{\text{ⓐ에서의 pH}}$는 물질 X를 처리한 후가 처리하기 전보다 작다. 따라서 주어진 설명은 옳지 않다.

046. (기본) 정답 ④

| 자료해석 |

이 문제는 캘빈 회로에 대해 이해하고 있는지 확인하기 위한 분석・종합・평가형문제이다. 캘빈 회로는 엽록체의 스트로마에서 일어나는데, 이 과정은 빛이 필요 없고 명반응에서 생성된 ATP와 NADPH를 이용하여 CO_2를 환원시켜 포도당으로 합성한다. 캘빈 회로는 탄소 고정(1단계: CO_2 고정) → 환원(2단계: 3PG의 환원) → 재생(3단계: RuBP 재생)의 3단계를 거쳐 진행된다. 1단계인 탄소고정 과정은 대기로부터 흡수한 CO_2가 CO_2 수용체(RuBP(리불로스 2인산, C5))와 결합하여 2분자의 3PG(3-인산글리세르산, C3)를 생성하는 단계이다. 이 반응은 루비스코라는 효소에 의해 촉매된다. 2단계인 환원은 명반응의 산물인 ATP와 NADPH를 이용하여 3PG가 G3P로 환원되는 단계이다. 3PG는 ATP로부터 고에너지 인산을 받아 DPG(1, 3-이인산글리세르산, C3)가 되고, DPG는 NADPH의 고에너지 수소를 받아 환원되어 G3P(글리세르알데하이드-3-인산, C3)가 된다. 3단계인 RuBP의 재생 단계는 5분자의 G3P(C3)가 여러 단계를 거쳐 3분자의 RuBP(C5)로 전환되는 단계이다. 이 과정에서 RuBP 한 분자의 재생당 한 분자의 ATP가 소비된다.

문제에서 제시한 [표]를 살펴보면, 과정 Ⅰ에서 CO_2, ATP, NADPH 중 두 가지가 사용된 것을 확인할 수 있다. 이를 통해 과정 Ⅰ은 2단계인 환원 단계라는 것과 ⓐ와 ⓒ는 ATP와 NADPH 중 어느 하나에 각각 해당한다는 것을 알 수 있다. 한편 과정 Ⅲ에서는 ⓐ를 과정 Ⅰ과 공통으로 소비한 것을 확인할 수 있는데, 이를 통해 과정 Ⅲ은 3단계인 RuBP 재생 단계라는 것과 ⓐ는 ATP라는 것을 알 수 있다. 그러므로 ⓒ는 NADPH이다. 과정 Ⅱ에서는 과정 Ⅰ과 과정 Ⅲ에서는 소비되지 않는 CO_2(ⓑ)가 소비되었다. 그러므로 과정 Ⅱ는 CO_2 고정 단계, 과정 Ⅰ은 환원 단계, 과정 Ⅲ은 RuBP 재생 단계이며, ㉠은 3PG, ㉡은 G3P, ㉢은 RuBP이다.

| 정답해설 |

ㄱ. 자료해석에서 살펴본 바와 같이, 문제에서 주어진 자료를 통해 ㉠은 3PG라는 것을 알 수 있다.

ㄷ. 과정 Ⅰ은 2단계인 환원 단계인데, 이 과정에서는 명반응의 산물 ATP와 NADPH가 이용된다. 과정 Ⅲ은 3단계인 RuBP 재생 단계인데, 이 과정에서는 명반응의 산물 ATP가 이용된다. 따라서 Ⅰ과 Ⅲ에서 모두 명반응 산물이 이용된다는 설명은 옳다.

| 오답해설 |

ㄴ. ⓒ는 NADPH인데, NADPH는 비순환적 광인산화를 통해서만 생성된다. 따라서 ⓒ는 순환적 광인산화의 산물이라는 설명은 옳지 않다.

047. 기본

정답 ③

| 자료해석 |

이 문제는 C_3 식물과 C_4 식물에 이해하고 있는지 확인하는 이해형문제이다. C_3 식물은 이산화탄소 고정 반응의 첫 번째 산물이 3탄소화합물(3PG)인 식물을 의미하고, C_4 식물은 이산화탄소 고정 반응의 첫 번째 산물이 4탄소화합물(옥살로아세트산)인 식물을 의미한다.

문제에서 주어진 그림 (가)의 벼는 이산화탄소 고정 반응의 첫 번째 산물이 PGA(3PG)이므로 C_3 식물에서 일어나는 광합성 과정을 나타낸 것이다. 그림 (나)의 옥수수는 이산화탄소 고정 반응의 첫 번째 산물이 C_4 화합물이므로 C_4 식물에서 일어나는 광합성 과정을 나타낸 것이다. C_4 식물은 온도가 높은 환경에 유리하도록 적응된 특별한 광합성 방식을 가지고 있다. 이산화탄소 고정 반응과 캘빈 회로가 공간적으로 격리되어 일어나는 것이 C_4 식물의 특징인데, C_3 식물과는 다르게 잎의 구조가 그 기능에 맞게 변형되어 있다. 환경의 온도가 봄과 가을 같이 높지 않을 때에는 광호흡이 많이 일어나지 않으므로 C_3 식물이 C_4 식물보다 성장에 더 유리하다. 하지만 여름이나 열대지방에서처럼 환경의 온도가 높을 때에는 광호흡이 많이 일어나므로 광호흡을 회피하면서 광합성을 수행할 수 있게 해주는 대사경로(C_4 경로)를 가지고 있는 C_4 식물이 C_3 식물보다 성장에 더 유리하다.

| 정답해설 |

ㄱ. (가)에서는 CO_2고정 반응의 첫 번째 산물이 3탄소 화합물인 PGA이다. (나)는 CO_2고정 반응의 첫 번째 산물이 4탄소 화합물인 OAA(옥살로아세트산)이다.

ㄷ. (가)의 경우 흡수된 CO_2는 캘빈 회로 효소에 의해 고정되면서 캘빈 회로에 곧바로 이용되며, (나)의 경우 흡수된 CO_2는 일단 엽육 세포의 유기물(4탄소 화합물)에 고정된 후에 유관속초세포로 보내져 다시 이산화탄소 형태로 방출된 후 유관속초세포에서 진행되는 캘빈 회로에 이용된다. 따라서 흡수된 CO_2는 (가)와 (나) 모두에서 캘빈 회로에 이용된다는 설명은 옳다.

| 오답해설 |

ㄴ. C_4 식물인 (나)에서는 CO_2고정은 엽육세포에서 일어나고, 캘빈 회로는 유관속초 세포에서 일어난다. 따라서 (나)에서는 CO_2고정과 캘빈 회로가 같은 세포에서 진행된다는 설명은 옳지 않다.

048. 기본

정답 ③

| 자료해석 |

이 문제는 양지 식물과 음지 식물에서 빛의 세기가 광합성에 미치는 영향에 대해 이해하고 있는지 확인하기 위한 적용형문제이다. 양지 식물은 직사광선 아래와 같이 충분한 광조건에서 자라는 식물들로, 잎이 두껍고 책상 세포가 길게 발달한 특징을 지닌다. 반면 음지식물은 양지식물보다 낮은 빛 조건에서도 정상적인 성장을 할 수 있는 식물들로, 잎이 얇고 넓게 발달한 특징을 지닌다.

문제에서 주어진 그래프는 빛의 세기에 따른 광합성량의 변화를 나타낸 것이다. 광합성량은 CO_2 출입량을 이용하여 상대적으로 표시하였는데 CO_2가 흡수되는 y축 상의 양의 영역은 순광합성량이고 CO_2가 방출되는 y축 상의 음의 영역을 호흡량이다. 순광합성량과 호흡량의 합을 총광합성량이라 한다. 또한 광합성량이 세포호흡량과 같아서 외견상 광합성량이 0 이 되는 때의 빛의 세기를 (광)보상점이라고 하며, 빛의 세기가 어느 한계에 이르러 그 이상의 빛을 받아도 광합성속도는 증가하지 않게 될 때의 빛의 세기를 광포화점이라 한다. 양지 식물이 음지 식물보다 광포화점과 광보상점이 모두 더 높다.

| 정답해설 |

ㄷ. 문제에서 주어진 그래프를 살펴보면, 양지식물이 음지식물보다 보상점과 광포화점이 더 높다는 것을 알 수 있다.

| 오답해설 |

ㄱ. A는 양지식물과 음지 식물의 순광합성량이 같은 지점이다. 총광합성량은 순광합성량과 호흡량의 합이므로, A 지점에서의 호흡량이 더 큰 양지식물이 A 지점에서 더 큰 값의 총광합성량을 갖는다. 따라서 A 일 때, 두 식물의 총광합성량은 같다는 설명은 옳지 않다.

ㄴ. 음지 식물에서 B 지점은 광포화점을 이미 지난 시점이다. 따라서 B일 때, 빛의 세기는 음지 식물의 광합성 제한 요인이 되지 못한다. 이 지점에서는 루비스코의 활성이나 삼탄당 인산의 대사 등에 의하여 광합성이 제한된다.

049. 연습 정답 ⑤

| 자료해석 |

이 문제는 엽록체에서 일어나는 화학삼투적 인산화에 대해 이해하고 있는지 확인하기 위한 분석・종합・평가형문제이다. 빛이 있는 조건에서 엽록체에서 ATP가 합성되는 원리는 화학삼투적 인산화인데, 화학삼투적 인산화는 틸라코이드막을 사이에 두고 틸라코이드 내강과 스트로마에 걸쳐 형성되어 있는 수소이온의 농도 기울기를 따라 수소이온이 ATP 합성효소(CF_0-CF_1 복합체)를 통해 확산되면서 ATP가 생성되는 것을 의미한다. 엽록체에서 화학삼투적 인산화를 통해 ATP가 생성되는 경우는 틸라코이드 내강의 수소이온 농도가 높고(pH가 낮고), 스트로마의 수소이온 농도는 낮을 때(pH가 높을 때)이다.

문제에서 주어진 실험을 살펴보면, 틸라코이드 내부(틸라코이드 내강)의 수소이온 농도가 높고(pH가 낮고(pH 4)) 틸라코이드 외부(스트로마에 해당하는 영역)의 수소이온 농도는 낮은(pH가 높은(pH 8)) 플라스크는 플라스크 B뿐이라는 것을 확인할 수 있다. 따라서 플라스크 B에서 수소이온이 틸라코이드 내부에서 틸라코이드 외부로 이동하면서 틸라코이드 외부에서 ATP의 합성이 일어났다는 것을 [실험 결과]를 통해 확인할 수 있다. 한편 C는 수소이온의 농도 기울기가 B와는 반대 방향으로 형성되어 있으므로 ATP는 합성되지 않았을 것이다.

| 정답해설 |

ㄱ. 문제에서 주어진 실험에서 플라스크 B에서만 화학삼투적 인산화를 통해 ATP가 합성되었다. 따라서 B에서 H^+이 ATP 합성 효소를 통해 틸라코이드 내부에서 외부로 이동하여 ATP가 합성된다는 설명은 옳다.

ㄴ. C에서는 틸라코이드 내부와 외부 사이에서 H^+의 농도기울기가 반대로 형성되어 있기 때문에 ATP가 합성되지 못한다. 그러므로 주어진 설명은 옳다.

ㄷ. 문제에서 제시한 실험에서는 틸라코이드막에 존재하는 ATP 합성효소가 수소이온의 농도기울기(화학삼투적 기울기)가 가지는 위치에너지를 이용하여 ATP를 합성하였다. 즉, ATP 합성효소는 화학 삼투에 의한 인산화를 통해 ATP를 생산하였다. 그러므로 주어진 설명은 옳다.

050. 연습 정답 ③

| 자료해석 |

이 문제는 광합성 암반응(캘빈 회로)에 대해 이해하고 있는지 확인하기 위한 적용형문제이다. 캘빈 회로는 명반응에서 생성된 ATP와 NADPH를 이용해 이산화탄소를 고정하여 당을 생산하는 과정으로 엽록체의 스트로마에서 일어난다. 캘빈 회로가 6바퀴 돌 때 6분자의 CO_2는 6분자의 RuBP와 결합하여 12분자의 3PG로 고정되며, 12ATP와 12분자의 NADPH가 투입되어 12분자의 G3P(총 36C)로 바뀐다. 이후 12분자의 G3P 중 2분자(총 6C)는 설탕이나 녹말 합성에 이용되고 10분자의 G3P(총 30C)는 6분자의 ATP가 투입되어 6분자의 RuBP(30C)로 재생산된다.

문제에서 주어진 그림 (가)를 살펴보면, 물질 Z는 CO_2와 결합하여 물질 X를 생성하므로, Z는 RuBP 이고 X는 3PG인 것을 알 수 있다. 또한 Y로부터 6탄당($C_6H_{12}O_6$)이 합성된 후 Z가 합성되므로, Y는 G3P임을 알 수 있다. 따라서 ⓐ와 ⓑ는 모두 12이고 ⓒ는 10이며, ⓓ는 6이다. 그림 (나)를 살펴보면, CO_2농도의 감소에 의해 물질의 농도가 급격히 감소하는 것을 확인할 수 있다. 이러한 결과는 (나)에서 관찰한 물질은 CO_2 고정의 첫 번째 산물인 3PG라는 것을 말해준다.

| 정답해설 |

ㄷ. 자료해석에서 살펴본 바와 같이, 문제에서 주어진 자료를 통해 (나)는 3PG의 농도 변화라는 것을 알 수 있다.

| 오답해설 |

ㄱ. X는 3PG(3인산글리세르산)이므로 탄소수는 3이고 인산기수는 1이다. 또한 Z는 RuBP(1,5이인산리불로스)이므로 탄소수는 5이고 인산기수는 2이다. 따라서 1분자당 $\frac{\text{인산기 수}}{\text{탄소 수}}$는 X가 $\frac{1}{3}$이고 Z가 $\frac{2}{5}$이므로, 1분자당 $\frac{\text{인산기 수}}{\text{탄소 수}}$는 Z가 X보다 더 크다.

ㄴ. 자료해석에서 살펴본 바와 같이, 문제에서 주어진 자료를 통해 a와 b는 모두 12이고 c는 10이며, d는 6인 것을 알 수 있다. 따라서 'ⓐ+ⓒ+ⓓ' 값은 30이 아니라 28이다.

051. 연습

정답 ⑤

| 자료해석 |

이 문제는 캘빈 회로를 밝히기 위해 수행한 실험을 분석 및 종합하여 주어진 보기가 옳은 지 평가하는 분석·종합·평가 형문제이다. 주어진 실험은 광합성 생물 클로렐라를 이용하여 캘빈 회로를 밝힌 캘빈의 실험이다. 클로렐라 배양액에 $^{14}CO_2$를 공급하고 빛을 비춰주면 명반응이 진행되고 명반응 산물에 의해 캘빈 회로(암반응)가 진행된다. 시간별로 클로렐라 추출물을 얻어 2차원 크로마토그래피법으로 1차 및 2차 전개를 순차적으로 수행한 뒤 X선 필름에 감광시키면, $^{14}CO_2$로부터 처음 고정되는 유기물이 가장 이른 시간대에 X선 필름 상에 나타날 것이며, 마지막으로 생성되는 물질(포도당)이 가장 늦은 시간대에 X선 필름에 나타날 것이다.

문제에서 제시한 그림을 살펴보면, 스팟이 하나만 나타난 C초가 가장 빠른 시점이고 가장 많은 스팟이 나타난 B초가 가장 느린 시점이라는 것을 알 수 있다. 또한 가장 빠른 시점인 C초에서부터 나타나기 시작한 ㉡은 $^{14}CO_2$ 공급이후 캘빈회로에서 최초로 생성된 유기물인 3PG라는 것을 알 수 있다. 그리고 중간 시점인 A초에서부터 나타나기 시작한 ㉠은 G3P이고, 가장 느린 시점인 B초가 되어서야 비로소 나타나기 시작한 ㉢은 RuBP라는 것을 알 수 있다.

| 정답해설 |

ㄴ. ㉠은 G3P이고, ㉢은 RuBP이다. G3P의 탄소 수는 3이고 인산기 수는 1이므로, ㉠(G3P)의 $\frac{\text{탄소 수}}{\text{인산기 수}}$ 값은 $\frac{3}{1}$이다. RuBP의 탄소 수는 5이고 인산기 수는 2이므로, ㉢(RuBP)의 $\frac{\text{탄소 수}}{\text{인산기 수}}$ 값은 $\frac{5}{2}$이다. 그러므로 주어진 설명은 옳다.

ㄷ. 1분자의 ㉡(3PG)이 ㉠(G3P)으로 환원되는 과정에서 1분자의 ATP와 1분자의 NADPH가 소비되고 1분자의 ADP와 1분자의 $NADP^+$가 생성된다.

따라서 $\frac{\text{소모되는 } NADP^+ \text{ 분자 수}}{\text{소모되는 ATP 분자 수}}$는 1이다.

| 오답해설 |

ㄱ. 자료해석에서 살펴본 바와 같이, 문제에서 주어진 자료를 통해 ㉡은 RuBP가 아니라 3PG라는 것을 알 수 있다.

MEMO

052. 기본

정답 ②

| 자료해석 |

이 문제는 세포주기에 따른 염색체의 구조에 대해 이해하고 있는지 확인하기 위한 이해형문제이다. 유전 정보를 운반하는 DNA는 세포 내에서 이중나선이 단독으로 존재하기보다는 단백질과 결합하여 응축된 상태로 존재한다. DNA의 가장 기본적인 응축단위는 뉴클레오솜이다. 이는 DNA이중나선이 히스톤 단백질을 약 1.65바퀴 감아서 형성된 한 개의 구슬 모양 구조이다. 그러나 DNA의 응축에는 히스톤단백질 이외에도 다양한 단백질이 관여한다. DNA의 응축 정도는 세포주기에 따라, 세포가 발현하는 유전자의 종류에 따라 달라진다. 세포가 분열할 때에는 DNA가 고도로 응축되어 막대 모양의 염색체로 관찰된다. 그러나 세포가 분열하지 않을 때는 염색체가 덜 응축되어있는데, 세포가 자주 발현하는 유전자가 존재하는 영역의 염색체는 그렇지 않은 영역보다 다소 느슨하게 풀려있다.
문제에서 그림의 세포는 식물의 생장점에 존재하는 체세포라고 하였으므로, 이 세포는 진핵세포이며 체세포 분열을 하는 세포임을 알 수 있다. 그림을 살펴보면, A는 어두운 영역의 염색질이 동그란 영역에 고르게 퍼져 있는 모습을 볼 수 있는데, 이는 A의 염색체는 아직 응축되지 않아 핵 내에 퍼져있기 때문에 나타난 것이다. 반면 B는 막대 모양의 진한 염색체가 관찰되는 것을 볼 수 있는데, 이는 응축된 염색체이다. 문제에서 A와 B는 각각 전기의 세포와 간기의 세포 중 하나라고 하였으므로, 이와 같은 사실을 종합하여 볼 때 염색체가 응축되기 전인 A가 간기의 세포, 염색체가 응축된 B가 전기의 세포라고 할 수 있다. 다음으로 오른쪽을 살펴보면, ㉡에서는 이중나선 구조라는 것과 ㉠은 이중나선이 감겨 응축된 구조라는 것을 알 수 있다. 문제에서 ㉠과 ㉡은 각각 DNA와 뉴클레오솜 중 하나라고 하였으므로, ㉠이 뉴클레오솜, ㉡이 DNA이다.

| 정답해설 |

ㄷ. 자료해석에서 ㉡은 DNA임을 살펴보았다. DNA의 단량체는 뉴클레오타이드이므로, ㉡의 기본 단위는 뉴클레오타이드라는 설명은 옳다.

| 오답해설 |

ㄱ. 자료해석에서 A는 간기의 세포, ㉠은 뉴클레오솜임을 확인하였다. 또한 이 세포는 식물의 생장점에 존재하는 체세포임을 문제에서 제시하였다. 식물은 진핵세포이므로, 간기, 즉 분열기가 아닐 때에는 염색체가 세포질이 아니라 핵 내에 존재한다. 그러므로 A에는 ㉠이 세포질에 존재한다는 설명은 옳지 않다.

ㄴ. 문제에서 제시한 세포는 식물의 생장점에 존재하는 체세포이므로, 체세포분열을 하는 세포이다. 2가 염색체는 감수분열 중인 세포에서 관찰되므로, B(생장점에 존재하는 전기에 있는 체세포)에서 2가 염색체가 존재한다는 설명은 옳지 않다.

053. 기본 PLUS

정답 ②

| 자료해석 |

이 문제는 동물세포의 세포주기에 대해 이해하고 있는지 확인하기 위한 적용형문제이다. 문제에서 주어진 자료를 살펴보면, 핵막이 보이고 핵 안에는 2쌍의 상동염색체(각 염색체는 1개의 염색분체로만 구성)가 관찰되는 2개의 세포가 ㉠에 의해 거의 갈라지기 직전인 것을 확인할 수 있다. 문제에서 핵상이 $2n=4$인 동물세포를 관찰한 것이라고 했으므로, 특정 시기 X는 유사분열기 말기임을 알 수 있다. ㉠은 미세섬유로 이루어진 수축환이다.

| 정답해설 |

ㄴ. 자료해석에서 살펴본 바와 같이 특정 시기 X는 유사분열기 말기임을 알 수 있다. 따라서 특정 시기 X일 때 성숙유도인자(MPF)는 불활성 상태로, 이를 구성하는 Cdk는 대부분 사이클린과 결합하고 있지 않을 것이다.

| 오답해설 |

ㄱ. ㉠은 미세섬유로 이루어진 수축환이므로 운동단백질 미오신과 상호작용한다. 즉, ㉠의 직경은 미오신 단백질의 작용에 의해 작아진다.

ㄷ. 자료해석에서 살펴본 바와 같이, 문제에서 주어진 자료를 통해 특정 시기 X는 유사분열기 말기임을 알 수 있다.

054. 기본 PLUS

정답 ⑥

| 자료해석 |

이 문제는 세포주기를 조절하는 MPF의 활성과 사이클린 농도의 변화에 대해 이해하고 있는지 확인하기 위한 이해형문제이다. 세포주기 조절물질의 양과 활성이 세포 주기의 진행을 조절한다. MPF(성숙유도인자, maturation-promoting factor)는 사이클린-Cdk 복합체로 세포가 G_2 확인점을 지나 M기로 들어가도록 유도한다. G_2기 동안 축적된 사이클린이 Cdk에 결합하여 만들어진 MPF 복합체는 다양한 단백질을 인산화하여 세포분열을 유도한다. 대표적으로 MPF는 핵막 하층의 단백질을 인산화시켜 전중기에 핵막의 분해를 유도한다. 또한 전기 동안 염색체의 응축, 방추사 형성을 위한 세포골격의 미세소관 재구성 등에 중요한 단백질의 인산화를 유도한다. 중기에 MPF의 활성이 가장 높다. 후기에는 MPF를 구성하는 사이클린이 분해되며 MPF 활성이 급격히 감소한다. 사이클린을 제외한 Cdk 부분은 불활성화 되어 있는 상태로 다음 세포주기의 S와 G_2기에 새로 사이클린이 합성되어 결합할 때까지 남아 있게 된다. MPF 즉, M-Cdk는 척추동물에서 사이클린 B(M기의 사이클린이란 뜻으로 M 사이클린이라고도 한다)와 Cdk1의 조합으로 이루어져 있다.

| 정답해설 |

ㄴ. M기의 후기에 MPF의 활성은 급격히 감소한다. 이것은 MPF의 구성 요소인 사이클린에 유비퀴틴 단백질이 부착되어진 후, 프로테오좀에서 분해되기 때문이다.

ㄷ. ㉠ 시점은 M 사이클린 농도가 높아지는 시기이다. 사이클린은 후기에 프로테오좀에 의해 분해되고 재활용되지 않으며, 재활용 되는 것은 Cdk 부분이므로 ㉠ 시점에서 사이클린이 새로 합성되며 농도가 높아진다.

| 오답해설 |

ㄱ. DNA 복제를 담당하는 효소는 활성화된 MPF의 표적단백질이 아니다. 활성화된 MPF의 표적단백질에는 염색질 응축에 관여하는 단백질 등이 있는데, 이 단백질이 인산화되어 활성화되면서 염색질 응축이 일어나고 염색체가 형성된다.

055. 기본

정답 ⑤

| 자료해석 |

이 문제는 감수분열에 대해 이해하고 있는지 확인하기 위한 이해형문제이다.

동물은 감수분열을 통해 생식세포를 만드는데, 정상적인 감수분열이 일어날 경우 핵상은 $2n$에서 n이 된다. 핵상이 각각 n인 정자와 난자가 만나 수정란이 되면 핵상이 $2n$이 되므로 개체의 핵상은 세대가 지나도 동일하게 유지될 수 있다. 감수분열에서는 한 번의 DNA 복제에 이어 2번의 세포 분열이 연이어 일어나는데, 이를 각각 제1감수분열과 제2감수분열이라고 한다. 제1감수분열에서는 상동염색체가 분리되어 핵상이 $2n$에서 n이 되며, 제2감수분열에서는 염색분체가 분리되어 서로 동일한 유전자를 가진 딸세포 2개가 생성된다. 결과적으로 감수분열을 통해 반수체인 4개의 생식세포가 생성된다.

문제에서 주어진 그림 (가)를 살펴보면, ㉡에서 처음으로 세포가 분열하고 이전 단계에 세포 ㉠이 있음을 확인할 수 있다. 그러므로 ㉡은 제1감수분열 중기에 있는 제1정모세포이며, ㉠은 정원세포임을 알 수 있다. 문제에서 ㉠은 G_1기의 세포라고 하였으므로, ㉠은 DNA 복제가 일어나기 전의 세포이다. 다음으로 ㉢과 ㉣은 각각 제2감수분열 중기 단계에 있는 제2정모세포와, 감수분열을 완료한 정세포임을 알 수 있다. 이 정세포가 정자로 분화된 후 난자와 수정하여 ㉤이 되었으므로, ㉤은 수정란이다. 이 때 ㉠의 유전자형은 Tt, ㉤의 유전자형은 tt라고 하였으므로, ㉢과 ㉣, 정자의 유전자형은 t이라는 것과 정자는 t를 가진 난자와 수정했음을 알 수 있다. 다음으로 그림 (나)를 살펴보면, (나)에서는 4개의 서로 다른 염색체가 세포의 적도면에 배열되어 있는 것을 확인할 수 있다. 이를 통해 (나)는 이미 제1감수분열을 마쳐 핵상이 '$2n=8$'에서 '$n=4$'가 된 세포가 2번째 분열을 진행하기 위해 염색체들이 적도판에 일렬로 나열된 제2감수분열 중기 단계의 세포라는 것을 알 수 있다. 그러므로 (나)는 제2감수분열 중기 단계에 있는 세포인 ㉢에 해당한다는 것을 알 수 있다.

| 정답해설 |

ㄱ. 자료해석에서 살펴본 바와 같이, 문제에서 주어진 자료를 통해 (나)는 ㉢(제2감수분열 중기 단계의 세포)을 나타낸다는 것을 알 수 있다.

ㄴ. ㉢은 제2감수분열 중기 세포이므로 염색체 수가 4개(n)이고, ㉤은 수정란이므로 염색체 수가 8개($2n$)이다. 그러므로 세포 1개당 염색체 수는 ㉤이 ㉢의 2배라는 설명은 옳다.

ㄷ. ㉠은 유전자형이 Tt이며 복제가 일어나기 전 세포이므로 유전자 t의 수는 ㉠에서 1이다. ㉡은 제1감수분열 중기 세포이므로 복제된 t가 아직 분리되지 않아 t의 수는 2이다. ㉢은 제2감수분열 중기 세포이고 ㉡으로부터 t가 있는 염색체를 받은 세포이므로 t의 수는 2이다. ㉣은 감수분열을 모두 마친 세포이므로 t의 수는 1이다. 그러므로 $\frac{\text{㉠에 있는 t의 수}}{\text{㉢에 있는 t의 수}}=\frac{1}{2}$, $\frac{\text{㉣에 있는 t의 수}}{\text{㉡에 있는 t의 수}}=\frac{1}{2}$로 서로 같다.

056. 연습

정답 ①

| 자료해석 |

이 문제는 유세포 분석(flow cytometry)의 원리와 세포주기에 따른 DNA 상대량의 변화에 대해 이해하고 있는지 확인하기 위한 분석・종합・평가형문제이다. 유세포 분석이란 유동적으로 흐르는 세포들을 레이저를 기초로 한 전기적 탐지 기술로 수를 세고 분류하고 생체 지표를 탐지하는 기술이다. 문제에서 주어진 실험을 예로 들면, 세포의 DNA를 상대량을 알 수 있도록 배양 중인 세포들을 적절히 표지한 뒤 이 세포를 특수한 관을 통해 흘려보내면서 동일한 DNA 상대량을 가진 세포끼리 분류하여 그 개수에 따른 그래프를 그리면 특정 세포주기에 얼마나 많은 세포가 존재하는지 알 수 있다. 체세포를 배양하여 실험할 경우 그 결과는 집단 A의 실험 결과처럼 나타난다. 세포 주기에서 복제되기 전 DNA 상대량을 1이라고 한다면 G_1기의 세포는 DNA 상대량이 1인 곳에서 나타나고, 복제가 진행되는 S기의 세포는 DNA 상대량이 1과 2 사이에 고르게 분포하며, G_2기와 M기의 세포는 DNA 상대량이 2인 곳에서 나타난다.

이와 같은 원리를 바탕으로 집단 B와 C의 [실험 결과]도 살펴볼 수 있다. [실험 과정] (나)에서 B에는 방추사 형성을 저해하는 물질을, C에는 DNA 합성을 저해하는 물질을 각각 처리하였다. [실험 결과]를 살펴보면, 집단 B에서는 관찰되는 모든 세포는 세포당 DNA양이 2이다. 집단 B에서 이와 같은 결과가 나타난 이유는 방추사 형성을 저해하는 물질의 처리로 배양 중인 모든 세포들이 세포주기의 분열기, 즉 복제가 끝나 DNA 양이 2배가 된 상태에서 정지되기 때문이다. 다음으로 집단 C의 결과를 살펴보면, 세포당 DNA양은 1과 2 사이에 분포하며, 아무것도 처리하지 않은 집단 A와 달리 DNA 상대량이 1 근처와 2 근처에 밀집하여 나타나지 않는다는 것을 확인할 수 있다. 이와 같은 결과가 나타난 이유는 C에서는 DNA 합성이 저해되어 배양 중인 모든 세포들이 세포주기의 S기에서 정지되었기 때문이다.

| 정답해설 |

ㄱ. 세포주기에서 핵막이 관찰되지 않는 시기는 분열기이다. 구간 Ⅰ의 세포는 G_1기 세포이므로, 이 시기의 세포에는 핵막이 있다. 그러므로 주어진 설명은 옳다.

| 오답해설 |

ㄴ. 자료해석에서 살펴본 바와 같이, B의 세포는 방추사 형성을 저해하는 물질이 처리되어 분열기에서 세포주기가 정지되어 있다. 그러므로 B의 세포는 G_1기에서 S기로의 전환이 억제되었다는 설명은 옳지 않다.

ㄷ. 자료해석에서 살펴본 바와 같이, C는 DNA합성이 억제되었으므로 세포주기가 S기에서 정지되었다. 그러므로 C의 세포는 모두 M기에 있다는 설명은 옳지 않다.

057. 연습

정답 ③

| 자료해석 |

이 문제는 체세포의 세포 주기 및 암세포의 특성에 대해 이해하고 있는지 확인하기 위한 이해형문제이다. 정상 세포는 세포 주기를 조절하여 필요시에만 분열한다. 정상 세포가 분열할 때 관찰할 수 있는 특징은 부착의존성과 밀도의존성 억제인데, 부착의존성이란 세포가 단단한 표면에 부착한 상태로만 분열하는 것을 의미하며 밀도의존성 억제란 세포가 단층을 이룬 후 더 이상 분열하지 않는 것을 의미한다. 한편, 암세포는 세포주기가 조절되지 않아 세포가 필요이상으로 과다하게 분열하는 세포이다. 암세포에서는 대부분 부착의존성과 밀도의존성 억제가 관찰되지 않는다.

문제에서 주어진 그림 (나)를 살펴보면, 세포 A는 배양이 끝났을 때 세포들이 시험관 바닥을 단층으로 채운 뒤 더 이상 분열하지 않는 밀도의존성 억제를 나타낸다는 것을 확인할 수 있다. 따라서 세포 A는 정상 세포이다. 반면에 세포 B는 배양이 끝났을 때 세포들이 단층을 이룬 후에도 과다하게 분열하여 세포들이 여러 층으로 겹겹이 쌓여 있는 것을 확인할 수 있다. 그러므로 세포 B는 암세포이다. 왼쪽의 그림 (가)를 살펴보면, 세포주기가 G_1→㉠→G_2→㉡ 순서로 진행된 것을 확인할 수 있다. 그러므로 ㉠ 시기는 S기, ㉡ 시기는 M기라는 것을 알 수 있다.

| 정답해설 |

ㄷ. 자료해석에서 B가 암세포라는 것과 ㉠시기가 S기라는 것을 확인하였다. 암세포의 세포 분열 시에도 정상 세포와 마찬가지로 S기가 관찰된다(만약 암세포가 S기 없이 계속 분열을 한다면, 세포 1개의 DNA양은 점점 감소하여 세포 분열에 필요한 유전자가 부족하게 될 것이므로 암세포는 더 이상 분열하지 않을 것이다). 그러므로 B의 세포 주기에는 ㉠ 시기가 있다는 설명은 옳다.

| 오답해설 |

ㄱ. 자료해석에서 살펴본 바와 같이, ㉡ 시기는 M기이다. 2가 염색체는 제1감수분열 중기에서 관찰할 수 있다. 그러나 문제에서 그림 (가)는 체세포의 세포 주기를 나타낸 것이라고 하였으므로, ㉡에서는 2가 염색체를 관찰할 수 없다. 그러므로 주어진 설명은 옳지 않다.

ㄴ. 자료해석에서 A는 정상 세포임을 확인하였다. 정상 세포의 DNA 양은 복제를 마친 G_2기가 복제를 마치기 전인 G_1기의 2배이다. 그러므로 A의 핵 1개당 DNA 양은 G_1기 세포가 G_2기 세포의 2배라는 설명은 옳지 않다.

058. 연습

정답 ③

| 자료해석 |

이 문제는 체세포 분열과 감수 분열의 특징에 대해 이해하고 있는지 확인하기 위한 분석・종합・평가형문제이다. 문제에서 주어진 네 번째 자료를 살펴보면, (가)의 핵상은 $2n=6$이고, (나)~(다)의 핵상은 $n=3$이므로 (가)는 체세포이며 (나)~(라)는 감수 분열을 통해 생성된 세포임을 알 수 있다. 또한 (나)에서는 (다), (라)와 달리 2분 염색체가 관찰되는 것으로 보아 (나)는 감수 1분열만을 마친 세포이며, (다)와 (라)는 감수 분열을 완전히 끝낸 생식세포임을 알 수 있다. 한편, (나)를 살펴보면, (가)($2n=6$)에서 관찰할 수 없었던 염색체가 나타남을 확인할 수 있는데 이를 통해 이 염색체가 Y염색체임을 알 수 있다. 이를 통해 (나)는 수컷의 세포이며 (가)는 암컷의 세포임을 알 수 있다. 또한, (가)에만 존재하고 (나)에는 존재하지 않는 염색체(대립 유전자 r이 위치한 염색체)가 X염색체임을 알 수 있다. 따라서 형질 ㉠을 결정하는 대립 유전자 H와 h는 상염색체에 존재하며, 형질 ㉡을 결정하는 대립 유전자 R과 r은 성염색체인 X염색체에 존재함을 확인할 수 있다. 이를 토대로 문제에 주어진 표의 형질을 유전자형으로 나타내 보면 다음과 같다.

개체	A	B	C	D
성	수컷	암컷	암컷	?
형질 ㉠	hh	?	hh	?
형질 ㉡	X^RY	X^rX^r	?	X^rX^r 또는 X^rY

C와 D는 A와 B의 교배를 통해 태어났다고 하였는데 D는 B로부터 무조건 X^r을 물려받기 때문에 형질 ㉡이 발현되지 않기 위해서는 A로부터 Y염색체를 물려받아야 한다. 따라서 D의 성별은 수컷이다. 한편, C는 암컷이므로 A로부터 무조건 X^R을 물려받으므로 유전자형이 X^RX^r이 되어 형질 ㉡을 발현하게 된다. 따라서 유전자형이 X^rX^r인 (가)는 B의 세포이고, A와 C는 형질 ㉠에 대한 유전자형이 모두 hh 이므로 대립유전자 H를 갖는 (다)는 D의 세포임을 알 수 있다. (나)는 Y염색체를 가지므로 남은 수컷인 A의 세포이고, 나머지 (라)는 C의 세포이다. 이를 토대로 표를 완성해보면 다음과 같다.

개체	A, (나)	(B), (가)	C, (라)	D, (다)
성	수컷	암컷	암컷	수컷
형질 ㉠	×, hh	○, Hh	×, hh	○, Hh
형질 ㉡	○, X^RY	×, X^rX^r	○, X^RX^r	×, X^rY

(○: 발현됨, ×: 발현 안됨)

| 정답해설 |

ㄱ. (가)(B)와 (나)(A)의 교배를 통해 자손인 (다)(D)와 (라)(C)가 태어났으므로 (다)(D)에서 형질 ㉠에 대한 대립 유전자 H를 갖기 위해선 (가)(B)의 유전자형이 Hh이어야 한다. 따라서 ⓐ는 H이다.

ㄴ. 자료해석에서 살펴본 바와 같이, D는 수컷이다.

| 오답해설 |

ㄷ. (라)는 A의 세포가 아니라 C의 세포이다.

059. 기본

정답 ③

| 자료해석 |

이 문제는 독립의 법칙에 대해 이해하고 있는지 확인하기 위한 분석・종합・평가형문제이다. 독립의 법칙(law of independence)은 한 형질에 관여하는 한 쌍의 대립유전자는 다른 형질에 관여하는 다른 쌍의 대립유전자와 서로 독립적으로 동시에 유전된다는 법칙이다. 즉, 서로 다른 염색체 상에 있는 유전자들은 세포분열 시 서로 영향을 미치지 않고 독립적으로 각각 분리되어 유전된다는 법칙이다. 그러나 서로 다른 유전자가 한 염색체 위에 서로 동시에 존재할 경우(연관되어 있는 경우), 이 유전자들은 세포가 분열될 때 독립적으로 분리되지 못하고 함께 움직이기 때문에 독립의 법칙이 성립되지 않는다.

문제에서 주어진 실험을 살펴보면, 첫 번째 항목에서 종자 색깔과 종자 모양을 결정하는 유전자는 서로 다른 상염색체에 존재한다고 하였으므로, 종자 색깔과 종자 모양은 서로 독립적으로 유전된다는 것을 알 수 있다. 종자 색깔에서 보라색을 결정하는 유전자를 A, 노란색을 결정하는 유전자를 a라고 하고, 종자 모양에서 매끈한 표면 유전자를 B, 주름진 표면 유전자를 b라고 한다면, 표 (가)의 표현형을 다음과 같이 정리할 수 있다.

개체	표현형	유전자형
Ⅰ	보라색, 매끈한 표면	A_B_
Ⅱ	보라색, 매끈한 표면	A_B_
Ⅲ	노란색, 매끈한 표면	aaB_
Ⅳ	보라색, 주름진 표면	A_bb

다음으로 표 (나)를 살펴보면, 문제에서 표는 자손(F_1) 1600 개체 중 보라색, 매끈한 표면의 표현형을 갖는 개체수를 나타내었다고 하는데 Ⅲ×Ⅳ의 실험 결과에서 이 비율은 $\frac{1}{4}$(= $\frac{400}{1600}$)인 것을 확인할 수 있다. 이러한 비율이 나오기 위해서는 Ⅲ(aaB_)의 유전자형은 aaBb이어야 하고 Ⅳ(A_bb)의 유전자형은 Aabb이어야 한다. 다음으로 Ⅰ×Ⅲ의 교배 결과를 살펴보면, Ⅲ의 유전자형은 aaBb이므로 이와 교배해서 자손(F_1)에서 $\frac{1}{2}$(= $\frac{800}{1600}$)의 비율로 보라색, 매끈한 표면의 표현형을 갖는 개체가 나오기 위해서는 Ⅰ(A_B_)의 유전자형은 AaBB이어야만 한다. 다음으로 Ⅱ×Ⅳ의 결과를 살펴보면, Ⅳ의 유전자형은 Aabb이므로 이와 교배해서 자손(F_1)에서 $\frac{3}{8}$(= $\frac{600}{1600}$)의 비율로 보라색, 매끈한 표면의 표현형을 갖는 개체가 나오기 위해서는 Ⅱ(A_B_)의 유전자형은 AaBb이어

야만 한다. 그러므로 유전자형이 각각 AaBB와 AaBb인 Ⅰ과 Ⅱ를 교배한다면, 자손(F_1) 1600 개체 중 $\frac{3}{4}(=\frac{3}{4}\times 1)$에 해당하는 1200 개체가 보라색, 매끈한 표면의 표현형을 갖는 개체일 것이다. 따라서 ㉠은 1200이다.

| 정답해설 |

ㄷ. Ⅲ의 유전자형은 aaBb이므로 종자 모양에 대한 유전자형은 Bb이다. 그러므로 Ⅲ의 종자 모양에 대한 유전자형이 이형접합이라는 설명은 옳다.

| 오답해설 |

ㄱ. 자료해석에서 살펴본 바와 같이, 문제에서 주어진 자료를 통해 ㉠은 1200이라는 것을 알 수 있다. 그러므로 ㉠이 900이라는 설명은 옳지 않다.

ㄴ. 자료해석에서 Ⅱ의 유전자형은 AaBb, Ⅳ의 유전자형은 Aabb임을 확인하였다. 이 두 개체가 교배하여 태어난 1600개체 중 유전자형이 AaBb인 개체수는 $\frac{1}{4}(=\frac{1}{2}\times\frac{1}{2})$에 1600을 곱한 400이다. 그러므로 ⓐ 중 유전자형이 Ⅱ와 같은 개체수는 150이라는 설명은 옳지 않다.

060. (기본) 정답 ②

| 자료해석 |

이 문제는 상염색체 열성으로 유전되는 유전병에 대한 가계도의 분석을 통하여 유전의 법칙에 대해 이해하고 있는지 확인하기 위한 분석·종합·평가형문제이다.

문제에서 주어진 표를 살펴보면, ㉠의 유전자형은 C^*C^*이고, ㉡의 유전자형은 CC, ㉢의 유전자형은 CC^*임을 알 수 있다. 따라서 이 유전병은 C^*에 의해 유발되고 정상유전자 C는 C^*에 대하여 우성임을 알 수 있다. 한편, 여자인 ㉠이 유전병을 가지므로 이 유전병은 Y염색체를 통해 유전되지 않는다. 또한 남자이고 유전자형이 CC^*인 ㉢가 유전병 대립유전자 C^*를 아버지로부터 받아야 하므로, 이 유전병은 X염색체를 통한 유전 또한 아니다. 따라서 이 유전병은 상염색체를 통해 유전되는 상염색체 열성 유전이다.

| 정답 및 오답해설 |

문제에서 주어진 가계도를 살펴보면, 유전병을 가진 ㉠의 딸은 유전병을 가지지 않으므로 유전자형이 이형접합(CC^*)임을 알 수 있다. 따라서 ㉣의 부모는 유전자형이 모두 CC^*이고, 정상인 ㉣의 가능한 유전자형은 CC와 CC^*이며, 각각의 확률은 1/3, 2/3이다. 정상인 ㉣과 유전병을 가진 ㉤(CC^*) 사이에서 태어난 아이가 유전병을 가지기 위해서는 정상인 ㉣의 유전자형은 CC^*이어야 하고, 그 아이가 여자아이일 확률을 계산하면 $2/3\times 1/2\times 1/2=1/6$이다.

061. 기본

정답 ②

| 자료해석 |

이 문제는 불완전 우성에 대해 이해하고 있는지 확인하기 위한 분석 · 종합 · 평가형문제이다. 큰 키(A)는 작은 키(a)에 대해 완전우성이며, 붉은 꽃(B)는 흰 꽃(b)에 대해 불완전 우성이라고 하였으므로 F_1의 표현형에 따른 유전자형은 다음과 같다.

큰 키, 붉은 꽃	큰 키, 분홍 꽃	큰 키, 흰 꽃	작은 키, 붉은 꽃	작은 키, 분홍 꽃	작은 키, 흰 꽃
A_BB	A_Bb	A_bb	aaBB	aaBb	aabb

(가)와 (나)의 유전자형은 모르지만 (다)의 유전자형이 AaBb라고 하였으므로 (나)와 (다)의 교배를 분석하여 (나)의 유전자형과 A, B의 연관 여부를 알 수 있다.
(나)와 (다)의 교배에서 키 형질, A에 대해 정리해 보면 A_ : aa = 3 : 1의 비율로 나타난다. 만약 (나)의 유전자형이 AA라면 (다) Aa와 교배했을 때 자손들은 모두 큰 키만이 존재할 것이다. 만약 (나)의 유전자형이 aa라면 (다) Aa와 교배했을 때 자손들은 큰 키와 작은 키의 자손이 1 : 1로 얻어질 것이다. 그러나 실제 결과에서 큰 키와 작은 키의 자손을 3 : 1의 비율로 얻었으므로 (나)의 유전자형은 Aa일 것이다.
동일하게 꽃 색에 대해서도 정리해보면 자손의 유전자형 및 표현형 비율이 BB(붉은 꽃) : Bb(분홍 꽃) : bb(흰 꽃) = 1 : 2 : 1로 나타났으므로 (다)의 Bb와 교배하여 결과와 같은 자손을 얻으려면 (나)의 유전자형은 Bb라는 것을 알 수 있다.
따라서, (나)의 유전자형은 (다)와 같은 AaBb이다. 또한 (나)와 (다)의 교배 결과에서 A_B_ : A_bb : aaB_ : aabb의 비율이 9 : 3 : 3 : 1로 얻어지므로 A와 B는 연관되어있지 않은 것을 알 수 있다.
(가)와 (나) AaBb를 교배하였을 때의 결과를 살펴보면 큰 키와 작은 키의 자손을 3 : 1의 비율로 얻었으므로 (가)는 키에 대해 Aa의 유전자형을 가질 것이다. 꽃 색을 살펴보면 붉은 꽃(BB)과 분홍 꽃(Bb)을 1 : 1로 얻은 것을 알 수 있다. (나)의 유전자형이 Bb이므로 (가)는 꽃 색에 대해 BB의 유전자형을 가질 것이다.

| 정답해설 |

ㄷ. (가) AaBB와 (다) AaBb를 교배하면 다음과 같은 자손들을 얻을 수 있다.

	AB	Ab	aB	ab
AB	AABB	AABb	AaBB	AaBb
aB	AaBB	AaBb	aaBB	aaBb

이들 중 유전자형이 AaBb인 자손을 얻을 수 있다.

| 오답해설 |

ㄱ. A와 B는 다른 염색체에 존재하며 독립적으로 유전된다.
ㄴ. (나)의 유전자형은 AaBb이므로 큰 키와 분홍 꽃의 표현형을 가진다.

062. 기본

정답 ⑤

| 자료해석 |

이 문제는 ABO식 혈액형의 유전에 대해 이해하고 있는지 확인하기 위한 분석 · 종합 · 평가형문제이다. ABO식 유전은 복대립 유전과 공동우성의 대표적인 예로 손꼽힌다. 복대립유전은 특정 형질을 결정하는 하나의 유전자 좌위에 3개 이상의 대립유전자가 발견되는 현상을 의미한다. ABO식 혈액형은 동일한 유전자 좌위에 유전자 A, B, O중 하나가 존재하므로 (3종류) 복대립 유전에 해당한다. 공동우성이란 이형접합자가 두 동형접합자의 형질을 모두 나타낼 때, 이러한 대립유전자의 관계를 공동우성이라고 한다. ABO식 혈액형의 경우 유전자형이 AB인 사람은 A형의 형질과 B형의 형질을 모두 나타내므로 A와 B는 공동우성 관계이다.

한편, ABO식 혈액형에 따라 각 개체의 혈장에 존재하는 항체(응집소)의 종류가 달라지는데, 응집원 A를 가지는 사람(유전자형이 A형인 사람)은 응집소 α를 가지지 않고 응집원 B를 가지는 사람(유전자형이 B형인 사람)은 응집소 β를 가지지 않는다. 응집소(항체)는 특이적인 응집원(항원)을 만나면 응집하는데, 응집원 A를 가지는 적혈구(유전자형이 A형인 사람의 적혈구)는 응집소 α와 응집하고 응집원 B를 가지는 적혈구(유전자형이 B형인 사람의 적혈구)는 응집소 β와 응집한다. 각 혈액형의 사람이 가지는 응집원과 응집소를 정리하면 다음과 같다.

혈액형	A	B	AB	O
유전자형	AA 또는 AO	BB 또는 BO	AB	OO
응집원	A	B	A, B	-
응집소	β	α	-	α, β

문제에서 1~4의 ABO식 혈액형은 모두 다르다고 하였는데, 가족 구성원이 4명인 경우 이와 같은 표현형이 나타날 수 있는 경우는 다음 두 가지이다.

(i) 부모의 유전자형이 각각 AO, BO이고 자식은 각각 AB, OO인 경우

(ii) 부모의 유전자형이 각각 AB, OO이고 자식은 각각 AO, BO인 경우

그런데 문제에서 2의 ABO식 혈액형의 유전자형은 이형접합이라고 하였으므로, 2는 O형이 아니라는 것을 알 수 있다. 다음으로 표에서 구성원 1의 응집원과 응집소를 살펴보면, 응집원 ㉠이 A와 B중 어느 것인지는 알 수 없으나 1은 응집원이 있다는 것을 알 수 있다. 이는 1역시 O형이 아니라는 것을 말해준다. 그러므로 이 가족 구성원의 가계도는 위에서 서술한 경우 중 (i)에 해당한다. 그러므로 3의 유전자형은 AB나 OO 둘 중 하나이다. 그러나 표에서 3역시 응집원이 존재하므로, 3은 O형이 아니다. 그러므로 3은 AB형이고, 4는 O형이다. 그러나 응집원 ㉠과 응집소 ㉡이 무엇인지는 알 수 없다. 왜냐하면 문제에서 알 수 있는 정보를 종합하더라도 다음 두 가지의 경우가 모두 가능하기 때문이다.

(a) ㉠이 응집원 A이고 ㉡이 응집소 α인 경우: 1이 A형(AO), 2가 B형(BO)

(b) ㉠이 응집원 B이고 ㉡이 응집소 β인 경우: 1이 B형(BO), 2가 A형(AO)

| 정답해설 |

ㄴ. 자료해석에서 3의 혈액형이 AB형임을 확인하였다. 그러므로 3은 응집원 A를 갖는다는 설명은 옳다.

ㄷ. 자료해석에서 1과 2의 유전자형은 AO, BO이지만, 응집원 ㉠이 A인지 B인지는 특정할 수 없다는 것을 확인하였다. 그런데 1과 2가 4의 동생을 낳았을 때 그 동생이 응집원 ㉠을 가질 확률은 응집원 ㉠이 A일 경우에도 50%이고 ㉠이 B일 경우에도 50%이다. 그러므로 4의 동생이 태어날 때 이 아이가 응집원 ㉠을 가질 확률은 50%이라는 설명은 옳다.

| 오답해설 |

ㄱ. 자료해석에서 2는 A형 또는 B형 중 하나이며 4는 O형임을 확인하였다. 그런데 O형은 응집소 α와 β중 어느 것과도 응집반응을 일으키지 않는다. 그러므로 2의 혈장(응집소)과 4의 혈구(응집원)를 섞으면 응집 반응이 일어난다는 설명은 옳지 않다.

063. 기본

정답 ④

| 자료해석 |

이 문제는 반성유전에 대해 이해하고 있는지 확인하기 위한 분석·종합·평가형문제이다. 반성유전이란 어떤 형질을 결정하는 유전자가 X 염색체에 있어 성별에 따라 유전 형질의 빈도가 다르게 나타나는 현상을 의미한다. 사람에서 반성유전으로 유전되는 형질에는 적록색맹, 혈우병 등이 있다.

문제에서 구루병 유전자는 성 염색체에 존재한다고 하였고 정상 남자인 (나)에서 구루병 남자인 (라)가 태어났으므로, 구루병 유전자는 Y 염색체가 아니라 X 염색체에 존재하는 반성유전으로 유전된다는 것을 알 수 있다. 문제에서 주어진 가계도를 살펴보면, (다)는 남편과의 사이에서 정상인 아들을 둔 것을 확인할 수 있다. 이를 통해 구루병은 우성으로 유전된다는 것을 알 수 있다. 따라서 구루병 대립유전자를 X_A라고 하고 정상 대립유전자를 X_a라고 한다면, (다)의 유전자형은 X_AX_a이고 (다)의 남편의 유전자형은 X_AY이다. 그리고 (가)의 유전자형은 X_AX_a이고 (나)의 유전자형은 X_aY이며, (라)의 유전자형은 X_AY이다.

| 정답해설 |

ㄱ. 자료해석에서 살펴본 바와 같이, 문제에서 주어진 자료를 통해 (가)의 유전자형은 X_AX_a이고 (나)의 유전자형은 X_aY이라는 것을 알 수 있다. 따라서 (가)와 (나) 사이에서 태어난 딸의 50%는 구루병이고 아들의 50%도 구루병이다. 그러므로 (가)와 (나) 사이에서 구루병인 자녀가 태어날 확률은 50%이라는 설명은 옳다.

ㄷ. 자료해석에서 살펴본 바와 같이, 문제에서 주어진 자료를 통해 (라)의 유전자형은 X_AY이라는 것을 알 수 있다. 그런데 (라)는 아버지로부터는 Y 염색체를 받았을 것이므로 X_A는 어머니로부터 받았을 것이다. 따라서 (라)의 구루병 유전자는 어머니로부터 전해진 것이라는 설명은 옳다.

ㄹ. (라)의 유전자형은 X_AY이다. (라)와 정상인 여자 사이에서 태어난 딸은 아버지로부터는 X_A를 받고 어머니로부터는 X_a를 받을 것이므로, 딸은 모두 구루병이다. (라)와 정상인 여자 사이에서 태어난 아들은 아버지로부터는 Y 염색체를 받고 어머니로부터는 X_a를 받을 것이므로, 아들은 모두 정상이다. 따라서 (라)가 정상인 여자와 결혼하여 태어난 딸은 모두 구루병이고, 아들은 모두 정상이라는 설명은 옳다.

| 오답해설 |

ㄴ. 자료해석에서 살펴본 바와 같이, 문제에서 주어진 자료를 통해 (다)의 유전자형은X_AX_a이라는 것을 알 수 있다. 따라서 (다)의 구루병 유전자형은 순종이라는 설명은 옳지 않다.

064. 기본

정답 ③

| 자료해석 |

이 문제는 하디-바인베르크 평형에 대해 이해하고 있는지 확인하기 위한 분석·종합·평가형문제이다. 문제에서 주어진 가계도를 살펴보면, 정상 부모로부터 유전병 A인 여자가 태어났으므로 유전병은 열성 질환임을 알 수 있다. 이 집단은 멘델 집단이므로 유전병 유전자를 a, 정상 유전자를 A라고 했을 때, 유전자 a의 빈도를 구할 수 있다. 유전자형 aa가 나올 수 있는 확률은 $\frac{400}{10000}$이므로 $q(\text{a})=\frac{2}{10}$이며, $p(\text{A})=\frac{8}{10}$이다.

| 정답해설 |

ㄱ. 유전병 A의 보인자의 유전자형은 Aa이다. 보인자의 확률을 구하면 $2pq(\text{Aa})=2\times\frac{2}{10}\times\frac{8}{10}=\frac{32}{100}$이므로 10,000명인 멘델 집단에서의 보인자 수는 3,200명이다.

ㄷ. ㉠은 자녀에게 항상 유전병 대립 유전자를 주기 때문에 임의의 남자가 유전자 a를 물려줄 확률을 구하면 된다. 임의의 남자가 자녀에게 유전병 대립 유전자를 줄 확률이 $pq+q^2$(Aa가 a를 물려줄 확률+aa가 a를 물려줄 확률$=2pq\times\frac{1}{2}+q^2\times1)=\frac{1}{5}$이므로 자녀가 유전병 A 환자일 확률은 $\frac{1}{5}$이다.

| 오답해설 |

ㄴ. 문제에서 주어진 집단은 멘델 집단이므로 인구가 증가하여도 유전자의 빈도는 그대로 유지된다.

065. 연습

정답 ③

| 자료해석 |

이 문제는 종성유전에 대해 이해하고 있는지 확인하기 위한 분석·종합·평가형문제이다. 종성유전은 유전자가 성염색체가 아닌 상염색체 상에 존재하면서 성에 따라 유전자의 우열양상이 달라지는 유전을 말한다. [조사내용]을 살펴보면, H 유전자는 뿔을 형성하도록 하는 유전자인데 수컷에서는 이형접합자에 뿔이 있는 것으로 보아 H유전자가 우성으로 작용하는 것을 알 수 있으며, 암컷에서는 뿔이 없는 것으로 보아 열성으로 작용한다는 것을 알 수 있다.

실험과정 (가)에서 교배한 뿔이 없는 수컷은 유전자형이 H^*H^*이며, 뿔이 있는 암컷은 유전자형이 HH이다. 이 사이에서 태어난 F_1의 유전자형은 HH^*이며 이와 같은 이형접합의 경우 수컷과 암컷의 표현형이 다르게 나타난다.

| 정답해설 |

ㄱ. 뿔이 있는 암컷의 유전자형은 HH이다. 이와 교배하는 수컷의 유전자형이 무엇이든 간에 뿔이 있는 암컷의 자손은 H 유전자를 물려받게 된다. 수컷에서 H 유전자는 우성적으로 발현하므로 뿔이 있는 암컷이 낳은 수컷은 모두 뿔을 가진다.

ㄴ. 과정 (가)에서 F_1의 뿔 유전자형은 HH^*로 모두 동일하지만 성별에 따라 표현형이 다르게 나타난다.

| 오답해설 |

ㄷ. F_1 수컷과 F_1 암컷을 교배하여 얻은 F_2의 유전자형은 다음과 같다.

	H	H^*
H	HH	HH^*
H^*	HH^*	H^*H^*

이 교배에서 암수는 동일한 비율로 태어난다고 하였으므로 암컷과 수컷의 경우를 나누어 표현형을 보면 다음과 같다.

암컷	H	H^*
H	HH(있음)	HH^*(없음)
H^*	HH^*(없음)	H^*H^*(없음)

수컷	H	H^*
H	HH(있음)	HH^*(있음)
H^*	HH^*(있음)	H^*H^*(없음)

F_2에서 뿔이 있는 수컷이 태어날 확률은 (수컷이 태어날 확률 $\frac{1}{2}$×수컷 중 뿔이 있을 확률 $\frac{3}{4}$)로 $\frac{3}{8}$이다. 뿔이 있는 암컷이 태어날 확률은 (암컷이 태어날 확률 $\frac{1}{2}$×암컷 중 뿔이 있을 확률 $\frac{1}{4}$)로 $\frac{1}{8}$이다. 따라서 과정 (나)의 F_2에서 뿔이 있는 수컷이 태어날 확률은 뿔이 있는 암컷이 태어날 확률의 3배이다.

066. 연습

정답 ⑤

| 자료해석 |

이 문제는 다인자유전에 대해 이해하고 있는지 확인하기 위한 분석・종합・평가형문제이다. 어떤 형질이 여러 개의 유전자에 의해 결정된다면, 그 형질은 다인자유전으로 유전되는데, 사람에서 키, 몸무게 등이 다인자유전으로 유전된다.

문제에서 주어진 자료를 살펴보면, 꽃 색은 서로 다른 유전자 3쌍에 의해 결정되므로 다인자유전으로 유전된다는 것을 알 수 있다. 또한 이 3쌍의 유전자는 서로 다른 상염색체에 존재하므로 이들 유전자들은 서로 독립적으로 분리된다는 것을 알 수 있다. 한편 꽃 색은 대문자로 표시되는 대립 유전자의 개수에 따라 결정된다고 하였으므로, 유전자형이 AaBbDd인 개체가 만들 수 있는 생식세포는 대문자의 개수가 0개, 1개, 2개, 3개인 경우인데, 이러한 생식세포가 만들어지는 비율은 다음과 같다.

대문자의 수	3	2	1	0
빈도	1/8	3/8	3/8	1/8

그런데 이 개체와 (다)의 한 개체를 교배하여 자손(F_1)을 얻었다고 하였다. (다)는 다음의 3가지 경우 중 어느 하나에 해당한다.

(ⅰ) (다)의 대문자로 표시되는 대립 유전자의 수가 0개

(ⅱ) (다)의 대문자로 표시되는 대립 유전자의 수가 1개

(ⅲ) (다)의 대문자로 표시되는 대립 유전자의 수가 2개

만일 (다)의 한 개체(㉠)가 (ⅰ)일 경우를 생각해보면(AaBbCc×aabbcc), 자손(F_1) 중에서 대문자로 표시되는 대립 유전자 개수가 4~6인 경우는 없다. 그리고 자손(F_1) 중에서 대문자로 표시되는 대립 유전자 개수가 3인 경우는 $\frac{1}{8}$이고, 대문자로 표시되는 대립 유전자 개수가 2인 경우는 $\frac{3}{8}$이며, 대문자로 표시되는 대립 유전자 개수가 1인 경우는 $\frac{3}{8}$이고, 대문자로 표시되는 대립 유전자 개수가 0인 경우는 $\frac{1}{8}$이다. 따라서 (나)에 해당하는 개체수의 비는 $\frac{1}{8}$이고 (다)에 해당하는 개체수의 비는 $\frac{7}{8}$이다. 그러므로 ㉠은 (ⅰ)에 해당하지 않는다.

다음으로 ㉠이 (ⅱ)일 경우를 생각해보면, 자손(F_1) 중에서 대문자로 표시되는 대립 유전자 개수가 5~6인 경우는 없다. 그리고 자손(F_1) 중에서 대문자로 표시되는 대립 유전자의 개수가 4인 경우는 $\frac{1}{16}$(=$\frac{1}{8}$×$\frac{1}{2}$)이고, 대문자로 표시되는 대립

유전자 개수가 3인 경우는 $\frac{4}{16}[=\frac{3}{16}(=\frac{3}{8}\times\frac{1}{2})+\frac{1}{16}(=\frac{1}{8}\times\frac{1}{2})]$이며, 대문자로 표시되는 대립 유전자 개수가 2인 경우는 $\frac{6}{16}[=\frac{3}{16}(=\frac{3}{8}\times\frac{1}{2})+\frac{3}{16}(=\frac{3}{8}\times\frac{1}{2})]$이고, 대문자로 표시되는 대립 유전자 개수가 1인 경우는 $\frac{4}{16}[=\frac{3}{16}(=\frac{3}{8}\times\frac{1}{2})+\frac{1}{16}(=\frac{1}{8}\times\frac{1}{2})]$이며, 대문자로 표시되는 대립 유전자 개수가 0인 경우는 $\frac{1}{16}(=\frac{1}{8}\times\frac{1}{2})$이다. 따라서 (나)에 해당하는 개체수의 비는 $\frac{5}{16}$이고 (다)에 해당하는 개체수의 비는 $\frac{11}{16}$이다. 그러므로 ㉠은 (ⅱ)에 해당하지 않는다. 그러면 ㉠은 나머지 경우인 (ⅲ)에 해당한다고 할 수 있다. 그런데 (ⅲ)인 경우에도 다음 두 가지 가능성이 존재한다.

(1) 대문자로 표시되는 유전자가 동일 유전자 좌위에 있음: AAbbdd, aaBBdd, aabbDD중 한 가지

(2) 대문자로 표시되는 유전자가 다른 유전자 좌위에 있음: AaBbdd 등

그런데 이 두 경우 중 (1)의 경우에는 ㉠이 생산하는 생식세포는 대문자의 수가 1개인 경우뿐이므로, 이 때 자손의 표현형은 AaBbDd가 생산하는 생식세포가 결정한다. 이 때 (나)에 해당하는 개체 수는 AaBbDd의 생식세포가 갖고 있는 대문자의 수가 3이나 2인 경우, (다)에 해당하는 경우는 AaBbDd의 생식세포가 갖고 있는 대문자의 수가 1이나 0인 경우인데 이 두 경우 모두 비율이 $\frac{4}{8}(=\frac{3}{8}+\frac{1}{8})$로 동일하다는 것을 알 수 있다. 그러나 (2)의 경우에는 경우의 수를 따져서 계산을 해보면 (나)의 개체와 (다)의 개체가 발생할 비율이 동일하지 않다. 그러므로 ㉠은 (1), 즉 대문자로 표시되는 유전자의 수가 2개이며 동일 유전자 좌위에 있는 개체라고 할 수 있다.

| 정답해설 |

ㄱ. 자료해석에서 ㉠은 대문자로 표시되는 유전자의 수가 2개이며 동일 유전자 좌위에 있는 개체임을 확인하였다. 그러므로 주어진 설명은 옳다.

ㄷ. 자료해석에서 ㉠이 생산할 수 있는 생식세포는 대문자가 1개인 생식세포뿐이라는 것을 확인하였다. 그러므로 ㉡의 표현형의 비는 오직 유전자형이 AaBbDd인 개체가 생산하는 생식세포의 비율에 의해서만 결정된다. 그러므로 ㉡에서 대문자로 표시되는 대립 유전자를 4개 갖는 개체가 발생하는 비율은 AaBbDd가 생산하는 생식세포 중 대문자로 표시되는 대립 유전자가 3개인 생식세포가 수정에 참여하였을 때뿐이고, 이 확률은 1/8이다(12.5%). 그러므로 ㉡에서 대문자로 표시되는 대립 유전자를 4개 갖는 개체의 비율은 12.5%라는 설명은 옳다.

| 오답해설 |

ㄴ. 자료해석에서 ㉠이 생산할 수 있는 생식세포는 대문자가 1개인 생식세포뿐이라는 것을 확인하였다. 그러므로 ㉠의 자가 교배로 얻을 수 있는 자손의 표현형은 한 가지 뿐이다. 따라서 주어진 설명은 옳지 않다.

067. (연습) 정답 ③

| 자료해석 |

이 문제는 연관에 대해 이해하고 있는지 확인하기 위한 분석・종합・평가형문제이다. 서로 다른 형질을 결정하는 유전자들이 동일한 염색체 상에 위치하면 이 유전자들은 연관되어 있다고 말한다.

문제에서 제시한 자가 교배의 결과에서 3종류의 유전자(A/a, B/b, D/d)가 각각 독립적으로 분리되는지 아니면 서로 연관되어있는지 여부를 살펴보면 다음과 같다.

(1) 3종류의 유전자가 각각 서로 다른 염색체에 위치하는 경우
이 경우 가능한 생식 세포 유전자형의 종류(ⓐ)는 8가지(=2×2×2)이므로 문제에서 주어진 조건 ⓐ < ⓑ < 6을 만족하지 못한다.

(2) 3종류의 유전자 중 2개는 한 염색체 상에 위치하고, 다른 하나만 다른 염색체 상에 위치하는 경우
이 경우 가능한 생식 세포 유전자형의 종류는 4가지(=2×2)이다. 또한 유전자형 AaBbDd를 자가교배 했을 때, 두 개의 유전자가 상인연관인 경우 표현형은 상인으로 연관된 두 유전자에 의해 2가지가 나타날 수 있고 독립적으로 존재하는 유전자에서 2가지가 나타날 수 있으므로 총 4가지가 나타날 수 있다. 반면에 두 개의 유전자가 상반연관인 경우 표현형은 상반으로 연관된 두 유전자에 의해 3가지가 나타날 수 있고, 독립적으로 존재하는 유전자에 의해서는 2가지가 나타날 수 있으므로 총 6가지가 나타난다. 따라서 ⓐ와 ⓑ는 각각 4와 6이 되는데 이 경우에도 문제에서 주어진 조건 ⓐ < ⓑ < 6을 만족하지 못한다.

(3) 3종류의 유전자가 모두 한 염색체 상에 존재하는 경우

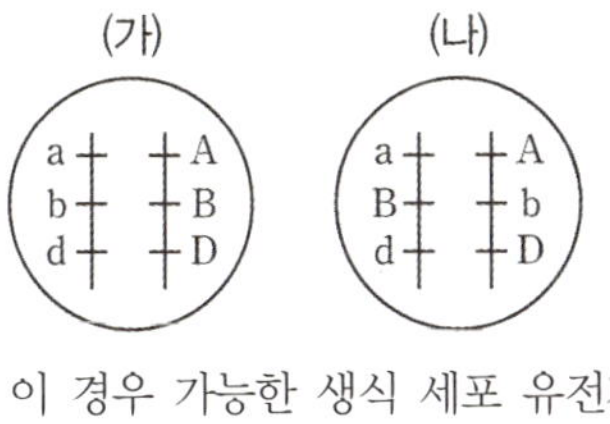

이 경우 가능한 생식 세포 유전자형의 종류는 2가지이다. F_1의 2가지 유전자형의 분리비를 보았을 때, (가)의 경우는 AABBDD가 나타났고, (나)의 경우는 AAbbDD가 나타났다. 따라서 개체 (가)는 대립 유전자 A, B, D가 한 염색체에 연관되어 존재하고 있고, 개체 (나)는 대립 유전자 A, b, D가 한 염색체에 연관되어 존재하고 있음을 알 수 있다. 이를 그림으로 나타내면 다음과 같다.
(가)는 자가 교배를 했을 경우 자손의 표현형의 종류가 2가지([ABD], [abd])이고, (나)는 자가 교배를 했을 경우 표현형의 종류가 3가지([ABD], [AbD], [aBd])이므로 ⓐ와 ⓑ는 각각 2와 3이 되어 문제에서 주어진 조건 ⓐ < ⓑ < 6을 만족한다.
따라서 3종류의 유전자(A/a, B/b, D/d)는 모두 한 염색체 상에 연관되어 존재하고 있다는 것을 알 수 있다.

| 정답해설 |

ㄱ. 자료해석에서 살펴본 바와 같이, 문제에서 주어진 자료를 통해 ⓐ는 2이고 ⓑ는 3인 것을 알 수 있다. 따라서 ⓐ+ⓑ=5이라는 설명은 옳다.

ㄴ. ㉠은 (가)나 (나)에서 유전자형이 AABBDD나 AAbbDD인 개체의 비율의 2배에 해당하는 F_1 자손의 유전자형이므로, ㉠은 두 부모에서 서로 다른 상동염색체를 각각 하나씩 받아 태어난 F_1자손의 유전자형(AaBbDd)이다.

| 오답해설 |

ㄷ. (가)와 (나)를 교배시켜 얻는 자손의 유전자형은 다음과 같다.

생식 세포 유전자형		(가) ABD	(가) abd
(나)	AbD	AABbDD	AabbDd
(나)	aBd	AaBBDd	aaBbdd

따라서 자손의 표현형이 A_B_D_(AABbDD, AaBBDd)일 확률은 $\frac{1}{4}$이 아니라 $\frac{1}{2}$이다.

068. (연습) 정답 ②

| 자료해석 |

이 문제는 독립유전과 연관유전, 검정교배에 대해 이해하고 있는지 확인하기 위한 분석 · 종합 · 평가형문제이다. 멘델은 완두콩 실험을 통해 서로 다른 형질을 결정하는 두 인자는 분리되어 각각 독립적으로 유전된다는 것을 밝혀내었다. 그러나 이는 후대 과학자들의 연구를 통해 서로 다른 두 염색체 상에 존재하는 대립유전자의 경우에만 성립한다는 것이 밝혀졌다. 이와 같이 한 염색체 상에 존재하는 유전자들의 관계를 '연관'이라고 부른다. 연관은 독립에서의 곱의 법칙이 성립하지 않는다. 검정교배는 유전자형을 모르는 개체의 유전자형을 알기 위해 열성 순종의 개체와 교배하여 자손의 표현형을 분석하는 방법이다. 대립유전자의 우열 관계가 분명하다면 자손의 표현형의 비를 통해 검정하고자 하는 개체의 생식세포의 비를 알 수 있다. 이 방법은 세대가 짧고 많은 수의 자손을 생산하는 생물의 유전 연구에 적합하다.

문제에서 주어진 자료의 두 번째 항목을 살펴보면, P1을 유전자형이 aabbddee인 개체와 교배하였다고 하였는데, 유전자형이 aabbddee인 개체는 모든 대립유전자가 열성이므로 이는 검정교배라 할 수 있다. 그러므로 표현형의 분리비는 P1의 생식세포의 분리비이다.

ABde : AbdE : aBDe : abDE = 1 : 1 : 1 : 1

이 분리비로부터 생식세포는 오직 4종류만 생성된다는 것을 알 수 있다. 네 유전자 좌위가 서로 완전히 독립이라면 생식세포는 16종류가 생성되었을 것이므로, 네 유전자 좌위 중 일부는 서로 연관되어 있음을 알 수 있다. 이제 유전 형질 (가)와 (나)의 관계를 살펴보면, 생식세포의 분리비는 AB : Ab : aB : ab = 1 : 1 : 1 : 1이라는 것을 확인할 수 있는데, 이를 통해 (가)와 (나)는 서로 독립이라는 것을 알 수 있다. (가)와 (다)의 관계를 살펴보면, AD : Ad : aD : ad = 0 : 1 : 1 : 0이므로 (가)와 (다)는 상반연관이다. 이런 식으로 다른 유전자들의 관계에 대해서도 조사해 보면, (다)와 (라)는 독립, (나)와 (라)는 상반연관이라는 것을 알 수 있다. 그러므로 P1의 체세포에서 각 형질의 유전자 좌위를 다음과 같이 모식적으로 나타낼 수 있다.

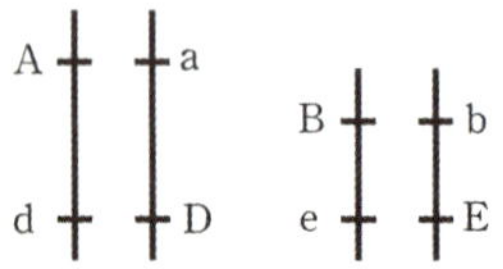

이 때 (가)와 (다)가 연관된 염색체를 ⓐ, (나)와 (라)가 연관된 염색체를 ⓑ라 하면 ⓐ와 ⓑ는 서로 독립이므로 곱의 법칙이 성립한다. 그런데 P1과 P2를 교배하여 얻은 자손의 유전자형은 16가지라고 하였는데, 이것은 ⓐ염색체에서 P1과 P2의 조합으로 자손(F_1)에서 나타나는 유전자형이 4가지, ⓑ염색체에서 P1과 P2의 조합으로 자손(F_1)에서 나타나는 유전자형이 4가지임을 의미한다. 이러한 유전자형의 조합이 나타나는 것이 가능한 경우는 P2가 네 대립유전자에 대해 이형접합자이며 염색체 ⓐ가 상인연관, ⓑ가 상인연관인 경우이다.

| 정답해설 |

ㄴ. 자료해석에서 살펴본 바와 같이, P1에서 A와 d는 연관되어 있다(상반연관). 그러므로 주어진 설명은 옳다.

| 오답해설 |

ㄱ. 자료해석에서 P2는 두 염색체에 대해 대립유전자가 모두 상인연관임을 확인하였다. 이형접합자이며 상인연관인 개체와 상반연관인 개체를 교배하여 얻을 수 있는 표현형의 수는 한 염색체에 대하여 3가지이다. 그러므로 P1과 P2를 교배할 시 자료해석에서 정의한 염색체 ⓐ에 대해서는 3가지 표현형이, ⓑ에 대해서도 3가지 표현형이 생긴다. 두 염색체는 서로 독립이므로 곱의 법칙이 성립하고, 따라서 P1과 P2를 교배하여 나타날 수 있는 표현형은 $3 \times 3 = 9$이다. 그러므로 ㉠의 표현형은 8가지라는 설명은 옳지 않다.

ㄷ. P2는 이형접합자이며 상인연관이라고 하였으므로, 이를 자가교배하여 표현형이 A_bbD_ee인 자손을 얻을 확률은 (A_D_인 자손을 얻을 확률)×(bbee인 자손을 얻을 확률)이다. 이는 $\frac{3}{4} \times \frac{1}{4} = \frac{3}{16}$이다. 그러므로 주어진 설명은 옳지 않다.

069. 연습

정답 ⑤

| 자료해석 |

이 문제는 두 유전자가 연관되어 있는 양성잡종의 교배의 결과를 통해 교차율을 구하는 분석·종합·평가형문제이다. 두 개의 유전자가 동일 염색체 상에 존재하면, 이 유전자들은 연관되어 있다고 한다. 교차율은 전체 자손 중에서 재조합형 자손의 비율을 의미한다.

문제에서 주어진 교배 실험의 결과를 살펴보면, 유전자형이 AaBb인 개체끼리 교배하여 얻은 자손 중 표현형이 aabb인 자손의 개체수가 1인 것을 확인할 수 있다. 따라서 유전자형이 AaBb인 어버이로부터 만들어지는 생식 세포의 분리비를 AB:Ab:aB:ab=1:n:n:1이라고 가정하면, $\frac{1}{(1+n+n+1)}\times\frac{1}{(1+n+n+1)}=\frac{1}{400}$이라는 식이 성립한다. 식을 풀어보면, n은 9라는 것을 알 수 있다. 이를 통해 어버이 개체(유전자형 AaBb)는 두 유전자좌가 상반 연관(A는 b와 한 염색체 상에 존재하고, a는 B와 한 염색체 상에 존재함)되어 있다는 것을 알 수 있다.

| 정답해설 |

ㄴ. F_1에서 유전자형이 AAbb인 개체의 비율은 $\frac{81}{400}$($=\frac{9}{20}$Ab$\times\frac{9}{20}$Ab)이다. 유전자형이 Aabb인 F_1 개체는 어머니로부터는 Ab인 염색체를 받고 아버지로부터는 ab인 염색체를 받았거나 혹은 어머니로부터는 ab인 염색체를 받고 아버지로부터는 Ab인 염색체를 받았다. 그러므로 F_1에서 유전자형이 Aabb인 개체의 비율은 $\frac{18}{400}$[=($\frac{9}{20}$Ab$\times\frac{1}{20}$ab)+($\frac{9}{20}$Ab$\times\frac{1}{20}$ab)]이다.
따라서 F_1에서 AAbb:Aabb=9:2이라는 설명은 옳다.

ㄷ. 유전자형이 AaBb인 아버지(P의 수컷)가 생산하는 생식세포의 분리비가 AB:Ab:aB:ab=1:9:9:1이다. 따라서 제2 정모 세포의 비율은 AAbb:AABb:aaBb:aaBB=4:1:1:4이다. 그러므로 제2 정모 세포 중 A와 B가 연관된 염색체를 가지는 세포의 비율은 $\frac{1}{10}$(=10%)이다.

| 오답해설 |

ㄱ. 자료해석에서 살펴본 바와 같이, 문제에서 주어진 자료를 통해 어버이 개체는 두 유전자좌가 상반 연관(A는 b와 한 염색체 상에 존재하고, a는 B와 한 염색체 상에 존재함)되어 있다는 것을 알 수 있다. 따라서 P의 암컷(어버이 개체)의 체세포에서 A와 B가 연관되어 있다는 설명은 옳지 않다.

070. 연습 정답 ⑤

| 자료해석 |

이 문제는 상염색체 우성 유전과 반성 유전에 대해 이해하고 있는지 확인하기 위한 분석 · 종합 · 평가형문제이다. 문제에서 주어진 가계도를 살펴보면, 유전병 A 환자인 1과 2 사이에서 정상인 5가 나온 것으로 보아 유전병 A는 상염색체 우성질환임을 알 수 있다. 유전병 B는 성염색체에 의해 유전된다고 했는데 정상인 남자 3의 아들인 8이 환자인 것으로 보아 유전병 B는 X염색체에 의해 유전된다. 또한 5가 정상인 것으로 보아 유전병 B는 X염색체 열성으로 유전된다.

| 정답해설 |

ㄱ. 유전병 B 환자인 남자 6은 2로부터 Y염색체를 받고 1로부터 X염색체를 받는다. 즉, 1은 보인자이며 정상여자이므로 유전병 B는 정상에 대해 열성임을 알 수 있다.

ㄴ. 유전병 B 남성 환자인 8은 B 유전자를 엄마인 4로부터 받고, 4는 2로부터 받는다.

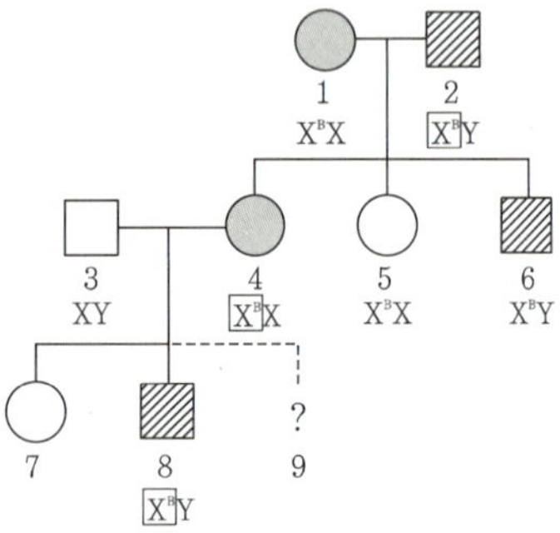

ㄷ. 정상 3과 유전병 A 환자인 4 사이에서 유전병 A인 남성 환자가 태어날 확률은 $\frac{1}{2}\times\frac{1}{2}=\frac{1}{4}$이다.

071. 기본 정답 ③

| 자료해석 |

이 문제는 그리피스의 형질전환 실험의 원리에 대해 이해하고 있는지 확인하기 위한 분석 · 종합 · 평가형문제이다. 그리피스의 형질전환 실험은 유전 물질의 본질을 확인하기 위한 실험이다. 이 실험은 폐렴쌍구균을 이용하여 수행하는데, 폐렴쌍구균에는 비병원성인 R형과 병원성인 S형균이 있다. 그리피스는 R형균을 S형균과 함께 배양하면 R형균이 S형균으로 바뀌는 '형질전환'이 일어나는 것을 관찰하고, S형균을 열처리하여 살균한 뒤 그 내용물을 R형균에 처리해도 R형균이 S형균으로 형질전환되는 것을 발견하였다. 이를 통해 그리피스는 죽은 S형균 속에서 남아있던 물질(유전 물질)이 R형균을 S형균으로 형질전환시켰고, 이 물질은 가열해도 파괴되지 않는다는 것을 알아냈다. 그러나 그리피스는 이 유전물질이 무엇인지는 정확하게 제시하지 못하였다. R형균을 S형균으로 전환시킨 이 유전물질은 DNA임이 후대의 과학자들에 의해 밝혀졌다.

문제에서 주어진 실험을 살펴보면, 시험관 Ⅱ의 결과에서 폐렴쌍구균 R형균과 S형균이 모두 발견되었음을 확인할 수 있다. 실험 과정 (다)에서 배양한 균주는 R형균 뿐이므로, 이 시험관에서는 형질전환이 일어났다는 것을 알 수 있다. 이를 통해 첨가한 추출물 A는 DNA이고, 첨가한 효소 ㉡은 단백질 분해 효소라는 것을 알 수 있다. 그러므로 추출물 B는 단백질, 첨가한 효소 ㉠은 DNA분해 효소이다.

시험관	Ⅰ	Ⅱ	Ⅲ	Ⅳ
첨가한 추출물	DNA	DNA	단백질	단백질
첨가한 효소	DNA 분해 효소	단백질 분해 효소	DNA 분해 효소	단백질 분해 효소
폐렴 쌍구균 종류	R형균	R형균, S형균	R형균	R형균

| 정답해설 |

ㄱ. 자료해석에서 A가 DNA임을 확인하였다. DNA의 구성 물질인 뉴클레오타이드는 인산기를 갖고 있으므로, A는 인(P)을 포함한다는 설명은 옳다.

ㄷ. Ⅲ과 Ⅳ는 모두 단백질을 처리한 시험관이다. 단백질은 형질전환을 일으키지 못하므로, 첨가한 효소에 관계없이 ⓐ와 ⓑ에서는 R형균만 관찰된다. 그러므로 주어진 설명은 옳다.

| 오답해설 |

ㄴ. 자료해석에서 ㉠은 DNA 분해 효소임을 확인하였다. 그러므로 주어진 설명은 옳지 않다.

072. 기본 PLUS

정답 ③

| 자료해석 |

이 문제는 다수복제분기점(multiple fork)에 대해 이해하고 있는지 확인하기 위한 적용형문제이다. 문제에서 제시한 DNA의 전자현미경 사진을 살펴보면, 3개의 복제기포를 확인할 수 있다. 생명체 X는 양방향 복제를 한다고 하였으므로, 사진 상에 복제원점은 3곳이 존재하고 복제분기점은 6곳이 존재한다.

| 정답해설 |

ㄷ. 가장 늦게 활성화된(가장 최근에 형성된) 복제원점은 복제기포의 크기가 가장 작은 가운데 기포에 위치한다.

| 오답해설 |

ㄱ. 전자현미경 사진 상에서 생명체 X의 DNA는 복제원점이 적어도 3곳에 존재하므로, 원핵생물이 아니라 진핵생물이다. 원핵생물은 복제원점이 한 곳에만 존재한다.

ㄴ. 전자현미경 사진 상에서 복제기포가 3개 관찰되므로 복제분기점은 3곳이 아니라 6곳이 존재한다.

073. 연습

정답 ④

| 자료해석 |

이 문제는 DNA의 복제 모델이 반보존적 복제임을 증명한 실험에 대해 이해하고 있는지 확인하기 위한 적용형문제이다. DNA 복제에 관한 가설은 보존적 모델, 반보존적 모델, 분산적 모델의 세 가지가 있었다. 보존적 복제는 부모 DNA가 그대로 딸세포에 전달되고, 새로 이중가닥이 합성되어 다른 딸세포에 전달된다는 가설이다. 반보존적 복제란 DNA 이중가닥이 복제될 때 한 가닥은 부모 DNA에서 유래하고, 나머지 한 가닥은 새로 만들어진 가닥이라는 가설이다. 마지막으로 분산적 복제는 부모 DNA가닥과 새로 합성되는 가닥이 무작위로 섞여서 딸세포에 전달된다는 가설이다. 문제에서 제시한 실험(Meselson-Stahl의 실험)으로 인해 위의 세 모델 중 반보존적 복제가 옳다는 것이 밝혀졌다.

^{14}N가 들어있는 배지에서 여러 세대 길러진 대장균은 ^{14}N만 들어있는 DNA를 가진다. 이를 ^{15}N가 들어있는 배지에 옮겨 배양하면 새로 합성된 DNA 가닥은 ^{15}N만 들어있게 된다. DNA 원심 분리를 하면 ^{15}N가 많이 포함된 무거운 DNA가닥이 아래쪽에 위치하게 되므로 상층에는 ^{14}N-^{14}N DNA가 존재하고 중층에는 ^{14}N-^{15}N DNA가 존재하며, 하층에는 ^{15}N-^{15}N DNA가 존재한다. 반보존적 복제에 따르면 1세대(G_1)는 100% ^{14}N-^{15}N DNA이므로 중층에만 이중나선 DNA가 존재할 것이다. 2세대(G_2)는 ^{14}N-^{15}N DNA와 ^{15}N-^{15}N DNA가 1:1의 비율로 존재하므로 중층과 하층에 같은 양의 이중나선 DNA가 존재할 것이다. 이후 3세대에서는 1:3의 비율로 존재하고, 4세대에서는 1:7의 비율로 존재한다.

| 정답해설 |

ㄱ. G_2에서 중층(^{14}N-^{15}N DNA 존재)과 하층(^{15}N-^{15}N DNA가 존재)의 비율이 1:1이므로 ^{14}N가 존재하는 DNA 가닥을 갖는 이중 나선 DNA의 비율은 $\frac{1}{2}$이다.

ㄷ. 자료해석에서 살펴본 바와 같이, G_4에서 중층:하층의 비율은 1:7이다.

| 오답해설 |

ㄴ. DNA에는 S 원자가 존재하지 않으므로, ^{15}N 대신 ^{35}S를 사용하면 DNA의 복제 모델을 증명할 수 없다.

074. 연습

정답 ③

| 자료해석 |

이 문제는 DNA의 복제 과정에 대해 이해하고 있는지 확인하기 위한 분석·종합·평가형문제이다. DNA는 이중나선을 구성하고 있는 2개의 단일 가닥의 염기가 서로 상보적으로 결합하고 있으며, 두 가닥이 서로 역평행한 구조를 하고 있다. DNA 복제 과정에서는 이중나선의 수소결합이 풀리면서 생긴 두 단일 가닥에 대한 복제가 동시에 일어난다. DNA 중합은 5'말단에서 3'말단으로 진행되기에, 두 가닥 중 한 가닥은 이중결합이 풀리는 방향과 복제 방향이 일치한다(선도 가닥). 그러나 나머지 한 가닥은 이중결합이 풀리는 방향과 DNA 중합 방향이 반대 방향이기 때문에 DNA 가닥이 한 번에 중합되지 못하고 여러 개의 절편으로 중합된 후 그 절편을 잇는 방식으로 복제가 진행된다(지연 가닥). 이 때 복제되는 가닥은 주형가닥과 상보적인 염기를 가진 뉴클레오타이드를 연결하므로 DNA 복제가 완료된 후 생성된 두 DNA이중나선은 그 서열이 동일하다.

문제에서 주어진 자료를 살펴보면, 단일 가닥 ⓐ에서 복제되는 가닥은 지연가닥이며 이 가닥을 주형으로 하여 합성된 이중가닥이 ⓑ임을 확인할 수 있다. 또한 ⓑ에서 염기 수의 비는 $\frac{A+T}{G+C}=\frac{3}{7}$이고, 염기 간 수소 결합의 총 개수는 270개라고 하였다. 이중 가닥에서 A와 T는 2개의 수소결합을 통해 상보적 결합을 하므로 그 수가 같고, G와 C는 3개의 수소결합을 통해 상보적 결합을 하므로 그 수가 같으므로, A 또는 T의 개수를 x라 가정하고 G 또는 C의 개수를 y라 가정하여 다음과 같은 2개의 방정식을 세울 수 있다.

(ⅰ) $\frac{x+x}{y+y}=\frac{3}{7} \leftrightarrow \frac{x}{y}=\frac{3}{7}$ (ⅱ) $2x+3y=270$

위 두 식을 연립하여 풀면 $x=30$, $y=70$이다. 이를 통해 이 이중 가닥(ⓑ)은 200개의 염기로 이루어져 있고, 단일 가닥은 100개의 염기로 이루어져 있음을 알 수 있다.

다음으로 주형 가닥인 단일 가닥 ⓐ에 대한 조건을 살펴보면, 문제에서 $\frac{\text{퓨린 계열 염기의 수}}{\text{피리미딘 계열 염기의 수}}=\frac{2}{3}$이라고 제시해주었다. 이를 통해 단일 가닥 ⓐ에서 퓨린 계열 염기인 A와 G는 합이 40이고, 피리미딘 계열 염기인 C와 T는 합이 60이라는 것을 알 수 있다(위에서 단일 가닥을 구성하는 염기는 100개임을 확인하였음). 그런데 문제에서 $\frac{\text{G의 수}}{\text{A의 수}}=4$라고 하였으므로, A의 수는 8이고 G의 수는 32라는 것을 알 수 있다. 또한 위에서 A 또는 T의 개수가 30이라는 것과 G 또는 C의 개수가 70이라는 것을 확인하였으므로, T의 수는 22개이고 C의 수는 38개라는 것을 알 수 있다. 이러한 사실을 종합하여 알 수 있는 ⓐ와 ⓑ의 염기 조성은 다음과 같다.

	8개	32개	22개	38개	
	T	C	A	G	ⓑ 이중가닥
	‖	⦀	‖	⦀	
단일가닥 ⓐ—	A	G	T	C	
	8개	32개	22개	38개	

다음으로 $\frac{\text{Ⅰ에서 복제 주형 가닥에 있는 A의 수}}{\text{Ⅱ에서 복제 주형 가닥에 있는 C의 수}}=\frac{1}{4}$이라는 정보로부터 Ⅰ의 복제 주형 가닥은 ⓐ, Ⅱ의 복제 주형 가닥은 ⓐ와 상보적인 가닥이라는 것을 알 수 있다. 즉 지연가닥의 복제를 나타내고 있는 그림 (나)는 (가)의 Ⅰ에서 일어나는 현상이라는 것을 알 수 있다.

| 정답해설 |

ㄱ. 자료해석에서 살펴본 바와 같이, 문제에서 주어진 자료를 통해 (나)는 Ⅰ에서의 과정이라는 것을 알 수 있다.

ㄴ. (나)는 지연가닥에서의 복제를 나타내는 것이다. 지연가닥에서 복제가 일어날 때에는 복제가 연속적으로 일어나지 못하고 짧은 절편으로 조금씩 복제한 후에 각 절편을 잇는 방식(불연속적인 복제)으로 일어난다. 짧은 절편을 이어주는 효소는 DNA 연결효소이므로, (나)에서 DNA 연결 효소가 작용한다는 설명은 옳다.

| 오답해설 |

ㄷ. 자료해석에서 살펴본 바와 같이, 문제에서 주어진 자료를 통해 Ⅱ의 복제 주형 가닥은 ⓐ와 상보적인 가닥이라는 것을 알 수 있다. 이 가닥에서 C의 수는 32개이고 A의 수는 22개이다. 따라서 Ⅱ에서 복제 주형 가닥에 있는 염기 수는 C가 A의 4배라는 설명은 옳지 않다.

075. 기본 정답 ④

| 자료해석 |

이 문제는 진핵세포의 유전자 발현에 대해 이해하고 있는지 확인하기 위한 적용형문제이다. 원핵세포는 전사와 번역이 모두 세포질에서 일어나지만, 진핵세포는 전사는 핵에서 일어나고 번역은 세포질에서 일어나 전사와 번역이 시간적·공간적으로 분리되어 있다. 폴리펩타이드를 암호화하고 있는 유전자가 발현될 때, 전사 단계에서는 DNA를 주형으로 하여 mRNA의 전구체가 합성된다. 이 전구체는 핵에서 몇 가지 가공 과정을 거쳐 성숙한 mRNA로 된 후, 핵공을 통해 세포질로 이동되어 번역에 사용된다. 세포질에서는 리보솜이 성숙한 mRNA에 코돈으로 암호화되어있는 유전정보를 아미노산으로 '번역'한다. 이 때 tRNA가 운반하는 아미노산들이 리보솜 내에서 공유결합(펩타이드 결합)으로 순차적으로 연결되어 폴리펩타이드가 합성된다.
문제에서 주어진 그림을 살펴보면, 첫 번째 단계(첫 번째 화살표)에서는 위에서 아래 방향으로 전사가 진행되고 있음을 확인할 수 있다. 뉴클레오타이드는 5′→3′ 방향으로 합성되므로, 새로 합성된 mRNA의 전구체는 위쪽에서 아래쪽으로 5′→3′ 방향이다. 그런데 주형 가닥은 합성되는 가닥과 역평행하므로, 주형 가닥의 위쪽 끝부분인 ⓐ는 3′말단이라는 것을 알 수 있다. 다음 단계(두 번째 화살표)를 살펴보면, 처음 만들어진 RNA에서 인트론인 ㉠이 제거되면서 성숙한 mRNA가 만들어짐을 확인할 수 있다. 성숙한 mRNA는 핵공을 통해 세포질로 빠져나간 후, 세포질에서 폴리펩타이드로 번역된다((가) 과정).

| 정답해설 |

ㄱ. 자료해석에서 살펴본 바와 같이, 문제에서 주어진 자료를 통해 ⓐ는 전사 주형 가닥의 3′ 말단이라는 것을 알 수 있다.

ㄷ. 자료해석에서 살펴본 바와 같이, (가) 과정에서는 번역이 일어난다. 번역 단계에서는 리보솜이 mRNA에 암호화된 코돈 정보에 따라 tRNA가 운반하는 아미노산들을 연결한다. 따라서 과정 (가)에 리보솜과 tRNA가 모두 필요하다는 설명은 옳다.

| 오답해설 |

ㄴ. ㉠은 처음 만들어진 RNA에서 잘려나간 부분(인트론)이므로, 이 역시 RNA이다. RNA를 이루는 당은 디옥시리보오스가 아닌 리보오스이므로, ㉠에는 디옥시리보오스가 있다는 설명은 옳지 않다.

076. 기본 PLUS 정답 ③

| 자료해석 |

이 문제는 진핵세포에서 전사와 전사 후 변형과정에 대해 이해하고 있는지 확인하기 위한 이해형문제이다. 진핵세포(세포 Y)의 유전자에는 암호화 서열인 엑손과 비암호화 서열인 인트론이 존재한다. DNA가 전사된 1차 mRNA 전사체에는 인트론과 엑손이 모두 존재하지만 mRNA가 성숙되어 핵을 빠져나올 때에는 스플라이싱에 의해 인트론이 모두 제거된 형태이다. 진핵세포 DNA에서 프로모터의 인식은 프로모터에 결합하는 보조인자들에 의해 수행되며, 그 이후에 프로모터에 RNA 중합효소 Ⅱ가 결합한다. DNA를 주형으로 1차 mRNA 전사체를 전사하는데(가), 전사가 시작되면 곧바로 mRNA의 5′ 말단에 캡핑(capping)이 시작되며 이것이 5′ GTP 모자(㉠)이다. 전사가 종결된 직후에 5′ GTP 모자가 붙어 있는 1차 mRNA 말단에 폴리 A 꼬리(poly A tail)가 첨가되는데, 진핵생물에서는 일반적으로 mRNA 전구체의 마지막 코돈 이후 3′ 비번역부위에 폴리 A 신호(AAUAAA)가 있다. 5′ GTP 모자와 폴리 A 꼬리가 붙은 1차 RNA 전사체는 snRNP와 다른 단백질들로 이루어진 스플라이싱 복합체를 통해 인트론이 잘리는 스플라이싱 과정을 거친다. (나) 과정에서 스플라이싱 복합체의 snRNP는 RNA와 단백질로 구성된 리보자임이다. RNA 변형 과정을 모두 거친 mRNA는 5′ GTP 모자(㉠), 비번역 부위(㉡, ㉢), 폴리 A 꼬리(㉣)를 갖는다.

| 정답해설 |

③ 5′ GTP 모자는 전사 중인 mRNA 전구체의 5′ 말단에 첨가된다. 즉, ㉠의 첨가는 전사가 일어나고 있는 핵에서 일어난다.

| 오답해설 |

① 전사(가) 과정은 전사인자에 의해 RNA 중합효소가 프로모터에 결합하게 되면 일어난다.

② 스플라이싱(나)은 snRNP와 다른 단백질들이 합쳐진 스플라이싱 복합체에 의해 일어난다. snRNP는 RNA와 단백질로 구성되어 있으며, RNA 부분이 촉매 역할을 하는 리보자임이다.

④ 5′ GTP 모자(㉠)와 폴리 A 꼬리(㉣)는 RNA를 가수분해효소로부터 보호하고 리보솜이 mRNA 5′ 말단에 더 잘 결합하도록 돕는다.

⑤ 비번역 부위(㉡, ㉢)는 단백질로 번역되지는 않지만 리보솜 부착과 같은 기능을 갖는다.

077. 기본 정답 ②

| 자료해석 |

이 문제는 번역 과정에 대해 이해하고 있는지 확인하기 위한 적용형문제이다. 문제에서 주어진 그림을 살펴보면, 리보솜 큰 소단위체 상의 tRNA 결합자리를 확인할 수 있는데 E 자리 옆이 P 자리이고 그 옆이 A 자리이다. 번역이 일어날 때 A 자리에 새로운 tRNA가 아미노산을 가지고 오면 P 자리의 tRNA에 연결되어있는 폴리펩티드(혹은 아미노산)가 큰 소단위체에 있는 rRNA 분자에 의해 A 자리로 들어온 새로운 아미노산에 연결된다. 그 후 리보솜이 한 코돈만큼 이동하여 A 자리로 들어왔던 tRNA는 폴리펩티드를 달고 P 자리로 들어가게 되며, P 자리에 있던 tRNA는 E 자리로 옮겨져 방출된다.

리보솜은 mRNA를 따라 5′→3′ 방향으로 이동하면서 코돈을 하나씩 번역한다. A 자리는 신장될 아미노산이 부착된 tRNA(아미노아실 tRNA)가 들어올 자리이므로 A 자리의 방향은 아직 번역이 진행되지 않은 쪽이고, E 자리의 방향은 번역이 진행된 쪽이다. 따라서 번역은 mRNA를 따라 오른쪽에서 왼쪽으로 진행됨을 알 수 있다. 그러므로 (가)는 3′ 말단이다.

| 정답해설 |

② ㉠을 암호화하는 코돈은 5′-UGC-3′이다. 따라서 문제에서 주어진 표(코돈표)를 참조하면 ㉠이 시스테인이라는 설명이 옳다는 것을 알 수 있다.

| 오답해설 |

① 자료해석에서 살펴본 바와 같이, 문제에서 주어진 자료를 통해 (가)는 3′ mRNA의 방향이라는 것을 알 수 있다.

③ ㉡의 코돈은 5′-AUG-3′이다. 이는 DNA 주형가닥에 존재하는 유전 암호 5′-CAT-3′에서 전사된 것이다. 따라서 ㉡은 지정하는 DNA의 유전 암호는 5′-TAC-3′이라는 설명은 옳지 않다.

④ 추가되는 아미노산을 운반하는 tRNA는 E 자리가 아니라 A 자리로 들어온다.

⑤ 단백질 합성 개시 과정에서 리보솜의 소단위체가 먼저 mRNA에 결합한 후 리보솜 대단위체가 나중에 결합한다. 따라서 단백질 합성 개시 과정에서 리보솜의 소단위체와 대단위체가 결합한 후에 mRNA가 결합한다는 설명은 옳지 않다.

078. 기본 PLUS 정답 ①

| 자료해석 |

이 문제는 폴리리보솜에 대하여 이해하고 있는지 확인하기 위한 적용형문제이다. 폴리리보솜은 원핵세포와 진핵세포에서 모두 발견되는데, 이들은 세포가 여러 개의 폴리펩티드 복사물을 빠르게 합성할 수 있도록 한다. 일반적으로 하나의 mRNA는 여러 개의 폴리펩티드를 동시에 만드는 데 사용되는데, 여러 개의 리보솜이 하나의 mRNA에서 동시에 메시지를 번역한다. 일단 첫 번째 리보솜이 mRNA에 결합하여 mRNA를 따라 5′→3′ 방향으로 이동하면서 번역이 진행되면, 뒤이어 두 번째 리보솜이 mRNA에 결합하여 첫 번째 리보솜을 따라 번역이 진행된다. 이와 같은 과정이 반복되어 결국 여러 개의 리보솜이 한 mRNA 상에서 앞선 리보솜을 따라 움직이게 된다. 이러한 일련의 리보솜을 폴리리보솜(polyribosome)이라고 한다.

문제에서 제시한 자료를 살펴보면, mRNA 상에서 리보솜이 위쪽에 위치할수록 합성한 폴리펩티드의 크기가 더 크므로, 리보솜은 mRNA 상에서 아래쪽에서 위쪽 방향('㉢ → ㉡' 방향)으로 이동했다는 것을 알 수 있다. 리보솜은 mRNA 상에서 5′ 말단에서 3′ 말단으로 이동하므로, ㉡은 3′ 말단이다. 그리고 폴리펩티드의 합성 방향은 'N 말단 → C 말단'이므로, ㉠은 N 말단이다.

| 정답해설 |

ㄱ. 자료해석에서 살펴본 바와 같이, 문제에서 주어진 자료를 통해 리보솜은 mRNA를 따라 '㉢ → ㉡' 방향으로 이동한다는 것을 알 수 있다.

| 오답해설 |

ㄴ. 폴리리보솜은 원핵세포와 진핵세포에서 모두 관찰된다.

ㄷ. 자료해석에서 살펴본 바와 같이, ㉡은 5′ 말단이 아니고 3′ 말단이다.

079. 기본 PLUS

정답 ⑥

| 자료해석 |

이 문제는 신호가설에 대해 이해하고 있는지 확인하기 위한 이해형문제이다. 새로 합성된 단백질은 자신이 사용되어져야 할 세포소기관으로 이동되어야 하는데, 합성된 단백질의 아미노산 서열에는 올바른 세포소기관으로 이동하게 하는 분류신호(sorting signal)가 존재한다. 소포체에서 사용되는 단백질이나 분비되는 단백질의 경우 그들의 N-말단에 신호펩타이드(signal peptide)(나)가 존재하는데, 신호펩타이드는 단백질을 소포체로 이동시킨다. 약 20개의 아미노산 서열인 신호펩타이드는 리보솜(가)에 의해 합성되어 빠져나오면서 신호인식입자(SRP)에 의해 인식되는데, SRP가 신호펩타이드에 결합하면 리보솜에 의한 단백질 합성은 정지된다. 리보솜-mRNA-SRP 복합체의 SRP는 소포체막에 존재하는 SRP 수용체(SRP receptor)와 결합한다. 이후 SRP가 복합체로부터 분리되면, 단백질 합성이 재개된다. 합성되는 폴리펩타이드는 소포체 막에 존재하는 통로(translocation channel)(다)를 통해 실처럼 소포체 내강으로 이동한다. 신호펩타이드는 소포체막의 안쪽 면에 존재하는 신호절단효소(signal peptidase)에 의하여 절단되고, 이후 폴리펩타이드가 번역되면서 카르복시말단 부위가 막을 완전히 통과하면 단백질은 소포체 내강으로 방출된다.

| 정답해설 |

ㄴ. 분비단백질 X 유전자와 마찬가지로 리소좀에서 기능하는 산성가수분해효소 유전자는 N-말단 부위에 (나) 서열(신호펩타이드)을 암호화한다.

ㄷ. 소포체 막에 존재하는 통로(translocation channel)인 (다)는 통로의 직경이 작기 때문에, 선형의 폴리펩타이드는 통과할 수 있지만 접혀진 단백질은 통과할 수 없다.

| 오답해설 |

ㄱ. 문제에서 제시한 그림은 진핵세포의 조면소포체에서 일어나는 현상을 나타낸 것이다. 따라서 (가)는 진핵세포의 리보솜인 80S 리보솜이다. 70S 리보솜은 원핵세포의 리보솜이다.

080. 연습

정답 ⑤

| 자료해석 |

이 문제는 비들과 테이텀의 붉은빵곰팡이 돌연변이주 실험 원리에 대해 이해하고 있는지 확인하기 위한 적용형문제이다. 문제에서 실험 재료로 사용한 곰팡이(붉은빵곰팡이)는 반수체(n)이다. 따라서 유전자에 돌연변이가 일어나게 되면, 돌연변이 표현형이 곧바로 나타나 돌연변이의 발생 유무를 관찰하기 쉽다는 이점이 있다. 1941년 비들과 테이텀은 붉은빵곰팡이에 X선을 처리하여 아르기닌 합성 과정에서 돌연변이가 일어나 최소배지에서는 생존할 수 없는 영양요구주 세포를 제작하였다. 그런데 이 세포주들은 아르기닌 합성 과정의 중간단계 물질을 넣어줄 때 생존하기도 한다는 것을 관찰했는데, 이는 공급한 물질이 세포에 돌연변이가 일어난 효소가 촉매하는 반응보다 하류에서 나타날 경우 세포가 아르기닌 합성에 성공하기 때문이다. 이와 같은 연구를 바탕으로 비들과 테이텀은 1유전자 1효소설을 제안하였다.

문제에서 주어진 실험의 결과를 살펴보면, 야생형 곰팡이는 어느 조건에서든 곰팡이 색이 검은색을 띤다는 것을 확인할 수 있다. 야생형 곰팡이는 돌연변이를 가지고 있지 않으므로 효소 A, B, C를 모두 합성한다. 따라서 문제에서 주어진 어느 조건에서든 최종 산물인 물질 ㉢이 생성될 것이므로, 물질 ㉢이 검은색을 띠는 물질이라는 것을 알 수 있다. 한편 최소배지에서 돌연변이주 Ⅰ과 Ⅱ는 갈색이나 황색을 띠므로, 돌연변이주 Ⅰ과 Ⅱ는 효소 A는 생산한다(돌연변이주 Ⅰ과 Ⅱ는 효소 B나 효소 C 중 어느 하나를 각각 생산하지 못한다)는 것을 알 수 있다. 또한 돌연변이주 Ⅰ은 야생형처럼 물질 Z를 만들지만 돌연변이주 Ⅱ는 물질 Z를 만들지 못한다는 것을 알 수 있는데, 이를 통해 몇 가지 사실을 알 수 있다. 하나는 돌연변이주 Ⅰ은 합성하지만 돌연변이주 Ⅱ는 합성하지 못하는 물질 Z는 갈색을 띠는 물질인 물질 ㉡이라는 것이고, 다른 하나는 돌연변이주 Ⅱ는 효소 B를 생산하지 못하고(유전자 b에 돌연변이가 있고) 돌연변이주 Ⅰ은 효소 C를 생산하지 못한다(유전자 c에 돌연변이가 있다)는 것이며, 마지막으로는 최소배지에서 돌연변이주 Ⅱ(효소 B를 생산하지 못하는 균주)에서 축적되는 물질은 황색을 띠는 물질인 물질 ㉠이라는 점이다.

한편 최소 배지에 물질 Y를 넣고 실험을 수행한 결과에서 돌연변이주 Ⅰ에서는 갈색 색소(물질 ㉡)가 합성되고 물질 Z가 검출되었지만, 돌연변이주 Ⅱ에서는 황색 색소(물질 ㉠)만 합성되고 물질 Z가 검출되지 못한 것을 확인할 수 있다. 이를 통해 물질 Z는 갈색을 띠는 물질인 물질 ㉡이라는 것과 물질 Y는 황색을 띠는 물질 ㉠이라는 것을 알 수 있다. 따라서 물질 X는 검은색을 띠는 물질 ㉢이다. 지금까지의 추론을 정리해보면, 다음 표와 같다.

물질	색깔	X~Z
㉠	황색	Y
㉡	갈색	Z
㉢	검은색	X

| 정답해설 |

ㄱ. 자료해석에서 살펴본 바와 같이, 문제에서 주어진 자료를 통해 Ⅰ은 c에 돌연변이가 일어났다는 것을 알 수 있다. 따라서 주어진 설명은 옳다.

ㄴ. 자료해석에서 살펴본 바와 같이, 문제에서 주어진 자료를 통해 ㉠은 황색을 띠는 물질인 물질 Y라는 것을 알 수 있다. 그러므로 주어진 설명은 옳다.

ㄷ. 자료해석에서 살펴본 바와 같이, 문제에서 주어진 자료를 통해 ㉡은 갈색을 띠는 물질인 물질 Z라는 것을 알 수 있다. 그러므로 주어진 설명은 옳다.

081. 연습

정답 ⑤

| 자료해석 |

이 문제는 DNA 이중 가닥이 가지는 상보성 및 DNA 주형 가닥과 그로부터 합성된 RNA 간의 상보성에 대해 이해하고 있는지 확인하기 위한 분석・종합・평가형문제이다. DNA 이중 가닥은 서로 상보적이므로 염기쌍을 이루는 GC, 그리고 AT의 합은 양쪽 가닥에서 같고, G와 C 각각의 개수는 양쪽 가닥에서 서로 반대이다(A와 T의 경우도 마찬가지이다). 이러한 상보성은 DNA 주형 가닥과 그로부터 합성된 RNA 간에도 성립하는데, 차이가 있다면 RNA에세는 T대신 U가 이용되어 가닥이 합성되므로 T대신 U로 계산해야한다는 점이다.

문제에서 제시한 자료를 살펴보면, DNA X에서 $\frac{A+T}{G+C}$이 $\frac{3}{2}$이라고 하였으므로 G+C의 비율은 40%임을 알 수 있으며 DNA X를 이루고 있는 단일 가닥 DNA인 X_1에서 G의 비율은 16%이라고 하였으므로 X_1에서 C의 비율은 24%(=40-16)임을 알 수 있다. 또한 X_1에서 피리미딘 염기(C, T)의 비율이 52%라 했으므로 T의 비율은 28%(=52-24)이라는 것을 알 수 있다. 따라서 T의 비율은 28%이므로 A의 비율은 32%(=60-28)이라는 것도 알 수 있다. X_2는 X_1과 서로 상보적이므로 A 28%, T 32%, G 24%, C 16%이다.

또한 DNA Y를 이루고 있는 단일 가닥 DNA인 Y_1에서 C의 비율은 30%이라고 하였으므로 Y_1에서 G의 비율은 40%(=70-30)임을 알 수 있다. 또한 Y_2에서 A의 비율이 12%라 했으므로 Y_2에서 T의 비율은 18%(=30-18)이라는 것을 알 수 있다. Y_2는 Y_1과 서로 상보적이므로 Y_1에서 A의 비율은 18%이고 T의 비율은 12%이다. 따라서 Y_2에서 염기의 비율은 A 12%, T 18%, G 30%, C 40%이다.

한편 mRNA Z에서 G 비율이 16%라고 하였으므로, mRNA Z는 X_1과 동일한 염기 비율을 가지고 있는 것을 확인할 수 있다. 이것은 mRNA Z는 X_2를 주형으로 전사된 mRNA라는 것을 말해준다.

| 정답해설 |

ㄴ. X와 Y에서 A+T와 G+C의 비율을 통해 300 염기쌍 중 GC 염기쌍의 수가 X는 120(=300개의 40%)개이고 Y는 210(=300개의 70%)개임을 알 수 있다. AT 염기쌍은 수소 결합이 2개이고 GC 염기쌍은 수소 결합이 3개이므로, X의 염기 간 수소 결합의 총 수는 720(=(120×3)+(180×2))이고 Y의 염기 간 수소 결합의 총 수는 810(=(210×3)+(90×2))이라는 것을 알 수 있다. 따라서

X가 Y보다 수소 결합의 총 개수가 90개 적다는 설명은 옳다.

ㄷ. X와 Y가 300개의 염기쌍으로 이루어져 있다고 했으므로, X_1의 G의 개수는 48(=300×0.16)개이고 X_2의 A의 개수는 84(=300×0.28)개이며 Y_2의 C의 개수는 120(=300×0.40)개이다. 따라서 X_1의 G 개수+X_2의 A개수+Y_2의 C 개수=252개라는 설명은 옳다.

| 오답해설 |

ㄱ. 자료해석에서 살펴본 바와 같이, 문제에서 주어진 자료를 통해서 Z의 주형 가닥은 X_1이 아니라 X_2라는 것을 알 수 있다.

082. 연습

정답 ②

| 자료해석 |

이 문제는 유전 암호의 중복성에 대해 이해하고 있는지 확인하기 위한 분석・종합・평가형문제이다. 유전자 발현을 통해 폴리펩타이드가 합성되는 경우, 유전 암호는 DNA의 주형 가닥에서 상보적인 mRNA를 합성하여 이 mRNA의 코돈을 읽음으로써 아미노산으로 변환된다. 코돈은 3개의 염기로 구성되어 있는데, 방향을 특별히 제시하지 않는 한 왼쪽이 5′, 오른쪽이 3′을 의미한다. 전사 과정에서 DNA 두 가닥 중 어느 한 특정 가닥(주형 가닥)을 주형으로 이용하여 RNA를 합성하기 때문에 mRNA는 주형 가닥과 상보적인 서열을 가진다. mRNA 가닥(서열)에서 통상적으로 왼쪽 말단은 5′ 말단이고 오른쪽 말단은 3′ 말단이다. 또한 폴리펩타이드 서열에서 통상적으로 왼쪽 말단은 N 말단이고 오른쪽 말단은 C 말단이다. 이는 문제에서 아미노산 서열이 (가), 프롤린, 알라닌 순으로 합성되었다는 설명에서 또한 확인할 수 있다.
문제에서 주어진 그림을 살펴보면, 폴리펩타이드의 C 말단에 알라닌이 있는 것을 확인할 수 있다. 또한 문제에서 주어진 유전 암호 표에서 알라닌의 코돈은 5′-GC○-3′인 것을 확인할 수 있다. 이를 통해 mRNA의 3′ 말단에 서열 5′-GC○-3′이 있다는 것을 알 수 있다. 따라서 주형 가닥은 구간 X가 5′-○GC-3′로 시작할 것이므로, 가닥 Ⅰ(5′-GGC㉡㉠CGCC-3′)과 가닥 Ⅱ(5′-GGCG㉢㉣GCC-3′)가 일단은 모두 가능하다. 한편 그림에서 폴리펩타이드의 가운데에 프롤린이 있는 것과 유전 암호 표에서 프롤린의 코돈은 5′-CCU-3′, 5′-CCC-3′, 5′-CCA-3′, 5′-CCG-3′이라는 것을 확인할 수 있다. 주형 가닥에서 두 번째 트리플렛 코드는 5′-AGG-3′이거나 5′-GGG-3′, 5′-TGG-3′, 혹은 5′-CGG-3′라는 것을 알 수 있다. 가닥 Ⅰ은 두 번째 트리플렛 코드가 C로 끝나므로 주형가닥이 될 수 없지만, 가닥 Ⅱ(5′-GGCG㉢㉣GCC-3′)는 두 번째 트리플렛 코드가 G로 시작하므로 주형 가닥이 될 수 있다. 따라서 ㉢과 ㉣은 모두 G이고 ㉠과 ㉡은 모두 C이다. 그리고 아미노산 (가)는 트리플렛 코드 5′-GCC-3′에 의해 암호화되므로, (가)의 코돈은 5′-GGC-3′이다. 그러므로 (가)은 글라이신이다.

| 정답해설 |

ㄴ. 자료해석에서 살펴본 바와 같이, 문제에서 주어진 자료를 통해 ㉢과 ㉣은 모두 G이고 ㉠과 ㉡은 모두 C이라는 것을 알 수 있다. 그러므로 ㉠에 해당하는 염기는 C이고, ㉣에 해당하는 염기는 G이라는 설명은 옳다.

| 오답해설 |

ㄱ. 자료해석에서 살펴본 바와 같이, 문제에서 주어진 자료를 통해 DNA에서 주형 가닥은 가닥 Ⅱ라는 것을 알 수 있다. 따라서 mRNA가 만들어질 때 가닥 Ⅰ이 주형으로 사용된다는 설명은 옳지 않다.

ㄷ. 자료해석에서 살펴본 바와 같이, 문제에서 주어진 자료를 통해 (가)는 글라이신이고 코돈은 5´-GGC-3´이라는 것을 알 수 있다. 따라서 (가)에 해당하는 아미노산을 운반하는 tRNA의 안티코돈은 5´-GGC-3´가 아니라 5´-GCC-3´이다.

083. (연습)

정답 ④

| 자료해석 |

이 문제는 유전 암호를 해독하는 실험에 대해 이해하고 있는지 확인하기 위한 분석・종합・평가형문제이다.

니렌버그(Nirenberg)와 코로나(Khorana) 등은 인공합성 RNA와 시험관 내 단백질 합성 기구를 이용하여 합성한 폴리펩타이드를 분석하여 유전암호를 해독하였다.

시험관에 우라실(U)과 사이토신(C)만 넣어준 상태에서 RNA를 인공적으로 합성하면, 합성된 RNA에는 8개의 코돈(UUU, UUC, UCU, CUU, UCC, CUC, CCU, CCC)이 존재할 수 있다. 만일 시험관에 넣어 준 U와 C의 양이 1:1이었다면, 인공합성 RNA에서 8개의 각 코돈이 나타날 확률은 $\frac{1}{8}$로 모두 동일하다. 그런데 시험관에 넣어 준 U와 C의 양이 2:1이었다면, 인공합성 RNA에서 코돈 UUU가 나타날 확률은 $\frac{8}{27}(=\frac{2}{3}\times\frac{2}{3}\times\frac{2}{3})$, UUC가 나타날 확률은 $\frac{4}{27}(=\frac{2}{3}\times\frac{2}{3}\times\frac{1}{3})$, UCU가 나타날 확률은 $\frac{4}{27}(=\frac{2}{3}\times\frac{1}{3}\times\frac{2}{3})$, CUU가 나타날 확률은 $\frac{4}{27}(=\frac{1}{3}\times\frac{2}{3}\times\frac{2}{3})$, UCC가 나타날 확률은 $\frac{2}{27}(=\frac{2}{3}\times\frac{1}{3}\times\frac{1}{3})$, CUC가 나타날 확률은 $\frac{2}{27}(=\frac{1}{3}\times\frac{2}{3}\times\frac{1}{3})$, CCU가 나타날 확률은 $\frac{2}{27}(=\frac{1}{3}\times\frac{1}{3}\times\frac{2}{3})$, CCC가 나타날 확률은 $\frac{1}{27}(=\frac{1}{3}\times\frac{1}{3}\times\frac{1}{3})$이다.

| 정답 및 오답해설 |

문제에서 주어진 실험의 결과를 살펴보면, 시험관 Ⅰ의 결과에서 류신, 프롤린, 페닐알라닌, 세린이 모두 동일한 비율로 생성되었음을 확인할 수 있다. 이것은 (가)에서 시험관에 넣어 준 U와 C의 양이 1:1인 경우 인공합성 RNA에서 8개의 각 코돈(UUU, UUC, UCU, CUU, UCC, CUC, CCU, CCC)이 나타날 확률은 $\frac{1}{8}$로 모두 동일한데, 이 중 2개(CUU, CUC)는 류신을 지정하고 다른 2개(CCU, CCC)는 프롤린을 지정하며, 또 다른 2개는 페닐알라닌(UUU, UUC)을 지정하고, 나머지 2개는 세린(UCU, UCC)을 지정하기 때문에 나타난 결과이다.

한편 문제에서 제시한 유전 암호 표를 살펴보면 류신과 세린은 2개의 코돈을 가지는데, 그 중 하나는 C가 1개, U가 2개로 구성되어 있고 다른 하나는 C가 2개, U가 1개로 구성되어 있음을 확인할 수 있다. 그러므로 시험관 Ⅱ나 Ⅲ에서 U와 C를 어떤 비율로 넣어주든지 상관없이 합성된 폴리펩타이드에서는 류신과 세린은 동일한 비율로 존재할 것이다. 따라서 시험관 Ⅱ에서의 세린의 상대적인 비는 류신의 상대적인 비와 동일한 6일 것이다. 그러므로 시험관 Ⅱ에서 총 아미노산 대비 각 아미노산이 발생한 비율은 $\frac{6}{25}:\frac{9}{25}:\frac{4}{25}:\frac{6}{25}$이다. 이와 같은 비율로 합성된 폴리펩타이드에서 아미노산들이 발견되기 위해서는 U:C=2:3이어야 한다. 즉, ㉠은 2이다.
다음으로 시험관 Ⅲ의 결과를 살펴보면, 류신과 세린의 발생비율이 동일한 것을 확인할 수 있고 프롤린의 발생 비율이 류신 및 세린의 6분의 1이라는 것을 확인할 수 있다. 또한 문제에서 제시한 유전 암호 표를 살펴보면, 류신의 2개의 코돈 중 하나는 '1개의 C+2개 U'로 구성되어 있고 다른 하나는 '2개의 C+1개의 U'로 구성되어 있지만, 프롤린의 2개의 코돈 중 하나는 '2개의 C+1개 U'로 구성되어 있고 다른 하나는 '3개의 C'로 구성되어 있다는 것을 확인할 수 있다. 그러므로 류신과 프롤린의 비율 차이는 류신의 CUU와 프롤린의 CCC에 의해 나타난다는 것을 알 수 있다. 따라서 $\frac{P(CCU)+P(CCC)}{P(CUU)+P(CUC)}=\frac{1}{6}$이라는 식이 성립한다(단, P(○○○)는 코돈이 ○○○인 서열이 합성될 확률임). 이제 C의 존재비율을 x, U의 존재비율을 y라고 하면 $\frac{P(CCU)+P(CCC)}{P(CUU)+P(CUC)}$는 $\frac{x^2y+x^3}{x^2y+xy^2}$로 나타낼 수 있으므로, $\frac{x^2y+x^3}{x^2y+xy^2}=\frac{1}{6}$이라는 식이 성립한다. 이 식을 정리하면 $6x^2+5xy-y^2=0$이므로, 식을 풀면 x는 y의 6분의 1이라는 것을 알 수 있다. 그러므로 ㉡은 6이다. 따라서 ㉠+㉡은 8(=2+6)이므로, 이에 해당하는 ④번이 정답이다.

084. 기본

정답 ②

| 자료해석 |

이 문제는 DNA에 생긴 돌연변이로 인해 정상보다 작은 단백질이 만들어지는 넌센스 돌연변이에 대해 이해하고 있는지 물어보는 적용형문제이다. 넌센스 돌연변이는 변화된 유전 암호가 종결코돈인 돌연변이를 의미한다. 넌센스 돌연변이가 발생하면, 단백질 합성이 조기 종결되어 원래보다 작은 크기의 단백질이 만들어지고 단백질은 대부분 비기능적으로 된다.
문제에서 주어진 자료에서 염기 하나가 바뀌는 점돌연변이로 인해 생성된 폴리펩타이드의 아미노산 수가 정상보다 적다고 하였으므로 발생한 돌연변이가 넌센스 돌연변이라는 것을 알 수 있다. 또한 문제에서 돌연변이로 인해 110에서 123번째 사이의 염기 중 1개만 다른 염기로 바뀌었다고 하였고, 제시된 mRNA는 1번째 염기부터 번역이 일어나므로 110번부터 123번까지의 서열은 …110-GG/GAC/CAA/CCG/GCC-123…으로 끊어서 읽혀진다는 것을 알 수 있다. 이렇게 읽혀질 때 염기 하나만 바뀌어 종결 코돈이 될 수 있는 mRNA 상의 서열 변화는 115번째의 C가 U로 바뀌는 것 뿐이다.

| 정답해설 |

ㄴ. 자료해석에서 살펴본 바와 같이, 문제에서 주어진 자료를 통해 (가)의 mRNA에서 C가 U로 바뀌었다는 것을 알 수 있다. 따라서 (가)의 염기 C 중 1개가 U로 바뀌었다는 설명은 옳다.

| 오답해설 |

ㄱ. 자료해석에서 살펴본 바와 같이, 문제에서 주어진 자료를 통해 (가)의 mRNA에서 C가 U로 바뀌어 종결코돈 UAA가 생성되었다는 것을 알 수 있다. 따라서 UGA에서 번역이 종결되었다는 설명은 옳지 않다.

ㄷ. 종결 코돈은 지정하는 아미노산이 없으므로, 돌연변이가 일어난 mRNA에서는 114번째 염기까지만 아미노산으로 번역된다. 따라서 생성된 폴리펩타이드의 아미노산 수는 39개가 아니라 38(=114÷3)개이다.

085. 기본 정답 ⑤

| 자료해석 |

이 문제는 영양요구성 돌연변이에 대해 이해하고 있는지 확인하기 위한 분석・종합・평가형문제이다. 영양요구성 돌연변이체는 돌연변이에 의해 필수 대사물질의 합성에 결함이 생겨, 생장을 위해서는 그 대사물질의 보충을 필요로 하는 변이체를 의미한다.

문제에서 주어진 자료 (가)를 살펴보면, 돌연변이 유발원인 X선에 의해 생성된 야생형 붉은빵곰팡이의 돌연변이체는 완전배지에서는 생장하지만 최소배지에서는 생장을 하지 못하는 영양요구성 돌연변이인 것을 알 수 있다. 자료 (나)를 살펴보면, (가)에서 얻은 돌연변이 붉은빵곰팡이는 다른 아미노산이 첨가된 최소배지에서는 생장하지 못했지만 프롤린이 첨가된 최소배지에서는 생장한 것을 확인할 수 있다. 이러한 결과는 (가)에서 얻은 돌연변이 붉은빵곰팡이는 아미노산 프롤린을 합성하지 못하는 영양요구성 돌연변이라는 것을 말해준다.

| 정답해설 |

ㄴ. 자료해석에서 살펴본 바와 같이, 문제에서 주어진 자료를 통해 돌연변이가 유발된 붉은빵곰팡이는 '프롤린 합성 효소를 발현하는 유전자에 이상이 있다'라는 설명은 옳다.

ㄷ. 돌연변이가 유발된 붉은빵곰팡이는 다른 아미노산이 첨가된 최소배지에서는 생장하지 못했지만 프롤린이 첨가된 최소배지에서는 생장하였으므로, 프롤린은 스스로 생합성할 수 없지만 다른 아미노산들은 스스로 생합성할 수 있다는 것을 알 수 있다. 따라서 돌연변이가 유발된 붉은빵곰팡이는 '프롤린이 첨가된 최소 배지에서는 다른 아미노산이 없더라도 생장할 수 있다'라는 설명은 옳다.

| 오답해설 |

ㄱ. 자료해석에서 살펴본 바와 같이, 문제에서 주어진 자료를 통해 (가)에서 얻은 돌연변이 붉은빵곰팡이는 아미노산 프롤린을 합성하지 못하는 영양요구주라는 것을 알 수 있다. 따라서 완전 배지에서도 프롤린을 합성할 수 없다.

086. 기본 정답 ③

| 자료해석 |

이 문제는 핵형분석에 대해 이해하고 있는지 확인하기 위한 이해형문제이다. 핵형은 세포에 존재하는 염색체들의 형태, 크기 등을 도식화하여 나타낸 것을 의미한다. 체세포분열 중인 세포의 중기 때에 염색체를 염색한 후 광학현미경으로 관찰하여 사진을 찍음으로써 핵형을 만들 수 있는데, 염색체의 현미경 사진을 확대한 후 크기와 모양이 같은 염색체들끼리 쌍을 모아서 크기 순서대로 배열하여 번호를 붙인 것이 핵형이다. 사람 체세포의 핵형은 $2n=46$이다. 성염색체를 고려하여 여성의 핵형은 $2n=44+XX$, 남성의 핵형은 $2n=44+XY$로 표기하기도 한다. 핵형분석을 통해서 비정상적인 염색체 이상 유무를 알 수 있기 때문에 염색체 돌연변이에서 기인된 유전병의 유무 등을 예측하는 진단의 목적으로 이용할 수 있다.

문제에서 주어진 핵형 분석 결과 그림을 살펴보면, ⓐ와 ⓑ는 염색체 번호가 4번으로 서로 상동염색체 관계라는 것을 알 수 있다. 또한 이 사람은 성염색체로 2개의 X 염색체와 하나의 Y 염색체(XXY)를 가지고 있는 것을 확인할 수 있는데, XXY인 성염색체를 가지는 사람은 클라인펠터증후군을 보인다.

| 정답해설 |

ㄱ. ⓐ와 ⓑ는 동일한 크기와 모양을 가지며 염색체 번호도 동일하므로, 서로 상동염색체 관계이다. 그러므로 주어진 설명은 옳다.

ㄷ. 이 핵형 분석 결과를 살펴보면 각 염색체는 2개의 염색분체로 이루어져 있다는 것을 확인할 수 있다. 따라서 상염색체의 염색 분체의 수는 44×2이다. 또한 이 사람의 X염색체의 수는 2개인 것도 확인할 수 있다. 그러므로 이 핵형 분석 결과에서 관찰되는 $\frac{\text{상염색체의 염색 분체 수}}{\text{X염색체 수}}$는 $44(=\frac{44\times2}{2})$이다. 따라서 주어진 설명은 옳다.

| 오답해설 |

ㄴ. 이 사람은 성염색체가 XXY이므로 클라인펠터증후군을 보인다. 터너증후군은 성염색체로 X염색체 하나만을 가지는 경우에 나타난다.

087. 연습

정답 ⑤

| 자료해석 |

이 문제는 돌연변이 유형에 대해 이해하고 있는지 확인하기 위한 분석·종합·평가형문제이다. 유전자가 발현되어 폴리펩타이드가 합성될 때, 한 개의 아미노산은 세 개의 뉴클레오타이드가 지정한다. 특정 아미노산을 지정하는 mRNA 상에 존재하는 3개의 뉴클레오타이드를 '코돈'이라 부르는데, 코돈은 별도의 표기가 없는 한 왼쪽이 5′ 말단, 오른쪽이 3′ 말단이다. mRNA의 서열을 알고 있다면, 유전 암호 표(유전 암호 사전)를 참조해서 주어진 mRNA에서 어떤 아미노산을 가진 폴리펩타이드가 합성될지 예측할 수 있다. 한편, mRNA는 DNA의 두 가닥 중 주형 가닥과 상보적인 서열을 가지므로, mRNA의 서열은 DNA의 두 가닥 중 비주형 가닥에서 T를 U로 치환하여 알 수 있다.

문제에서 주어진 유전자 x의 DNA 염기 서열과 x로부터 합성된 폴리펩타이드 X의 아미노산 서열을 살펴보면, 합성된 폴리펩타이드는 다음 서열(네모 친 부분의 서열)의 T를 U로 치환한 RNA로부터 번역된 것이라는 것을 알 수 있다(UAA는 종결코돈). 이를 통해 폴리펩타이드 X는 유전자 x의 위쪽 가닥을 주형으로 하여 합성되었다.

5′-ATGTTAAAGAGCAGTCACAGACTTTAGCATTG-3′
3′-TACAATTTCTCGTCAGTGTCTGAAATCGTAAC-5′

문제에서 제시한 2번째 자료를 살펴보면, y는 x의 전사 주형 가닥(위쪽 가닥)에서 연속된 2개의 퓨린 계열 염기(A와 G)가 2개의 피리미딘 염기(T와 C)로 치환된 것이라 하였는데, 이로부터 합성되는 아미노산 서열은 X와 동일하다고 하였다. 주형 가닥의 퓨린이 피리미딘으로 치환되었다면, 상보적인 가닥은 피리미딘 염기(T와 C)가 퓨린 염기(A와 G)로 치환된 것이다. 이와 같이 치환되어도 아미노산 서열이 유지되는 것은 세린의 코돈인 'UCU'가 또 다른 세린의 코돈인 'AGU'로 치환된 경우이다.

5′-ATGTTAAAGAGCAGTCACA**CT**CTTTAGCATTG-3′
3′-TACAATTTCTCGTCAGTG**TGA**GAAATCGTAAC-5′

문제에서 제시한 3번째 자료를 살펴보면, z는 x의 염기쌍 중 하나의 염기쌍이 결실된 것이라고 하였는데, 그 결과 라이신을 지정하는 코돈이 세린을 지정하는 코돈으로 바뀐 것을 확인할 수 있다. 이를 통해 x의 네모 친 부분의 서열 중에서 라이신을 지정하는 세 번째 코돈인 5′-AAG-3′의 염기 중에서 첫 번째 또는 두 번째의 A가 결실되어 z가 형성되었다는 것을 알 수 있다. 이러한 결실 결과 3번째 코돈은 5′-AAG-3′에서 5′-AGT-3′로 바뀌어 라이신 대신 세린을 지정하게 되었고 네 번째 코돈도 5′-TCT-3′에서 5′-CTG-3′로 바뀌어 세린 대신에 류신을 지정하게 되었으며, 다섯 번째 코돈도 5′-GTG-3′에서 5′-TGA-3′로 바뀌어 발린을 지정하는 대신 사슬 종결을 일으키게 되었다는 것을 알 수 있다. 다음 네모 친 부분이 세린을 지정하는 세 번째 코돈이며, 굵은 글씨는 다섯 번째 코돈인 종결코돈이다(UGA).

5′-ATGTTAAAGAGCAGTCACAGACTTAGCATTG-3′
3′-TACAATTTCTCGTC**AGT**GTCTGAATCGTAAC-5′

| 정답해설 |

ㄱ. 자료해석에서 살펴본 바와 같이, z는 x의 DNA 염기 서열 중에서 하나의 'A=T' 쌍이 결실된 서열이다. 즉, z는 x와 'C+G'의 수는 동일하나 'A+T'는 적다. 그러므로 $\frac{C+G}{A+T}$ 값은 z가 x보다 크다는 설명은 옳다.

ㄴ. 자료해석에서 살펴본 바와 같이, 문제에서 주어진 자료를 통해 y는 x의 비주형 가닥에서 5′-TC-3′가 5′-AG-3′로 치환된 것(주형 가닥에서 5′-GA-3′가 5′-CT-3′로 치환된 것)임을 알 수 있다. 따라서 ㉠은 5′-GA-3′이라는 설명은 옳다

ㄷ. 자료해석에서 살펴본 바와 같이, 문제에서 주어진 자료를 통해 z는 x의 염기쌍 중 세 번째 코돈에서 하나의 염기쌍이 결실되어 격자이동 돌연변이가 일어나 다섯 번째 코돈이 종결코돈인 5′-TGA-3′(5′-UGA-3′)로 변한 것이라는 것을 알 수 있다. 그러므로 Z가 합성될 때 사용된 종결 코돈은 5′-UGA-3′이라는 설명은 옳다.

088. 연습 정답 ③

| 자료해석 |

이 문제는 염색체 돌연변이의 하나인 결실에 대해 이해하고 있는지 물어보는 분석·종합·평가형문제이다. 염색체의 결실은 염색체의 절편이 절단되어 없어지는 돌연변이를 의미한다.
문제에서 주어진 자료를 살펴보면, A, B, C, D가 결실되면 각각 a, b, c, d가 표현된다고 하였으므로 돌연변이 Ⅰ에서 A와 B가 동시에 결실되었다는 것을 알 수 있고, Ⅱ에서는 A, C, D가 동시에 결실되었다는 것을 알 수 있으며, Ⅲ에서는 A와 C가 동시에 결실되었다는 것을 알 수 있다.

| 정답 및 오답해설 |

문제에서 각 돌연변이에서 결실이 한 번만 일어났다고 했으므로 함께 결실된 유전자는 바로 인근에 위치하는 유전자들이어야만 한다. 따라서 돌연변이 Ⅰ～Ⅵ에서 함께 결실된 유전자들을 고려해보면, 4종류의 연관된 열성 유전자들의 배열 순서는 b-a-c-d(혹은 d-c-a-b)이라는 것을 알 수 있다.

089. 연습 정답 ⑤

| 자료해석 |

이 문제는 생식세포의 분열과 염색체 비분리에 대해 이해하고 있는지 확인하기 위한 분석·종합·평가형문제이다. 핵상이 2n인 동물에서는 생식세포 분열 시 감수분열이 일어난다. 감수분열은 두 번의 분열이 연속적으로 일어나 한 개의 생식원세포에서 4개의 딸세포를 생성한다. 이 때 감수 1분열에서는 상동염색체의 분리가, 감수 2분열에서는 염색분체의 분리가 일어난다. 그러므로 감수 1분열로 생성된 두 개의 딸세포는 핵상이 n이며 두 세포가 갖고 있는 유전 정보가 서로 다르지만, 1분열을 마친 세포가 감수 2분열을 하여 생성된 두 개의 딸세포는 동일한 유전 정보를 가지게 된다.
문제에서 주어진 자료를 살펴보면, Ⅰ과 Ⅱ는 감수 1분열이 완료되기 전 단계의 세포이므로 핵상이 $2n$, Ⅲ과 Ⅳ는 감수 1분열이 완료된 상태의 세포이므로 정상적인 세포분열이 일어났을 경우 핵상이 n이었을 것임을 알 수 있다. 이를 바탕으로 오른쪽 표를 살펴보면, ㉡은 E와 e라는 두 대립유전자가 모두 존재하므로 감수 1분열이 완료되기 전 세포이고, 핵상이 $2n$이라는 것을 알 수 있다. 이 때 E와 e의 상대량이 각각 2이므로 이 합은 4이고, 이와 대립유전자의 합이 동일한 ㉣역시 감수 1분열이 완료되기 전 세포라는 것을 알 수 있다. 그러므로 ㉡과 ㉣은 Ⅰ과 Ⅱ중 각각 어느 하나이다.
그리고 ㉡이 분열하여 생성된 딸세포는 ㉠이나 ㉢중 하나라는 것을 알 수 있다. 그런데 ㉠은 ㉡에는 없는 대립유전자 F를 갖고 있다. 염색체비분리가 일어나더라도 모세포에 없던 유전자가 새로 생기지는 않으므로, ㉠은 ㉡의 딸세포가 아니다. 그러므로 ㉡이 감수 1분열하여 ㉢을 생성하였고, ㉣이 감수 1분열하여 ㉠을 생성하였음을 알 수 있다. 이 때 ㉡이 분열하여 ㉢이 되는 과정에서 F와 f는 정상적으로 분리되었다는 것을 알 수 있다. 왜냐하면 이 과정에서 비분리가 일어났다면 ㉢의 f의 합은 0 또는 4가 되어야 하는데, ㉢이 가지는 f의 상대량이 2이기 때문이다. 또한 F와 f의 상대량을 더한 값이 4라는 것을 통해(혹은 비분리가 일어나지 않았다는 것을 통해) 대립유전자 F와 f는 상염색체 상에 존재한다는 것도 알 수 있다. 따라서 ㉣에서 성별과 상관없이 E와 f의 DNA 상대량의 합은 4이어야 하므로, ⓒ는 2이다.
다음으로 E와 e를 살펴보면, 문제에서 주어진 표에서 ㉡과 ㉣ 모두에서 DNA 상대량의 합이 4인 것을 확인할 수 있다. 성별과 상관없이 DNA 상대량의 합이 4라는 것은 E와 e가 상염색체에 존재한다는 사실을 말해준다. 그러므로 정상적인 분리가 일어난 결과로 ⓑ는 2이다. 그리고 G와 g는 정상적으로 분리된다면 ㉡의 g는 ㉢으로 전달되어야 한다. 그런데 실제로는

ⓒ의 g는 0이므로, ⓑ의 g는 ⓒ으로 전달되지 못한 것을 알 수 있다. 그러므로 대립유전자 G와 g는 성염색체에 존재하며, 감수 1분열에서 비분리가 일어났다는 것을 알 수 있다.

그리고 ⓓ과 ⓐ의 DNA 상대량을 살펴보면, ⓐ이 가지는 G는 ⓓ로부터 온 것이므로 ⓓ은 G와 g를 모두 갖고 있었다는 것을 알 수 있다. 이를 통해 G와 g는 X 염색체 상에 존재한다는 것과 ⓓ은 X 염색체를 2개 가지는 암컷의 세포인 세포 Ⅰ이라는 것, 그리고 ⓐ은 세포 Ⅲ이라는 것을 알 수 있다. ⓓ에서 ⓐ이 형성될 때 성염색체에서 비분리가 일어났으므로, ⓐ은 ⓓ로부터 2개의 성염색체를 모두 받아 G의 DNA 상대량이 2가 되었고 g의 DNA의 상대량도 2(ⓐ)가 되었을 것임을 알 수 있다. 그러면 ⓑ은 제1정모세포인 세포 Ⅱ이어야 하므로 X 염색체를 한 개만 가질 것이다. 그러므로 ⓑ(세포 Ⅱ)에서 g의 상대량은 2이어야 한다. 그리고 이 세포에서 감수 1분열을 통해 생성된 ⓒ은 성염색체의 비분리가 일어나 성염색체를 하나도 가지지 못하는 세포로, g의 상대량을 0으로 가지는 세포(세포 Ⅳ)일 것이다.

| 정답해설 |

ㄴ. 자료해석에서 살펴본 바와 같이, 문제에서 주어진 자료를 통해 ⓐ, ⓑ, ⓒ의 값은 모두 2임을 확인하였다. 그러므로 ⓐ+ⓑ+ⓒ=6이라는 설명은 옳다.

ㄷ. Ⅲ은 두 X염색체를 모두 받은 세포이므로 성염색체의 수가 2이다. Ⅲ에서 ㉮가 생성될 때는 정상적인 분리가 일어났으므로 ㉮의 성염색체 수도 2이다. Ⅳ는 염색체 비분리가 일어나 성염색체를 하나도 받지 못한 세포이다. 그러므로 Ⅳ의 성염색체 수는 0이고, Ⅳ가 생성될 때 동시에 생성된 다른 세포(㉯의 모세포)의 성염색체 수가 2이다(X 1개, Y 1개). 이 세포에서 ㉯가 생성될 때 정상적인 분리가 일어났으므로, ㉯의 성염색체 수는 2이다. 그러므로 성염색체 수는 ㉮ 세포와 ㉯ 세포가 같다는 설명은 옳다.

| 오답해설 |

ㄱ. 자료해석에서 살펴본 바와 같이, 문제에서 주어진 자료를 통해 ⓒ은 Ⅳ라는 것을 알 수 있었다. 그러므로 ⓒ은 Ⅲ이라는 설명은 옳지 않다.

090. 기본

정답 ④

| 자료해석 |

이 문제는 HIV의 생활사에 대해 이해하고 있는지 확인하기 위한 이해형문제이다. HIV(human immunodeficiency virus)는 레트로바이러스로, 인간의 보조 T 림프구를 특이적으로 감염하여 후천성 면역 결핍증을 일으킨다. HIV는 유전물질로 RNA를 지닌다. HIV의 감염으로 RNA와 단백질이 숙주세포 내로 유입되면, 바이러스가 갖고 있던 역전사효소는 유입된 RNA를 주형으로 하여 DNA를 합성하고, 이를 숙주세포의 유전체에 삽입하여 프로바이러스의 형태로 숙주세포의 염색체 내에 존재하게 한다. 이렇게 숙주세포의 유전체에 삽입된 바이러스 유전자는 숙주세포의 유전자 발현 시스템에 의해 전사 및 번역된다. 숙주 세포에 의해 HIV의 RNA와 단백질이 합성되면 이는 숙주세포 내에서 바이러스로 조립된 뒤 막으로 둘러싸여 빠져나오게 되고, 이렇게 생성된 새 HIV는 다른 숙주세포를 감염하여 새로운 생활사를 시작한다. 문제에서 주어진 그림에는 이와 같은 과정이 모식적으로 나타나 있다.

| 정답해설 |

ㄱ. 자료해석에서 살펴본 바와 같이, HIV는 유전물질로 RNA를 지닌다.

ㄷ. 역전사 과정을 차단하면 HIV의 유전체가 프로바이러스로 존재할 수 없기 때문에, HIV의 유전자 발현이 억제되어 결과적으로 증식 또한 억제된다. 그러므로 역전사 과정을 차단하면 HIV의 증식을 막을 수 있다.

ㄹ. 문제에서 주어진 그림에서 살펴볼 수 있는 것처럼, 새 HIV를 구성하는 단백질은 숙주세포에 DNA 형태로 삽입된 유전체로부터 새롭게 발현된다. 그러므로 주어진 설명은 옳다.

| 오답해설 |

ㄴ. 후천성 면역 결핍증은 HIV에 의한 감염으로 숙주세포인 보조 T 림프구는 파열되어 사멸하고, 그 결과 HIV에 감염된 환자에서는 보조 T 림프구의 숫자가 감소하여 2차 감염으로 인한 질병이 나타난다. 그러므로 HIV가 보조 T 림프구의 DNA 복제를 돕는다는 설명은 옳지 않다.

091. 기본 PLUS

정답 ④

| 자료해석 |

이 문제는 형질도입(transduction)에 대해 이해하고 있는지 확인하기 위한 이해형문제이다. 세균에서 서로 다른 두 개체의 DNA에서 일어나는 수평적 유전자 전달 방법에는 형질전환, 형질도입, 접합 등이 있다. 형질도입은 박테리오파지가 한 숙주세포에서 다른 숙주 세포로 유전자를 옮겨 세균 간에서 유전자 재조합이 일어나는 현상이다. 용균성 생활사를 진행할 때 박테리오파지의 캡시드에 자신의 DNA의 포장이 일어나는데 때로는 이 과정에서 자신의 DNA 대신에 세균(세균 X) DNA 절편이 포장되기도 한다. 이렇게 형성된 비리온이 다른 세균(세균 Y)을 감염할때, 세균(세균 X) DNA가 새로운 숙주세포로 주입된다. 이렇게 다음 세균으로 들어간 DNA가 수용체 세포 염색체에 DNA 재조합 과정을 통해 삽입되면 재조합 세포가 생성된다.

| 정답해설 |

ㄱ. 용균성 생활사를 갖는 박테리오파지는 감염 초기((가) 과정)에 바이러스의 핵산분해효소가 합성되어 숙주 염색체를 모두 가수분해시키는데, 이렇게 생성된 뉴클레오타이드를 자신(바이러스)의 DNA 합성에 이용한다.

ㄴ. 세균의 염색체 DNA는 고리 구조이므로, 박테리오파지에 의해 전달된 세균 X의 DNA가 세균 Y의 염색체 DNA 내로 도입되는 과정에서 두 곳에서 상동 재조합이 일어나게 된다.

| 오답해설 |

ㄷ. 문제에서 제시한 그림은 형질전환(transformation)이 아니라 형질도입(transduction)을 나타낸 것이다.

092. 기본

정답 ④

| 자료해석 |

이 문제는 대장균의 젖당 오페론에 대해 이해하고 있는지를 확인하는 분석·종합·평가형문제이다. 오페론(operon)이란 발현이 한꺼번에 조절되는 기능이 관련된 유전자들의 무리로서 박테리아와 파지에서 발견되는 유전자의 기능 단위이다. 오페론은 프로모터, 작동자, 구조 유전자로 구성된다. 작동자와 조절 단백질의 결합 여부에 따라 오페론의 활성이 조절된다. 젖당 오페론에서 조절 단백질인 *lac* 억제자(억제 단백질)는 젖당의 존재 여부에 관계없이 항상 발현된다. 젖당이 존재하지 않을 경우 억제 단백질은 작동자와 결합하는데, 이러한 결합은 RNA 중합 효소가 프로모터와 결합하는 것을 방해하여 구조 유전자는 결국 전사되지 못한다. 그러나 젖당이 존재할 경우, 젖당은 억제 단백질에 결합하여 억제 단백질이 작동자와 결합하지 못하도록 구조를 변화시킨다. 이는 RNA 중합효소가 프로모터에 결합하는 것을 허용하여 구조 유전자가 전사될 수 있게 된다.

문제에서 주어진 그림을 살펴보면, 유전자 A에서는 억제 단백질이 발현되므로 A는 조절 유전자임을 알 수 있다. 억제 단백질이 결합하는 C는 작동자이며, 작동자 앞에 위치한 B는 프로모터이다. D는 젖당 대사에 관여하는 효소들을 암호화하는 구조 유전자이다. 문제에서 주어진 표를 살펴보면, 시험관 Ⅰ의 대장균은 포도당이 있고 젖당이 없는 조건에서 배양되었으며 젖당분해효소(유전자(D)의 발현 산물)가 생성되지 못하였음을 알 수 있다. 시험관 Ⅱ의 대장균은 포도당이 없고 젖당이 있는 조건에서 배양되었으며 젖당분해효소(유전자(D)의 발현 산물)가 생성되었음을 알 수 있다.

| 정답해설 |

ㄱ. 자료해석에서 살펴본 바와 같이, 오페론은 프로모터(B), 작동자(C), 구조 유전자(D)로 구성된다. 조절 유전자(A)는 오페론의 조절에 관여하지만 오페론의 구성 요소는 아니다. 그러므로 젖당 오페론은 B + C + D이라는 설명은 옳다.

ㄷ. 자료해석에서 살펴본 바와 같이, 문제에서 주어진 자료를 통해 시험관 Ⅱ의 대장균에서는 젖당 오페론이 발현되어 젖당분해효소가 생성된 것을 확인할 수 있다. 따라서 시험관 Ⅱ에서 RNA 중합효소가 B(프로모터)에 결합된 후 D(구조 유전자)로 이동한다는 설명은 옳다.

| 오답해설 |

ㄴ. 자료해석에서 살펴본 바와 같이, A는 억제 단백질을 암호화하는 조절 유전자이다. 환경의 변화에 따라 오페론의 발현을 즉각적으로 조절하기 위해서 억제 단백질은 대장균 내에서 항상 적정 농도로 존재해야만 한다. 따라서 오페론의 조절 유전자는 낮은 속도이기는 하지만 대장균의 배양 조건에 관계없이 항상 일정하게 발현된다. 그러므로 시험관 Ⅱ의 대장균에서는 A(조절 유전자)의 전사가 일어나지 않는다는 설명은 옳지 않다.

093. 연습 PLUS

정답 ④

| 자료해석 |

이 문제는 박테리오파지의 용균성 생활사(lytic cycle)에 대하여 이해하고 있는지 확인하기 위한 이해형문제이다. 용균성 생활사는 감염된 숙주세포가 파괴되어 자손 바이러스를 방출하기 때문에 붙여진 이름이다. 바이러스가 숙주세포에 부착(단계 1)한 후 바이러스 DNA를 세포로 주입(단계 2)하면, 파지 DNA로부터 초기 유전자(early gene)의 전사와 번역이 일어난다(단계 3). 이어서 파지 DNA의 복제와 캡시드 단백질 등의 합성이 일어나고(단계 4), 이들이 함께 조립된다(단계 5). 마지막으로 파지가 생산한 용해효소에 의해 세균의 세포벽이 분해되면서 조립된 파지들이 방출된다(단계 6).

| 정답해설 |

④ 숙주 DNA를 파괴하는 효소를 암호화하는 파지 유전자는 감염 초기에 발현되고, 숙주 세포벽을 파괴하는 효소(용해효소)를 암호화하는 파지 유전자는 감염 후기에 발현된다. 따라서 숙주 DNA를 파괴하는 효소를 암호화하는 파지 유전자가 숙주 세포벽을 파괴하는 효소를 암호화하는 파지 유전자보다 먼저 발현된다는 설명은 옳다.

| 오답해설 |

① 박테리오파지의 꼬리 섬유는 숙주세포 표면에 존재하는 수용체를 특이적으로 인식하여 부착하는 역할을 수행한다.
② 캡시드 단백질은 파지의 초기 유전자(early gene) 산물이 아니라 후기 유전자(late gene) 산물이다.
③ 단계 3에서 바이러스 단백질은 바이러스 리보솜이 아니라 숙수 리보솜에 의해 합성된다.
⑤ 단계 1 이후에서부터 단계 6까지 모두 경과되는데 37℃에서 보통 30분 정도의 시간이 소요된다.

094. 연습

정답 ⑤

| 자료해석 |

이 문제는 원핵세포의 유전자 발현 조절에 대해 이해하고 있는지 확인하기 위한 분석 · 종합 · 평가형문제이다. 원핵세포는 진핵세포와 달리 전사와 번역이 시간적 · 공간적으로 분리되어 있지 않기 때문에 원핵세포는 주로 전사 단계에서 유전자 발현을 조절한다. 또한 원핵세포는 서로 연관된 기능을 수행하는 여러 개의 유전자가 하나의 전사 단위로 묶여 있어, 이들의 발현을 한 번에 촉진, 억제할 수 있도록 하는 조절이 일어난다. 이렇게 묶여 있는 하나의 전사 단위를 오페론이라고 하는데, 오페론은 프로모터, 작동 유전자(작동 부위), 구조 유전자(암호화 부위)로 구성되어 있다. 프로모터는 RNA 중합 효소가 결합하여 전사가 시작되는 DNA 부위이고, 작동 유전자는 전사 조절 단백질이 결합하여 전사를 조절하는 스위치 역할을 하는 부위이며, 구조 유전자는 단백질 합성에 대한 유전 정보를 저장하고 있는 DNA 부위이다.

오페론의 대표적인 예는 젖당 오페론이다. 세균은 에너지원으로 젖당보다는 포도당을 선호하기에 포도당이 있는 경우 젖당을 분해하는 효소를 발현하지 않다가, 포도당은 없고 젖당만 있는 환경에서 젖당을 분해하는 효소를 발현하여 젖당을 에너지원으로 이용한다. 젖당이 없는 환경에서는 오페론의 작동부위에는 억제 단백질이 결합하여 젖당을 에너지원으로 만드는데 필요한 유전자(구조유전자)의 발현을 억제하고 있다. 그러나 젖당이 존재하는 환경에서는 억제 단백질이 작동부위에서 떨어져 나가 구조유전자가 발현된다. 이와 같은 현상이 가능한 이유는 억제 단백질에 결합하는 물질이 젖당의 유도체이기 때문에, 젖당이 존재하는 환경에서는 젖당 유도체가 억제 단백질과 결합하여 작동부위에 결합하지 못하도록 형태적인 변화를 일으키기 때문이다. 이를 바탕으로 문제에서 주어진 각 균주의 실험 결과를 예상하면 다음과 같다.

(ⅰ)야생형 대장균

	억제 단백질과 젖당 유도체의 결합	억제 단백질과 작동 부위의 결합	젖당 분해 효소의 생성
포도당과 젖당이 없는 배지	×	○	×
포도당은 없고 젖당이 있는 배지	○	×	○

(ⅱ)조절 유전자 결실된 돌연변이: 조절단백질이 생산되지 못하므로 항상 구조유전자가 발현됨

	억제 단백질과 젖당 유도체의 결합	억제 단백질과 작동 부위의 결합	젖당 분해 효소의 생성
포도당과 젖당이 없는 배지	×	×	○
포도당은 없고 젖당이 있는 배지	×	×	○

(ⅲ)프로모터가 결실된 돌연변이: 프로모터가 결실되면 구조유전자가 항상 발현되지 못함

	억제 단백질과 젖당 유도체의 결합	억제 단백질과 작동 부위의 결합	젖당 분해 효소의 생성
포도당과 젖당이 없는 배지	×	○	×
포도당은 없고 젖당이 있는 배지	○	×	×

이를 종합하여 보면 ⓐ는 '억제 단백질과 작동 부위의 결합' ⓑ는 '억제 단백질과 젖당 유도체의 결합', ⓒ는 '젖당 분해 효소의 생성'이라는 것을 알 수 있다. 또한 Ⅰ은 프로모터가 결실된 돌연변이, Ⅱ는 조절유전자가 결실된 돌연변이라는 것도 알 수 있다. 그러므로 ㉠은 'ㅇ'이다.

| 정답해설 |

ㄴ. 자료해석에서 살펴본 바와 같이, 문제에서 주어진 자료를 통해 ⓐ는 '억제 단백질과 작동 부위의 결합'이라는 것을 알 수 있었다. 그러므로 주어진 설명은 옳다.

ㄷ. 자료해석에서 ㉠이 'ㅇ'임을 확인하였다. 그러므로 주어진 설명은 옳다.

| 오답해설 |

ㄱ. 자료해석에서 살펴보았듯이, Ⅰ은 조절유전자가 결실된 돌연변이가 아니라 프로모터가 결실된 돌연변이이다. 그러므로 주어진 설명은 옳지 않다.

095. 연습 PLUS

정답 ②

| 자료해석 |

이 문제는 최소배지를 이용하여 영양요구주(auxotroph)의 유전자형을 확인하는 실험을 분석 및 종합한 후 주어진 보기의 설명이 옳은지 평가하는 분석・종합・평가형문제이다. 영양요구주(auxotroph)는 성장에 반드시 필요한 인자(영양소 등)를 만들지 못하는 돌연변이체이므로, 영양요구주는 최소배지(탄소원 및 무기염류만 들어 있는 합성배지)에서는 증식하지 못한다. 하지만 최소배지에 영양요구주가 필요로 하는 특정 영양소를 넣어주면 그 영양요구주는 증식하여 콜로니를 형성할 수 있다.

문제에서 주어진 실험의 결과를 살펴보면, 균주 1은 최소배지에 류신이나 트레오닌 중 어느 하나만 첨가된 배지에서는 증식하지 못했지만 류신과 트레오닌이 모두 첨가된 배지에서는 증식하였으므로 류신과 트레오닌을 생합성할 수 없는 영양요구주이다. 따라서 균주 1의 유전자형은 $thr^- leu^- his^+ pro^+ arg^+ bio^+$이다. 마찬가지 방법으로 살펴보면, 균주 6의 유전자형은 $thr^+ leu^+ his^+ pro^+ arg^- bio^-$라는 것과 균주 2의 유전자형은 $thr^+ leu^+ his^+ pro^+ arg^+ bio^-$라는 것, 균주 4의 유전자형은 $thr^- leu^+ his^+ pro^+ arg^+ bio^+$라는 것을 알 수 있다. 균주 5는 서로 다른 2종류 아미노산만 들어 있는 6종류의 최소배지에서 모두 증식하였으므로 야생형($thr^+ leu^+ his^+ pro^+ arg^+ bio^+$)이다. 균주 3의 유전자형은 정확히 알 수 없다.

| 정답해설 |

ㄴ. 자료해석에서 살펴본 바와 같이, 문제에서 주어진 실험을 통해 균주 1의 유전자형은 $thr^- leu^- his^+ pro^+ arg^+ bio^+$이라는 것을 알 수 있다.

| 오답해설 |

ㄱ. 야생형(wild type)은 균주 5이다. 균주 3은 영양요구주이다.

ㄷ. 균주 6의 유전자형은 $thr^+ leu^+ his^+ pro^+ arg^- bio^-$이다. 따라서 균주 6의 유전자형은 정확히 알지 못한다는 설명은 옳지 않다.

096. 기본 PLUS

정답 ③

| 자료해석 |

이 문제는 히스톤의 변형과 유전자 발현 조절에 대해 이해하고 있는지 확인하기 위한 이해형문제이다. 염색질은 히스톤 단백질과 DNA로 구성되어 있다. 염색질에서 가장 흔한 히스톤들은 H2A, H2B, H3, H4이다. 히스톤 단백질을 구성하는 아미노산의 5분의 1은 세포의 환경에서 양전하를 띠는 염기성 아미노산(리신이나 아르기닌 등)들로, 음전하를 띠는 DNA와 단단하게 결합한다.

뉴클레오솜에 있는 각 히스톤 분자의 N 말단은 뉴클레오솜의 바깥쪽으로 돌출되어 있다. 이러한 히스톤 꼬리에 있는 리신에 아세틸기($-COCH_3$)가 결합하는 것을 히스톤 아세틸화라고 하고, 아세틸가 제거되는 것을 탈아세틸화라 한다. 리신이 아세틸화되면 리신의 양전하는 중화되어 히스톤 꼬리는 더 이상 주변에 있는 뉴클레오솜과 결합하지 못한다. 뉴클레오솜과 히스톤 간의 강한 결합에 의해 염색질은 더욱 간결한 구조로 응축되므로, 히스톤의 아세틸화로 이와 같은 결합이 저해되면 염색질은 좀 더 느슨한 구조로 존재하게 된다. 그 결과, 전사 단백질은 아세틸화된 부위에 있는 유전자에는 쉽게 접근할 수 있으므로 유전자 발현이 활성화된다.

| 정답해설 |

ㄷ. 자료해석에서 살펴본 바와 같이, 히스톤 꼬리의 리신이 아세틸화되면 리신의 양전하가 중화되어 히스톤 꼬리는 더 이상 주변에 있는 뉴클레오솜과 결합하지 못한다. 즉, 아세틸화된 히스톤 꼬리는 아세틸화 되지 않은 히스톤 꼬리보다 DNA에 대한 친화력이 더 작다.

| 오답해설 |

ㄱ. ㉠(히스톤 단백질)은 아스파르트산이나 글루탐산 같은 산성 아미노산을 많이 함유하고 있지 않다. 그 대신 히스톤 단백질(㉠)을 구성하는 아미노산의 5분의 1은 리신이나 아르기닌 같이 세포의 환경에서 양전하를 띠는 염기성 아미노산들로 구성되어 있다.

ㄴ. 그림 (나)에서 왼쪽의 뉴클레오솜 구조(더욱 간결한 구조로 응축된 상태)는 해당 부위의 유전자에 전사인자의 접근이 어려워 유전자가 발현될 수 없지만, 오른쪽의 뉴클레오솜 구조(좀 더 느슨한 구조)는 전사인자가 접근할 수 있어 유전자가 발현될 수 있다. 따라서 (Ⅰ) 과정은 유전자 발현의 활성화이고, (Ⅱ) 과정은 유전자 발현의 억제라는 것을 알 수 있다.

097. 기본

정답 ②

| 자료해석 |

이 문제는 진핵생물의 전사 단계에서 유전자발현조절에 대해 이해하고 있는지 확인하기 위한 이해형문제이다. 그림은 진핵생물에서 DNA에 RNA 중합효소가 결합하여 전사가 시작되는 상황을 나타낸 모식도이다. 진핵생물의 RNA 중합효소 Ⅱ(mRNA 전구체 합성 효소)의 경우 원핵생물의 RNA 중합효소와는 달리 스스로 프로모터에 결합할 수 없고, 보편전사인자(general transcription factor)라고 불리는 한 벌의 단백질의 도움을 받아야만 프로모터에 결합할 수 있다. 또한, 진핵생물에서 적당한 시간과 장소에서 높은 빈도로 특정 유전자가 전사되려면, 조절요소들과 특수 전사인자(specific transcription factor)라고 하는 일련의 단백질 사이의 상호작용도 필요하다.

| 정답해설 |

ㄴ. ㉠은 프로모터와 멀리 떨어져 있는 원거리 조절 요소(인헨서 등)이다. 원거리 조절 요소에 전사인자가 결합하고 중개자 단백질과 함께 전사개시복합체를 형성하면 모식도에서와 같이 DNA가 휘어진다.

| 오답해설 |

ㄱ. 진핵세포에서는 전사과정과 번역과정이 시공간적으로 분리되어 있는 것이 특징이다. 전사과정은 핵에서 일어나고 번역과정은 세포질에서 일어난다. 즉 위 과정은 핵에서 일어난다.

ㄷ. 진핵세포에서 RNA 중합효소가 결합하여 전사가 일어나기까지 다양한 전사 인자(전사 조절 인자)들에 의해 조절된다. 진핵생물의 RNA중합효소는 원핵생물의 RNA중합효소와는 달리 스스로 프로모터에 결합할 수 없고 전사 촉진 인자의 도움을 받아야만 전사를 시작할 수 있다.

098. 기본

정답 ⑤

| 자료해석 |

이 문제는 분화와 유전자 발현 조절에 대해 이해하고 있는지 확인하기 위한 이해형문제이다. 수정란으로부터 개체가 형성될 때, 각각의 세포는 서로 다른 기능을 지니게 되며 서로 다른 기관으로 분화한다. 그러나 이렇게 세포가 서로 다른 기관으로 분화하더라도 체세포가 지니는 유전자는 수정란이 갖고 있던 유전자와 모두 동일한데, 이는 체세포가 분열할 때 자신이 보유하던 DNA를 한 번만 복제하여 정확하게 둘로 나누기 때문이다. 그러므로 한 개체를 이루는 모든 체세포는 유전자 동일성을 나타낸다. 각각의 세포가 동일한 유전자를 지녔음에도 발생 중에 서로 다른 기능을 수행하는 세포로 분화할 수 있는 이유는 각 세포가 서로 다른 전사인자를 지니고 있어 자신의 기능에 맞는 유전자를 선택적으로 발현하기 때문이다. 이와 같은 전사인자의 불균등성은 수정란의 전사인자가 세포질 내에 불균등하게 분포한 데에서 기인한다.

문제에서 주어진 그림을 살펴보면, 동일한 수정란에서 분화된 근육세포와 모근세포는 모두 DNA가 수정란과 동일하게 보존되었음을 알 수 있다. 그러나 근육세포에는 마이오신 유전자가 발현되며, 모근세포에는 케라틴 유전자가 발현되어 이 두 세포는 서로 다른 기능을 하고 있음을 짐작할 수 있다.

| 정답해설 |

ㄴ. 마이오신 유전자를 발현하는 근육 세포나 케라틴 유전자를 발현하는 모근 세포는 수정란이 체세포분열을 통해 형성된 세포이므로, 수정란과 동일한 유전정보를 가지고 있다. 그러므로 수정란에는 마이오신 유전자와 케라틴 유전자가 모두 있다는 설명은 옳다.

ㄷ. 자료해석에서 살펴본 바와 같이, 발생 도중에 각각의 세포가 서로 다른 유전자를 발현할 수 있는 이유는 특정 세포에는 특정 유전자만 발현할 수 있게 하는 특정 전사인자를 가지고 있기 때문이다. 문제에서 주어진 그림을 살펴보면, 모근 세포에서는 케라틴 유전자가 발현된다는 것을 확인할 수 있다. 따라서 모근 세포에는 케라틴 유전자의 전사에 관여하는 전사인자가 있다는 설명은 옳다.

| 오답해설 |

ㄱ. 마이오신 유전자와 케라틴 유전자는 서로 다른 단백질을 암호화하는 유전자이므로, 두 유전자의 염기서열은 동일하지 않다. 그러므로 주어진 설명은 옳지 않다.

099. 연습

정답 ②

| 자료해석 |

이 문제는 진핵세포의 전사인자에 의한 전사조절에 대해 이해하고 있는지 확인하기 위한 분석·종합·평가형문제이다. 진핵생물은 원핵생물에 비해 유전자의 수가 많고 유전체의 크기도 매우 크다. 또한 유전자가 개체의 발생 단계에 따라, 기관에 따라, 세포가 놓인 환경에 따라 서로 다르게 발현되기 때문에 원핵생물보다 더 복잡한 유전자 발현 조절 시스템을 갖고 있다. 이 중 전사인자에 의한 전사 조절은 유전자 발현의 전사 단계에서 작동하는 조절 단계이다. 이들 전사인자들은 다양한 조합으로 유전자 전사를 켜거나 끄는 스위치로 작용할 수 있다.
먼저 문제에서 주어진 자료의 첫 번째에서 세 번째 항목까지의 내용을 모식적으로 정리해 보면 다음과 같다. 왼쪽의 전사 인자 자리에 ㉠, ㉡, ㉢, W가 각각 결합할 수 있는 자리를 표시하였으며 각 유전자는 오른쪽과 같이 유전자를 발현하나, 아직 정확한 연결 관계는 알 수 없다.

㉠↓	㉡↓	㉢↓	W↓	
A	B	-	D	(가)
-	B	C	D	(나)
A	-	C	-	(다)
A	-	-	D	(라)

• w → W
• x → X
• y → Y
• z → Z

다음으로 문제에서 제시된 표를 살펴보면, Ⅳ와 Ⅴ는 전사인자를 넣어 준 경우 4가지 유전자 중 2가지 유전자에만 전사가 일어났다는 것을 알 수 있다. 이와 같은 경우가 가능한 것은 ㉡을 넣은 경우 혹은 ㉢을 넣은 경우뿐이다. 그런데 ㉡과 ㉢을 넣은 경우 모두 유전자 (나)가 전사되므로, y는 유전자 (나)라는 것을 알 수 있다. 또한 x와 z는 ㉡과 ㉢에 의해 전사될 수 있는 (가) 혹은 (다) 중 각각 하나이다. 그런데 x는 전사인자 4가지 중 2가지에 의해서만 전사되고 z는 전사인자 4가지 중 3가지에 의해서 전사되므로, x는 (다)이고 z는 (가)라는 것을 알 수 있다. 따라서 나머지 (라)는 w이다.
문제에서 제시된 표를 다시 살펴보면, 세포 Ⅳ에서는 y((나))와 z((가))만 발현되었다는 것을 확인할 수 있다. (나)와 (가)만 발현시키기 위해서 세포 Ⅳ에는 B에 결합하는 ㉡을 넣어주었다는 것을 알 수 있다. 그리고 세포 Ⅴ에서는 x((다))와 y((나))만 발현되었다는 것을 확인할 수 있는데, (다)와 (나)만 발현시키기 위해서 세포 Ⅴ에는 C에 결합하는 ㉢을 넣어주었다는 것을 알 수 있다. 또한 세포 Ⅲ에서는 w((라))와 y((나)), z((가))가 발현되었다는 것을 확인할 수 있는데, (라)와 (나), (가)를 발현시키기 위해서 세포 Ⅲ에는 D에 결합하는 W를 넣어주었다는 것을 알 수 있다. 마지막으로 세포 Ⅱ에서는 w((라))와 x((다)), z((가))가 발현되었다는 것을 확인할 수 있는데, (라)와 (다), (가)를 발현시키기 위해서 세포 Ⅱ에는 A에 결합하는 ㉠을 넣어주었다는 것을 알 수 있다. 이를 정리하면 다음과 같다.

㉠↓	㉡↓	㉢↓	W↓	
A	B	-	D	(가)
-	B	C	D	(나)
A	-	C	-	(다)
A	-	-	D	(라)

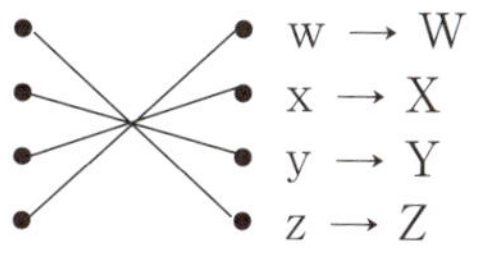

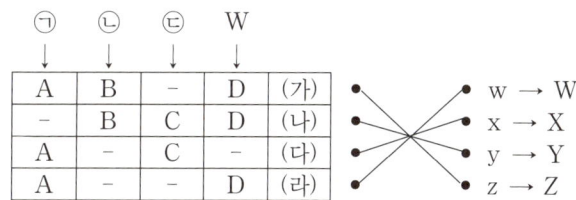

유전자 \ 세포	Ⅰ	Ⅱ (+㉠)	Ⅲ (+W)	Ⅳ (+㉡)	Ⅴ (+㉢)
w = (라)	×	○	○	×	×
x = (다)	×	○	×	×	○
y = (나)	×	ⓐ	○	○	○
z = (가)	×	○	○	○	×

| 정답해설 |

ㄴ. 자료해석에서 유전자 (가)는 z임을 확인하였다. 그러므로 주어진 설명은 옳다.

| 오답해설 |

ㄱ. 자료해석에서 살펴본 바와 같이, 문제에서 주어진 자료를 통해 세포 Ⅱ에서는 w((라))와 x((다)), z((가))가 발현되었다는 것을 알 수 있다. w의 발현 산물인 W는 (가)(z)와 (나)(y), (라)(w) 유전자를 발현시키기 때문에 세포 Ⅱ 에서는 (나)(y) 유전자도 발현된다. 그러므로 ⓐ는 ○라는 것을 알 수 있다. 따라서 주어진 설명은 옳지 않다.

ㄷ. 자료해석에서 Ⅴ는 Ⅰ에 전사인자 ㉢을 넣은 세포임을 확인하였다. 그러므로 Ⅴ는 Ⅰ에 W를 넣은 세포라는 설명은 옳지 않다.

100. 연습 PLUS

정답 ④

| 자료해석 |

이 문제는 비번역 RNA에 대해 이해하고 있는지 확인하기 위한 이해형문제이다. 마이크로 RNA(microRNA, miRNA)는 소형의 단일가닥 RNA로 하나 이상의 작은 이중나선 머리핀 모양의 구조를 가지고 있다. miRNA는 수소 결합에 의해 유지되는 자체적으로 접혀 겹쳐진 긴 RNA 전구체로부터 생성된다.

| 정답해설 |

ㄱ. 진핵세포에서 microRNA를 만들기 위한 pri-miRNA는 세포의 유전체에 암호화되어 있는 자신의 유전자에서 전사되어 만들어진다.

ㄴ. (가) 과정은 각각 잘린 머리핀 구조에 다이서(Dicer)라는 효소가 작용하여 양 말단을 잘라 이중가닥 RNA를 형성하는 과정이다. 다이서는 머리핀 구조의 고리와 단일가닥들의 말단을 다듬는다.

| 오답해설 |

ㄷ. (나) 과정은 성숙한 miRNA와 단백질 복합체가 표적 mRNA에 결합하는 것이다. 그림을 보면 miRNA가 mRNA에 결합 시 상보서열에 완전히 일치하지 않는 것을 볼 수 있는데 이 경우에는 번역이 억제된다. 참고로 mRNA 염기가 전체 길이에 있어서 완전히 상보적이라면(siRNA 경우) mRNA는 분해된다. 이와 같이 miRNA는 전사 억제가 아닌 번역 억제와 관련이 있다.

101. 기본

정답 ④

| 자료해석 |

이 문제는 유전자 재조합 기술에서 형질전환체를 선별하는 원리에 대해 이해하고 있는지 확인하기 위한 분석·종합·평가형문제이다. 재조합 DNA 조작기술을 수행할 때 재조합 DNA로 형질전환된 균주만 선택적으로 선별해낼 수 있어야 하는데, 이러한 선별을 위해 일반적으로 항생제 저항성 유전자나 *lacZ* 유전자 등을 이용한다.

DNA로 형질전환된 균주만 선택적으로 선별해 내는 원리를 문제에서 제시한 실험을 예로 들어 설명하면 다음과 같다. 플라스미드 P의 ㉠자리가 절단되어 원하는 유전자가 삽입되었을 경우 테트라사이클린 저항성 유전자가 비기능적으로 변하게 된다. 따라서 이러한 재조합 플라스미드 P로 형질전환된 균주는 테트라사이클린에 저항성을 나타내지 못하게 되는 것이다. 그러므로 테트라사이클린을 첨가한 배지에서 배양해봄으로써, 균주가 가지는 플라스미드의 ㉠자리에 외부 유전자가 삽입되었는지를 확인할 수 있다. 동일한 논리로 앰피실린에 대해서도 생각해 보면, ㉢자리에 유전자가 도입된 플라스미드 P를 가지는 균주는 앰피실린 저항성을 나타내지 못하게 된다. 이제 젖당 분해 효소 유전자에 대해서도 생각해 보면, 플라스미드 P의 ㉡자리에 외부 유전자가 도입되었을 경우 젖당 분해 효소 유전자가 비기능적으로 변하게 된다. 따라서 이러한 재조합 플라스미드 P로 형질전환된 균주는 젖당 분해 효소를 생산하지 못하고 그로 인해 물질 G를 분해하지 못하게 된다. 그러므로 이런 균주에서 형성된 균체는 푸른색을 띠지 못하고 흰색을 띠게 된다.

문제에서 주어진 실험 결과 표를 살펴보면, 대장균 Ⅱ는 테트라사이클린과 G를 포함한 배지에서 흰색 균체를 형성한 것을 확인할 수 있다. 흰색 균체를 형성했다는 것은 젖당 분해효소 유전자가 비기능적이라는 것을 의미하므로, 이를 통해 대장균 Ⅱ에서 y는 젖당 분해효소 유전자 상에 존재하는 ㉡에 삽입되어 있다는 것과 B는 ㉡을 절단하는 효소라는 것을 알 수 있다. 한편 대장균 Ⅰ은 테트라사이클린과 G를 포함한 배지에서 푸른색 균체를 형성한 것을 확인할 수 있는데, 이러한 결과는 대장균 Ⅰ은 테트라사이클린 저항성 유전자와 젖당 분해 효소 유전자가 기능적이라는 것을 말해준다. 따라서 대장균 Ⅰ에서 x는 앰피실린 저항성 유전자 상에 존재하는 ㉢에 삽입되어 있다는 것과 A는 ㉢을 절단하는 효소라는 것을 알 수 있다. 대장균 Ⅲ은 ㉡(젖당 분해효소 유전자의 중간 부위)에는 y가 삽입되어 있고 ㉢(앰피실린 저항성 유전자의 중간 부위)에는 x가 삽입되어 있는 플라스미드 P(P_3)를 가진다.

| 정답해설 |

ㄱ. 자료해석에서 A는 ⓒ을 절단하는 효소라는 것을 살펴보았다. 그러므로 A의 절단 위치가 ⓒ이라는 설명은 옳다.

ㄷ. 자료해석에서 살펴본 바와 같이, 문제에서 제시한 실험을 통해 대장균 Ⅱ는 젖당 분해효소 유전자 상에 존재하는 ⓛ에 y가 삽입되어 있는 재조합 플라스미드 $P(P_2)$를 가진다는 것을 알 수 있다. 즉, 대장균 Ⅱ는 테트라사이클린 저항성 유전자와 앰피실린 저항성 유전자가 모두 기능적이다. 따라서 Ⅱ는 테트라사이클린과 앰피실린 모두에 대해 저항성을 가진다는 설명은 옳다.

| 오답해설 |

ㄴ. 자료해석에서 살펴본 바와 같이, 문제에서 주어진 자료를 통해 대장균 Ⅲ은 ⓛ(젖당 분해효소 유전자의 중간 부위)에는 y가 삽입되어 있고 ⓒ(앰피실린 저항성 유전자의 중간 부위)에는 x가 삽입되어 있는 플라스미드 $P(P_3)$를 가진다는 것을 알 수 있었다. 따라서 대장균 Ⅲ은 젖당 분해효소를 생산하지 못하고 그로 인해 물질 G를 분해하지 못하게 된다. 그러므로 이런 균주에서 형성된 군체는 푸른색을 띠지 못하고 흰색을 띠게 된다. 그러므로 ⓐ는 '푸른색 군체 형성'이라는 설명은 옳지 않다.

102. 기본 PLUS

정답 ③

| 자료해석 |

이 문제는 서던 블롯팅(Southern blotting)에 대하여 이해하고 있는지 확인하기 위한 분석 · 종합 · 평가형문제이다. 서던 블롯팅은 DNA 시료에서 특정 뉴클레오타이드 서열을 검출하는 실험법으로, 여러 종류의 DNA 분자들을 젤 전기영동을 이용하여 분리하고 막으로 이동(블로팅)시킨 후 표지된 혼성화 탐침을 이용하여 혼성화시킴으로써 특정 DNA 분자만을 검출하는 실험법이다. 서던 블롯팅에서는 실험에 이용하는 제한효소와 혼성화 탐침이 무엇인가에 따라서 실험 결과에서 검출되는 DNA가 달라진다.

문제에서 주어진 <자료>를 살펴보면, 크기가 14.5 kb인 DNA A를 제한효소 *Eco*RⅠ을 이용하여 절단하면 3 kb 크기의 제한절편 2종류, 0.5 kb 크기의 제한절편, 2.5 kb 크기의 제한절편, 4 kb 크기의 제한절편, 1.5 kb 크기의 제한 절편이 생성된다는 것을 알 수 있다. 또한 DNA A를 제한효소 *Bam*HⅠ을 이용하여 절단하면 2 kb 크기의 제한절편 2종류, 3 kb 크기의 제한절편, 4 kb 크기의 제한절편, 3.5 kb 크기의 제한절편이 생성된다는 것과 DNA A를 제한효소 *Hind*Ⅲ을 이용하여 절단하면 0.5 kb 크기의 제한절편, 4.5 kb 크기의 제한절편, 3 kb 크기의 제한절편, 1.5 kb 크기의 제한절편, 4 kb 크기의 제한절편, 1 kb 크기의 제한절편이 생성된다는 것도 알 수 있다. DNA A를 제한효소 *Hind*Ⅲ로 절단하여 얻은 3 kb 크기의 제한절편을 혼성화 탐침으로 이용하여 혼성화하면, *Eco*RⅠ처리로 생성된 절편 중에 3 kb 크기의 제한절편과 0.5 kb 크기의 제한절편, 2.5 kb 크기의 제한절편이 검출되고, *Bam*HⅠ을 이용하여 절단하면 3 kb 크기의 제한절편과 4 kb 크기의 제한절편이 검출된다. 따라서 <실험 결과> (Ⅰ)은 (가)에서 *Bam*HⅠ을 처리하여 얻은 결과이고, <실험 결과> (Ⅱ)는 (가)에서 *Eco*RⅠ을 처리하여 얻은 결과라는 것을 알 수 있다.

| 정답해설 |

ㄷ. 자료해석에서 살펴본 바와 같이 문제에서 주어진 자료를 통해 <실험 결과> (Ⅰ)은 (가)에서 *Bam*HⅠ을 처리하여 얻은 결과라는 것을 알 수 있다.

| 오답해설 |

ㄱ. DNA A를 *Hind*Ⅲ로 절단하면 4개의 절편이 아니라 6개의 절편(0.5 kb, 4.5 kb, 3 kb, 1.5 kb, 4 kb, 1 kb)이 생성된다.

ㄴ. 전기영동 시 DNA는 (−)극에서 (+)극으로 이동하고 크기가 작을수록 더 빨리 이동하므로, (ㄱ)은 '(−)'이고, (ㄴ)은 '(+)'이다. 따라서 주어진 설명은 옳지 않다.

103. 기본

정답 ⑤

| 자료해석 |

이 문제는 중합 효소 연쇄 반응(PCR)에 대해 이해하고 있는지 확인하기 위한 적용형문제이다. 중합 효소 연쇄 반응은 특정 프라이머와 DNA 중합효소 및 뉴클레오타이드를 시험관에서 반응시켜 DNA를 단시간에 증폭하는 기술로, 변성(denaturation), 결합(annealing), 신장(elongation)의 세 단계로 구성되어 있다. 변성 단계는 2중 가닥 DNA를 단일 가닥으로 분리하는 과정이며 보통 92~95℃에서 진행한다. 결합 단계는 증폭시킬 DNA의 양 말단에 프라이머가 상보적으로 결합하도록 하는 단계로, 보통 50~65℃에서 진행한다. 신장 단계는 열에 안정적인 DNA 중합 효소가 프라이머의 5′→3′방향으로 목적 DNA에 상보적인 염기를 첨가하여 DNA 가닥을 신장시키는 단계로, 보통 70~74℃에서 진행한다.

문제에서 주어진 그림을 살펴보면, (가)는 변성 단계, (나)는 결합 단계, (다)는 신장 단계인 것을 알 수 있다. 또한 주어진 표에서 단일가닥 ⓑ와 ⓒ는 ⓐ보다 짧은 것을 확인할 수 있다. 즉, ⓑ는 ⓐ보다 7개의 염기가 짧고 ⓒ는 ⓐ보다 13개의 염기가 짧은 것을 확인할 수 있는데, 이는 PCR을 통해 증폭하고자 하는 서열이 시료의 DNA X보다 염기 20개(=13+7)가 더 짧은 80개의 염기로 이루어져 있다는 것을 말해준다.

| 정답해설 |

ㄱ. 자료해석에서 살펴본 바와 같이, 문제에서 주어진 그림을 통해 (가)는 변성 단계이고 (나)는 결합 단계이며, (다)는 신장 단계인 것을 알 수 있다. 결합 단계인 (나)는 PCR의 세 단계 중 가장 낮은 온도에서 진행한다. 따라서 (가)~(다) 중 (나)의 반응 온도가 가장 낮다는 설명은 옳다.

ㄴ. DNA 합성 반응의 특성 상 초기에 넣어 준 DNA X만 ⓑ와 ⓒ를 형성할 수 있는 주형이 될 수 있다. 그러므로 DNA X 1분자를 PCR로 1회 증폭시키면, ⓑ와 ⓒ는 각각 1개씩 생성된다. 따라서 DNA X를 1분자를 PCR로 10회 증폭시키면 ⓑ와 ⓒ는 각각 10개씩 형성된다는 설명은 옳다.

ㄷ. PCR에서 증폭하고자 하는 서열과 이에 상보적인 염기로만 이루어진 2중 나선 DNA는 PCR을 3회 반복했을 때 2분자가 생성된다. 자료해석에서 살펴본 바와 같이 증폭하고자 하는 서열은 80개의 염기로 구성되어 있으므로, 양 말단의 서열이 없는 2중 나선 DNA는 160개의 뉴클레오타이드로 이루어져 있다. 그러므로 주어진 설명은 옳다.

104. 기본

정답 ②

| 자료해석 |

이 문제는 유전자 지문에 대해 이해하고 있는지 확인하기 위한 적용형문제이다. 유전자 지문은 서로 다른 개체의 DNA가 제한 효소에 의해 절단되어 나타내는 고유한 패턴(pattern)을 말한다. 사람은 두 부모로부터 한 세트의 염색체를 각각 받으므로 일란성 쌍둥이를 제외하고, 서로 다른 개체의 유전자 지문이 동일할 가능성은 매우 희박하다. 따라서 유전자 지문은 법의학에서 강력범을 찾는다거나 친자확인 등에 이용된다.

문제에서 주어진 그림을 살펴보면, 남편과 아내는 유전적으로 관계가 없기 때문에 서로 다른 유전자 지문 패턴이 나타난 것을 확인할 수 있다. 이들의 친자라고 주장하는 A의 경우, A의 유전자 지문 패턴에 나타난 모든 밴드(band)는 남편 또는 아내의 유전자 지문 패턴에도 존재한다. A의 유전자 지문 패턴에 나타난 가장 위쪽 밴드를 1번으로 하여 번호를 붙이면, 1번, 3번, 5번 밴드는 '남편'의 것과 동일하며 2번, 4번, 6번 밴드는 '아내'의 것과 동일하다는 것을 확인할 수 있다. 그러므로 A는 '남편'과 '아내' 사이에서 태어난 친자일 가능성이 크다는 것을 알 수 있다.

| 정답해설 |

② 자료해석에서 살펴본 바와 같이, A의 유전자 지문 패턴에 나타난 모든 밴드는 남편 또는 아내의 유전자 지문 패턴에도 존재하므로 A는 친자일 가능성이 크다는 것을 알 수 있다.

| 오답해설 |

① 주어진 유전자 지문 패턴만으로는 A가 여성인지 남성인지 알 수 없다. 따라서 A는 여성이라는 설명은 옳지 않다.

③ 주어진 유전자 지문 패턴만으로는 각 구성원의 혈액형은 알 수 없다. 따라서 아내와 A의 혈액형은 동일하다는 설명은 옳지 않다.

④ 문제에서 주어진 그림을 살펴보면, '남편'과 '아내'의 밴드는 서로 일치하는 것이 단 한 개도 없음을 확인할 수 있다. 그러므로 부부의 유전자 지문이 거의 일치한다는 설명은 옳지 않다.

⑤ 남편과 A의 DNA 염기 서열이 동일하다면 유전자 지문 패턴도 동일해야 한다. 문제에서 주어진 남편과 A의 유전자 지문 패턴은 서로 다르므로, 남편과 A의 DNA 염기 서열이 동일하다는 설명은 옳지 않다. 한편, DNA 염기 서열이 서로 다르더라도 유전자 지문 패턴이 우연히 동일하게 나타날 가능성이 있기 때문에 DNA 염기 서열을 직접 분석하기 전까지는 동일한 유전자 지문 패턴만으로 DNA 염기 서열이 같다고 장담할 수 없다.

105. 기본 정답 ③

| 자료해석 |

이 문제는 조직 배양을 통해 식물을 생산하는 과정을 이해하고 있는지 확인하기 위한 이해형문제이다. 조직 배양은 생체의 조직 또는 기관의 일부(문제에서 제시한 그림에서는 당근의 뿌리 조각)를 생체에서 생존 상태로 단편으로 분리하여 적당한 배지에서 생육시키는 것을 의미한다. 이렇게 생육시키면 단편에 있는 세포(유세포)가 탈분화하고 증식하여 부정형의 세포 덩어리인 캘러스(callus)를 형성하는데, 이 캘러스에 호르몬을 적절히 공급하면 캘러스 일부가 재분화하여 뿌리와 싹을 만든다. 이것을 계속 생육시키면 조직을 제공한 식물체와 완전히 동일한 유전정보를 가지는 새로운 식물체로 생장한다. 이러한 조직 배양은 번식력이 약한 개체들을 인공적으로 대량 번식시키는 데 이용할 수 있다.

| 정답해설 |

ㄷ. 문제에서 주어진 그림을 살펴보면, 캘러스를 배양하여 완전한 개체를 얻게 되었다는 것을 확인할 수 있다. 이 완전한 개체는 캘러스를 구성하는 세포들이 탈분화 및 증식, 재분화를 통해서 나타난 것이므로 캘러스를 구성하는 세포는 당근(개체)을 형성하는 데 필요한 모든 유전 정보를 가지고 있다는 것을 알 수 있다. 따라서 주어진 설명은 옳다.

| 오답해설 |

ㄱ. 문제에서 주어진 그림을 살펴보면, 당근의 조직으로부터 얻은 세포를 배양하여 완전한 개체를 얻었을 뿐 유전자 재조합 실험은 수행하지 않았다는 것을 알 수 있다. 그러므로 유전자 재조합을 통한 당근 생산 방법이라는 설명은 옳지 않다.

ㄴ. 식물의 조직 배양은 생체의 조직 또는 기관의 일부(문제에서 제시한 그림에서는 장근의 뿌리 조각)를 이용하여 새로운 개체를 만들어내는 것이므로, 일종의 무성생식을 통해서 새로운 개체를 만드는 방법이라고 할 수 있다. 따라서 조직 배양을 통해서 얻은 식물체는 조직을 제공한 식물체와 완전히 동일한 유전정보를 가진다. 그러므로 영양 배지에서 자란 세포로부터 새로운 형질을 가진 당근이 생산된다는 설명은 옳지 않다.

106. 연습 정답 ③

| 자료해석 |

이 문제는 제한 효소와 리가아제를 이용한 재조합플라스미드의 제작에 대해 이해하고 있는지 확인하기 위한 분석·종합·평가형문제이다. 절단된 DNA 조각(제한절편)을 플라스미드에 연결시키기 위해서는 각 제한절편이 동일한 점착성 말단을 가지고 있어 제한절편 말단의 염기들이 상보적으로 결합하여야 한다. A는 T와 상보적으로 결합하고 C는 G와 상보적으로 결합한다. 이렇게 각 제한절편 말단이 상보적으로 결합한 후에 연결효소를 처리하여 연결반응을 시키면 재조합 플라스미드를 제작할 수 있다.

| 정답해설 |

ㄱ. A의 왼쪽 말단은 5´-AATT-3´이고, C의 왼쪽 말단은 5´-AATT-3´이다. A의 오른쪽 말단 역시 C의 오른쪽 말단과 상보적이다. 두 말단이 완전히 상보적으로 결합하므로 A는 C에 X처럼 재조합될 수 있다.

ㄴ. B의 왼쪽 말단과 오른쪽 말단의 경우도 A와 마찬가지로 C의 두 말단과 완전히 상보적으로 결합하므로 C에 X처럼 재조합 될 수 있다.

| 오답해설 |

ㄷ. A의 오른쪽 말단은 5´-GATC-3´이다. 이 부위는 B의 왼쪽 말단과 결합하여야 하는데 이 부위의 서열은 5´-AATT-3´이다. 이렇게 두 말단은 서로 상보적이지 않으므로 A조각과 B조각이 서로 연결될 수가 없다.

107. (연습) 정답 ⑤

| 자료해석 |

이 문제는 특정 형질을 결정하는 대립 유전자를 제한 절편 길이 다형성(restriction fragment length polymorphism, RFLP)의 원리를 이용하여 수행한 실험을 이해하고 결과를 해석하여 보기의 내용을 판단하는 분석·종합·평가형문제이다. 제한 절편 길이 다형성(RFLP)은 DNA의 동일한 부위를 특정 제한 효소로 절단했을 때 나타나는 절편의 길이가 DNA(또는 개체)마다 다르게 나타나는 현상을 의미한다. RFLP는 DNA 서열 모두를 직접 분석하지 않고도 DNA(또는 개체) 간의 염기 서열의 유사성 및 차이점을 확인할 수 있어, 유전체 지도 작성 및 친자 확인에 이용된다. 또한 RFLP는 정상 대립유전자와 질병 대립유전자를 구분하는 데에도 이용될 수 있는데, 염기서열 돌연변이로 인해 특정 질병이 나타나는 경우 돌연변이에 의해 새롭게 나타난 특정 서열과 정상 유전자 서열 중 하나만 절단하는 제한효소를 이용할 경우 질병 유전자를 정상 대립유전자로부터 구분할 수 있게 된다. 이를 통해 특정 개체의 유전자형도 알 수 있다.

문제에서 주어진 자료를 살펴보면, 유전자형이 AA 또는 AA^*인 사람은 형질 X가 발현되지 않고 A^*A^*인 사람은 X가 발현된다고 하였으므로 A는 우성인 정상 대립유전자라는 것과 A^*는 열성인 형질 X 대립유전자라는 것을 알 수 있다. 한편, 실험 결과(그림 (나))를 살펴보면, 제한 효소 Ⅰ로 절단한 경우 총 3개의 밴드(band)가 나타났고, 제한 효소 Ⅱ로 절단한 경우 2개의 밴드만 나타난 것을 확인할 수 있다. 그림 (가)의 두 대립 유전자를 살펴보면, ⓐ는 대립 유전자 A^*에만 있는 제한 자리이므로 ⓐ로 절단 시 대립 유전자 A와 대립 유전자 A^*의 제한 절편 2개를 포함한 총 3개의 밴드가 나타나게 된다. 그러므로 제한 효소 Ⅰ의 작용 부위는 ⓐ라는 것을 알 수 있다. 다음으로, ⓑ는 두 대립 유전자에 공통으로 존재하는 제한 자리임을 알 수 있다. 그러므로 ⓑ로 두 대립 유전자를 절단할 경우 두 유전자에서 각각 제한 절편 2개가 생성되나, 서로의 유전자에 대응되는 절편의 크기는 동일하기 때문에 2개의 밴드가 관찰된다. 그러므로 제한 효소 Ⅱ의 작용 부위는 ⓑ라는 것을 알 수 있다.

| 정답해설 |

ㄱ. 자료해석에서 살펴본 바와 같이, 문제에서 주어진 자료를 통해 제한 효소 Ⅰ의 작용 부위는 ⓐ인 것을 알 수 있다.

ㄴ. DNA를 전기영동할 때, 더 작은 절편일수록 동일한 시간 동안 겔 상에서 상대적으로 더 멀리 이동하여 (+)극에 더 가까워지므로 ㉡과 ㉠ 중 더 작은 절편은 ㉡인 것을 그림 (나)를 통해 알 수 있다. 따라서 DNA 절편의 분자량은 ㉡보다 ㉠이 크다는 설명은 옳다.

ㄷ. 문제에서 주어진 자료의 첫 번째 항목에서 X는 동형접합자(A^*A^*)에만 나타난다고 하였다. 그러므로 X가 발현된 사람이 갖는 대립 유전자를 PCR로 증폭한 후 Ⅰ과 Ⅱ로 동시에 절단하면, 증폭 산물은 ⓐ와 ⓑ에서 모두 절단될 것이므로 크기가 다른 3개의 절편이 생성된다. 그러므로 주어진 설명은 옳다.

108. 연습

정답 ④

| 자료해석 |

이 문제는 중합효소연쇄반응(PCR)의 원리에 대해 이해하고 있는지 확인하기 위한 분석·종합·평가형문제이다. 중합효소연쇄반응(PCR)은 DNA의 특정 부분을 반복적으로 복제하여 DNA를 증폭시키는 기술인데, 적은 양의 DNA로도 많은 양의 DNA를 얻을 수 있어 범죄 수사나 친자 감별 등에도 사용되고 있다. PCR을 수행하기 위해서는 증폭시키고자 하는 서열을 포함하는 DNA 가닥(주형 DNA)과 2종류 프라이머, 4종류의 디옥시리보뉴클레오타이드(dNTP), 열저항성이 큰 DNA중합효소가 필요하다. 증폭되는 서열의 길이는 프라이머에 의해서 결정되는데, 프라이머의 염기쌍을 포함하여 두 프라이머 사이의 거리가 증폭되는 DNA 가닥의 길이가 된다. PCR의 한 회는 3단계의 과정으로 진행되는데, 증폭시키고자 하는 양에 따라 PCR의 반복 횟수를 조절할 수 있다. 첫 번째 단계는 94℃ 정도의 고온에서 DNA가 변성되는 단계로 두 가닥의 DNA가 한 가닥으로 분리된다. 이후 두 번째 단계는 프라이머가 결합되는 단계로 온도를 적정 온도(프라이머에 따라 다름)로 낮추어 프라이머가 표적서열 말단에 결합하게 한다. 마지막 세 번째 단계는 DNA를 합성하는 단계로 DNA 중합효소를 이용하여 프라이머의 3′ 말단부터 주형에 상보적인 가닥이 중합된다.

문제에서 주어진 실험을 살펴보면, 결과에서 시험관 Ⅰ과 Ⅱ에서는 주형 DNA ㉠과 ㉡의 전체 염기 서열이 증폭되었다고 하였다. 중합 효소 연쇄 반응에서는 목적 DNA 염기 서열의 각 5′ 말단에 있는 염기 서열로 이루어진 2종류 프라이머를 이용한다. 따라서 ㉠을 모두 증폭하기 위해서 시험관 Ⅰ에는 5′-GATCGA-3′와 5′-CGGTGA-3′을 2종류의 프라이머로 넣어주었을 것이고, ㉡을 모두 증폭하기 위해서 시험관 Ⅱ에는 5′-GGTACG-3′와 5′-TCAGAT-3′을 2종류의 프라이머로 넣어주었을 것이다. 한편 결과에서 시험관 Ⅲ에서는 시험관 Ⅰ에서 사용한 2종류 프라이머 중 어느 하나와 시험관 Ⅱ에서 사용한 2종류 프라이머 중 어느 하나를 이용하여 24개의 염기쌍으로 이루어진 DNA 조각이 증폭되었다고 하였는데, 이러한 증폭이 일어나기 위해서는 시험관 Ⅲ에는 5′-GGTACG-3′와 5′-GATCGA-3′을 넣어주었을 것이다. 따라서 5′-GGTACG-3′는 ⓒ이고 5′-GATCGA-3′는 ⓑ라는 것을 알 수 있다. 그러므로 5′-CGGTGA-3′는 ⓐ이고 5′-TCAGAT-3′는 ⓓ이다.

| 정답해설 |

ㄱ. 자료해석에서 살펴본 바와 같이, 문제에서 주어진 실험을 통해 ⓑ는 5′-GATCGA-3′이라는 것을 알 수 있다. 따라서 ⓑ의 5′ 말단 염기는 구아닌(G)이라는 설명은 옳다.

ㄴ. 자료해석에서 살펴본 바와 같이, 문제에서 주어진 실험을 통해 ⓒ는 5′-GGTACG-3′이라는 것을 알 수 있다. 따라서 ⓒ의 퓨린 계열의 염기(A, G)의 수는 4라는 설명은 옳다.

| 오답해설 |

ㄷ. Ⅰ에서 증폭된 ㉠의 분자 수는 m^{20}이 아니라 $m \times 2^{20}$이고, Ⅱ에서 증폭된 ㉡의 분자의 수는 n^{20}이 아니라 $n \times 2^{20}$이다. 따라서 주어진 설명은 옳지 않다.

109. 연습

정답 ③

| 자료해석 |

이 문제는 염기 서열 분석 방법 중에서 사슬종결법의 원리에 대해 이해하고 있는지 확인하기 위한 분석·종합·평가형문제이다. DNA 복제는 주형 DNA가닥과 상보적으로 디옥시리보뉴클레오타이드(dNTP)가 연결되면서 이루어지는데, DNA 중합효소가 기존 사슬의 3´-OH에 새로운 디옥시리보뉴클레오타이드를 연결시킨다. 사슬종결법 실험에서는 dNTP와 함께 ddNTP를 사용한다. ddNTP는 3´-OH대신에 3´-H를 갖는다. 그러므로 신장되던 DNA 사슬에 dNTP 대신에 ddNTP가 첨가되면 그 후로 DNA의 서열의 합성이 중단된다. 즉, ddATP는 dATP가 들어갈 자리에 대신 들어가 사슬을 종결시킨다. 반응은 4종류 시험관에서 각각 다르게 일으키는데, 4종류 시험관에 DNA를 합성하는데 필요한 성분들을 모두 동일하게 넣어준다. 다만 예외적으로 ddATP와 ddGTP, ddCTP, ddTTP를 4종류 시험관 중 어느 하나의 시험관에만 넣어준다. 이 때 각 시험관에서는 ddNTP보다 dNTP를 더 많은 양이 들어가 있게 넣어준다. 이런 방식으로 합성반응을 일으키면, ddATP가 들어간 시험관에서는 DNA가 합성되면서 A가 들어갈 위치에서 ddATP가 가끔 들어가게 되어 A가 들어갈 위치에서 사슬이 종결된 일련의 다양한 크기의 합성 산물을 얻을 수 있고, 이 산물을 전기영동을 이용하여 분리하여 각 분자의 상대적 크기를 레이저를 이용한 검출기를 이용해 확인함으로써 염기서열을 읽을 수 있게 된다. 현재는 좀 더 수월하게 염기 서열을 분석할 수 있도록 변형시킨 방법을 주로 이용한다. 이 방법에서는 4종류의 형광물질로 4종류의 ddNTP를 각각 표지 한 후, 하나의 시험관에 모두 넣고 4종류의 사슬 종결 반응을 한꺼번에 일으킨다. 사슬 종결 반응의 산물은 한 레인에서 전기영동을 하게 되고 전기영동을 통해 분리되는 각 DNA 절편은 레이저빔을 이용하여 4종류의 형광물질의 색을 분간해 냄으로서 염기서열을 결정하게 된다. 이렇게 해서 알게 된 염기서열은 알고자 하는 가닥과 상보적인 가닥의 염기서열인데, 이 염기서열을 통해 알고자 했던 DNA 가닥의 염기서열을 유추해 낸다.

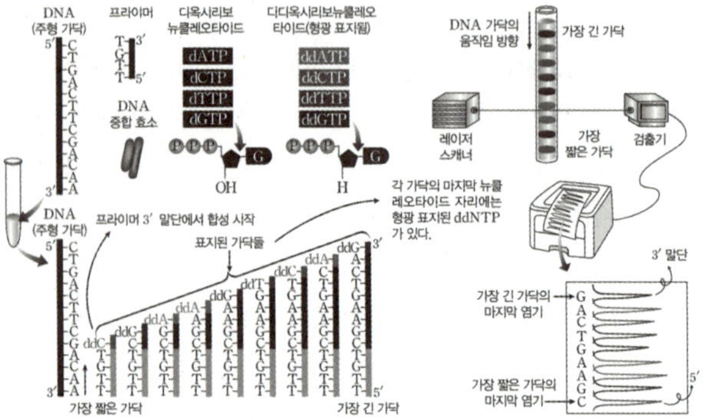

문제에서 주어진 실험을 살펴보면, DNA 2중 가닥 중 한 가닥의 서열이 제시되어 있으므로 상보적인 가닥의 서열 또한 알 수 있다.

㉠-CAGTCAAGGCACTAGCCTGAAAATAGCT-㉡
GTCAGTTCCGTGATCGGACTTTTATCGA

(다)에서 염기 ①과 ②는 퓨린 계열, 염기 ③과 ④는 피리미딘 계열에 속한다고 하였다. 그러므로 ①과 ②는 아데닌(A)과 구아닌(G) 중 어느 하나에 각각 해당하고, ③과 ④는 시토신(C)와 티민(T) 중 어느 하나에 각각 해당한다. 이 때 ①이 짧은 가닥에서부터 '①_①___①①_'으로 배열되어 있음을 확인할 수 있는데, A 또는 G가 이와 같이 배열된 서열은 위에서 작성한 서열의 아래 가닥 왼쪽에서 10번째부터 9개의 염기인 'GTGATCGGA'뿐이므로 아래 가닥의 왼쪽이 5´ 말단이 된다. 그러므로 ㉠은 3'말단, ㉡은 5´ 말단이며, ①=G, ②=A, ③=T, ④=C임을 알 수 있다. 또한 프라이머 X는 6개의 염기로 구성되었으며 G와 C의 합이 2이므로 프라이머에 해당하는 서열은 5´…TCAGTT…3´이다.

3´……CAGTCAAGGCACTAGCCTGAAAATAGCT……5´
5´……G[TCAGTT]CC[GTGATCGGA]CTTTTATCGA……3´
↑프라이머 X

| 정답해설 |

ㄱ. 자료해석에서 살펴본 바와 같이, 이 실험은 합성 중인 DNA 가닥에 ddNTP가 결합하면 DNA 합성이 중단된다는 점에 착안하여 고안되었다. 그러므로 합성 중인 DNA 가닥에 ddNTP가 결합하면 DNA 합성이 중단된다는 설명은 옳다.

ㄷ. 자료해석에서 C는 ④라는 것과 프라이머 X의 서열은 5´…TCAGTT…3´이라는 것을 확인하였다. 그러므로 ⓐ에서 C의 수는 1이고, 프라이머 X에서 T의 개수는 3이다. 그러므로 $\frac{ⓐ\text{에서 C의 개수}}{\text{X에서 T의 개수}}=\frac{1}{3}$이라는 설명은 옳다.

| 오답해설 |

ㄴ. 자료해석에서 ㉠은 3′ 말단임을 확인하였다. 그러므로 ㉠이 5′ 말단이라는 설명은 옳지 않다.

110. 연습 PLUS

정답 ⑤

| 자료해석 |

이 문제는 대립유전자 특이 올리고뉴클레오타이드(ASO, allele-specific oligonucleotide)를 이용한 유전자 진단에 대해 이해하고 있는지 확인하기 위한 분석·종합·평가형문제이다. 이 진단법은 올리고뉴클레오타이드를 이용하여 검사자의 유전체에서 분리한 DNA에 혼성화시키는 것으로, 먼저 야생형(정상) 대립유전자 혹은 점돌연변이가 일어난 대립유전자로부터 올리고뉴클레오타이드를 얻는다. 올리고뉴클레오티드와 표적 DNA가 완전한 상보적 결합을 하지 못하면 그 결합이 안정하지 못하여 완전히 상보적인 상태보다 더 낮은 온도에서 변성되는데, 이러한 온도 차이를 이용하여 점돌연변이로 인한 하나의 뉴클레오타이드 변이까지도 알아낼 수 있다. 문제에서 제시한 자료를 살펴보면, Ⅱ-2는 가장 진하게 염색되었으므로 야생형 대립유전자를 동형접합성으로 가지고 있다는 것을 알 수 있고, Ⅰ-1과 Ⅰ-2, Ⅱ-3은 Ⅱ-2에 비해서 절반 정도에 해당하는 음영을 나타냈으므로 야생형 대립유전자를 하나만 가지고 있는 이형접합자임을 알 수 있다. Ⅱ-1의 경우는 스팟(spot)이 검출되지 않은 것으로 보아 야생형 대립유전자를 하나도 가지고 있지 않은, 즉 점돌연변이가 일어난 대립유전자를 동형접합성으로 가지는 환자이다.

| 정답해설 |

ㄱ. Ⅰ-1과 Ⅰ-2는 정상인데 Ⅱ-1은 낭포성 섬유증을 보이므로, 낭포성 섬유증 대립유전자는 열성이라는 것을 알 수 있다.

ㄷ. 위에서 살펴본 바와 같이 Ⅱ-1은 낭포성 섬유증 대립유전자를 동형접합성으로 가지고 있으므로, ΔF508 ASO를 탐침으로 혼성화 실험을 수행하면 Ⅱ-1의 음영이 가장 진하게 나타나게 된다.

| 오답해설 |

ㄴ. Ⅱ-2는 낭포성 섬유증 대립유전자를 가지지 않는다.

111. 기본 정답 ③

| 자료해석 |

이 문제는 척추동물의 조직에 대해 이해하고 있는지 확인하기 위한 이해형문제이다. 조직(tissue)은 세포들이 유사한 모양과 공통적인 기능을 가지는 세포 집단으로 척추동물(사람)의 조직은 상피조직(epithelial tissue), 결합조직(connective tissue), 근육조직(muscular tissue), 신경조직(nervous tissue)으로 구분된다. 결합조직은 몸체 안에서 다른 조직들을 결합시키거나 지지하는 기능을 한다. 근육조직은 모든 유형의 몸체 운동에 관여하며 근육세포들은 근육수축을 하도록 하는 액틴과 미오신 단백질로 구성된 섬유들로 이루어져 있다. 척추동물에는 골격근, 심장근, 평활근(㉢) 세 종류의 근육이 있다. 골격근은 체성신경계에 속한 운동신경에 의해 조절되고 자의로 조절할 수 있다. 심장근과 평활근은 자율신경계의 영향을 받고 자의로 조절할 수 없다.

상피조직은 몸체의 바깥을 덮고 있고 몸체 안의 기관과 내강을 둘러싸고 있으며, 상피조직 세포들의 다양한 모양은 각각의 독특한 기능과 관련이 있다. 그림 ㉠은 원주형의 상피세포가 한 층으로 나열되어 상피를 구성하고 있는 단층원주상피로, 소화관, 위, 장의 점막상피가 이에 해당한다. 이 상피조직은 소화액을 분비하고 영양물질을 흡수한다.

신경조직(㉡)은 자극을 감지하여 전류의 형태로 신호를 전달하며, 뉴런과 신경교세포로 구성되어 있다. 신경세포(뉴런)는 신경세포체와 여기에서 뻗어 나온 신경돌기인 축색돌기와 수상돌기가 서로 얽혀 있으며, 이들 사이사이에 신경세포를 보호하고 영양 공급을 담당하는 신경교세포가 존재한다.

| 정답해설 |

ㄱ. 자료해석에서 살펴본 바와 같이, 그림 ㉠은 원주형의 상피세포가 한 층으로 나열되어 상피를 구성하고 있는 단층원주상피로, 소화관, 위, 장의 점막상피들이 이에 해당한다. 따라서 ㉠은 위의 안쪽 벽을 덮고 있다는 설명은 옳다.

ㄴ. 자료해석에서 살펴본 바와 같이, ㉡은 신경조직이다. 위벽에 존재하는 뉴런인 ㉡에는 부교감신경계의 세포가 존재하여, 가스트린 호르몬 분비나 위액 분비를 자극하여 소화를 촉진한다.

| 오답해설 |

ㄷ. ㉢의 근육은 가로무늬가 없고 근육세포가 원통형이 아닌 부정형인 것을 확인할 수 있는데, 이러한 형태의 근육은 평활근이다. 위의 근육은 평활근으로 이루어져 있으며 자율신경계에 의해 조절된다. 따라서 체성 신경계에 속한 운동 신경에 의해 ㉢이 수축한다는 설명은 옳지 않다.

112. 연습 PLUS 정답 ④

| 자료해석 |

이 문제는 사람의 기관계와 기관에 대해 이해하고 있는지 확인하기 위한 이해형문제이다. 사람의 몸은 세포들로 이루어져 있다. 세포들은 유사한 모양과 공통적인 기능을 가지는 세포들의 집단인 조직을 만든다. 다양한 조직들은 기관이라고 하는 기능적 단위들로 좀 더 조직화된다. 함께 작용하는 기관들의 집단은 추가적인 조직화와 협동을 통해 기관계를 형성한다. 사람에는 4종류의 조직(상피조직, 근육조직, 결합조직, 신경조직)이 존재하는데, 하나의 기관은 외부 덮개인 상피조직과 하나 이상의 다른 조직으로 구성되어 있다.

포유동물은 12종류의 기관계(순환계, 호흡계, 피부계, 골격계, 근육계, 배설계, 소화계, 내분비계, 림프계, 면역계, 신경계, 생식계)를 가지는데, 이중 4개의 기관계(소화계, 호흡계, 배설계, 생식계)가 내부와 외부 환경 사이에서 물질을 교환한다. 순환계는 온몸의 모든 세포들 사이에서 물질교환을 담당하는데, 산소와 영양분을 신체의 각 세포에 공급하며 이산화탄소를 허파로 보내고 노폐물을 콩팥으로 보낸다.

문제에서 주어진 그림을 살펴보면, A는 오줌을 생성하는 것으로 보아 배설계이고 ㉠은 배설계에 속하는 기관인 신장이라는 것을 알 수 있다. 또한 B는 산소를 받아들이고 이산화탄소를 배출하는 것으로 보아 호흡계이고 ㉡은 호흡계에 속하는 기관인 허파라는 것을 알 수 있으며, C는 영양소를 받아들이는 것으로 보아 소화계이고 ㉢은 소화계에 속하는 기관인 대장이라는 것을 알 수 있다.

| 정답해설 |

ㄱ. 혈액에서 ADH(항이뇨호르몬) 농도가 낮아지면, ㉠(신장)에서 재흡수되는 물이 감소하므로 ㉠(신장)에서 생성되는 오줌의 양이 많아지게 된다.

ㄴ. 기관은 상피조직과 하나 이상의 다른 조직으로 구성되어 있다. 따라서 ㉠~㉢(기관의 예)에는 상피조직이 모두 존재한다는 설명은 옳다.

| 오답해설 |

ㄷ. 포도당이 흡수되는 장소는 ㉢(대장)이 아니라 소장이다. ㉢(대장)에서는 물이 흡수된다.

113. 기본

정답 ①

| 자료해석 |

이 문제는 이자의 구조와 기능에 대해 이해하고 있는지 확인하기 위한 이해형문제이다. 동물 몸속에서 내분비를 담당하는 샘에서 분비되어 별도의 관으로 가지 않고 혈액 내로 분비되는 과정을 내분비라 하고, 혈액이 아니라 체표면이나 몸속에 있는 관으로 분비되는 과정을 외분비라 한다.

이자는 이자액을 이자관을 통해 소장으로 분비하는 외분비 기능을 가지고 있고, 탄수화물대사에 매우 중요한 호르몬을 혈액으로 분비하는 내분비 기능도 가지고 있다. 절대적인 분비량은 외분비로 분비되는 소화효소가 내분비로 분비되는 호르몬보다 훨씬 많다. 내분비선인 랑게르한스섬에서는 혈당량 조절에 관여하는 호르몬인 인슐린과 글루카곤이 분비된다. 한편, 이자에서는 3대 영양소를 소화할 수 있는 효소가 모두 분비되지만 양적으로 가장 많은 것은 전체량의 약 70%를 차지하는 단백질 분해효소이다. 이자액은 무색투명하고 염기성이며(pH 약 8.5)이며, 다양한 소화효소(리파아제, 아밀라아제, 트립신, 키모트립신, 카르복시펩티다아제 등)와 탄산수소나트륨($NaHCO_3$)으로 구성되어 있고 이자관(A)을 통해 십이지장으로 분비된다. 탄산수소나트륨은 위에서 내려오는 산성 유미즙을 중화시켜 소장 내 효소들이 작용할 수 있게 한다.

$$NaHCO_3 + HCl \rightarrow CO_2 + NaCl + H_2O$$

이 과정을 통해 생성된 NaCl과 H_2O는 소장이나 대장에서 흡수된다.

| 정답해설 |

ㄱ. A(이자관)이 막히면 단백질 소화효소가 십이지장으로 이동하지 못하기 때문에 정상인에 비해 단백질의 소화가 잘 일어나지 않을 것이다.

| 오답해설 |

ㄴ. 자료해석에서 살펴본 바와 같이, 외분비선에서 생성된 물질은 이자액을 구성하고 있는 소화효소와 탄산수소나트륨이다. 외분비물인 이자액은 혈관으로 분비되는 것이 아니라 이자관(A)을 통해 몸 밖(십이지장)으로 분비된다.

ㄷ. 내분비선에서는 소화 효소가 생성되는 것이 아니라 호르몬이 생성된다.

114. 기본

정답 ⑤

| 자료해석 |

이 문제는 소화액의 특성과 단백질과 지방의 소화에 대해 이해하고 있는지 확인하기 위한 이해형문제이다. 단백질의 소화는 위에서 처음 시작하는데, 위액에는 주세포에서 분비된 펩시노겐과 벽세포에서 분비된 HCl이 존재한다. 펩시노겐은 비활성 형태로 분비된 후 HCl에 의해 펩신으로 활성화되는데, 펩신은 단백질의 몇몇 아미노산 잔기에서만 펩타이드 결합을 분해하므로 펩신에 의해 펩타이드들이 생성된다. HCl은 펩시노겐을 펩신으로 활성화시키고 펩신이 작용할 수 있는 산성 환경을 조성할 뿐만 아니라 강한 산성으로 살균작용을 나타내기도 한다.

십이지장으로 분비되는 이자액에는 $NaHCO_3$와 여러 가수분해 효소들(아밀라아제, 리파아제, 단백질 분해효소의 전구체)이 존재한다. $NaHCO_3$는 위산을 중화하여 가수분해 효소들이 작용할 수 있는 환경을 조성해준다. 단백질 분해효소는 비활성 전구체 형태(트립시노겐, 키모트립시노겐, 프로카르복시펩티다아제)로 분비되는데, 트립시노겐은 십이지장 벽의 엔테로키나아제에 의해 트립신으로 활성화된다. 키모트립시노겐과 프로카르복시펩티다아제는 트립신에 의해 키모트립신과 카르복시펩티다아제로 활성화된다. 트립신과 키모트립신도 단백질의 몇몇 아미노산 잔기에서만 펩타이드 결합을 분해하는 엔도펩티다아제이다. 카르복시펩티다아제는 펩타이드의 카르복시 말단에서 펩타이드 결합을 잘라내는 엑소펩티다아제이다. 단백질 소화는 소장에서 분비되는 아미노펩티다아제와 디펩티다아제에 의하여 최종적으로 일어나는데, 아미노펩티다아제는 펩타이드의 아미노 말단에 있는 펩타이드 결합을 잘라내는 엑소펩티다아제이며 디펩티다아제는 디펩타이드의 펩타이드 결합을 분해하는 효소이다. 지방의 소화는 소장에서만 일어나는데, 지방의 소화과정 중 간에서 생성되어 쓸개에 저장되었다가 십이지장으로 분비되는 담즙염은 지방을 유화하여 이자액의 지방 분해효소(리파아제)의 작용을 돕는다.

효소 A - 펩시노겐

효소 B - 트립시노겐, 키모트립시노겐, 프로카르복시펩티다아제

효소 C - 리파아제

| 정답해설 |

ㄱ. 위액 중 HCl은 벽세포에서 분비되어 단백질 분해효소인 펩시노겐(A)을 펩신으로 활성화시킴과 더불어 산성 환경을 조성하여 세균을 죽이는 살균 작용을 한다. 따라서 주어진 설명은 옳다.

ㄴ. 이자액의 $NaHCO_3$는 산성을 띠고 있는 위에서 내려온 음

식물을 중화시킴으로써 소장에서 기능하는 단백질 소화효소(효소 B)가 작용할 수 있는 환경을 조성한다. 따라서 $NaHCO_3$이 분비되지 않으면 효소 B는 활발하게 작용하지 못하게 된다.

ㄷ. 쓸개즙은 지방을 유화시켜 이자 리파아제가 작용할 수 있는 표면적을 증가시킴으로써 지방의 소화과정을 돕는다.

115. 기본

정답 ①

| 자료해석 |

이 문제는 소장에서의 지방 소화와 흡수에 대해 이해하고 있는지 확인하기 위한 이해형문제이다. 소장은 탄수화물과 단백질의 소화가 계속 이루어지고 지방의 소화가 시작되는 가장 긴 소화관으로, 십이지장·공장·회장으로 이루어져있다. 소장은 융모라는 돌기로 덮여있고 융모는 미세융모라고 불리는 흡수 돌기로 덮여 있는데, 이러한 많은 주름과 돌기는 소장의 표면적을 수백 배 증가시킨다. 소장에는 쓸개즙과 이자액이 분비되어 탄수화물, 단백질, 지방의 소화가 진행된다. 간에서 분비되는 쓸개즙은 큰 지방 덩어리를 부수어 작은 지방 방울로 만들어 물에 쉽게 섞이도록 하는 유화작용(emulsification)을 한다. 이자액은 지방분해효소, 아밀라아제, 단백질분해효소 같은 가수분해 효소를 포함한 것으로 이자의 외분비샘에서 생성되어 십이지장으로 분비된다. 소화효소에 의해 분해된 영양소는 십이지장, 공장에서 대부분 흡수되는데, 포도당과 아미노산 같은 수용성 물질은 간문맥을 통해 간으로 이동한다. 지용성 물질(인지질과 중성 지방을 함유하는 지질단백질)은 림프관으로 흡수된 후 가슴관을 통해 심장혈관계의 혈액(상대정맥의 혈액)으로 합쳐진다.

문제에서 제시된 그림은 소장에서 지방이 소화되고 흡수되는 과정을 나타낸 것이다. 크기가 큰 지방 덩어리는 쓸개즙에 의해 유화되어 작은 지방 방울이 된 후, 이자액의 지방분해효소(리파아제)에 의해 지방산과 *모노글리세리드(monoglyceride)로 가수분해된다. 지방 분해 산물(지방산과 *모노글리세리드)은 농도기울기에 의해 소장 상피세포로 확산되어 들어간다. 소장 상피세포에서 지방산과 모노글리세리드는 다시 중성지방으로 합성된 후 지질단백질인 유미입자(chylomicron)를 형성해 림프관으로 흡수된다.

| 정답해설 |

① 쓸개즙은 거대 지방을 가수 분해해 지방산과 글리세롤로 분해하는 것이 아니라 작은 크기의 지방으로 유화하는 작용을 한다. 지방을 가수분해시키는 것은 지방분해효소(리파아제)이다.

| 오답해설 |

② 중성지방, 콜레스테롤과 같은 지용성 영양소는 지질단백질인 유미입자(chylomicron)를 형성해 림프관으로 흡수된 후 가슴관을 통해 심장혈관계의 혈액(상대정맥의 혈액)으로 합쳐진다.

③ 자료해석에서 설명하였듯이, 소장 상피세포는 융모를 이루고 있고 융모는 다시 미세융모를 형성하고 있어 영양소가 흡수될 수 있는 표면적이 넓다.

④ 자료해석에서 설명하였듯이, 리파아제(지방분해효소)는 중성지방을 지방산과 *모노글리세리드로 가수분해한다.

⑤ 자료해석에서 설명하였듯이, 확산을 통해 소장 상피세포로 유입된 지방산과 모노글리세리드는 소장 상피세포에서 다시 중성지방으로 합성된 후 이동한다.

*: 이자의 리파아제는 중성지방을 지방산과 모노글리세리드로 가수분해하는 효소이다. 2006년 4월 전국연합평가 문제에서는 모노글리세리드를 글리세롤로 표현하였다.

116. 기본 PLUS

정답 ⑤

| 자료해석 |

이 문제는 소화의 호르몬 조절에 대해 이해하고 있는지 확인하기 위한 이해형문제이다. 내분비계는 소화를 조절하는 중요한 역할을 하는데, 위나 십이지장에 의해 분비되는 호르몬들은 소화액의 분비가 필요할 때에만 분비되도록 하는 역할을 한다. 문제에서 주어진 자료를 살펴보면, 산성 유미즙(부분적으로 소화된 음식물의 산성 복합물)이 위로부터 십이지장으로 들어가면 유미즙의 낮은 pH에 의해 세크레틴 분비가 자극되고 십이지장 내강에 있는 아미노산이나 지방산에 의해 콜레시스토키닌(CCK) 분비가 자극된다. CCK(호르몬 Ⅰ)는 이자에서 소화효소를 분비하게 하고 담낭에서는 담즙을 방출하게 한다. 세크레틴(호르몬 Ⅱ)은 이자를 자극하여 유미즙을 중화시킬 중탄산염을 내보내도록 한다. 또한 CCK와 세크레틴은 위의 연동운동과 위액 분비를 억제하여 소화를 늦춘다.

| 정답해설 |

ㄱ. 자료해석에서 살펴본 바와 같이, 십이지장 내의 유미즙에 존재하는 아미노산이나 지방산은 Ⅰ(CCK)의 분비를 촉진한다.

ㄷ. Ⅱ(세크레틴)은 위의 연동운동을 억제함으로써 소화를 늦춘다.

| 오답해설 |

ㄴ. Ⅰ(CCK)은 위의 주세포에서의 펩시노겐 분비를 자극하는 것이 아니라 억제하여 소화를 늦춘다.

117. 연습 PLUS

정답 ④

| 자료해석 |

이 문제는 작은창자 상피에서의 물질의 흡수에 대해 이해하고 있는지 확인하기 위한 이해형문제이다. 수용성 물질은 작은창자 상피세포막의 통로를 통해 수송된다. 포도당은 작은창자 상피세포막의 Na^+-의존적 포도당 펌프(A)를 통해 2차 능동수송으로 세포질로 흡수된 후 기저막의 GluT2(D)를 통해 모세혈관으로 촉진확산 된다. 갈락토오스(물질 ㉠)는 상피세포막의 Na^+-의존적 포도당 펌프(B)를 통해 2차 능동수송으로 세포질로 흡수된 후 GluT2(D)를 통해 모세혈관으로 촉진확산 된다. 과당은 Na^+에 의존적이지 않으며 상피세포막의 GluT5(C)를 통해 촉진확산 되어 세포 내로 흡수된 후, GluT2(D)를 통해 모세혈관으로 촉진확산된다.

| 정답해설 |

ㄱ. 물질 ㉠은 아미노산으로 상피세포막의 Na^+-의존적 포도당 펌프(B)를 통해 2차 능동수송으로 세포질로 흡수된 후 GluT2(D)를 통해 모세혈관으로 촉진확산된다.

ㄹ. D는 촉진확산을 담당하는 운반체 단백질이다.

| 오답해설 |

ㄴ. A, B는 Na^+ 의존성 펌프로 2차 능동수송펌프이지만, C는 포도당 운반체인 GluT5이다.

ㄷ. A는 Na^+-의존적 포도당 펌프이며 포도당 농도가 낮은 장 내강으로부터 포도당 농도가 높은 상피세포 내부로 포도당을 능동수송 하는 역할을 한다. D는 GluT2로 포도당을 촉진확산 하여 조직액 쪽으로 보낸다. A와 D의 위치가 바뀌면 포도당을 장 내강으로부터 조직액 쪽으로 이동시킬 수 없다.

118. 연습

정답 ④

| 자료해석 |

이 문제는 자율신경계에 의한 소화의 조절에 대해 이해하고 있는지 확인하기 위한 적용형문제이다. 위의 주세포에서는 펩시노겐이 분비되고 부세포에서는 H^+와 Cl^-를 분비하여 화학적 소화가 일어나게 된다. 이러한 위액의 분비를 촉진시키는 물질에는 G세포에서 분비하는 가스트린과 ECL세포에서 분비되는 히스타민, 자율신경계 부교감신경의 절후신경 말단에서 분비되는 아세틸콜린이 있다. 문제에서 제시한 그림을 살펴보면, 절전신경이 길고 절후신경이 짧으므로 부교감신경임을 알 수 있다. 그러므로 신경전달물질 A는 아세틸콜린이다.

이자는 외분비선과 내분비선으로 모두 작용하여 소화액과 호르몬을 분비할 수 있어 음식물의 소화 및 혈당조절에 관여한다. 이자 랑게르한스섬의 α세포에서는 글루카곤을, β세포에서는 인슐린을 분비한다. 혈당이 낮아졌을 때 글루카곤이 분비되어 혈당을 증가시키는 작용을 하는데, 글루카곤은 간에서의 글리코겐의 분해와 포도당의 합성 및 방출을 촉진하고 지방세포에서 지방의 분해를 촉진한다. 혈당이 높아졌을 때에는 인슐린이 분비되어 혈당을 감소시키는 작용을 하는데, 인슐린은 간에서의 글리코겐 합성을 촉진하고 지방세포에서의 중성지방 합성을 촉진하며 대부분 체세포에서 포도당 흡수를 촉진한다.

| 정답해설 |

ㄴ. 아세틸콜린(A)은 부세포를 자극하여 HCl의 분비를 촉진하는 작용을 한다. 따라서 A의 분비량이 증가하면 위속의 pH는 낮아지게 될 것이다.

ㄷ. 혈당량을 증가시키는 호르몬 B는 이자 랑게르한스섬의 α 세포에서 분비되는 글루카곤이다. 운동을 하면 에피네프린이 이자를 자극하여 B(글루카곤)의 분비를 촉진한다. 글루카곤은 간에 작용하여 글리코겐의 분해와 포도당의 합성과 방출을 촉진한다.

| 오답해설 |

ㄱ. 자료해석에서 살펴본 바와 같이, 신경전달물질 A는 아세틸콜린이다.

119. 연습

정답 ⑤

| 자료해석 |

이 문제는 연료대사에 대한 호르몬 조절에 대해 이해하고 있는지 확인하기 위한 이해형문제이다. 소화계에서 흡수된 영양소가 많은 흡수기(absorption period, 음식이 창자에 있어 영양소가 흡수되는 시기) 동안에는 흡수한 영양소를 비축하였다가, 소화계에서 영양소가 흡수되지 못해 영양소가 부족한 흡수 후기(postabsorption period, 음식이 창자에 없어 영양소가 흡수되지 않는 시기) 동안에는 비축한 영양소를 꺼내어 사용하도록 영양소의 비축과 이용이 통제되어야 한다. 식후 흡수기에는 소화관 내 음식물들의 소화를 위해 부교감신경이 활성화되고, 흡수된 영양소의 저장을 위해 이자의 β세포에서는 인슐린의 분비가 촉진된다. 인슐린은 간에서 글리코겐 합성을 촉진하여, 포도당을 글리코겐 형태로 간에 저장하게 한다. 흡수 후기가 되어 혈당이 낮아지면, 이자의 α 세포에서는 글루카곤이 분비된다. 간에서는 글루카곤의 신호를 받아 간에 저장되어 있는 글리코겐을 분해해 혈액에 제공함으로써 혈당을 유지시킨다.

주어진 자료에서 포도당을 투여한 후 혈중 A 농도가 높아지는 것으로 보아, 혈중 A는 혈당량이 높아졌을 때 이를 인식하여 혈당량을 낮추는 역할을 하는 인슐린임을 알 수 있다.

| 정답해설 |

ㄱ. 자료해석에서 살펴본 바와 같이, 문제에서 주어진 자료를 통해 A는 인슐린이라는 것을 알 수 있다. 인슐린은 간에서 글리코겐 합성을 촉진하는 등의 과정을 통해 혈중 포도당 농도를 낮춘다. 따라서 A(인슐린)는 간에서 ㉠ 과정(포도당에서 글리코겐 합성)을 촉진한다는 설명은 옳다.

ㄴ. 자율신경계의 교감신경은 A(인슐린)의 분비를 억제하고, 부교감신경은 A의 분비를 촉진한다. 따라서 주어진 설명은 옳다.

ㄷ. 인슐린(A)의 혈중 농도는 혈당량이 높을 때에는 높고, 낮을 때에는 낮다. 따라서 혈당량은 인슐린의 혈중 농도가 높은 t_1일 때가 인슐린의 혈중 농도가 낮은 t_2일 때보다 더 높다.

120. 연습

정답 ②

| 자료해석 |

이 문제는 주영양소의 소화와 검출법에 대해 이해하고 있는지 확인하기 위한 이해형문제이다. 영양소 검출 반응과 같은 정성 및 정량 분석을 통하여 특정 영양소의 존재 유무나 함량을 조사할 수 있다.

뷰렛 반응은 5%의 수산화 나트륨용액(또는 수산화 칼륨)과 1%의 황산구리 수용액을 섞어서 만든 뷰렛 용액(푸른색)을 이용하여 두 개 이상의 펩티드 결합을 가지고 있는 화합물(단백질 등)을 검출하는 반응이다. 2가의 구리 이온이 들어있어 푸른색을 띠고 있는 뷰렛용액이 단백질과 만나면 보라색(양성 반응)으로 색깔이 변한다. 펩티드 결합이 두 개 이상 존재하는 구조를 뷰렛이라 하는데, 이 뷰렛 구조가 2가의 구리이온과 반응하여 보라색 착화합물을 형성한다. 단백질뿐만 아니라 단 몇 개의 펩티드 결합을 가지고 있는 펩티드도 뷰렛 반응을 통해 검출할 수 있다.

수단 Ⅲ 용액은 여러 가지 영양소 중 지방을 검출할 때 사용하는 약품으로, 지방에 수단 Ⅲ 용액을 떨어뜨리면 선홍색(양성 반응)으로 변한다. 수단 Ⅲ는 염색 색소로 물에는 녹지 않지만 지방에 달라붙어 지방을 붉은색으로 염색하기 때문에 색깔 변화를 통해 지방을 검출할 수 있게 된다. 수단 Ⅲ 용액을 물에 떨어뜨리면 물과 섞이지 않기 때문에 물과 층을 이루지만, 우유에 수단 Ⅲ 용액을 떨어뜨리면 수단 Ⅲ가 우유 속의 지방 덩어리에 달라붙어 선홍색을 나타낸다.

요오드 반응(요오드-요오드화 칼륨 반응)은 녹말을 검출하는 반응이다. 요오드-요오드화 칼륨 수용액은 갈색을 띠는데, 녹말과 요오드-요오드화 칼륨 수용액 속에 들어 있는 요오드가 만나게 되면 요오드 분자가 녹말 분자 내부에 끼어들이기 청남색을 띠는 물질이 만들어지게 된다.

문제에서 제시한 주영양소(탄수화물, 지방, 단백질)로만 구성된 용액 속에 들어 있는 영양소의 종류를 알아보기 위해 수행한 실험의 결과를 살펴보면, 용액 A는 요오드 반응과 수단 Ⅲ 반응이 일어난 것을 확인할 수 있다. 따라서 용액 A는 녹말과 지방으로 구성된 용액이라는 것을 알 수 있다. 용액 B는 요오드 반응만 일어났으므로 녹말만 들어 있는 용액이라는 것을 알 수 있으며, 용액 C는 수단 Ⅲ 반응과 뷰렛 반응이 일어났으므로 지방과 단백질로 구성된 용액이라는 것을 알 수 있다.

| 정답해설 |

② 자료해석에서 살펴본 바와 같이, B에는 녹말만 들어 있다. 녹말의 최종 소화 산물은 포도당이다. 글리코겐은 포도당이 $\alpha(1\rightarrow4)$ 결합으로 이어져 있고 8~12개의 포도당 잔기

마다 α(1→6) 결합의 곁가지가 형성되어 있는 분자 구조를 하고 있다. 그러므로 B에 있는 영양소의 최종 소화 산물이 글리코겐의 기본 구성 단위라는 설명은 옳다.

| 오답해설 |

① A와 B에 공통으로 있는 영양소는 녹말이다. 질소가 포함된 영양소는 단백질이다. 그러므로 A와 B에 공통으로 있는 영양소의 구성 원소에는 질소가 포함된다는 설명은 옳지 않다.

③ C에만 있는 영양소는 단백질이다. 단백질의 최종 소화 산물은 아미노산이므로, C에만 있는 영양소의 최종 소화 산물은 포도당이라는 설명은 옳지 않다.

④ A와 C에 공통으로 있는 영양소는 지방이다. 쓸개즙에는 지방을 화학적으로 소화시키는 효소(리파아제)가 들어 있지 않다. 따라서 A와 C에 공통으로 있는 영양소는 쓸개즙에 의해 화학적으로 소화된다는 설명은 옳지 않다. 쓸개즙은 지방을 유화시키는데, 이렇게 함으로써 지방의 화학적 소화가 잘 일어날 수 있게 된다.

⑤ 장액에는 탄수화물과 단백질을 분해하는 소화 효소가 들어 있다. 그러므로 C용액에 있는 지방은 소화시킬 수 없다. 따라서 장액는 B와 C에 있는 모든 영양소를 소화시킬 수 있다는 설명은 옳지 않다.

121. 기본

정답 ①

| 자료해석 |

이 문제는 호흡운동에 대해 이해하고 있는지 확인하기 위한 적용형문제이다. 포유류의 숨쉬기는 음압 숨쉬기인데, 근육을 수축하여 흉강의 부피를 넓혀 폐의 기압을 외부보다 낮춤으로써 공기가 콧구멍과 입을 통해 호흡관을 타고 폐포까지 들어오게 한다.
흡기는 외늑간근과 횡격막이 모두 수축할 때 일어난다. 외늑간근이 수축하여 흉벽을 위로 끌어올리고 횡격막이 수축되어 아래로 내려가면 흉강의 부피가 커져 흉강 내압이 낮아지게 된다. 흉강의 압력이 감소하면 그 영향으로 폐포의 부피가 증가하여 폐포 내압이 낮아진다. 그 결과 폐포 내압은 대기압보다 낮아져 외부공기가 폐로 유입되는 흡기가 일어난다. 외부 공기의 유입으로 폐포 내압은 다시 증가하여 대기압과 같아진다.
호기는 외늑간근과 횡격막이 모두 이완할 때 일어난다. 외늑간근이 이완되어 흉벽이 아래로 내려앉고 횡격막이 이완되어 위로 휘어지게 되면 흉강의 부피가 줄어들어 흉강 내압이 높아지게 된다. 그러면 폐는 자체의 탄력으로 인해 원래 상태로 수축하는데, 그로 인해 폐포 내압이 높아진다. 그 결과 폐포 내압이 대기압보다 더 높아져 폐의 공기가 몸 밖으로 유출되는 호기가 일어난다. 폐의 공기의 유출로 폐포 내압은 다시 감소하여 대기압과 같아진다. 건강한 사람은 1회 호흡하는데 4초 정도 소요되므로 1분 동안에는 15회 정도 호흡을 한다.
문제에서 주어진 그림을 살펴보면, A 근처에서는 흉강 내압이 점차 높아지고 있으므로 A는 호기가 일어날 때이다. B는 흉강 내압이 최대로 높아졌을 때이므로 호기말이라는 것을 알 수 있고, C는 흉강 내압이 최대로 낮아졌을 때이므로 흡기말이라는 것을 알 수 있다. B~C 동안이 흡기이다.

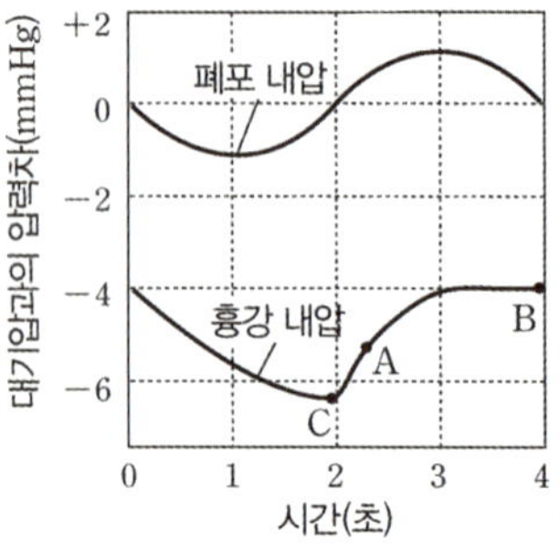

| 정답해설 |

ㄱ. A는 호기가 일어나고 있을 때이므로 폐에서 나가는 공기의 이동 속도는 양의 값이다. 하지만 B는 호기말이므로 폐에서 나가는 공기의 이동 속도와 폐로 들어오는 공기의 이동 속도가 모두 0이다. 따라서 폐에서 나가는 공기의 이동 속도는 B에서보다 A에서 크다는 설명은 옳다.

| 오답해설 |

ㄴ. 자료해석에서 살펴본 바와 같이, B는 호기말이다. 호기말에서 횡격막은 이완한 상태이므로, B에서 횡격막은 수축한 상태라는 설명은 옳지 않다.

ㄷ. 폐포 내압과 흉강 내압의 차이는 최대 흡기가 일어났을 때인 흡기말(C)에서 가장 크다. 따라서 폐포 내압과 흉강 내압의 차는 C에서보다 B에서 크다는 설명은 옳지 않다.

122. 기본

정답 ③

| 자료해석 |

이 문제는 호흡운동 동안에 폐포의 압력과 흉강의 압력, 그리고 폐의 부피 변화에 대해 이해하고 있는지 확인하기 위한 적용형문제이다. 사람의 폐는 근육이 없으므로 스스로 수축과 이완을 하지 못한다. 대신 폐가 들어있는 흉강의 부피를 변화시켜 수동적으로 폐의 부피를 변화시킴으로써 공기를 이동시킨다. 흡기는 외늑간근과 횡격막(A)이 모두 수축할 때 일어나게 된다. 외늑간근이 수축하여 늑골을 위로 끌어올리고 횡격막이 수축되어 아래로 내려가면 흉강의 부피가 커져 흉강 내 압력이 낮아지게 된다. 흉강의 압력이 감소하면 그 영향으로 폐포의 부피가 증가하여 압력이 낮아진다. 그 결과 폐포의 압력은 대기압보다 낮아져 외부공기가 폐로 유입되는 흡기((나)에서 0~2초 구간)가 일어난다. 외부 공기의 유입으로 폐포의 압력은 다시 증가하여 대기압과 같아진다. 호기는 외늑간근과 횡격막이 모두 이완할 때 일어난다. 외늑간근이 이완되어 늑골이 아래로 내려앉고 횡격막이 이완되어 위로 휘어지게 되면 흉강의 부피가 줄어들어 흉강 내 압력이 높아지게 된다. 그러면 폐는 자체의 탄력으로 인해 원래 상태로 수축하는데, 그로 인해 폐포 내부의 압력이 높아진다. 그 결과 폐포의 압력이 대기압보다 더 높아져 폐의 공기가 몸 밖으로 유출되는 호기((나)에서 2~4초 구간)가 일어난다. 폐의 공기의 유출로 폐포의 압력은 다시 감소하여 대기압과 같아진다. 건강한 사람은 1회 호흡하는데 4초 정도 소요되므로 1분 동안에는 15회 정도 호흡을 한다.

| 정답해설 |

ㄴ. 자료해석에서 살펴본 바와 같이, (나)에서 0~2초 사이에는 폐포의 압력이 대기압보다 더 낮으므로 외부공기가 폐로 들어오는 흡기가 이루어진다.

ㄷ. 2초일 때는 흡기말이다. 이때에는 외늑간근과 A(횡격막)이 최대로 수축하고 있을 때이다. A(횡격막)이 최대로 수축할 때 A는 최대로 내려간다. 따라서 주어진 설명은 옳다.

| 오답해설 |

ㄱ. (나)의 부피량 변화그래프를 살펴보면, 1회 호흡 시 흡기의 양은 500 mL임을 알 수 있다. 따라서 주어진 설명은 옳지 않다.

ㄹ. 폐포의 압력이 최저가 되는 시간은 흡기가 진행 중인 1초 때이며, 폐로 들어온 공기의 양이 최대가 되는 것은 흡기말인 2초 때이다.

123. 기본

정답 ②

| 자료해석 |

이 문제는 호흡곡선(spirogram)에 대해 이해하고 있는지 확인하기 위한 이해형문제이다. 사람의 경우, 들숨(흡기) 시 공기는 구강이나 콧구멍을 거쳐 인두에 도달하고, 이후에 기도, 기관지, 세기관지를 거쳐 폐포에 도달하게 된다. 폐포는 얇은 세포층을 가진 공기주머니로 기체교환이 일어난다. 폐는 흉강의 압력 변화에 따라 공기교환이 일어나게 되는데, 들숨(흡기) 시에는 횡격막과 외늑간근이 수축하면서 흉강이 팽창하며 공기가 외부에서 폐로 들어오게 된다. 날숨(호기) 시에는 횡격막과 외늑간근이 이완하면서 흉강의 부피가 감소하며 공기가 폐에서 외부로 나가게 된다. 강제로 더 내쉴 경우에는 복근이 수축하고 내늑간근이 수축하여 더 많은 공기가 외부로 나가게 한다. 이와 같은 흡기와 호기에 따른 기체의 이동량은 폐활량계(spirometer)를 이용해 측정할 수 있다. 폐활량계는 마우스피스를 통해 들이마시고 내쉬는 공기의 양을 측정하는 장치로, 폐활량(vital capacity)을 측정할 수 있다. 폐활량계를 이용하여 얻은 호흡곡선을 통해 정상 상태에서 호흡할 때 교환되는 공기의 양인 통기량(1회 호흡용적, resting tidal volume), 최대한의 날숨 후에도 폐에 남아 있는 공기의 양인 잔기량(잔기용적, residual volume) 등을 알 수 있다.

문제에서 제시한 그래프는 폐활량계를 이용해 들이마시고 내쉬는 공기의 양을 측정해 얻은 호흡주기 그래프다. 최대로 교환되는 공기의 부피인 폐활량(vital capacity)은 최대로 숨을 들이마셨을 때 폐의 부피와 최대로 숨을 내쉬었을 때 폐의 부피의 차로 계산할 수 있다. 그러므로 그래프를 통해 남자와 여자의 폐활량은 각각 4.8 L(= 6.0 L − 1.2 L), 3.1 L(=4.2 L − 1.1 L)이라는 것을 알 수 있다. 또한 휴식 시 숨을 들이 마시고 내쉬는 공기의 양(통기량, resting tidal volume)이 남자의 경우는 0.5 L(=2.7 L − 2.2 L)이고, 여자의 경우도 0.5 L(=2.3 L − 1.8 L)이라는 것을 알 수 있다.

| 정답해설 |

ㄱ. 자료해석에서 설명하였듯이 문제에서 주어진 자료에서 남자와 여자의 폐활량은 각각 4.8 L, 3.1 L로 남자의 폐활량이 여자보다 크다는 것을 알 수 있다.

ㄷ. 최대로 숨을 내쉬었을 때에도 폐에는 공기가 남고, 이때 남은 공기의 부피를 잔기량이라고 한다. 그래프에서 볼 수 있듯이 남자의 경우 잔기량은 1.2 L이고, 여자의 경우 잔기량은 1.1 L이라는 것을 알 수 있다.

| 오답해설 |

ㄴ. 자료해석에서 설명하였듯이 문제에서 주어진 자료를 통해 휴식할 때 폐에 출입하는 공기의 양(통기량, resting tidal volume)은 남자와 여자가 동일하게 0.5 L이라는 것을 알 수 있다. 따라서 휴식할 때 폐에 출입하는 공기의 양은 남자가 여자보다 많다는 설명은 옳지 않다.

ㄹ. 문제에서 주어진 그래프를 살펴보면, 최대로 숨을 들이마셨을 때 폐의 부피는 남자의 경우 6 L이고, 여자의 경우 4.2 L인 것을 알 수 있다. 따라서 남자와 여자가 최대로 숨을 들이마셨을 때 폐의 부피는 같다는 설명은 옳지 않다.

124. 기본

정답 ④

| 자료해석 |

이 문제는 헤모글로빈의 산소 해리 곡선에 대해 이해하고 있는지 확인하기 위한 적용형문제이다. 혈액을 통한 체내 가스의 수송 중 산소의 수송은 대부분 적혈구에 의해 이루어진다. 이산화탄소의 경우는 7% 정도는 혈장에 용해된 상태로 수송되고, 23% 정도는 헤모글로빈에 직접 결합하여 카바미노헤모글로빈(carbaminohemoglobin) 상태로 수송되며, 나머지 70% 정도는 적혈구의 탄산무수화효소에 의해 HCO_3^- 형태로 전환된 후 혈장을 통해 수송된다. 탄산무수화효소를 통해 이산화탄소가 H_2CO_3를 거쳐 H^+와 HCO_3^-로 전환되었을 때 H^+는 헤모글로빈을 비롯한 단백질에 결합하여 혈액의 pH 변화를 최소화한다.

H^+는 헤모글로빈과 결합하여 헤모글로빈의 구조를 변형시키는데, 이는 헤모글로빈의 산소친화도를 감소시킨다. 이처럼 H^+이 헤모글로빈의 산소결합력에 영향을 미치는 현상을 보어효과라 한다.

문제에서 주어진 자료를 살펴보면, 그림 (가)에서는 대사 활동이 활발하면 조직에서 많은 양의 CO_2를 방출하는 것을 확인할 수 있다. 조직에서 많은 양의 CO_2를 방출하면, 적혈구와 혈액의 pH가 낮아지게 되는데, 이는 헤모글로빈의 산소친화도를 감소시켜 그림 (나)에서 확인할 수 있는 것처럼 헤모글로빈의 산소 해리 곡선이 오른쪽으로 이동하게 한다.

| 정답해설 |

ㄱ. 대사 활동이 활발할 때 조직에서 많은 CO_2가 방출되는데, 이는 혈장에서 H^+와 HCO_3^-로 전환되기 때문에 혈액의 pH는 낮아진다.

ㄴ. 대사활동이 활발한 조직에서 조직세포들은 많은 양의 CO_2를 방출하는데, 방출된 CO_2의 상당량은 적혈구로 유입되어 H^+와 HCO_3^-로 전환된다. 이렇게 생성된 H^+는 헤모글로빈과 결합하여 헤모글로빈의 산소친화도를 낮춘다. 따라서 CO_2가 많이 방출되면 산소 포화도는 낮아진다는 설명은 옳다.

ㄹ. 그래프 (나)를 살펴보면, 산소 분압이 40 mmHg일 때 pH가 높을수록 산소 포화도가 높아지는 것을 관찰할 수 있다. 산소 포화도가 높을수록 산소 해리도는 낮아지므로 주어진 설명은 옳은 설명이다.

| 오답해설 |

ㄷ. 대사 활동이 활발할 때 조직세포들은 많은 양의 CO_2를 방출하는데, 이는 적혈구와 혈액의 pH를 낮아지게 한다. H^+는 헤모글로빈의 산소친화도를 감소시키므로 pH가 낮아지면 헤모글로빈의 산소친화도가 감소되어 산소 해리 곡선은 오른쪽으로 이동하게 된다. 따라서 대사 활동이 활발하면 산소 해리 곡선은 왼쪽으로 이동한다는 설명은 옳지 않다.

125. 기본

정답 ⑤

| 자료해석 |

이 문제는 혈액에서 이산화탄소가 운반되는 과정에 대해 알고 있는지 물어보는 적용형문제이다. 조직에서 발생한 이산화탄소는 확산되어 주변의 모세혈관으로 들어간다. 혈액이 이산화탄소를 폐까지 운반하는 방법은 혈장에 녹은 채로 운반하는 방법과 적혈구 안으로 유입된 이산화탄소가 탄산무수화효소에 의해 탄산으로 전환되어 운반되는 방법, 그리고 탄산이 H^+와 HCO_3^-로 이온화되어 H^+는 헤모글로빈에 결합, HCO_3^-는 혈장으로 이동하여 운반되는 방법으로 총 세 가지가 있다. 이 중 중탄산이온(HCO_3^-) 형태로 혈장을 통해 운반되는 양이 약 70%로 제일 많고, 혈장에 직접 녹아 운반되는 양이 약 7%로 제일 적다.

문제에서 제시한 그림을 살펴보면, (가)는 세포호흡을 통해 CO_2가 생성되는 것을 나타내고 있으며 (나)는 이렇게 생산된 CO_2가 적혈구 효소의 도움 없이 혈장 내에서 직접 탄산으로 전환되는 과정을 나타낸 것이다. (다)는 적혈구의 탄산무수화효소에 의해 CO_2가 H_2O와 결합하여 중탄산이온과 수소이온으로 전환되는 과정이다. 효소에 의해 진행되는 과정인 (다) 과정이 (나) 과정보다 우세하게 나타난다.

| 정답해설 |

⑤ 조직에서 생성된 이산화탄소는 대부분 효소가 매개하는 (다)를 통해 탄산으로 전환되고, 이것이 양성자와 중탄산이온으로 이온화된다.

| 오답해설 |

① 이산화탄소 분압이 높아지면 운반되는 이산화탄소의 양도 늘어난다. 세 가지 운반 방법의 비율은 어느 정도 일정하므로 $HbCO_2$의 양도 증가할 것이다.

② 자료해석에서 이산화탄소의 운반방법에 대해 설명했듯이, (다)(적혈구에서 일어나는 중탄산이온 생성 반응)에서 생성된 HCO_3^-는 주로 혈장으로 이동하여 운반된다.

③ (다)가 활발하다는 것은 이산화탄소 분압이 높다는 뜻으로 혈장의 pH가 감소했다는 말과 같다. 혈액의 pH가 낮아지면 산소 헤모글로빈의 해리도가 증가한다. 따라서 주어진 설명은 옳다.

④ 탄산이 양성자와 중탄산이온으로 해리될 때, 양성자는 헤모글로빈에 결합한다. 즉, 헤모글로빈은 양성자를 붙잡아둠으로써 혈액의 pH가 낮아지는 것을 막는다. 따라서 주어진 설명은 옳다.

126. 연습

정답 ④

| 자료해석 |

이 문제는 환기 장애(ventilatory disorder)에 대해 이해하고 있는지 확인하기 위한 적용형문제이다. 폐의 가스 교환 기능에 이상을 일으키는 폐질환은 폐쇄성 폐질환(obstructive lung disease)과 제한성 폐질환(restrictive lung disease)으로 나눌 수 있다. 폐쇄성 폐질환은 기도가 좁아져 공기 흐름의 저항이 증가하게 되었을 때 나타나는데, 흡기보다 호기에 더 어려움을 겪게 되므로 총폐용량과 잔기량이 상승하게 된다. 폐기종, 만성 기관지염 같은 만성 폐쇄성 폐질환(chronic obstructive pulmonary disease, COPD)과 천식 등이 이에 해당하는 질병이다. 폐기종은 기도의 협착이 일어나 기도의 신축성을 잃어 호기가 어려워지고 폐포가 파괴되어 기체교환이 어려워지는 질병이다. 만성 기관지염은 두꺼운 점액이 기도를 막는 만성 염증 질병이다. 천식은 알레르기 반응으로 히스타민이 분비되며 기관지의 공기 흐름이 폐쇄되는 질병이다. 제한성 폐질환은 폐의 신전성(유순도, compliance)이 감소해 총폐용량과 잔기량이 감소하는 질병으로 폐섬유증 등이 이에 해당한다. 폐섬유증은 폐조직이 손상되어서 폐조직이 섬유화됨으로써 굳어지는(신전성이 감소하는) 질병으로, 폐조직의 섬유화로 폐벽도 두꺼워져 혈액에 공급되는 산소양이 줄어들게 된다.

문제에서 제시된 그림을 살펴보면, 공기 3 L를 내뱉는데 사람 A(정상인)는 약 2초 걸렸지만 사람 B(폐질환자)는 약 10초가 걸렸다. 따라서 사람 B(폐질환자)는 기관지나 기도의 저항으로 공기를 내뱉는 데에 많은 시간이 걸린다는 것을 알 수 있는데, 이를 통해 사람 B는 폐쇄성 폐질환을 가지고 있음을 알 수 있다.

| 정답해설 |

자료해석에서 설명하였듯이, 문제에서 주어진 그래프를 통해 사람 B는 공기를 내뱉는데 어려움이 있는 환자로 기도 저항이 높아져 있다는 것을 짐작해 볼 수 있다. 그러므로 기관지의 공기 흐름이 원활하지 못하다는 ④가 사람 B의 상태를 잘 설명한 가장 타당한 보기이다.

| 오답해설 |

보기 ①, ②, ③, ⑤의 경우, 기도 저항이 높아져 호기가 힘든 사람 B의 상태와 직접적으로 연관되어 있지 않은 상황으로 사람 B의 상태로 타당하다고 볼 수 없다.

127. 연습

정답 ④

| 자료해석 |

이 문제는 체순환과 폐순환을 할 때 혈액에서의 산소 포화도가 어떻게 변화하는지 물어보는 적용형문제이다. 폐포에서 가스 교환을 마친 동맥혈(산소 분압이 높고 이산화탄소 분압이 낮은 혈액)은 폐정맥을 통해 좌심실로 들어가고, 이어 대동맥으로 보내져 체순환으로 들어간다. 체순환으로 들어온 동맥혈은 온몸의 조직에서 조직세포에 산소를 공급하고 조직세포로부터 이산화탄소를 받아들임으로써 산소 분압이 낮고 이산화탄소 분압이 높은 정맥혈로 전환된다. 정맥혈은 대정맥을 통해 우심방으로 돌아온 후 우심실로 들어간다. 우심실로 들어온 정맥혈은 폐동맥을 통해 폐로 보내지는데, 폐포에서는 가스 교환이 일어나 정맥혈이 동맥혈로 전환된다.

보다 효율적인 기체교환을 도와주는 것 중에 보어효과가 있는데, 이는 혈액의 pH 변화로 헤모글로빈의 산소 포화도 곡선이 이동하는 것을 뜻한다. 활발히 대사를 수행하는 조직에서는 혈액의 pH가 낮은데, pH가 낮아지면 산소 포화도 곡선이 오른쪽으로 이동한다. 그 결과 동일 산소분압에서 헤모글로빈이 더 적은 양의 산소를 갖고 있게 된다(즉, 조직에 더 많은 산소를 내어 놓는다). 이산화탄소 분압이 높아지면 혈액의 pH가 감소하므로, 보어효과는 이산화탄소 분압이 높은 조직세포 주변에서 더 많은 산소가 헤모글로빈에서 방출될 수 있도록 한다.

| 정답해설 |

ㄱ. 좌심실은 폐순환을 마친 혈액(동맥혈)이 머무르는 곳이고, 우심실은 체순환을 마친 혈액(정맥혈)이 머무르는 곳이다. 따라서 주어진 설명은 옳다.

ㄷ. 문제에서 주어진 그림을 살펴보면, 대동맥의 P_{O_2}는 100 mmHg이고, P_{CO_2}는 40 mmHg이므로 동맥혈의 산소포화도는 97%이다. 반면에 대정맥의 P_{O_2}는 40 mmHg이고, P_{CO_2}는 45 mmHg이므로 정맥혈의 산소포화도는 71%이다. 따라서 문제에서 주어진 그림에서 동맥혈과 정맥혈의 헤모글로빈의 산소포화도 차이는 26%인 것을 알 수 있다.

| 오답해설 |

ㄴ. 문제어서 주어진 표를 살펴보면, 동일한 P_{O_2}에서 P_{CO_2}가 높아질수록 헤모글로빈의 산소포화도(%)는 감소하는 것을 확인할 수 있다. 따라서 혈액 내 CO_2 분압이 증가하면 헤모글로빈의 산소해리도는 감소한다는 설명은 옳지 않다.

128. 연습

정답 ②

| 자료해석 |

이 문제는 호흡의 조절에 대해 알고 있는지 물어보는 적용형문제이다. 호흡 조절 중추는 연수와 뇌교인데, 연수는 주로 외늑간근과 횡격막에 수축 신호를 보내 흡기(들숨)가 일어나게 하고 호흡의 기본 리듬을 형성해준다. 뇌교는 호흡의 기본 리듬을 조정하여 부드럽게 숨을 쉴 수 있게 도와준다.

문제에서 주어진 그림 (가)를 살펴보면, 그림 (가)는 연수가 신호를 감지하여 호흡 속도를 어떻게 조절하는지 나타내는 그림이다. 연수가 호흡 속도를 조절함으로써 혈액의 pH 항상성이 유지된다. 연수는 대동맥과 목동맥에 존재하는 화학수용기와 자체의 화학수용기를 통해 혈액과 뇌척수액의 pH 변화를 감지할 수 있다. pH 저하 신호를 연수가 감지하면, 연수는 외늑간근과 횡격막으로 보내는 신경신호의 빈도가 증가하여 호흡속도가 빨라지게 된다. 그림 (나)의 그래프를 살펴보면, 흡기의 CO_2 농도가 증가하거나 흡기의 O_2 농도가 감소하면 호흡 운동 속도가 빨라지는 것을 확인할 수 있다. 그런데 흡기의 CO_2 농도의 증가가 흡기의 O_2 농도의 감소보다 더 예민하게 호흡 운동 속도를 증가시키는 것을 확인할 수 있다.

| 정답해설 |

ㄴ. 문제에서 주어진 그림 (나)를 살펴보면, 흡기의 CO_2 농도가 증가하면 호흡 운동 속도가 증가하는 것을 확인할 수 있다. 흡기의 CO_2 농도 증가는 혈액에서 폐포로 방출되는 CO_2의 양이 많을 때 나타나는 현상인데, 혈액에서 폐포로 방출되는 CO_2의 양은 혈액의 CO_2 분압이 높을 때 많아진다. 혈액의 CO_2 분압이 높을 때에는 혈액의 pH는 낮다. 즉, 혈액의 CO_2 분압 증가로 인해 혈액의 pH가 낮아지면 호흡 속도가 증가한다.

| 오답해설 |

ㄱ. 호흡 운동의 조절 중추는 간뇌(시상과 시상하부)가 아니라 뇌간에 위치하는 연수와 뇌교이다.

ㄷ. (나)에서 흡기의 O_2 농도가 증가할 때 호흡 운동 속도가 감소하는 것을 확인 할 수 있다. 즉, 흡기의 O_2 농도가 증가하면 늑간근의 수축 주기는 길어질 것이다.

129. 기본

정답 ③

| 자료해석 |

이 문제는 인간의 심혈관계의 구조에 대해 이해하고 있는지 물어보는 이해형문제이다. 인간은 2심방 2심실로 이루어진 심장을 가지는데, 심실에서 뿜어져 나온 혈액은 동맥과 모세혈관, 정맥을 거친 후 다시 심방으로 되돌아온다. 혈압은 심실에서 멀어질수록 낮아지므로 동맥, 모세혈관, 정맥 순으로 혈압이 낮아진다. 혈류속도는 혈관의 총 단면적에 반비례하므로, 혈관 총 단면적이 가장 큰 혈관인 모세혈관에서 가장 느리다. 문제에서 주어진 그림에서 A는 신동맥, B는 다리의 모세혈관, C는 다리의 정맥, D는 간문맥, E는 간정맥이다. 체순환을 하는 동안 동맥혈에 존재하는 산소와 영양분은 조직에 전달되고, 이산화탄소와 노폐물은 조직에서 혈액으로 옮겨진다. 인간의 경우 단백질의 분해로 생긴 암모니아는 요소로 전환된 후 신장을 통해 배설된다. 요소의 합성은 간에서 오르니틴 회로를 거쳐 이루어지므로, 요소의 농도는 간문맥보다 간정맥에서 높다. 신장은 노폐물을 배설하는 기관이므로 신동맥에서보다 신정맥에서 요소의 농도는 낮다. 식사 후에 음식물의 소화로 생성된 포도당은 소장에서 흡수되어 간문맥을 통해 간으로 전달되고, 간에서 일부가 글리코겐으로 저장되어 혈당이 조절된다. 이후 간정맥을 지나 심장으로 가서 전신순환을 하게 된다. 반대로 식사 전에는 간문맥으로 수송되는 포도당이 거의 없으므로, 간은 혈당을 조절하기 위해 글리코겐 분해 등을 통해 포도당을 혈액에 내어놓는다. 이 포도당이 간정맥을 통해 심장으로 가서 온몸에 전달된다.

| 정답해설 |

③ 모세혈관인 B의 혈류속도가 가장 느리다. 따라서 혈관 C(다리 정맥)의 혈류 속도는 B보다 빠르다는 설명은 옳다.

| 오답해설 |

① 혈압은 동맥이 정맥보다 더 높으므로, 혈관 A(신동맥)의 혈압은 C(다리 정맥)보다 더 낮다는 설명은 옳지 않다.

② 조직의 모세혈관을 통과하면 혈액의 산소 분압은 낮아진다. 따라서 동맥인 혈관 A에서 산소 분압은 정맥인 혈관 C의 산소 분압보다 더 높다.

④ 요소는 간에서 생성되고 신장에서 제거된다. 요소 농도는 간정맥인 E에서가 간문맥인 D에서보다 더 높다.

⑤ 식사 전에는 소장에서 흡수되는 포도당이 없고, 간에서 생성된 포도당으로 혈당을 유지시킨다. 따라서 아침 식사 전에 혈당이 가장 높은 혈액이 흐르는 혈관은 간정맥인 E다.

130. 기본

정답 ②

| 자료해석 |

이 문제는 심전도와 심장주기에 대해 이해하고 있는지 확인하기 위한 이해형문제이다. 심장의 펌프작용을 심장주기라고 하는데, 두 심방의 수축에 뒤이어 두 심실의 수축이 일어난 후 이완되는 것을 말한다. 심장주기 동안의 심근에서 보이는 전기적 사건은 체표면에 설치한 전극에 의하여 기록될 수 있는데, 이러한 기록을 심전도(electrocardiogram, ECG or EKG)라 한다. 전극을 오른쪽 팔목과 왼쪽 발목에 꽂아 측정한 정상인의 ECG 파장은 P, Q, R, S, T로 표시한다.

심전도의 P파 발생 시 심방이 수축하게 되는데, 심방이 수축하는 동안 심방과 심실 사이에 있는 이첨판이 열려 있고 심실과 동맥 사이에 존재하는 반월판은 닫혀있다. P파에 이어 QRS파가 발생하면서 심실이 수축하게 된다. 심실의 압력이 올라가므로 심방으로 혈액이 역류하는 것을 막기 위해 이첨판이 먼저 닫히고, 심실의 압력이 동맥의 압력보다 높아지면 반월판이 열려 심실에서 동맥으로 혈액이 흐르게 된다. 마지막으로 T파가 발생하면 심실의 이완이 시작되고 반월판이 닫히게 된다. 심실이 충분히 이완하여 심실 압력이 심방 압력보다 감소하면, 다시 이첨판이 열려 혈액이 심실로 유입된다.

| 정답해설 |

ㄷ. QRS파와 T파 사이의 구간은 심실이 수축하고 있는 상태이다. 심실이 수축하면 내부의 혈액의 동맥으로 빠져나가므로 부피가 감소하게 된다. 따라서 (가) 구간에서 좌심실의 부피가 감소한다는 설명은 옳다.

| 오답해설 |

ㄱ. QRS파 발생 시 심실이 이완하기 시작하는 것이 아니라 심실이 수축하기 시작한다.

ㄴ. T파 발생 시 심실의 이완이 시작된다. 따라서 좌심실의 압력이 증가하는 것이 아니라 감소한다.

131. 기본

정답 ②

| 자료해석 |

이 문제는 각 혈관들의 특징에 대해 이해하고 있는지 확인하기 위한 적용형문제이다. 혈관은 혈액이 흐르는 공간이 있고 이를 둘러싼 내피층이 있으며, 그 주위에 내피층을 둘러싸고 있는 조직이 존재한다. 내피층을 둘러싸는 조직은 혈관의 종류에 따라서 다르다. 모세혈관은 내피와 기저막만으로 이루어진 매우 얇은 벽을 가지고 있다. 동맥과 정맥은 모세혈관에 비해 보다 복잡한 구조를 갖는데, 이들 혈관은 내피층을 둘러싼 두 개의 층을 갖는다. 맨 바깥쪽에 결합조직인 탄력섬유층이 있어 혈관의 팽창, 회복을 도와주고, 중간에 평활근과 탄력섬유층이 있다. 혈관벽의 두께와 탄성은 동맥이 정맥보다 더 크며, 혈관의 내부 직경은 정맥이 동맥보다 더 크다. 정맥 내에는 판막이 존재하여 낮은 혈압에도 불구하고 혈액이 한 방향으로만 흐르게 만든다. 한편 신경과 호르몬에서 온 신호는 소동맥의 평활근을 조절하여 신체 각 부위로 가는 혈액량을 조절한다.

문제에서 주어진 그림을 살펴보면, A 지점의 혈관이 B 지점의 혈관에 비해 근육층이 얇고 혈관벽 두께가 얇은 것으로 보아 A는 정맥, B는 동맥임을 알 수 있다. 문제에서 제시한 표를 살펴보면, ㉠ 지점에 비해 ㉡ 지점은 CO_2 분압이 조금 더 높고 O_2 분압이 낮은 것으로 보아 ㉡은 조직 세포들과 가스교환을 끝낸 정맥혈이 들어 있는 혈관을 나타내는 A 지점에 해당하고 ㉠은 동맥혈이 들어 있는 혈관을 나타내는 B 지점에 해당한다는 것을 알 수 있다.

| 정답해설 |

ㄴ. 자료해석에서 설명하였듯이, 문제에서 주어진 자료를 통해 ㉠은 B 지점, ㉡은 A 지점임을 알 수 있다.

| 오답해설 |

ㄱ. 자료해석에서 설명하였듯이, 문제에서 주어진 자료를 통해 A 지점은 정맥이고 B 지점은 동맥이라는 것을 알 수 있다. 혈액은 동맥에서 정맥으로 흐르므로, 혈액은 A 지점(정맥)에서 B 지점(동맥)으로 흐른다는 설명은 옳지 않다.

ㄷ. 폐포나 조직에서 호흡 가스 교환은 단순 확산을 통해 일어나며, 호흡 가스 교환이 일어나는 동안 두 구획 사이에서 가스 분압은 평형을 이룬다. 자료해석에서 살펴본 바와 같이 A 지점에 들어 있는 혈액(정맥혈)의 CO_2 분압이 46 mmHg이므로 조직의 CO_2 분압은 46 mmHg일 것이다. 따라서 조직의 CO_2 분압은 46 mmHg보다 낮다는 설명은 옳지 않다.

132. 기본

정답 ④

| 자료해석 |

이 문제는 동맥과 정맥의 구조와 특징에 대해 이해하고 있는지 확인하기 위한 이해형문제이다. 심장에서 나온 혈액은 대동맥을 따라 소동맥을 거쳐 기체와 영양소가 교환되는 모세혈관으로 흐른다. 모세혈관에서 나온 혈액은 소정맥으로 모인 다음 심장으로 이어지는 대정맥으로 들어간다. 동맥과 정맥은 내피층, 탄성조직, 평활근, 섬유조직으로 이루어져 있는 혈관이다. 동맥의 경우, 콜라겐과 엘라스틴 같은 두꺼운 탄성 섬유층을 가지고 있어 수축기의 높은 혈압을 견딜 수 있다. 콜라겐은 높은 압력의 혈액을 받을 수 있도록 신장력을 높이고, 엘라스틴은 심실 이완기에도 계속 혈액이 흐를 수 있도록 탄력성을 높인다. 정맥의 탄성 섬유층에는 엘라스틴보다 콜라겐이 풍부해 탄력성은 낮지만 신장력이 커서 여분의 혈액을 저장하는 혈액 저장고의 역할을 한다. 또한, 심장 아래의 정맥은 정맥 주변의 골격근이 수축하며 혈액이 중력을 거슬러 올라갈 수 있도록 한다. 이때 혈액이 반대 방향으로 흐르는 것을 막기 위해 정맥에는 판막이 존재한다. 모세혈관은 내피 세포 한 겹으로 이루어진 혈관으로 지름은 매우 작지만 수가 많아 총 단면적은 동맥과 정맥에 비해 월등히 크다.

문제에서 제시한 혈관 구조 그림에서, 혈액이 흐르는 방향과 판막의 유무로 보아 왼쪽 혈관이 동맥이고 오른쪽 혈관이 정맥임을 알 수 있다. 그리고 혈관 종류에 따른 혈압과 단면적 그래프에서 대동맥에서 대정맥으로 혈액이 흐를수록 혈압이 감소한다는 것을 알 수 있다. 또한 총단면적은 모세혈관이 가장 넓다는 것을 알 수 있는데, 혈류 속도는 혈관의 총단면적에 반비례하므로 혈류 속도는 모세혈관에서 가장 느리고 동맥에서 가장 빠르다.

| 정답해설 |

④ 정맥에는 한쪽 방향의 판막이 존재하기 때문에 혈압이 매우 낮고 중력이 작용하여도 혈액이 역류하지 않는다.

| 오답해설 |

① 맥압은 최고 수축기 혈압과 최저 이완기 혈압의 차이이다. 문제에서 제시한 그래프를 살펴보면, 최고 수축기 혈압은 120 mmHg이고 최저 이완기 혈압은 80 mmHg이라는 것을 확인할 수 있다. 그러므로 맥압은 40 mmHg(=120 mmHg−80 mmHg)이다. 따라서 맥압은 80 mmHg라는 설명은 옳지 않다.

② 모세혈관이 가장 총 단면적이 넓지만 혈압이 가장 낮은 혈관은 대정맥이다. 그러므로 혈관의 총 단면적이 넓을수록 혈압이 낮다는 설명은 옳지 않다.

③ 동맥은 정맥보다 탄성 섬유로 이루어진 혈관벽이 더 두껍기 때문에 정맥보다 탄력성이 더 크다. 그러므로 주어진 설명은 옳지 않다.

⑤ 동맥에서는 심실의 수축과 이완에 의해 혈액이 이동하지만, 정맥에서는 혈관 주위의 골격근의 수축과 이완작용 및 호흡운동에 의해 혈액이 이동한다.

133. 기본

정답 ②

| 자료해석 |

이 문제는 혈액 구성 요소와 특징에 대해 이해하고 있는지 확인하기 위한 이해형문제이다. 사람의 혈액은 원심분리하였을 때 위쪽에 존재하는 혈장 성분(X)과 아래쪽에 존재하는 혈구 성분(Y)으로 구분할 수 있다.

혈장(X)은 90%가 물이며 나머지 10%에는 염류들과 혈장단백질, 그리고 혈액에 의해 운반되는 여러 물질(영양소, 대사노폐물, 호흡가스, 호르몬 등)로 이루어져 있다.

혈구(Y)는 성인의 경우 골수에 존재하는 조혈모세포로부터 생성된다. 적혈구((가))는 표면항원의 종류에 따라 혈액형을 구분할 수 있다. A항원이 존재하면 A형, B항원이 존재하면 B형, 둘 다 존재하면 AB형, 둘다 없으면 O형이 된다. 사람은 ABO식 항원에 대해서는 항원에 노출된 적이 없어도 항체가 이미 생성되어 있으며 이를 응집소라고 부른다. 응집소 α 는 항원 A와 결합하고, 응집소 β 는 항원 B와 결합한다. 백혈구((나))는 방어작용을 하는 세포로서, 모양, 크기, 핵의 모양과 수, 그리고 과립의 유무에 따라 다섯 종류(호중구, 호산구, 호염구, 단핵구, 림프구)로 분류한다. 혈소판((다))은 혈소판모세포에서 만들어지는데, 이 세포의 세포질이 잘려 나온 조각들이 혈소판이다. 혈소판은 혈액응고에 관여한다.

| 정답해설 |

ㄱ. (가)는 적혈구이고 (나)는 백혈구이며, (다)는 혈소판인데, 이들은 혈액의 구성 성분 중 혈구이다. 혈구 세포는 골수에 존재하는 조혈모세포에서 생성된다.

ㄴ. 사람의 혈액은 원심분리하였을 때 위쪽에 존재하는 혈장 성분(X)과 아래쪽에 존재하는 혈구 성분(Y)으로 구분할 수 있다. 따라서 (나)(백혈구)는 Y(혈구층)에 들어있다는 설명은 옳다.

| 오답해설 |

ㄷ. A형인 사람의 X(혈장)에는 응집소 α 는 들어 있지 않고 응집소 β 가 들어 있다.

134. 연습

정답 ⑤

| 자료해석 |

이 문제는 심장 주기에 따른 압력 그래프를 통해 판막 개폐 상태를 판단하는 적용형문제이다. 심장은 혈액의 역류를 방지하기 위해 좌심방과 좌심실 사이에는 이첨판이, 우심방과 우심실 사이에는 삼첨판이 존재하며, 심실과 동맥사이에는 반월판이 존재한다. 방실판막은 심실압이 심방압보다 높아지면 닫히고, 반월판은 심실압이 동맥압보다 낮으면 닫힌다.

문제의 그림 (가)에서 ㉠은 좌심실과 대동맥 사이의 대동맥 반월판이고 ㉡은 우심실과 폐동맥 사이의 폐반월판이다. 그림 (나)에서 심방 수축을 기준으로 심장 주기를 추정하면 심장 주기는 약 0.9초이다. 1분당 심장 박동수는 1분(60초)을 심장 한 주기로 나눈 값이므로, 박동수는 약 67회/분(=60÷0.9)이다. 좌심실이 수축을 시작한 직후에 좌심실 압력이 좌심방 압력보다 높아지는데, 좌심실압이 좌심방압보다 높아질 때 좌심실에서 좌심방으로 혈액의 역류를 막기 위해 이첨판이 닫힌다. 좌심실이 수축을 지속함에 따라 좌심실의 압력도 점점 더 높아지는데, 좌심실 압력이 대동맥 압력보다 높아지면 대동맥 반월판이 열려 혈액이 대동맥으로 이동한다. 좌심실이 이완을 시작하면 그와 동시에 좌심실 압력은 대동맥 압력보다 낮아지는데, 이렇게 되면 대동맥의 혈액이 좌심실로 역류하는 것을 방지하지 위해 대동맥 반월판이 닫힌다. 좌심실의 이완이 지속되면서 좌심실의 압력도 계속 낮아지는데, 좌심실의 압력이 좌심방의 압력보다 낮아지면 이첨판이 다시 열려 좌심방의 혈액이 좌심실로 이동하여 좌심실을 채운다.

| 정답해설 |

ㄴ. t_1에서 좌심실압이 대동맥압보다 높으므로 혈액은 좌심실에서 대동맥으로 나간다. 따라서 (가)의 ㉠과 ㉡은 열려있다.

ㄷ. t_2에서 대동맥압이 좌심실압보다 높으므로 ㉠이 닫히지 않으면 혈액은 대동맥에서 좌심실로 역류한다.

| 오답해설 |

ㄱ. 자료해석에서 살펴본 바와 같이, 문제에서 주어진 그림 (나)를 통해 (나)에서 1분당 심장 박동수는 약 67회(=60÷0.9)라는 것을 알 수 있다. 따라서 (나)에서 1분당 심장 박동수는 75회라는 설명은 옳지 않다.

135. 연습

정답 ②

| 자료해석 |

이 문제는 좌심실의 압력-용적 곡선에 대해 이해하고 있는지 확인하기 위한 적용형문제이다. 정상 상태에서 좌심실의 압력-용적 곡선(A)은 좌심실이 수축하여 좌심실압은 증가하지만 용적은 변하지 않는 등용적성 수축기와, 좌심실의 혈액이 대동맥으로 방출되는 시기인 심박출기, 좌심실이 이완하여 좌심실압은 감소하지만 용적은 변하지 않는 등용적성 이완기, 좌심실에 혈액이 채워지는 심실 충만기로 이루어진 하나의 완전한 주기를 나타낸다.

그래프 B와 C는 신체의 생리적 환경이 변화되었을 때 나타나는 압력-용적 곡선인데, B는 후부하가 증가되었을 때(고혈압일 때) 관찰되는 그래프이고 C는 전부하가 증가되었을 때(정맥환류량이 증가되었을 때) 관찰되는 그래프이다.

| 정답해설 |

ㄴ. 닫혀 있던 반월판이 열리는 현상은 좌심실이 수축을 어느 정도 진행하여 좌심실의 압력이 대동맥의 압력보다 높아질 때 일어난다. 닫혀 있던 반월판이 열리면, 좌심실 혈액이 대동맥으로 이동하므로 좌심실의 부피가 감소하기 시작한다. 문제에서 주어진 왼쪽 그래프를 살펴보면, 좌심실 부피가 감소하기 시작하는 시점에서 좌심실 압력은 B가 A보다 더 큰 것을 확인할 수 있다. 따라서 닫혀 있던 반월판이 열릴 때 좌심실 압력은 B > A이라는 설명은 옳다.

| 오답해설 |

ㄱ. 열려 있던 이첨판이 닫히는 현상은 좌심실이 수축을 시작하여 좌심실의 압력이 증가하기 시작할 때 나타난다. 문제에서 주어진 오른쪽 그래프를 살펴보면, 좌심실의 압력이 증가하기 시작하는 시점에서 좌심실의 부피는 C가 A보다 더 큰 것을 확인할 수 있다. 따라서 열려 있던 이첨판이 닫힐 때 좌심실 부피는 A=C이라는 설명은 옳지 않다.

ㄷ. 좌심실이 1회 수축할 때 방출되는 혈액량은 좌심실의 부피 변화량과 동일하다. 좌심실의 부피 변화량을 비교하면 A>B, C>A이므로 C>B이다. 따라서 좌심실이 1회 수축할 때 방출되는 혈액량은 B > C이라는 설명은 옳지 않다.

136. 연습

정답 ①

| 자료해석 |

이 문제는 신경계에 의한 심장박동의 조절에 대해 이해하고 있는지 확인하기 위한 적용형문제이다. 순환이 원활하게 일어나기 위해서는 평균 동맥 혈압이 적절한 수준으로 유지되어야 하는데, 평균 동맥 혈압의 변화는 압력수용기 반사작용(baroreceptor reflex)을 일으켜 심박출량과 총 말초 저항의 조절을 유도하여 평균 동맥 혈압이 정상적인 수준으로 돌아오게 한다. 심박출량은 박동수와 1회 박출량에 비례하는데, 박동수를 감소시키는 작용을 하는 부교감신경계와 증가시키는 작용을 하는 교감신경계의 상대적인 균형 조절에 의해 결정된다.

문제에서 주어진 그림 (가)를 살펴보면, A는 절전신경이 절후신경보다 긴 특징을 보이므로 부교감신경이라는 것을 알 수 있고 B는 절후신경이 더 길므로 교감신경임을 알 수 있다. 부교감 신경이 흥분하면 박동원에 존재하는 심박조율기 세포에서 활동 전위 발생 빈도가 감소하여 심장 박동수가 감소하게 된다. 반면에 교감신경이 흥분하면 박동원에 존재하는 심박조율기 세포에서 활동 전위 발생 빈도가 증가 하여 심장 박동수가 증가하게 된다. 문제에서 제시한 그림 (나)를 살펴보면, 자극 후는 자극 전에 비해 활동 전위의 발생 빈도가 감소한 것을 확인할 수 있다. 이를 통해 그림 (나)는 부교감신경인 A를 자극하였을 때의 결과임을 알 수 있다.

| 정답해설 |

ㄱ. A(부교감신경)는 말초 신경계에 속한다.

| 오답해설 |

ㄴ. B는 교감신경이므로 절후 신경의 뉴런에서는 신경 전달물질로 에피네프린이 분비될 것이다. 따라서 주어진 설명은 옳지 않다.

ㄷ. 자료해석에서 살펴본 바와 같이, 문제에서 주어진 자료를 통해 (나)는 부교감신경인 A를 자극했을 때의 변화를 나타낸 것임을 알 수 있다.

137. 기본 PLUS

정답 ⑦

| 자료해석 |

이 문제는 면역반응에 관여하는 세포의 생성 과정과 특성에 대해 이해하고 있는지 확인하기 위한 이해형문제이다. 면역반응에 관여하는 세포는 골수에 존재하는 다분화능 줄기세포(multipotent stem cell)에서 유래된다. 다분화능 줄기세포의 일부가 골수성 줄기세포와 림프성 줄기세포로 분화하는데, 골수성 줄기세포에서는 적혈구와 혈소판, 호중구, 호염구, 호산구, 단핵구 등이 생성되며, 림프성 줄기세포에서는 자연살해세포와 B세포, T세포 등이 생성된다.

림프성 줄기세포의 일부는 B-세포 전구체나 T-세포 전구체로 분화되는데, B-세포 전구체가 그대로 골수에서 성숙하여 성숙B세포(미감작B세포)(세포 ⓒ)가 되며 T-세포 전구체는 흉선으로 이동한 후 흉선에서 성숙하여 성숙T세포(미감작T세포)가 된다. 미감작T세포는 성숙 시 발현하는 공동수용체의 종류에 따라 두 부류로 나누어지는데, 공동수용체로 CD4를 발현하면 미감작$CD4^+$ T세포(세포 ⓐ)가 되며 공동수용체로 CD8를 발현하면 미감작$CD8^+$ T세포(세포 ⓑ)가 된다.

| 정답해설 |

ㄱ. (가) 과정은 T-세포 전구체가 흉선에서 성숙하여 성숙T세포(세포 ⓐ, 세포 ⓑ)로 분화되는 과정이다. 따라서 주어진 설명은 옳다.

ㄴ. 전문항원제시세포인 수지상세포는 Ⅰ형 MHC 분자를 통해 항원을 제시할 수도 있고 Ⅱ형 MHC 분자를 통해 항원을 제시할 수도 있다. 따라서 수지상세포는 세포 ⓐ(미감작$CD4^+$ T세포)와 세포 ⓑ(미감작$CD8^+$ T세포) 모두를 작동세포로 분화시킬 수 있다.

ㄷ. B-세포 전구체나 T-세포 전구체가 성숙B세포나 성숙T세포로 분화할 때 항원수용체 유전자의 재배열이 일어나 각 성숙B세포나 성숙T세포는 서로 다른 항원수용체를 발현하게 된다. 항원수용체 유전자의 재배열이 일어날 때 항원수용체 유전자의 일부가 제거되므로 재배열 결과 항원수용체 유전자의 크기가 작아진다. 따라서 ㉠(B세포의 항원수용체(항체))을 암호화하는 유전자의 크기는 림프성 줄기세포와 세포 ⓒ(미감작B세포)에서 서로 다르다는 설명은 옳다.

138. 기본

정답 ①

| 자료해석 |

이 문제는 세균이 침입했을 때 일어나는 신체의 방어 반응에 대해 이해하고 있는지 확인하기 위한 이해형문제이다. 신체가 세균에 처음 감염되면 비특이적으로 일어나는 방어 반응(선천성 면역)(가)이 먼저 시작된다. 세균의 감염 부위에서 대식세포는 감염부위로 혈류를 증가시키는 여러 신호물질을 내고, 비만세포는 그 주변 모세혈관을 확장시키는 신호 물질(히스타민)을 분비한다. 모세혈관이 확장되고 물질 투과성이 증진됨으로써 항미생물펩타이드를 포함하는 혈장액이 조직으로 누출된다. 또한 면역세포에서 나오는 신호물질이 호중구와 단핵구가 혈관 밖으로 나와 감염 부위로 이동해오도록 유인한다. 호중구와 대식세포가 감염 부위에서 병원균과 세포 잔재를 흡입한다. 선천성 면역만으로 감염된 세균을 제거하는 데 충분치 않을 경우에는, 특이적 방어메카니즘인 적응면역((나))이 유도된다. 선천성 면역이 일어나는 동안, 감염된 세균을 섭식한 몇몇 세포는 세균을 세포 내부에서 가공한 후 세균의 펩티드를 세포 표면에 제시하는 항원제시세포가 되어 림프구(미감작$CD4^+$ T세포)를 작동$CD4^+$ T세포(보조T세포)(㉠)로 분화되도록 자극한다. 보조T세포는 동일한 세균을 섭취하여 세균의 펩티드를 제시하고 있는 B세포(㉡)를 자극하여 항체를 분비하는 세포인 형질세포로 분화되도록 자극한다.

| 정답해설 |

ㄱ. 세균의 감염으로 먼저 일어나는 방어 반응인 (가)는 비특이적인 면역 반응이다. 따라서 (가)에서 X에 대한 비특이적 면역 반응이 일어났다는 설명은 옳다.

| 오답해설 |

ㄴ. ㉡은 장차 항체를 분비하는 세포인 형질세포로 분화되는 세포인 B세포이다. B세포의 성숙은 골수에서 일어나므로, ㉡(B세포)은 가슴샘(흉선)에서 성숙되었다는 설명은 옳지 않다. 흉선에서 성숙되는 림프구는 T세포이다.

ㄷ. 문제에서 제시된 (나)는 세균 X에 처음 감염되어 나타나는 특이적 방어메카니즘(적응면역)이므로 1차 면역 반응이다. 그러므로 주어진 설명은 옳지 않다. 2차 면역 반응은 동일한 항원에 재차 감염되었을 경우 이전에 감염되었을 때 생성된 기억세포에 의해 더 신속하고 더 강력하게 일어나는 면역 반응이다.

139. 기본 PLUS

정답 ④

| 자료해석 |

이 문제는 미감작 T림프구의 활성화에 대해 이해하고 있는지 확인하기 위한 이해형문제이다. 림프절과 같은 말초 림프기관에서 항원제시 수지상세포는 미감작 T림프구(naive T lymphocyte)와 상호작용한다. 미감작 $CD4^+$ T림프구(㉢)는 2종 MHC 분자에 결합한 항원 펩티드와 상호작용하고, 미감작 $CD8^+$ T림프구(㉡)는 1종 MHC 분자에 결합한 항원 펩티드와 상호작용한다. 미감작 T림프구의 T세포 수용체(TCR)가 MHC분자에 결합되어 있는 항원 펩티드와 결합하면, 미감작 T림프구는 활성화 반응을 진행한다. 활성화된 T세포는 유전적으로 동일한 딸세포를 많이 만들어내기 위해 분열하는데, 이를 클론 확장이라고 한다. 활성화된 $CD8^+$ T림프구가 클론 확장을 거칠 때, 딸세포들은 세포독성T세포(cytotoxic T cell, CTL)(㉣)로 분화한다. 활성화된 $CD4^+$ T림프구가 클론 확장을 거칠 때, 딸세포들은 도움T세포(helper T cell)(㉤)로 분화한다.

| 정답해설 |

④ ㉡과 ㉢을 포함하는 모든 유핵세포는 세포막에 1종 MHC 유전자를 발현한다.

| 오답해설 |

① 세포 ㉠(수지상세포)은 부모가 물려준 T세포 수용체(TCR) 유전자를 그대로 가지고 있지만, 세포 ㉡(미감작 $CD8^+$ T림프구)은 성숙과정 중에 재배열이 일어난 T세포 수용체 유전자를 가지고 있다.

② 위의 현상은 병원균의 감염이 일어난 피부와 같은 상피조직에서 일어나는 것이 아니라, 림프절과 같은 말초 림프조직에서 주로 일어난다.

③ ㉢(미감작 $CD4^+$ T림프구)은 세포막에 CD8 단백질을 가지고 있지 않고 CD4 단백질을 가지고 있다.

⑤ ㉤(도움T세포)이 표적세포를 활성화시키고, ㉣(세포독성T세포)은 표적세포를 죽인다.

140. 기본

정답 ④

| 자료해석 |

이 문제는 보조 T 림프구에 의해 유도되는 면역반응에 대해 이해하고 있는지 확인하기 위한 이해형문제이다. 미감작 $CD4^+$ T 림프구는 항원에 의해 보조 T 림프구로 분화한 후, B 림프구의 형질세포로의 분화를 자극하고 미감작 $CD8^+$ T 림프구의 세포독성 T 림프구(CTL, cytotoxic lymphocyte)로의 분화를 촉진한다.

몸 내부로 항원(병원균 등)이 침투하면 *대식세포(수지상세포)는 항원을 섭취하여 리소좀에서 짧은 펩티드 절편으로 가공한 후 Ⅱ형 MHC 분자에 결합하여 세포 표면에 제시하는데, 이를 항원 제시 세포(Antigen presenting cell, APC)라고 한다. 미감작 $CD4^+$ T 림프구는 이러한 APC가 제시하는 항원을 인식하여 보조 T 림프구로 분화한다. 보조 T 림프구는 크게 두 가지 작용을 한다. 하나는 동일한 항원을 섭취한 후 세포 표면에 제시하고 있는 B 세포에 특이적으로 결합하여 B세포를 항체를 분비하는 세포인 형질세포로 분환시키는 것이다((가)). 다른 하나는 사이토카인을 분비하여 미감작 $CD8^+$ T 림프구가 표적세포를 용해시키는 작용을 하는 세포인 세포독성 T 림프구(CTL)로 분화하는 것을 비특이적으로 촉진한다((나)).

| 정답해설 |

ㄱ. 대식세포는 항원 X를 섭취한 후 리소좀에서 가공하여 생성된 펩타이드를 Ⅱ형 MHC 분자에 결합시켜 세포 표면에 제시한다. 이러한 방식으로 제시되는 항원 X 유래 펩타이드는 보조 T 림프구가 인식한다. 따라서 대식세포는 항원 X의 정보를 보조 T 림프구에 전달한다는 설명은 옳다.

ㄷ. (나)는 T 림프구(세포독성 T 림프구)가 항원 X에 감염된 세포를 파열(용해)시키는 세포성면역을 나타낸 것이다. 따라서 (나)에서 세포성 면역 반응이 일어난다는 설명은 옳다.

| 오답해설 |

ㄴ. (가)는 형질세포가 항원 X에 특이적인 항체를 분비하는 체액성 면역 반응으로 특이적 면역이다. 따라서 주어진 설명은 옳지 않다.

*: 1차 면역 반응에서 항원제시세포(APC)로 작용하는 것은 수지상세포이므로 문제에서 제시한 그림에서 대식 세포는 수지상세포로 이해해야 한다. 예전에는 문제에서처럼 수지상세포와 대식세포를 구분하지 않고 사용하였다.

141. 기본 PLUS

정답 ③

| 자료해석 |

항체에 의해 여러 면역 반응들이 매개된다. IgM과 IgD는 일차면역반응에서 만들어지며 항원과의 친화력이 낮다. IgA는 점막으로 분비되어 병원체의 감염을 방어한다. IgE는 비만세포에 결합하여 히스타민 분비를 유도하고 알러지 반응을 일으킨다. IgM과 IgG는 보체를 활성화한다. IgG의 경우 자연살해세포의 수용체에 결합하여 항체-의존 세포독성 반응(ADCC)을 일으킨다.

| 정답해설 |

③ IgD는 보체를 활성화시키는 작용은 없다.

| 오답해설 |

① IgA는 점막으로 분비된다.

② IgM이 막에 부착되어 있을 때는 단량체이며, 분비될 때는 오량체가 형성된다.

④ IgE는 비만세포의 수용체에 결합하여 과립분비를 유도한다.

⑤ IgG는 자연살해세포의 수용체에 결합하여 항체-의존 세포독성 반응을 일으킨다.

142. 기본

정답 ④

| 자료해석 |

이 문제는 알레르기 반응에 대해 이해하고 있는지 확인하기 위한 이해형문제이다. 알레르기 반응은 면역계가 항원에 과민반응하기 때문에 일어난다. 알레르기 현상은 알레르겐(allergen)이라는 항원이 사람에게 노출되었을 때, 대량의 히스타민이 분비되어 나타나는 즉시형 과민반응이다. 알레르겐이 B 세포 표면의 항원수용체에 결합하면 B 세포가 활성화되어 형질세포로 분화하고 다량의 IgE를 방출한다. IgE는 비만세포나 호염구 표면의 수용체와 결합한 상태로 존재하는데, 만약 동일 알레르겐에 다시 노출되면 알레르겐이 이들 표면의 IgE에 결합하여 다량의 히스타민을 분비하게 된다. 그 결과 혈관 확장, 염증, 호흡곤란 등이 일어난다.

| 정답해설 |

ㄴ. 이 반응에서 꽃가루는 알레르겐으로 작용한다. 꽃가루와 반응하여 B 림프구(세포 (가))에서 꽃가루 특이적인 IgE (항체 A)를 분비하고 이 IgE가 비만세포에 결합한다.

ㄷ. 꽃가루의 1차 침입 시에는 IgE의 생성과 IgE가 비만세포 표면의 수용체와 결합하는 것으로 끝난다. 알레르기 증상은 알레르겐에 재노출될 때 나타난다.

| 오답해설 |

ㄱ. 세포 (가)는 T 림프구가 아닌 B 림프구이다.

143. 연습

정답 ①

| 자료해석 |

이 문제는 체액성 면역에 대해 이해하고 있는지 확인하기 위한 분석 · 종합 · 평가형문제이다. 체액성 면역은 혈액이나 림프액과 같은 체액에서 일어나는 면역 반응인데, 형질세포(분화된 B세포)가 분비한 항체가 혈장이나 림프액에 있는 독소나 병원균을 중화하거나 없앨 수 있게 도와주는 반응이다.

항체는 B세포(정확히는 형질세포)에서 분비되는 당단백질인데, 특이성이 있어 특이적인 항원과만 결합할 수 있다. 분비된 항체는 항원과 결합하는 항원 항체 반응을 일으키는데, 이러한 결합을 통해서 항체는 여러 가지 유형의 체액성 면역 반응을 일으킨다. 그 중 하나는 항체가 항원과 결합함으로서 항원을 불활성화시키는 것이고, 다른 하나는 용해된 항원을 침전시키거나 세균(항원)을 응집시키는 것이다. 침되거나 응집된 항원의 식세포에 의해 쉽게 제거될 수 있다. 또 다른 하나는 보체(complement)를 활성화시켜 보체로 하여금 항원을 제거할 수 있게 해주는 것이다. 항체는 당단백질이므로 열을 가하면 그 구조가 변하여 항체로서의 기능을 상실하게 되어 체액성 면역 반응을 수행할 수 없다.

문제에서 제시한 실험 과정을 살펴보면, (가)에서 혈청 X는 질병 P를 일으키는 세균 p에 감염된 쥐의 혈청이므로 세균 p에 대해 특이적인 항체가 존재하지만 혈청 Y에는 존재하지 않는다. (나)에서 이용한 B 림프구가 형질 세포로 분화되는 기능이 상실된 쥐는 체액성 면역이 결핍되어 있다. 이런 생쥐에 특정 항원에 특이적인 항체를 주입시키면, 그 항원에 대해서는 체액성 면역 반응을 수행할 수 있다. 그래서 '열처리 안 한 X + 세균 p'를 주사한 실험의 결과인 실험 결과 Ⅰ에서는 질병 P가 발병하지 않았지만, '열처리 안 한 Y + 세균 p'를 주사한 실험의 결과인 실험 결과 Ⅲ에서는 질병 P가 발병하는 것을 확인할 수 있다. 한편, 항체는 열처리하면 그 기능이 상실되므로 '열처리 한 X + 세균 p'를 주사한 실험의 결과인 실험 결과 Ⅱ에서는 질병 P가 발병한 것을 확인할 수 있다. 실험 Ⅳ의 경우는 '열처리한 X'를 주입했으므로 질병 P가 발병했을(㉠) 것이고, 실험 Ⅴ의 경우는 '열처리 안 한 X'를 주입했으므로 질병 P가 발병하지 않았을(㉡) 것이다.

| 정답해설 |

ㄱ. 세균 p에 감염된 적이 있는 쥐의 혈청 X에는 세균 p에 대한 항체가 존재한다.

| 오답해설 |

ㄴ. 자료해석에서 살펴본 바와 같이, 문제에서 주어진 자료를 통해 ㉠은 '발병함'이고 ㉡는 '발병 안 함'임을 알 수 있다. 따라서 ㉠과 ㉡의 발병 여부 결과는 동일하다는 설명은 옳지 않다.

ㄷ. 실험 Ⅳ의 경우는 '열처리한 X'를 주입했으므로 체액성 면역 반응이 일어나지 못해 질병 P가 발병하였을 것이다. 따라서 Ⅳ의 쥐에서 세균 p에 대한 체액성 면역이 일어난다는 설명은 옳지 않다.

144. 연습

정답 ④

| 자료해석 |

이 문제는 주입한 병원체와 혈청에 존재하는 항체가 반응하는 항원-항체 반응에 대해 보기의 내용을 판단하는 분석・종합・평가형문제이다. 항원-항체 반응은 특이적이어서 항체에 대한 특정 항원이 존재할 때만 반응이 일어난다. 발생하는 반응으로는 응집 반응, 용혈 반응, 알레르기 반응 등이 있다.

문제에서 제시한 실험 과정을 살펴보면, (가)에서는 병원체의 주입으로 생쥐 A~C에서는 면역반응이 일어나 병원체 X, Y, Z가 가지는 항원에 대한 기억 세포가 각각 형성 되었을 것이다. (나)에서는 (가)에서와 동일한 병원체를 주사하였으므로 (가)에서 형성된 기억 세포에 의해 2차 면역 반응이 일어났을 것이다. (다)에서 분리해낸 혈청 ⓐ~ⓒ에는 병원체 X, Y, Z가 가지는 항원에 대한 항체가 각각 존재한다.

문제에서 제시한 항원 항체 반응 결과 표를 살펴보면, 병원체 Y는 모든 혈청과 항원 항체 반응이 일어났으므로 병원체들에 존재하는 두 가지 항원(세모 항원, 사각형 항원)을 모두 지녔을 것이다. 따라서 병원체 Y는 ㉠이라는 것을 알 수 있다. 혈청 ⓑ는 병원체 X, Y, Z과 모두 항원 항체 반응을 일으켰으므로, 두 가지 항원(세모 항원, 사각형 항원)에 대한 항체를 모두 가지고 있을 것이다. 따라서 혈청 ⓑ는 병원체 Y(㉠)를 주입한 생쥐 B에서 얻은 혈청이다. 혈청 ⓐ에는 병원체 X에 대한 항체가 존재하는데, 병원체 Y도 병원체 X가 가지는 항원과 동일한 항원을 가지고 있으므로 혈청 ⓐ는 병원체 Y와도 항원-항체 반응이 일어났다. 혈청 ⓒ에는 병원체 Z에 대한 항체가 존재하는데, 병원체 Y도 병원체 Z가 가지는 항원을 가지고 있으므로 혈청 ⓒ는 병원체 Y와도 항원-항체 반응이 일어났다. 즉, 한 가지 항원만 가지는 병원체 X와 병원체 Z는 ㉡과 ㉢ 중 어느 하나에 각각 해당하는데, 정확히 어느 것에 해당하는지는 알 수는 없다.

| 정답해설 |

ㄱ. 자료해석에서 살펴본 바와 같이, 병원체 Y는 모든 혈청과 항원-항체 반응이 일어나므로 두 가지 항원을 지닌 ㉠이라는 것을 알 수 있다.

ㄷ. 생쥐 B는 (가)에서 병원체 Y를 주사하였으므로, Y가 가지는 두 가지 항원(세모 항원, 사각형 항원)에 대해 모두 면역 반응이 일어나 두 가지 항원에 대한 기억 세포를 모두 가지고 있을 것이다. 따라서 (나)의 B에 ㉢(사각형 항원)을 주입하면 사각형 항원에 대한 기억세포가 활성화되어 형질 세포로 분화될 것이다. 그러므로 주어진 설명은 옳다.

| 오답해설 |

ㄴ. 혈청 ⓑ와 ⓒ에는 항체만 존재한다. 항원 항체 반응은 항체와 항원이 모두 있을 때 일어나므로, ⓑ와 ⓒ를 섞으면 항원 항체 반응이 일어난다는 설명은 옳지 않다.

145. 연습

정답 ⑤

| 자료해석 |

이 문제는 체액성 면역 반응의 과정에 대해 이해하고 있는지 확인하기 위한 분석・종합・평가형문제이다. 혈액이나 림프액과 같은 체액에서 일어나는 면역 반응인 체액성 면역 반응은 형질세포(분화된 B세포)가 분비한 항체가 혈장이나 림프액에 있는 독소나 병원균을 중화하거나 없앨 수 있게 도와주는 반응 등을 의미한다.

그림 (가)에서 제시한 체액성 면역 반응의 과정을 살펴보면, 체액성 면역 반응은 수지상세포와 같은 식세포에 의해 항원이 섭취되는 비특이적 면역 반응에서 시작된다. 이후 항원을 섭취한 수지상세포는 항원제시세포로 전환된다. 항원제시세포는 식세포 작용 등으로 섭취한 항원을 가공하여 생성한 항원 펩타이드를 MHC Ⅱ 분자에 결합시킨 상태로 세포 표면에 제시한다. 이렇게 제시된 항원 펩타이드는 $CD4^+$ T 림프구가 인식하는데, $CD4^+$ T 림프구는 항원을 인식한 후 작동 $CD4^+$ T 림프구(활성화된 보조 T 세포)로 분화한다. 한편, B 림프구 또한 동일한 항원을 섭취하고 가공하여 생성한 항원 펩타이드를 MHC Ⅱ 분자에 결합시킨 상태로 세포 표면에 제시하는데, 이런 항원제시세포는 앞서 생성된 작동 $CD4^+$ T 림프구(활성화된 보조 T 림프구)가 인식하여 결합한다. 그 결과 작동 $CD4^+$ T 림프구에서 분비되는 사이토카인에 의해 항원제시세포 상태인 B 림프구는 형질세포로 분화하는데, 형질세포는 항원에 대한 항체를 대량으로 생산하여 분비한다.

그림 (나)를 살펴보면, 식세포만 결핍된 경우 세균 P의 수가 시간에 따라 지수적으로 계속 증가하는 것을 확인 할 수 있다. 이는 식세포의 결핍으로 인해 비특이적 면역 반응(식세포의 식균 작용)이 진행되지 못했을 뿐만 아니라, 식세포에 의한 항원 제시가 이루어지지 못해 일체의 특이적 면역 반응이 진행되지 못해서 나타난 결과이다. 한편, 보조 T 림프구만 결핍된 경우 식세포만 결핍된 경우와 달리 세균 P의 수가 일정 기간 이후 완만하게 증가하는 것을 확인 할 수 있는데, 이는 보조 T 세포의 결핍으로 특이적 면역 반응은 일어나지 못했지만 식세포에 의한 비특이적 면역 반응으로 세균 P에 대한 면역 반응이 어느 정도 일어났기 때문에 나타난 결과이다.

| 정답해설 |

ㄱ. ㉠에서 보조 T 세포의 결핍에도 불구하고 세균 P의 수가 더 이상 급격히 증가하지 않는 이유는 식세포의 식균 작용(비특이적 면역 반응)이 일어났기 때문이다.

ㄴ. ㉠에서는 보조 T 세포의 결핍으로 체액성 면역 반응이 일어나지 못하므로 항체 Y가 생성되지 못한다. 하지만 정상

인 경우(㉡)는 체액성 면역 반응이 일어나 세균 P가 모두 제거된다. 즉, 정상인 경우(㉡)에는 항체 Y가 정상적으로 생성된다. 따라서 t_1에서 ㉠보다 ㉡의 항체 Y량이 더 많다는 보기의 설명은 옳다.

ㄷ. (가)에서 생성된 항체 Y는 체내에 침입한 세균 P에 대한 체액성 면역 반응을 통해 생성된 세균 P에 특이적인 항체이다. 따라서 생성된 항체 Y는 세균 P와 결합 한다는 설명은 옳다.

146. 연습

정답 ①

| 자료해석 |

이 문제는 1차 면역 반응과 2차 면역 반응에 대해 이해하고 있는지 확인하기 위한 분석·종합·평가형문제이다. 항원에 처음 노출된 후 유도되는 림프구의 선택적인 증식과 작동세포로의 분화를 1차 면역 반응이라 한다(항원노출 후 10~17일 후 최고치에 이르게 됨). 이후 동일 항원에 다시 노출될 경우 반응은 빨라지며(최고치 면역반응에 이르게 되는 시간이 2~7일 걸림), 강도도 높아지고 반응도 길어진다. 이를 2차 면역 반응이라 한다. 2차 반응은 앞선 항원의 접촉 시 생성된 기억 B세포와 기억 T세포에 의해 수행된다.

문제에서 제시한 실험을 살펴보면, (다)에서 생쥐 C에는 A에서 분리한 혈청(㉠)을, 생쥐 D에는 B에서 분리한 항원 Y에 대한 기억 세포를 각각 주사하고 (라)에서 동일한 항원(㉡)을 주사하였을 때 생쥐 ⓐ에서는 2차 면역 반응이 일어났고 생쥐 ⓑ에서는 1차 면역 반응이 일어난 것을 확인할 수 있다. 2차 면역 반응은 기억 세포에 의해 일어난다는 점을 상기해볼 때, 생쥐 ⓐ는 항원 Y에 대한 기억 세포를 주사한 생쥐 D의 반응이라는 것을 알 수 있다. 따라서 (라)에서 주사한 항원(㉡)은 항원 Y이었을 것이라는 것도 알 수 있다. 그러므로 생쥐 ⓑ는 생쥐 C이다.

| 정답해설 |

ㄴ. 자료해석에서 살펴본 바와 같이, 문제에서 주어진 자료를 통해 ㉡은 Y이라는 것은 알 수 있다.

| 오답해설 |

ㄱ. 혈청은 혈액에서 혈구와 피브리노겐이 제거된 나머지 부분을 의미한다. 따라서 혈청에 백혈구에 해당하는 세포인 기억 세포는 존재하지 않는다. 그러므로 ㉠에는 X에 대한 기억 세포가 존재한다는 설명은 옳지 않다.

ㄷ. 자료해석에서 살펴본 바와 같이, 문제에서 주어진 자료를 통해 ⓑ는 C이라는 것은 알 수 있다. 그러므로 주어진 설명은 옳지 않다.

147. 연습

정답 ①

| 자료해석 |

이 문제는 2차 면역 반응과 백신에 대해 이해하고 있는지 확인하기 위한 분석·종합·평가형문제이다. 백신은 약화되거나 죽은 병원소로서 인체에는 해가 없지만 항원은 가지고 있다. 따라서 백신을 주사하면 면역계는 백신이 가지는 항원에 대하여 면역 반응을 일으켜 기억세포를 만들게 된다. 기억 세포를 가지고 있으면 다음에 그와 같은 항원을 가지는 병원성 미생물이 침입하더라도 빠르게 면역 반응(2차 면역 반응)이 일어나 효과적으로 제거할 수 있으므로 병에 걸리지 않게 된다. 천연두 예방을 위해 처음으로 백신이 개발됐으며 이후 탄저균, 콜레라, 홍역 등을 예방하기 위한 수많은 백신이 개발되었다. 문제에서 제시한 실험을 살펴보면, (다)에서 유전적으로 동일한 생쥐 Ⅰ~Ⅲ에 세균 A나 B를 주사했을 땐 생쥐가 죽는 것에 반해 병원성이 약화된 백신 ㉠을 주사하였을 경우는 생쥐가 사는 것을 확인할 수 있다. 백신 ㉠을 주사하고 2주 후, 생쥐 Ⅲ에서 얻은 혈청(혈청 ⓐ)에는 세균 A에 대한 항체 혹은 세균 B에 대한 항체가 들어 있을 것이다. 따라서 (마)에서 이 혈청을 주사 받은 생쥐 Ⅳ나 생쥐 Ⅴ는 세균 A 혹은 세균 B에 수동면역 되었을 것이므로, 세균 A 혹은 세균 B를 주사했을 때 죽지 않고 살 것이다. 그런데 (마)의 결과를 살펴보면, 혈청 ⓐ와 세균을 A를 주사한 생쥐 Ⅳ는 살았지만 혈청 ⓐ와 세균 B를 주사한 생쥐 Ⅴ는 죽은 것을 확인할 수 있는데, 이를 통해 혈청 ⓐ에는 세균 A에 대한 항체가 들어 있었다는 것을 알 수 있다. 또한, 혈청 ⓐ에는 세균 A에 대한 항체가 들어 있었다는 것을 통해 생쥐 Ⅲ에 주사한 백신 ㉠은 세균 A를 약화시킨 백신이라는 것을 알 수 있다.

| 정답해설 |

ㄱ. 자료해석에서 살펴본 바와 같이, 문제에서 주어진 실험을 통해 ㉠은 세균 A의 병원성을 약화시켜 만들었다는 것을 알 수 있다.

| 오답해설 |

ㄴ. 혈청은 혈액에서 혈구와 피브리노겐이 제거된 나머지 부분을 의미한다. 따라서 혈청 ⓐ에는 기억 세포가 들어있지 않다.

ㄷ. 2차 면역 반응은 기억 세포에 의해 일어난다. 생쥐 Ⅳ는 이전에 세균 A나 B에 노출된 적이 없고 외부에서 기억 세포를 주입받지도 않았으므로, 세균 A에 대한 기억 세포를 가지고 있지 않아 세균 A를 주입했을 때 2차 면역 반응이 일어나지 않았을 것이다. 나아가서는 주입한 혈청 ⓐ에 들어 있는 항체에 의해 함께 주입한 세균 A가 제거되었을 것이므로 Ⅳ에서는 1차 면역 반응도 일어나지 않았을 것이다.

148. 연습

정답 ②

| 자료해석 |

이 문제는 이식 거부 반응에 대해 이해하고 있는지 확인하기 위한 분석 · 종합 · 평가형문제이다. 이식 거부 반응은 이식편(graft) 공여자와 수여자의 MHC 분자가 불일치할 때 발생한다. 이식편 거부는 근본적으로는 T 림프구에 의해서 매개된 면역반응인데, 이식편에 존재하는 항원(주로 MHC 분자)에 대한 면역 반응으로 생성된 보조 T 림프구와 세포독성 T 림프구가 이식편을 공격하여 이식편을 탈락시킨다.

문제에서 제시한 이식 실험을 살펴보면, 흰색 쥐의 유전자형을 MHC^a, 검은색 쥐의 타입을 MHC^b라고 가정했을 때 이들 간의 교배를 통해 태어난 회색 쥐는 MHC^a와 MHC^b를 모두 가지고 있을 것이므로 유전자형이 $MHC^{a \times b}$일 것이다. 첫 번째 이식 실험에서는, 흰색 쥐(유전자형이 MHC^a)가 흰색 쥐(유전자형이 MHC^a)에 신장을 이식하였다. 이와 같이 MHC 유전자형이 동일한 생쥐(동일 MHC 분자를 가진 생쥐) 사이에서 신장을 이식한 경우는 거부 반응은 일어나지 않는다. 두 번째 이식 실험과 세 번째 이식 실험에서는 MHC 유전자형이 서로 다른 생쥐(서로 다른 MHC 분자를 가진 생쥐) 사이에서 신장을 이식하였는데, MHC 유전자형이 서로 다른 경우는 이식 거부 반응이 일어난다. 네 번째 이식 실험에서는 흰색 쥐(유전자형이 MHC^a)나 검은 색 쥐(유전자형이 MHC^b)의 신장을 회색 쥐($MHC^{a \times b}$)에 이식하였는데, 회색 쥐는 MHC^a 분자와 MHC^b 분자를 모두 가지므로 MHC^a 분자를 발현하는 신장(흰색 쥐의 신장)이나 MHC^b 분자를 발현하는 신장(검은색 쥐의 신장)을 이식 받았을 때 이를 비자기로 인식하지 않아 거부 반응이 일어나지 않는다. 다섯 번째 이식 실험에서는, 회색 쥐의 신장(MHC^a 분자와 MHC^b 분자를 모두 발현하는 신장)을 흰색 쥐(MHC^a 분자만 발현하는 쥐)에 이식했을 경우는 MHC^b 분자를 비자기로 인식하여 이식 거부 반응이 일어나며 검은색 쥐(MHC^b 분자만 발현하는 쥐)에 이식했을 경우는 MHC^a 분자를 비자기로 인식하여 거부반응이 일어난다.

| 정답해설 |

ㄱ. 일란성 쌍생아들은 유전자가 모두 동일하다. 따라서 MHC 유전자형도 동일할 것이므로, 일란성 쌍생아 사이에서는 신장 이식 시 거부 반응이 일어나지 않을 것이다. 그러므로 주어진 설명은 옳다.

ㄴ. 문제에서 제시한 네 번째 이식 실험에서처럼 자식은 부모의 이식편을 거부하지 않을 가능성이 크다. 왜냐하면 자식은 부모로부터 MHC 유전자를 각각 물려받았기 때문이다. 그러므로 부모의 신장을 자식에게 이식하면 성공 가능성이 높다는 설명은 옳다.

| 오답해설 |

ㄷ. 부부는 서로 다른 MHC를 가질 확률이 높다. 하지만, 형제는 부모로부터 서로 동일한 MHC 유전자를 물려받을 수 있으므로 동일한 MHC를 가질 확률이 높다. 이식 거부 반응은 MHC 유전자형이 다를 때 일어나므로, 부부 사이의 이식이 형제 사이의 이식보다 성공 가능성이 높다는 설명은 옳지 않다.

149. 기본 PLUS

정답 ④

| 자료해석 |

이 문제는 체온조절에 대해 이해하고 있는지 확인하기 위한 이해형문제이다. 목표 체온(중심 체온)을 맞추기 위해 시상하부에 설정되어 있는 온도를 설정점이라고 한다. 보통의 경우 시상하부의 설정점은 36.5℃로 맞춰져 있어 신체는 체온을 36.5℃ 근처에서 거의 일정하게 유지한다. 만일 체온이 36.5℃보다 낮아지면 시상하부는 체온을 높이기 위한 여러 반응을 일으키며, 36.5℃보다 높아지면 시상하부는 체온을 낮추기 위한 여러 반응을 일으킨다.

문제에서 제시한 그림 (나)의 구간 Ⅰ을 살펴보면, 체온이 36.5℃에서 일정하게 유지되는 것으로 보아 구간 Ⅰ에서 시상하부의 설정점은 36.5℃로 맞춰져 있다는 것을 알 수 있다. 그러나 구간 Ⅱ 동안은 체온이 계속 올라가고 있는데, 이것은 시상하부의 설정점이 36.5℃보다 높게(39℃) 설정되어 있어 36.5℃의 체온에서는 시상하부가 체온을 높이기 위한 여러 반응을 일으켰기 때문에 나타난 결과이다. 반대로 구간 Ⅲ 동안은 체온이 계속 내려가고 있는 것을 확인할 수 있는데, 이것은 시상하부의 설정점이 39℃보다 낮게(36.5℃) 설정되어 있어 39℃의 체온에서는 시상하부가 체온을 낮추기 위한 여러 반응을 일으켰기 때문에 나타난 결과이다.

체온을 높이기 위해 우리 몸은 떨기를 통해 열생산을 증가시키고, 교감신경이 작동하여 피부 혈관의 평활근과 입모근을 수축하여 열발산을 감소시킨다. 반면에 체온을 낮추기 위해 우리 몸은 열생산을 감소시키고, 부교감신경이 작동하여 피부 혈관의 평활근과 입모근을 이완하여 열발산을 증가시킨다. 입모근과 피부 혈관 평활근의 수축과 이완은 자율신경에 의해서 조절된다. 그림 (가)의 A 과정은 교감신경에 의해 입모근이 수축되는 과정으로서, 이 결과 열손실이 감소된다. B 과정은 부교감신경에 의해 피부 혈관 평환근이 이완되는 과정으로서, 이 결과 열손실이 증가한다.

| 정답해설 |

ㄱ. 자료해석에서 살펴본 바와 같이 A 과정은 교감신경에 의해 일어나고 B 과정은 부교감신경에 의해 일어난다. 따라서 A, B 과정 모두 자율신경에 의한 조절이라는 설명은 옳다.

ㄴ. A 과정은 입모근이 수축되는 과정이므로 열손실을 감소시키게 된다. 따라서 A 과정은 체온이 높아지고 있는 구간 Ⅱ에서 활발하게 일어날 것이다. 그러므로 A 과정은 구간 Ⅰ에서보다 Ⅱ에서 활발하다는 설명은 옳다.

| 오답해설 |

ㄷ. 구간 Ⅱ는 체온이 높아지고 있는 구간이므로 열 손실량보다 열 생산량이 더 많고, 구간 Ⅲ은 체온이 낮아지고 있는 구간이므로 열 생산량보다 열 손실량이 더 많다. 따라서 $\frac{\text{열 손실량}}{\text{열 생산량}}$ 값은 구간 Ⅱ에서가 Ⅲ에서보다 더 크다는 설명은 옳지 않다.

150. 연습

정답 ③

| 자료해석 |

- 일반적으로 포유동물은 시상하부의 온도 변화 이외에 외부 온도에 대한 정보를 통합하여 설정점을 결정한다. 그리고 설정점을 기준으로 시상하부의 온도 변화에 따라 체온조절에 대한 서로 다른 조절반응을 나타난다.
- 시상하부의 온도가 상승하여 설정점에 가까워질수록 대사율이 감소하고, 시상하부의 온도가 설정점보다 낮아질수록 대사율이 증가하게 된다.

| 정답해설 |

ㄱ. 주변 온도가 5℃, 25℃일 때 설정점은 각각 38℃, 36℃이므로 주변 온도에 따라 설정점이 변하는 것을 그래프를 통해 알 수 있다.

ㄴ. 주변 온도가 5℃일 때 설정점은 약 38℃이다. 주변 온도가 25℃일 때는 설정점의 온도가 약 36℃이다. 따라서 주변온도가 높을수록 설정점의 온도가 낮아지는 것을 알 수 있으며, 주변 온도가 10℃일 경우 설정점이 36℃에서 38℃ 사이가 될 것이다.

| 오답해설 |

ㄷ. 시상하부의 온도와 대사율의 관계는 반비례 관계이다. 설정점보다 시상하부의 온도가 내려가면 체내 열생성량을 증가시키기 위해 대사율이 증가한다.

151. 기본 PLUS

정답 ①

| 자료해석 |

이 문제는 네프론의 기능에 대해 이해하고 있는지 확인하기 위한 이해형문제이다. 네프론은 하나의 긴 관과 사구체로 되어 있는데, 사구체를 둘러싸고 있는 관의 막힌 끝 부분은 보우만 주머니이다. 혈액이 사구체에서 보우만 주머니로 여과되면서 여과액이 생성되는데, 여과액은 근위세뇨관(A)과 헨레 고리, 원위세뇨관(B)을 거친 후 집합관(C)을 통해 신우로 이동한다. 이 과정에서 여과액에 있는 유용한 성분은 혈액으로 재흡수되고, 혈액에 존재하는 불필요한 물질은 여과액으로 분비된다. 알도스테론과 항이뇨호르몬은 원위세뇨관과 집합관에 들어 있는 여과액에서 Na^{+}와 물의 재흡수 정도를 조절함으로써 소변으로 버려지는 Na^{+}와 물의 양을 조절한다.

| 정답해설 |

ㄱ. 적혈구용적률(hematocrit)은 혈액 용적에서 적혈구가 차지하는 용적의 백분율이다. 사구체에서 보우만 주머니로 여과되는 물질들은 대부분 이온과 작은 분자로서 물, 포도당, 아미노산, 요소, 요산, 무기염류, 비타민 등이다. 하지만 지질이나, 단백질, 그리고 혈구 등과 같이 큰 물질은 여과되지 못한다. 따라서 여과되기 이전의 혈액인 ㉠(수입소동맥)에 들어 있는 혈액의 적혈구용적률보다 여과된 직후의 혈액인 ㉡(수출소동맥)에 들어 있는 적혈구용적률이 더 높다. 그러므로 주어진 설명은 옳다.

| 오답해설 |

ㄴ. 여과액 내에 들어 있는 포도당, 아미노산 등의 영양분(nutrient)은 근위세뇨관에서 능동수송에 의하여 모두 재흡수된다. 따라서 포도당은 능동수송을 통해 A 부위(근위세뇨관)와 B 부위(원위세뇨관)에서 재흡수된다는 설명은 옳지 않다.

ㄷ. 알도스테론은 원위세뇨관과 집합관에 작용하여 Na^{+}의 재흡수를 촉진한다. 알도스테론의 작용으로 원위세뇨관과 집합관에서 Na^{+}의 재흡수가 증가하면 삼투로 인한 물의 재흡수도 그만큼 증가한다. 따라서 알도스테론이 작용하면 소변량은 적어지지만 소변의 삼투 농도는 변하지 않는다. 그러므로 C 부위(집합관)에 대한 알도스테론의 작용으로 인해 소변의 삼투농도는 낮아진다는 설명은 옳지 않다.

152. 기본

정답 ②

| 자료해석 |

이 문제는 네프론의 기능 및 사구체여과율에 대해 이해하고 있는지 확인하기 위한 적용형문제이다. 소변을 생성하기 위해 혈액이 신동맥을 통해 신장으로 보내지면, 신장의 사구체에서는 혈액이 여과되어 원뇨(여과액)가 생성된다. 이 원뇨가 세뇨관과 집합관을 거치는 동안 몸에 필요한 성분은 혈액으로 재흡수되고 독성물질이나 잉여 이온 등은 혈액에서 원뇨로 분비됨으로써 오줌이 생성된다. 사구체에서 보우만 주머니로의 여과는 압력차(주로 혈압차)에 의해 이루어지고, 재흡수와 분비 과정은 물질의 종류에 따라 능동 및 수동수송을 통해 이루어진다. 문제에서 주어진 표를 살펴보면, 여과량은 125 mL/분이고 신동맥 혈류량이 1,250 mL/분 이므로 신동맥을 통해 사구체로 유입된 혈액의 10%가 여과되었음을 알 수 있다. 또한 1분 동안 생성되는 오줌의 양은 1 mL이고 재흡수되는 양은 124 mL 이므로 여과액의 0.8%만 소변이 되는 것을 확인할 수 있다.

| 정답해설 |

ㄴ. 자료해석에서 살펴본 바와 같이, 문제에서 주어진 자료를 통해 신동맥을 통해 사구체로 유입된 혈액의 10%가 여과되었음을 알 수 있다. 따라서 사구체 혈액의 10%가 과정 A(여과)를 거친다는 설명은 옳다.

ㄹ. 무기질 코르티코이드(알도스테론)는 신장의 원위세뇨관과 집합관의 상피세포에서 Na^+-K^+ 펌프의 작용을 촉진시킴으로써 Na^+의 재흡수와 K^+의 분비를 촉진시키는 호르몬이다. 따라서 무기질 코르티코이드는 신장에서 Na^+의 재흡수를 촉진한다는 설명은 옳다.

| 오답해설 |

ㄱ. 과정 A(여과)는 압력차에 의해 세포와 세포 사이의 틈을 통해 체액이 물리적으로 이동하는 현상이므로, 이 과정에서는 별도의 에너지가 소모되지 않는다. 따라서 과정 A에서 에너지가 소모된다는 설명은 옳지 않다.

ㄷ. 오줌 생성량은 '여과량 - 재흡수량 + 분비량'으로 계산된다.

153. 기본

정답 ②

| 자료해석 |

이 문제는 세뇨관에서 물질에 따른 재흡수와 분비에 대해 이해하고 있는지 확인하는 적용형문제이다. 사구체에서 여과된 여과액에는 포도당이나 이온, 노폐물 같은 다양한 물질들이 들어 있는데, 이 물질들 중 어떤 것은 세뇨관을 통과하는 동안 모두 재흡수되고 또 어떤 것은 일부만 재흡수되며 또 다른 어떤 것은 재흡수되지 않고 오히려 분비가 일어난다. 대부분의 단백질이나 지질단백질, 혈구 등은 크기가 커서 여과되지 않는다. 포도당, 아미노산은 여과되나 근위세뇨관에서 모두 재흡수된다. 이눌린, 크레아티닌은 여과가 일어난 뒤 재흡수와 분비가 일어나지 않는다. 요소는 근위세뇨관, 집합관에서 재흡수 되고 헨레고리에서는 분비되는 특징을 가진다. 세뇨관의 각 위치에서 특정 물질들의 농도를 비교할 때에는 그 물질의 재흡수와 분비 정도뿐만 아니라 물의 재흡수 정도도 고려해야 한다.
문제에서 주어진 그림을 살펴보면, A는 수입소동맥이고, B는 수출소동맥이며, C는 근위세뇨관의 시작 부위라는 것을 알 수 있다. 문제에서 주어진 표를 살펴보면, ㉠은 여과되지 않았으므로 단백질 등이 ㉠이 될 수 있다. ㉡은 여과 후 재흡수만 일어나므로 포도당이나 Na^+ 등이 될 수 있다. ㉢은 여과만 일어났으므로 이눌린, 크레아티닌이 될 수 있다.

| 정답해설 |

ㄴ. 문제에서 A로 유입되는 혈장량은 600 mL/분이고 여과량은 125 mL/분이라고 하였으므로, A로 유입된 혈장 600 mL/분 중에서 125 mL/분은 여과되어 C로 나가고 B로는 475 mL/분이 이동한다. 따라서 1분당 ㉡의 이동량은 A>B>C이라는 설명은 옳다.

| 오답해설 |

ㄱ. ㉠은 여과되지 않는 물질이므로, ㉠의 농도는 A나 B가 C보다 더 높다. 하지만 물은 여과되므로 ㉠의 농도는 B>A이다. 따라서 ㉠의 농도는 B>A>C이다. 그러므로 주어진 설명은 옳지 않다.

ㄷ. ㉢은 여과는 일어나지만 재흡수나 분비는 일어나지 않는 물질이다. 하지만 물은 여과된 후 세뇨관에서 상당 부분이 재흡수된다. 그러므로 ㉢의 농도는 C보다 오줌에서 더 높다. 그러므로 주어진 설명은 옳지 않다.

154. (기본) 정답 ⑤

| 자료해석 |

이 문제는 세뇨관에서 물질에 따른 여과와 재흡수, 분비에 대해 이해하고 있는지 확인하는 적용형문제이다. 수입세동맥(㉠)에서 사구체로 들어온 혈장 중 약 20%는 보먼 주머니로 여과(A)되고 나머지는 수출세동맥(㉡)으로 나가게 된다. 크기가 큰 단백질이나 혈구 등은 여과되지 못하지만, 크기가 4 nm 미만인 무기염류 등, 작은 분자는 쉽게 여과된다. 보먼 주머니로 여과된 원뇨(여과액)는 세뇨관과 집합관을 거치는 동안 몸에 필요한 성분은 혈액으로 재흡수되고 독성물질이나 잉여 이온 등은 혈액에서 원뇨로 분비됨으로써 오줌이 생성된다.
문제에서 제시한 표를 살펴보면, 단백질은 여과되지 못하는 물질이므로 원뇨와 소변에서의 농도는 0이다. K^+나 Na^+와 같은 무기 염류는 여과될 수 있으므로 원뇨에서의 농도는 혈장에서의 농도와 같은데, 체내 농도에 따라 재흡수나 분비 정도가 조절되므로 오줌으로 배설되는 양은 처음 여과된 양과 다르게 된다. 요소의 경우도 여과될 수 있으므로 원뇨에서의 농도는 혈장에서의 농도와 같은데, 체내 상황에 따라 세뇨관과 집합관을 거치면서 재흡수나 분비 정도가 달라지므로 오줌으로 배설되는 양은 처음 여과된 양과 다르게 된다.

| 정답해설 |

ㄱ. 오줌의 양은 여과량(A) − 재흡수량(B) + 분비량(C)으로 계산된다.

ㄴ. 문제에서 제시한 표를 살펴보면, 무기 염류는 물과 재흡수율이 비슷하여 원뇨에서의 농도가 오줌에서 농도가 동일하지만 요소는 물보다 재흡수율이 낮아 오줌에서 농도가 원뇨에서의 농도보다 높은 것을 확인할 수 있다. *따라서 무기염류는 요소보다 재흡수율이 높다는 설명은 옳다.

ㄷ. 단백질은 여과되지 않는 물질이므로 ㉠(수입세동맥)과 ㉡(수출세동맥)에서 그 양은 동일하다. 하지만 물은 여과되므로, 혈장의 부피는 ㉡에서가 ㉠에서보다 더 작다. 그러므로 단백질의 농도는 ㉠에서보다 ㉡에서 높다는 설명은 옳다.

*: 무기 염류의 경우는 종류에 따라 재흡수나 분비 정도가 다르고 요소는 재흡수 및 분비가 모두 일어나므로 문제에서 주어진 표를 바탕으로 무기 염류와 요소의 재흡수율을 비교하기에는 다소 무리가 있다. 보기 ㄴ의 경우 무기 염류와 요소가 재흡수는 일어나지만 분비는 일어나지 않는다는 전제를 가지고 접근하면 될 것 같다.

155. (기본) 정답 ④

| 자료해석 |

이 문제는 신장에서 포도당의 여과와 재흡수에 대해 이해하고 있는지 확인하기 위한 적용형문제이다. 분자량이 작은 포도당은 사구체에서 여과된다. 이 과정은 압력차에 의한 부피유동에 의해 일어나므로, 문제에서 제시한 그래프에서 확인할 수 있는 것처럼 혈당량이 증가할수록 여과된 포도당의 양도 비례적으로 증가한다. 여과된 원뇨의 포도당은 근위세뇨관을 지나면서 능동수송을 통해서 100% 재흡수된다. 포도당의 재흡수 기전은 다음과 같다. 근위세뇨관의 정단 표면의 세포막에는 Na^+-포도당 동반수송체가 존재한다. 세포막을 경계로 형성된 Na^+ 기울기를 이용하여 여과액 내 포도당은 근위세뇨관 세포 내로 이동한다. 이렇게 흡수된 포도당은 기저 표면의 세포막에 있는 GLUT2 포도당 수송체를 통해 혈류로 재흡수된다. 또한, 기저 표면의 세포막에는 Na^+/K^+ 펌프가 존재하여 세포 내부의 Na^+를 세포 외부로 능동수송함으로써, 세포 안팎에 걸쳐 지속적인 Na^+ 기울기를 형성해준다.
혈중 포도당 농도가 증가할수록 여과액 내 포도당의 양도 비례적으로 증가한다. 여과액 내 포도당의 양이 증가하면 어느 정도까지는 포도당의 재흡수량도 증가한다. 하지만, 근위세뇨관의 근단부 세포막에 존재하는 Na^+-포도당 공동수송체가 포화되고나면, 재흡수량은 더 이상 증가하지 못한다. 이러한 이유 때문에 혈당이 어느 정도 수준 이상으로 증가하면, 여과된 포도당을 모두 재흡수하지 못 해 소변을 통해서 포도당이 배설되는 현상(당뇨)이 나타나기도 한다.

| 정답해설 |

ㄱ. 문제의 그래프를 통해서 혈당량이 증가할수록 포도당의 여과속도도 일정하게 증가하는 것을 알 수 있다. 그러므로 포도당의 여과 속도는 혈당량에 비례한다는 말은 옳다.

ㄴ. 오줌의 생성은 사구체에서의 여과, 세뇨관에서 재흡수와 분비 과정을 통해서 만들어진다. 이 때 생성되는 오줌의 양은 (여과량 − 재흡수량 + 분비량)이다.

| 오답해설 |

ㄷ. 문제의 그래프를 통해서 혈당량이 2 g/L 미만일 때에는 포도당의 여과속도와 재흡수속도가 일치함을 알 수 있다. 이때에는 여과된 포도당이 모두 재흡수 되므로 오줌에는 포도당이 존재하지 않는다. 그러므로 혈당량이 2 g/L 미만일 때는 오줌으로 포도당이 배설된다는 설명은 옳지 않다.

156. 연습

정답 ④

| 자료해석 |

- 원뇨는 하루 동안 180 L/day, 오줌은 2 L/day가 만들어졌다. 따라서 사구체로 여과된 원뇨는 99% 가까이 재흡수되었음을 추론할 수 있다.
- 혈장과 원뇨에서 구성 성분의 농도가 동일하고 원뇨는 혈장의 20%가 여과된 것이므로, 각각의 성분은 혈장과 원뇨에서 같은 비율로 존재함을 알 수 있다.
- 포도당이 오줌에서 0 mg/L로 농도가 낮아진 것은 세뇨관에서 완전히 재흡수되었기 때문이다.
- 요소가 오줌에서 1800 mg/L으로 농도가 높아진 것은 세뇨관에서 수분의 재흡수가 많이 일어났기 때문이다.

| 정답해설 |

ㄱ. 원뇨의 요소량 : 26 mg/L × 180 L/day = 4680 mg/day
오줌의 요소량 : 1800 mg/L × 2 L/day = 3600 mg/day
따라서 원뇨에 포함된 요소의 총량은 오줌보다 많다.

ㄷ. 하루 동안 생성된 원뇨의 양이 180 L이므로, 1시간 동안 생성되는 원뇨의 양은 7.5 L이다. 사구체에서 혈장의 여과율은 20%라고 하였으므로, 시간당 사구체로 들어가는 혈장량은 평균 37.5 L이다.

| 오답해설 |

ㄴ. 포도당은 혈액과 같은 비율로 여과된 것이다. 즉, 모두 여과된 것이 아니라 혈액의 포도당 중 일부만 여과된 것이다. 또한 주어진 조건에서 여과율은 20%라고 명시되어 있다.

157. 연습

정답 ①

| 자료해석 |

이 문제는 신장에서의 재흡수, 분비에 대해 이해하고 있는지 확인하기 위한 적용형문제이다. 보먼주머니로 여과된 원뇨는 근위세뇨관, 헨레고리, 원위세뇨관, 집합관을 지나면서 구성 성분이 달라진다. 포도당, 아미노산과 같이 우리 몸에 필요한 영양소는 근위세뇨관에서 100% 재흡수되는 반면, 크레아틴, 요소 등과 같은 노폐물은 여과뿐만 아니라 분비 과정을 통해서 원뇨로 배설된다.

우리 몸의 상황에 따라서 여러 전해질들의 재흡수와 분비량이 조절되기도 한다. 한 예로 무기질 코르티코이드는 부신 피질에서 분비되는 호르몬인데, 이는 신장의 원위세뇨관에 작용하여 Na^+ 재흡수와 K^+의 분비를 촉진시킨다. 또한, 호흡성 산증의 상황에서는 세뇨관에서 H^+ 분비 및 HCO_3^- 재흡수가 촉진된다.

문제에서 제시한 그래프를 살펴보면, 보먼주머니로부터의 거리에 따라 Na^+와 Cl^-의 농도는 거의 일정한 것으로 보아 이는 Na^+와 Cl^- 재흡수율(재흡수 정도)은 물의 재흡수율과 거의 비슷하다는 것을 알 수 있다. 반면, K^+의 농도는 증가하는 것으로 보아 K^+의 재흡수율은 물보다 작고, 일정 부분 분비됨을 알 수 있다. HCO_3^-는 그 농도가 크게 줄어드는 것으로 보아 대부분의 양이 재흡수됨을 알 수 있다.

| 정답해설 |

ㄱ. 문제에서 주어진 그래프를 살펴보면, 원뇨가 세뇨관을 따라 이동할 때 원뇨 속의 Cl^-의 농도는 변함이 없이 거의 일정함을 확인할 수 있다. 이는 Cl^-의 재흡수율과 물의 재흡수율이 거의 비슷하기 때문에 나타나는 현상이다. 그러므로 주어진 설명은 옳다.

| 오답해설 |

ㄴ. 재흡수율이 높은 물질일수록 원뇨가 이동함에 따라 농도는 점차 줄어들 것이다. HCO_3^-의 농도가 가장 많이 줄어들었으므로, 재흡수율이 가장 높은 물질은 HCO_3^-이다.

ㄷ. 무기질 코르티코이드는 Na^+의 재흡수를 촉진시킨다. 그러므로 무기질 코르티코이드의 분비량이 증가하면 ㉠ 지점에서 Na^+ 농도는 줄어들 것이다.

158. 연습 PLUS

정답 ⑦

| 자료해석 |

이 문제는 Na^+의 섭취량을 갑자기 높였다가 다시 낮추어 정상 수준으로 섭취하는 동안 항상성 조절을 위한 신체의 반응에 대해 이해하고 있는지 확인하기 위한 적용형문제이다. Na^+의 섭취량이 변화되었을 때 Na^+ 배설의 조절은 세포외액량의 변화로 인해 이루어진다.

Na^+의 섭취량을 갑자기 증가시키면 혈장 삼투농도가 증가하는데, 그로 인해 신장에서의 물의 재흡수가 증가하여 세포외액량이 증가한다. 이로 인해 체중이 증가하고 평균 동맥 혈압이 높아진다. 평균 동맥 혈압의 증가는 레닌-안지오텐신-알도스테론계(RAAS)의 활성을 감소시키고 심방성나트륨이뇨펩티드(ANP)의 혈중 농도를 증가시킨다. 이것은 신장에서 Na^+ 재흡수를 감소시킴으로써 Na^+ 배설을 증가시키게 된다. 이렇게 되면 Na^+의 섭취량이 많아진 만큼 Na^+의 배설량도 많아져 혈중 Na^+의 농도는 정상 수준을 유지하게 된다. 이런 상태에서 Na^+의 섭취량을 갑자기 정상 수준으로 낮추면 혈장 삼투농도가 감소하는데, 그로 인해 신장에서의 물의 재흡수가 감소하여 세포외액량이 감소한다. 이로 인해 체중이 감소하고 평균 동맥 혈압이 낮아진다. 평균 동맥 혈압의 감소는 레닌-안지오텐신-알도스테론계(RAAS)의 활성을 증가시키고 심방성나트륨이뇨펩티드(ANP)의 혈중 농도를 낮춘다. 이것은 신장에서 Na^+ 재흡수를 증가시킴으로써 Na^+ 배설을 감소시키게 된다. 이렇게 되면 Na^+의 섭취량이 정상 수준으로 낮아진 만큼 Na^+의 배설양도 낮아져 혈중 Na^+의 농도는 정상 수준을 유지하게 된다.

| 정답해설 |

ㄱ. 구간 A에서 혈중 알도스테론의 농도는 정상 수준을 유지한다. 하지만 구간 B에서는 높아진 혈압으로 인해 알도스테론의 분비가 억제되므로 혈중 알도스테론의 농도는 정상 수준보다 낮다. 따라서 혈중 알도스테론의 농도는 구간 A가 구간 B보다 더 높다는 설명은 옳다.

ㄴ. 평균동맥혈압은 세포외액량이 정상 수준인 구간 A에서는 정상 수준이지만, 세포외액량이 증가되어 있는 구간 C에서는 정상 수준보다 높다. 따라서 평균동맥혈압은 구간 A가 구간 C보다 더 낮다는 설명은 옳다.

ㄷ. 단위 시간 동안 신장에서 물이 재흡수되는 정도는 체중이 일정하게 유지되는 구간인 구간 A에서는 정상 수준이지만, 체중이 증가하는 구간인 구간 B에서는 정상 수준보다 높다. 따라서 단위 시간 동안 신장에서 물이 재흡수되는 정도는 구간 A가 구간 B보다 더 낮다는 설명은 옳다.

159. 연습

정답 ②

| 자료해석 |

이 문제는 항이뇨호르몬과 삼투조절에 대해 이해하고 있는지 확인하는 적용형문제이다. 시상하부의 삼투압수용기는 주변 체액의 삼투 농도를 감지하여 항이뇨호르몬의 분비를 조절한다. 체액의 삼투압이 높아지면 시상하부는 뇌하수체 후엽을 통해 항이뇨호르몬을 분비하는데, 항이뇨호르몬은 원위세뇨관과 집합관에서 수분의 재흡수가 일어나게 한다. 이는 오줌의 생성량을 감소시켜 체액의 수분이 보존될 수 있게 한다. 반면 체액의 삼투압이 낮아지면 항이뇨호르몬의 분비가 억제되어, 다량의 물이 오줌을 통해 배설된다. 이처럼 항이뇨호르몬은 오줌을 통해 배설하는 물의 양을 조절함으로써 체액의 삼투 농도가 정상 범위에서 유지될 수 있게 한다.

문제에서 주어진 그림을 살펴보면, 수분 1000 mL를 섭취했을 때(A)는 오줌의 생성량이 정상 상태보다 많아진 것을 확인할 수 있고, 0.8% NaCl 용액 80 mL를 주입했을 때(B)는 오줌의 생성량이 정상 상태로 유지되는 것을 확인할 수 있으며, 2% NaCl 용액 80 mL를 주입했을 때(C)와 뇌하수체 추출물 80 mL를 주입했을 때(D)는 오줌의 생성량이 정상 상태보다 감소한 것을 확인할 수 있다. 이것으로 보아 0.8% NaCl 용액은 체액과 삼투 농도가 비슷하다는 것과, 2% NaCl 용액은 체액보다 삼투 농도가 더 높다는 것을 알 수 있다. 또한, 뇌하수체 추출물을 주입했을 때는 2% NaCl 용액을 주입했을 때와 오줌의 양이 변화하는 양상이 유사한 것으로 보아, 뇌하수체 추출물에는 오줌의 양을 감소시키는 물질이 들어있음을 추론할 수 있다. 앞서 서술한 내용을 바탕으로 할 때, 뇌하수체 추출물에 있는 물질은 항이뇨호르몬임을 짐작할 수 있다.

| 정답해설 |

ㄴ. 자료해석에서 살펴본 바와 같이, 문제에서 주어진 그림에서 C와 D의 양상이 유사한 것으로 보아 뇌하수체에는 수분의 재흡수를 촉진하는 물질이 있다는 것을 알 수 있다.

| 오답해설 |

ㄱ. 자료해석에서 살펴본 바와 같이, 0.8% NaCl 용액을 처리했을 때(B) 오줌의 양은 평상시와 유사한 수준으로 유지되는 것으로 보아, 체액의 삼투 농도는 NaCl 0.8%와 유사함을 짐작할 수 있다. 따라서 0.8% NaCl 용액은 체액보다 농도가 낮다는 설명은 옳지 않다.

ㄷ. 3% NaCl 용액은 2% NaCl 용액보다 삼투 농도가 더 높기 때문에, 3% NaCl 용액을 주입할 경우 2% NaCl 용액을 주입했을 때보다 체액의 삼투 농도는 더 많이 증가할

것이다. 그러므로 항이뇨호르몬의 분비량은 2% NaCl을 처리했을 때보다 더 많아져, 결과적으로 오줌의 생성량은 2% NaCl을 처리했을 때(C)보다 더 적어질 것이다.

160. 기본 PLUS 정답 ④

| 자료해석 |

이 문제는 화학적 신호(signal)의 화학적 성질과 신호전달경로에 대해 이해하고 있는지 확인하기 위한 이해형문제이다. 수용성 호르몬(B)은 분비세포에서 세포외배출 과정을 통해 분비되며, 혈관을 통해 이동하다가 표적세포의 표면에 있는 수용체 단백질과 결합한다. 호르몬-수용체 복합체는 표적세포 내부의 신호전달경로(signal transduction pathway)((가))를 활성화시켜 유전자의 발현을 조절하거나 세포질에서 단백질의 기능 변화를 일으킨다. 지용성 호르몬(A)은 세포막을 통과할 수 있다. 혈관에서는 운반 단백질과 결합하여 이동하며 표적세포의 세포막을 통과하여 들어가 세포질이나 핵 내부의 세포내 수용체와 결합한다. 이 호르몬-수용체 복합체는 일반적으로 전사인자로 작용하여 유전자의 발현을 증가시킨다.

| 정답해설 |

ㄱ. A는 세포내 수용체를 통해 표적세포에 작용하므로 지용성 호르몬이라는 것을 알 수 있고, B는 세포 표면 수용체를 통해 표적세포에 작용하므로 수용성 호르몬이라는 것을 알 수 있다.따라서 A는 지용성 물질이고, B는 수용성 물질이라는 설명은 옳다.

ㄴ. (가)(신호전달경로(signal transduction pathway))에서는 신호를 증폭시킨다. 따라서 주어진 설명은 옳다.

| 오답해설 |

ㄷ. 해리상수(K_D)는 전체 수용체의 절반이 리간드와 결합하고 있을 때의 리간드의 농도와 동일하다. 따라서 해리상수(K_D)가 작을수록 호르몬은 수용체와 더 잘 결합하게 된다. 그러므로 해리상수(K_D)가 큰 호르몬 수용체가 해리상수(K_D)가 작은 호르몬 수용체보다 호르몬과 더 잘 결합한다는 설명은 옳지 않다.

161. 기본 PLUS

정답 ⑥

| 자료해석 |

이 문제는 G 단백질 신호전달경로에 대해 이해하고 있는지 확인하기 위한 이해형문제이다. G 단백질 신호전달경로에서 1차 전달자(에피네프린)는 G 단백질 결합 수용체를 활성화시키며, 이것은 특정한 G 단백질을 활성화시킨다. G 단백질은 다시 아데닐산고리화효소를 활성화시켜 ATP를 cAMP로 바꾸어 준다. cAMP는 다시 2차 신호전달자로 사용되어 다른 단백질, 주로 단백질 인산화효소 A(PKA)(㉡)를 활성화시켜, 세포의 반응을 일으킨다.

| 정답해설 |

ㄴ. ㉡은 cAMP에 의해 활성이 조절되는 인산화효소인데, 이러한 인산화효소는 PKA(protein kinase A, 단백질 인산화효소 A)라 불리는 세린/트레오닌 인산화효소이다.

ㄷ. 동물세포 X에 인산이에스테르가수분해효소(phosphodiesterase, PDE)를 인위적으로 과발현시키면, 2차 전달자인 cAMP가 쉽게 AMP로 분해되어 신호물질로서의 작용을 잘 수행하지 못할 것이다. 따라서 동물세포 X에 인산이에스테르가수분해효소를 인위적으로 과발현시키면, 에피네프린에 대한 반응이 정상적인 경우보다 약하게 일어날 것이다.

| 오답해설 |

ㄱ. G 단백질은 평상시 불활성 상태일 때에는 GDP와 결합하고 있다. 그러다가 1차 전달자에 의해 활성화된 G 단백질 결합 수용체와 상호작용하면, GDP가 떨어져 나가고 GTP가 결합하면서 활성화된다. 따라서 ㉠(활성 상태 G 단백질)은 GDP이라는 설명은 옳지 않다.

162. 기본 PLUS

정답 ④

| 자료해석 |

이 문제는 성장인자의 신호전달경로에 대해 이해하고 있는지 확인하기 위한 이해형문제이다. 성장 인자(growth factor)는 세포 분열을 자극하는 신호 단백질로서, 2개의 성장 인자가 표적 세포 표면에 존재하는 티로신 인산화 효소 수용체에 결합하면 두 수용체 분자가 이량체를 형성한다. 이 결합으로 인해 수용체의 티로신 인산화 효소가 활성화되고 그 결과 서로 상대방의 티로신 잔기에 인산기를 첨가한다. 인산화된 티로신 잔기는 매개 단백질과 Ras 활성화 단백질을 통해 단량체 GTP 결합 단백질인 Ras 단백질 (나)를 활성화시킨다. 활성화된 Ras는 세포 내에서 일련의 단백질 인산화 효소로 구성된 인산화 연쇄 반응을 활성화시킨다. 그 결과 표적 세포는 G_1 검문 지점을 통과하여 세포 분열을 시작하게 된다.

| 정답해설 |

④ 인산기(가)는 수용체의 티로신 잔기에 결합되어 있다.

| 오답해설 |

① (나)(불활성형 Ras)에서 (다)(활성형 Ras)가 될 때 (나)와 결합하고 있는 GDP가 직접 인산화되지 않고 GDP가 GTP로 교환된다.

② (나)는 1개의 소단위체로 구성된 작은 단량체 GTP 결합 단백질인 Ras 단백질이다.

③ (다)의 하위 단계 신호전달의 결과로 G_1 사이클린(G_1 cyclin) 유전자의 발현이 유도된다. 그 결과 새로 합성된 G_1 사이클린은 Cdk와 결합하여 세포가 G_1 검문지점을 통과하여 분열하게 한다.

⑤ (다)(활성형 Ras)는 GTP가 가수분해되어 GDP로 전환되면서 불활성화된다.

163. 연습 PLUS

정답 ①

| 자료해석 |

이 문제는 Ras 단백질의 신호전달경로에 대해 이해하고 있는지 확인하기 위한 분석·종합·평가형문제이다. Ras는 MAP-인산화효소 신호전달 연계반응을 활성화시킨다. 신호분자에 의해 활성화된 수용체 티로신 인산화효소는 이합체를 형성하여 서로를 인산화시킨 후 Ras 단백질을 활성화시킨다. Ras는 단량체 GTP 가수분해효소로서, 활성화되면 세린/트레오닌 단백질인산화효소로 구성된 인산화 연쇄반응을 활성화시킨다. 이 신호전달 연계반응의 끝은 MAP 인산화효소인데, MAP 인산화효소는 세포증식, 세포생존, 세포 분화 등의 작용을 나타낸다. 실험 (I)에서 계속 활성상태로 존재하는 돌연변이 Ras 단백질을 도입하였더니 성장인자 X의 자극 없이도 세포 Y가 계속 증식하였다. 이로부터 정상 Ras 단백질은 성장인자 X의 자극에 반응하여 활성화되어 세포 Y의 증식을 촉진시킨다는 것을 알 수 있다.

실험(Ⅱ)에서 단백질 A의 기능 소실 돌연변이 세포 Y를 사용하였는데, 여기에 계속 활성상태인 돌연변이 Ras 단백질을 도입하였을 때 (Ⅰ)과 유사한 결과가 나타났으므로 단백질 A는 Ras 단백질보다 더 앞 단계에서 작용한다는 것을 알 수 있다. 실험(Ⅲ)에서 단백질 B의 기능 소실 돌연변이 세포 Y에 계속 활성상태인 돌연변이 Ras 단백질을 도입하여도 세포 Y의 증식이 나타나지 않은 것으로 보아 단백질 B는 Ras의 하위단계에서 작용하여 활성화된 Ras의 작용에 의해 세포 증식을 촉진한다는 것을 알 수 있다.

| 정답해설 |

ㄱ. 단백질 A는 Ras보다 더 앞 단계에서 작용할 것이다. 만약 단백질 A가 Ras의 하위단계에서 작용한다면 단백질 A의 기능소실 돌연변이에 계속 활성상태인 Ras 단백질을 도입하여도 세포 증식은 일어나지 않을 것이다.

| 오답해설 |

ㄴ. 단백질 A와 B는 직접적으로 상호작용하는 것이 아니라 단계적으로 Ras를 활성화시키거나, 활성화된 Ras에 의해 활성화되는 단계적 연계반응의 구성요소이다.

ㄷ. 단백질 A와 B의 기능이 소실된 돌연변이 세포 Y에 계속 활성상태인 돌연변이 Ras 단백질을 도입해도, 돌연변이 Ras 단백질의 하위에서 신호를 전달해야하는 단백질 B의 기능이 소실되었기 때문에 이 돌연변이 세포 Y에서는 성장인자 X의 자극이 있어도 신호전달 과정이 차단되어 증식이 일어나지 않을 것이다.

164. 기본

정답 ②

| 자료해석 |

이 문제는 호르몬의 단계적인 반응경로에 대해 이해하고 있는지 확인하는 이해형문제이다. 호르몬의 단계적 반응경로는 신호들을 시상하부로부터 다른 분비샘으로 다시 보낸다. 이런 이유로, 이 경로에 있는 뇌하수체 전엽호르몬들은 구부림 또는 돌아감이라는 뜻을 가진 그리스어로부터 유래한 자극 호르몬(tropic hormone)이라고 불린다. 즉, 자극 호르몬은 다른 호르몬의 분비를 자극하는 호르몬을 의미한다. 뇌하수체 전엽에서 분비되는 호르몬은 프로락틴을 제외하고는 모두 자극 호르몬인데, 갑상샘 자극 호르몬(TSH), 부신피질 자극 호르몬(ACTH), 여포(난포) 자극 호르몬(FSH), 황체 형성 호르몬(LH)은 대표적인 자극 호르몬이다. 갑상샘 자극 호르몬은 갑상샘에서 티록신의 분비를, 부신피질 자극 호르몬은 부신피질에서 코르티코이드의 분비를, 여포 자극 호르몬은 난소에서 에스트로겐의 분비를, 황체 형성 호르몬은 여성에서는 에스트로겐과 프로게스테론을, 남성에서는 테스토스테론의 분비를 자극한다.

문제에서 주어진 그림을 살펴보면, 내분비샘이 마름모꼴로 표시되어 있음을 확인할 수 있다. 내분비샘은 호르몬을 분비하는 기관이라는 것을 상기해볼 때, 시상하부에서 내분비샘 1을, 내분비샘 1에서 내분비샘 2을, 내분비샘 2에서 표적세포를 자극하는 호르몬이 각각 분비됨을 알 수 있다. 표적세포가 반응을 일으키기까지 시상하부와 2개의 내분비샘을 거쳐야 하기 때문에, 내분비샘 1에서 분비되는 호르몬은 자극 호르몬이라는 것을 추론할 수 있다. 또한, 자극 호르몬을 분비하는 기관은 뇌하수체 전엽이므로, 내분비샘 1은 뇌하수체 전엽이라는 것도 알 수 있다.

| 정답 및 오답해설 |

자료해석에서 살펴본 바와 같이, 내분비샘 2는 자극 호르몬의 신호를 받아 호르몬을 분비하는 기관이다. 그러므로 자극 호르몬의 분비를 받아 분비되는 호르몬은 모두 정답이 될 수 있다. <보기>에서는 티록신(ㄱ)과 코르티코이드(ㄹ)가 각각 갑상샘 자극 호르몬과 부신피질 자극 호르몬으로 인해 분비되므로, 정답은 ㄱ, ㄹ이다. 인슐린(ㄴ)은 자극 호르몬에 의해 분비되는 것이 아니라, 이자의 β 세포가 혈당을 직접 인지하여 분비하여 정답이 될 수 없다. 또한 성장 호르몬(ㄷ)은 뇌하수체 전엽(내분비샘 1)에서 분비되는 호르몬이므로 정답이 될 수 없다.

165. 기본

정답 ①

| 자료해석 |

이 문제는 시상하부와 뇌하수체에서의 호르몬의 분비에 대해 이해하고 있는지 확인하는 이해형문제이다. 뇌하수체는 시상하부와 연결된 작은 내분비샘으로 해부학적으로 서로 다른 2개의 엽(뇌하수체 전엽과 뇌하수체 후엽)으로 이루어져 있다. 뇌하수체 전엽은 프로락틴과 여러 자극 호르몬(tropic hormone)을 분비한다. 자극 호르몬은 표적 내분비기관에서 호르몬의 분비를 촉진하는데, 시상하부에서 방출된 호르몬과 표적 분비샘 호르몬의 음성 되먹임(negative feedback)에 의해 그 분비량이 조절된다. 뇌하수체 후엽은 시상하부의 신경세포체로부터 뻗어있는 뉴런(신경 세포)이 펩타이드 호르몬을 분비하는 곳으로, 이곳에서는 물의 재흡수를 촉진하는 항이뇨호르몬(ADH, 바소프레신)과 자궁 수축을 유도하는 옥시토신이 분비된다.

문제에서 주어진 그림을 살펴보면, 뇌하수체 전엽에서 분비된 갑상샘 자극 호르몬(TSH)의 자극을 받는 (가)는 갑상샘이고, ACTH의 자극을 받는 (나)는 부신피질이다. 갑상샘에서는 TSH의 자극을 받아 갑상샘 호르몬(티록신)이, 부신피질에서는 ACTH의 자극을 받아 코티솔이 분비된다. 다음으로, 뇌하수체 후엽에서 분비되는 서로 다른 호르몬이 각각 물의 재흡수를 촉진하고 자궁 수축을 유도한다는 것을 확인할 수 있다. 이 중 물의 재흡수를 촉진하는 호르몬 A는 항이뇨호르몬이다.

| 정답해설 |

ㄱ. 자료해석에서 살펴본 바와 같이, (가)는 갑상샘이며, TSH의 자극을 받아 갑상샘 호르몬을 분비한다. 체온이 떨어지면(사람은 유아의 경우), 시상하부에서는 이를 인지하여 갑상샘 자극 호르몬 방출 호르몬(TRH)을 분비하고, 이는 뇌하수체 전엽에서 갑상샘 자극 호르몬(TSH)이 분비되게 자극한다. 갑상샘 호르몬은 신체의 대사율을 증가시켜 열을 생성한다. 그러므로 체온이 떨어지면, (가)에서 분비되는 호르몬이 증가하여 열 발생을 촉진한다는 설명은 옳다.

| 오답해설 |

ㄴ. 자료해석에서 살펴본 바와 같이, 뇌하수체 전엽에서 분비되는 자극 호르몬의 조절기작 중 하나는 음성 되먹임이다. ACTH의 표적기관인 부신피질((나))에서 분비되는 호르몬(코티솔)이 과다할 경우, 코티솔은 뇌하수체 전엽에서 ACTH의 분비를 음성 되먹임으로 억제하여 ACTH의 분비가 감소하게 된다. 따라서 (나)에서 분비되는 호르몬이 과다하면 ACTH 분비가 촉진된다는 설명은 옳지 않다.

ㄷ. 수박에는 다량의 수분이 함유되어 있어 수박을 많이 먹으면 체액의 삼투 농도는 낮아지게 된다. 체액의 삼투 농도가 낮아지면 시상하부에서 뇌하수체 후엽으로 분비되는 항이뇨호르몬(호르몬 A)의 분비는 감소한다. 따라서 수박을 많이 먹으면 항이뇨호르몬(호르몬 A)의 분비가 증가한다는 설명은 옳지 않다.

166. 기본

정답 ②

| 자료해석 |

이 문제는 혈장 칼슘 농도의 조절에 대해 이해하고 있는지 확인하기 위한 적용형문제이다. 우리 몸의 칼슘 농도는 파라토르몬과 칼시토닌, 비타민 D 등의 호르몬에 의해 조절된다. 파라토르몬(부갑상선호르몬)은 부갑상선에서 분비되는 호르몬이며, 혈장 Ca^{2+} 농도가 낮을 때 분비된다. 파라토르몬은 소장, 신장, 뼈에 각각 다음과 같이 작용하며 혈중 Ca^{2+} 농도를 높여준다.

소장: Ca^{2+}, PO_4^{3-} 흡수 촉진

신장: Ca^{2+} 재흡수 촉진, PO_4^{3-} 재흡수 억제

뼈: 파골세포를 자극하여 뼈 흡수(혈액으로 Ca^{2+}와 PO_4^{3-}의 방출)를 촉진

칼시토닌은 갑상선의 C세포에서 분비되며 혈중 Ca^{2+} 농도가 높아졌을 때 분비된다. 칼시토닌은 신장과 뼈에 각각 다음과 같이 작용하여 혈중 Ca^{2+} 농도를 낮춰준다.

신장: Ca^{2+} 재흡수 억제

뼈: 파골세포를 억제하여 뼈 흡수를 억제, 혈중 Ca^{2+}, PO_4^{3-} 농도 감소

문항의 그래프를 살펴보면, 혈장 Ca^{2+} 농도가 증가할수록 혈장 Ca^{2+} 농도를 낮추는 작용을 하는 호르몬인 칼시토닌의 분비량은 증가하고, 혈장 Ca^{2+} 농도를 높이는 호르몬인 파라토르몬의 분비량이 감소하는 것을 확인할 수 있다.

| 정답해설 |

ㄴ. 파라토르몬은 소장에서 Ca^{2+} 흡수 촉진, 신장에서 Ca^{2+} 재흡수 촉진, 뼈에서 Ca^{2+} 방출을 자극함으로써 혈중 Ca^{2+}를 증가시킨다. 그러므로 파라토르몬의 분비량이 증가하면 신장에서 Ca^{2+}의 재흡수가 촉진된다는 설명은 옳다.

| 오답해설 |

ㄱ. 파라토르몬은 갑상선이 아니라 부갑상선에서 분비된다. 갑상선에서 분비되는 호르몬은 칼시토닌과 티록신이다.

ㄷ. 칼시토닌은 혈장 Ca^{2+} 농도가 증가할 때 분비되는 호르몬으로, 혈장 Ca^{2+} 농도를 감소시키는 작용을 한다. 칼시토닌은 파골세포를 억제하여 뼈에서 Ca^{2+} 방출되는 것을 감소시키고, 신장에서 Ca^{2+} 재흡수를 감소시킨다.

167. 기본

정답 ⑤

| 자료해석 |

이 문제는 혈당의 조절에 대해 이해하고 있는지 확인하기 위한 적용형문제이다. 사람의 경우 혈장의 정상 포도당 농도 범위는 70～110 mg/100 mL 정도이다. 인슐린과 글루카곤은 적정 범위 내에서 혈장 포도당 농도가 유지되도록 서로 길항적으로 작용하는 호르몬이다. 이자에 존재하는 랑게르한스섬의 α세포에서 분비되는 글루카곤은 혈당을 높이는 역할을 하며, 랑게르한스섬의 β세포에서 분비되는 인슐린은 혈당을 낮추는 역할을 한다. 인슐린과 글루카곤의 작용으로 인해 혈중 포도당 농도는 정상 수준으로 유지될 수 있다.

문제에서 제시한 표를 살펴보면, 혈중 호르몬 A의 농도는 식사 후 혈당량이 증가함에 따라 함께 증가하는 것을 확인할 수 있다. 이를 통해 호르몬 A는 혈당량을 낮추는 작용을 하는 호르몬인 인슐린이라는 것과 내분비선 X는 이자의 랑게르한스섬이라는 것 등을 알 수 있다.

| 정답해설 |

ㄴ. 호르몬 A(인슐린)는 이자의 랑게르한스섬에서 분비된 후 대정맥을 통해 심장으로 보내진다. 이후 심장박동으로 심장에서 방출되어 온몸을 순환하다가 표적세포(간, 골격근, 지방조직 등)에 작용하여 혈당을 낮추는 작용을 한다. 따라서 호르몬 A는 심장을 거쳐 표적기관인 간에 작용한다는 설명은 옳다.

ㄷ. 당뇨병은 체세포가 혈액 내의 포도당을 흡수하지 못해서 일어나는 호르몬성 질병으로, 혈당량은 극도로 높아지게 되어 당뇨 및 다뇨 증세를 보이게 되고 그로 인해 몸이 마르고 중요한 조직과 기관이 손상되며 심한 경우 사망에 이르게 되는 질환이다. 문제에서 제시한 표를 살펴보면, 섬유질이 적은 밥을 섭취했을 때보다 섬유질이 많은 밥을 섭취했을 때 식사 후 혈당량 증가가 더 적게 일어난 것을 확인할 수 있다. 따라서 당뇨병 환자는 섬유질의 함유량이 많은 밥을 먹는 것이 더 좋다는 설명은 옳다.

| 오답해설 |

ㄱ. 자료해석에서 살펴본 바와 같이, 호르몬 A(인슐린)는 내분비선 X(이자의 란게르한스섬)의 β세포에서 생성되어 분비된다. 따라서 호르몬 A는 내분비선 X의 α 세포에서 생성된다는 설명은 옳지 않다.

168. 기본

정답 ③

| 자료해석 |

이 문제는 인슐린과 글루카곤에 대해 이해하고 있는지 확인하기 위한 적용형문제이다. 인슐린과 글루카곤은 이자에서 분비되는 호르몬으로, 적정 범위 내에서 혈장 포도당 농도가 유지되도록 서로 길항적으로 작용하는 호르몬이다. 이자는 외분비선과 내분비선을 모두 지니고 있다. 외분비선은 주로 중탄산나트륨과 트립신, 키모트립신, 아밀라아제, 리파아제 등과 같은 소화효소를 분비한다. 이자의 내분비선은 랑게르한스섬이라는 구조로 이루어져 있으며, 랑게르한스섬의 α 세포는 글루카곤을, β 세포는 인슐린을 분비한다. 이들 세포는 직접적으로 혈중 포도당 농도를 감지하여 각각의 호르몬을 분비한다. α 세포는 혈중 포도당 농도의 감소를 인지하여 글루카곤을 분비하고, β 세포는 혈중 포도당 농도의 증가를 인지하여 인슐린을 분비한다.

문제에서 제시한 그래프를 살펴보면, ㉠은 포도당 농도가 높을수록 분비량이 감소하고 ㉡은 포도당 농도가 높을수록 분비량이 증가하는 것을 확인할 수 있다. 이를 통해 ㉠은 혈당량을 증가시키는 작용을 하는 글루카곤이며, ㉡은 혈당량을 낮추는 작용을 하는 인슐린이라는 것을 알 수 있다. 글루카곤은 간에서 글리코겐이 포도당으로 분해되는 것을 자극함으로써 혈중 포도당 농도를 증가시키고, 인슐린은 간에서 글리코겐 합성을 촉진시키고, 근육과 지방세포에서의 포도당 흡수를 촉진시킴으로써 혈중 포도당 농도를 낮춘다.

| 정답해설 |

ㄱ. ㉠은 포도당 농도가 높을수록 그 농도가 줄어드는 것으로 보아 글루카곤임을 알 수 있다. 글루카곤은 이자의 α 세포에서 분비된다.

ㄷ. 인슐린은 혈당량을 낮추는 역할을 하며, 혈중 포도당 농도가 높을 때 그 분비량이 증가한다. 그러므로 혈중 인슐린 농도는 C_2일 때가 C_1일 때보다 높다는 설명은 옳다.

| 오답해설 |

ㄴ. ㉡은 인슐린이다. 인슐린의 분비를 조절하는 2가지 경로가 있는데, 하나는 간뇌의 시상하부에서 혈당을 인식해 부교감신경을 활성화하는 경로이고 다른 하나는 이자에서 직접 혈당을 인식해 혈당을 조절하는 경로이다. 즉, 인슐린 분비를 조절하는 중추는 간뇌이다. 그러므로 ㉡의 분비를 조절하는 중추는 연수라는 설명은 옳지 않다.

169. 연습

정답 ①

| 자료해석 |

이 문제는 갑상선호르몬 티록신의 분비 조절에 대해 이해하고 있는지 확인하기 위한 적용형문제이다. 티록신은 대사율을 증가시켜 몸을 따뜻하게 해주는 호르몬인데, 티록신의 분비는 시상하부와 뇌하수체 전엽의 조절을 받는다. 시상하부는 TSH 방출 호르몬(TRH)을 분비하고, 이 호르몬은 시상하부와 뇌하수체를 연결하는 문맥 혈관을 타고 뇌하수체 전엽으로 이동한다. 뇌하수체 전엽에서는 TRH의 자극을 받아 TSH를 분비하는데, 이 호르몬은 혈관을 타고 갑상선으로 이동한다. 갑상선에서는 TSH의 자극을 받아 티록신을 분비한다. 티록신은 다시 시상하부에서의 TRH 분비와 뇌하수체 전엽에서의 TSH 분비를 억제하여(음성되먹임하여) 혈중 티록신 농도를 조절한다.

문제에서 주어진 표에서 물질 X는 TSH를 과다 분비시킨다고 하였다. 과다 분비된 TSH는 갑상선을 과도하게 자극하게 되어 티록신의 분비를 증가시킨다. 증가된 티록신은 다시 시상하부에 작용하여 TSH 방출 호르몬의 분비를 억제시킨다. 그 결과 물질 X를 투여하게 되면 혈액 내 TSH 방출 호르몬의 양은 줄어들고, TSH, 티록신의 양은 늘어나며, 티록신에 의해 물질 대사가 활발해진다(갑상선 기능 항진증). 반면, 물질 Y는 갑상선에 작용하여 티록신의 생성을 억제시킨다고 하였다. 티록신이 감소되면 시상하부와 뇌하수체 전엽에서 티록신의 억제 효과가 줄어들어 TSH 방출 호르몬과 TSH의 분비량이 증가하게 된다(갑상선 기능 저하증).

| 정답해설 |

ㄱ. 갑상선에서 분비된 티록신은 시상하부에 작용하여 TSH 방출 호르몬 분비를 억제한다. 그러므로 티록신의 분비는 음성 피드백 작용으로 조절된다.

| 오답해설 |

ㄴ. 혈관에 물질 X를 주사하면 혈중 TSH 농도가 증가하여 갑상선에서 티록신의 분비가 증가한다. 티록신은 물질 대사를 촉진시키므로, 혈관에 물질 X를 주사하면 물질 대사가 억제된다는 말은 옳지 않다.

ㄷ. 혈관에 물질 Y를 주사하면 혈중 티록신 농도가 감소한다. 티록신 농도가 감소하면 시상하부에 티록신에 의한 음성 피드백 작용이 사라져 TSH 방출 호르몬(TRH)의 분비가 증가한다. 이 호르몬은 뇌하수체 전엽에 작용하여 TSH의 분비를 촉진시킨다. 그러므로 혈관에 물질 Y를 주사하면 TSH의 분비가 억제된다는 말은 옳지 않다.

170. 연습

정답 ②

| 자료해석 |

이 문제는 부신피질 호르몬에 대해 이해하고 있는지 확인하는 적용형문제이다. 부신피질에서는 스트레스 상황에서 코티솔을 분비하여 혈중 포도당 농도와 혈중 지방산 농도, 혈중 아미노산 농도를 증가시키는 작용을 한다. 코티솔의 분비는 시상하부-뇌하수체-부신피질 축에 의해 조절된다. 시상하부에서 분비되는 부신피질 자극 호르몬 방출 호르몬(CRH)은 뇌하수체 전엽에 작용하여 부신피질 자극 호르몬(ACTH)의 분비를 촉진한다. 부신피질 자극 호르몬은 부신 피질에 작용하여 코티솔의 분비를 촉진하고, 코티솔은 음성 되먹임 작용으로 시상하부와 뇌하수체에서 CRH와 ACTH의 분비를 각각 억제한다. 문제에서 주어진 그래프를 살펴보면, 약물(코티솔)의 복용을 중단하자 코티솔의 농도는 처음 1개월 동안 급격하게 감소하지만, 이후 7개월에 걸쳐 서서히 증가하여 약물 복용을 중단한 시점과 동일한 수준으로 회복되는 것을 확인할 수 있다. 다음으로 ACTH의 농도는 약물 복용을 중단한 시점에서는 낮은 수준이었으나, 이후 4개월 동안 점차 증가하다가 다음 4개월 동안 천천히 감소함을 확인할 수 있다. 시상하부-뇌하수체-부신피질 축에 의한 코티솔의 분비 조절을 상기하여 볼 때, 약물 복용을 중단한 시점에서 ACTH의 농도가 낮았던 것은 복용한 약물에 의한 음성 되먹임 때문이었음을 짐작할 수 있다. 또한 약물 복용을 중단하고 처음 4개월 동안은 코티솔의 농도가 낮은 수준이었기 때문에 ACTH에 대한 낮은 수준의 음성 되먹임으로 인해 꾸준히 ACTH의 농도가 증가할 수 있었지만, 이후 코티솔의 농도가 일정 수준 이상으로 증가하면서 음성 되먹임 수준 또한 일정 수준 이상으로 증가하여 4개월 이후부터는 ACTH의 농도가 점차 낮아졌음을 추론할 수 있다.

| 정답해설 |

ㄴ. 코티솔의 혈중 농도가 낮을 경우 시상하부-뇌하수체-부신피질 축에 대한 음성 되먹임 작용 또한 낮아진다. 그러므로 코티솔의 혈중 농도가 낮아지면 ACTH 분비량은 증가한다는 설명은 옳다.

| 오답해설 |

ㄱ. 두 호르몬이 서로 길항적으로 작용하기 위해서는, 두 호르몬이 동일한 변수에 대해 서로 반대 효과를 나타내야 한다. ACTH와 코티솔은 굶는 것과 같은 스트레스 상황을 극복하기 위해 공통으로 작용하는 호르몬이다. 다만 혈중 코티솔의 농도가 너무 높은 경우에는 코티솔이 과도하게 작용하는 것을 막기 위해 음성되먹임 작용을 통해 코티솔의 분비를 자극하는 ACTH 분비가 억제된다. 따라서 ACTH와 코티솔은 서로 길항적으로 작용한다는 설명은 옳지 않다.

ㄷ. 부신피질은 코티솔을 생산하므로, 부신피질의 기능이 약화되면 코티솔의 혈중 농도는 증가하는 것이 아니라 감소할 것이다. 그러므로 주어진 설명은 옳지 않다.

171. 기본

정답 ①

| 자료해석 |

이 문제는 활동전위에 대해 이해하고 있는지 확인하기 위한 이해형문제이다. 신경세포의 세포막에는 Na^+-K^+ ATPase(소듐-포타슘 펌프), 전압-의존성 Na^+ 채널, 전압-의존성 K^+ 채널 등이 존재하여 활동전위를 만들어낸다. 자극이 주어지지 않을 때에는 Na^+-K^+ ATPase에 의해 Na^+는 세포 밖으로, K^+는 세포 안으로 능동수송된다. 이러한 결과 형성된 K^+의 농도기울기와 Na^+의 농도기울기가 K^+ 누출 통로와 Na^+ 누출 통로를 통해 일부만 해소되면서 세포 내부가 세포 밖보다 더 많은 음전하를 띠게 되는 휴지막전위가 형성된다(−70 mV, 그림(가)의 구간 A). 역치 이상의 자극을 주게 되면, 전압-의존성 Na^+ 채널이 열려 Na^+ 이 세포 안으로 들어온다. Na^+이 들어오면 막전위가 상승하게 되는데(탈분극되는데), 이를 활동전위의 상승기라 한다(그림(가)의 구간 B). 신경 세포막이 탈분극되면 전압-의존성 Na^+ 채널이 불활성화되고, 전압-의존성 K^+ 채널이 열리게 되어 세포 내 K^+이 세포 밖으로 유출된다. 그 결과 막전위가 다시 하강하는데(재분극되는데), 이를 활동전위의 하강기라 한다(그림(가)의 구간 C의 초반부). 전압-의존성 K^+ 채널은 느리게 닫혀 휴지막 전위보다 막전위가 더 낮은 구간이 형성되는데, 이를 과분극기라 한다. 과분극이 지나고 나면 전압-의존성 Na^+ 채널과 전압-의존성 K^+ 채널은 모두 닫히게 되고 Na^+-K^+ ATPase와 전압비의존성 통로(누출 통로)의 작용에 의해 막전위는 다시 휴지막전위로 회복되고 유지되게 된다(그림(가)의 구간 C의 후반부와 구간 D). 문제에서 제시한 이온 이동 상태를 나타낸 그림((나))을 살펴보면, 전압-의존성 Na^+ 채널은 열려있고 전압-의존성 K^+ 채널은 닫혀있는 것으로 보아 활동전위 상승기 때의 상태임을 알 수 있다. 이는 그림 (가)의 구간 B에 해당한다.

| 정답해설 |

ㄱ. 신경 세포 원형질막에는 Na^+-K^+ ATPase가 존재하는데, 이 펌프는 신경 세포에서 ATP가 생성되는 한 항상 작동한다. 그러므로 구간 A에서 Na^+과 K^+의 능동수송이 일어난다는 말은 옳다.

| 오답해설 |

ㄴ. 자료해석에서 살펴본 바와 같이, 문제에서 주어진 자료를 통해 (나)는 활동전위 상승기 때의 상태임을 알 수 있는데, 이는 그림 (가)의 구간 B에 해당한다. 따라서 (나)는 구간 C의 이온 이동 상태를 나타낸다는 설명은 옳지 않다.

ㄷ. 구간 D는 휴지막전위 상태이다. 탈분극 상태는 구간 B이다.

172. 기본

정답 ①

| 자료해석 |

이 문제는 활동전위에 대해 이해하고 있는지 확인하는 적용형 문제이다. 뉴런에서 활동 전위는 역치 이상의 자극을 받았을 때 전압개폐성 Na^+ 통로와 전압개폐성 K^+ 통로에 의해 이온 이동이 변화하며 발생한다. 활동전위의 상승기(탈분극)는 전압 의존성 Na^+ 통로에 의해 세포외액에서 세포질로 Na^+이 이동(유입)되면서 나타나고, 활동전위 하강기(재분극)는 전압 의존성 K^+ 통로에 의해 세포질에서 세포외액으로 K^+이 이동(유출)되면서 나타난다. 마지막으로 두 채널이 모두 평상 시 상태로 되돌아 오면 세포는 휴지막전위를 회복하게 된다.

문제에서 주어진 그림을 살펴보면, 그림 (가)에서 역치 이상의 자극을 주었을 때 해당 뉴런은 정상적으로 활동전위를 생성한다는 것을 확인할 수 있다. 그림에서 t_1은 신경 세포막에서 Na^+의 투과도가 K^+의 투과도보다 높아 (+)이온의 순유입이 일어나 막전위가 상승하고 있는 상황이고(탈분극), t_2는 K^+의 투과도가 Na^+의 투과도보다 높아 (+)이온의 순유출이 일어나 막전위가 낮아지고 있는 상황이다(재분극). 다음으로 그림 (나)를 살펴보면, 그림 (가)와 동일한 뉴런에 물질 X를 처리하고 역치 이상의 자극을 주었더니 막전위가 약간 상승하기는 했지만, 활동 전위는 생성되지 않았음을 확인할 수 있다. 즉, 활동전위의 상승기가 나타나지 못한 것으로 보아 물질 X는 Na^+의 이동을 억제한다는 것을 알 수 있다.

| 정답해설 |

ㄱ. 자료해석에서 살펴본 바와 같이, t_1 시점(활동전위 상승기)은 Na^+의 투과도가 높을 때이고 t_2 시점(활동전위 하강기)은 K^+의 투과도가 높을 때이다. 따라서 (가)에서 $\frac{K^+ \text{의 막투과도}}{Na^+ \text{의 막투과도}}$는 K^+의 투과도가 높은 시기인 t_2일 때가 Na^+의 투과도가 높은 시기인 t_1일 때보다 크다는 설명은 옳다.

| 오답해설 |

ㄴ. 자료해석에서 살펴본 바와 같이, 물질 X를 처리하였을 때 활동 전위가 발생하지 않은 것은 물질 X가 Na^+의 이동을 억제했기 때문이다. 따라서 X는 K^+의 이동을 억제한다는 설명은 옳지 않다.

ㄷ. 자료해석에서 살펴본 바와 같이, (나)는 활동전위가 발생하지 않았다. (나)에서 t_3일 때는 막 전위가 휴지기보다 약간 증가한 상태이다. 그러나 뉴런에서는 휴지기는 물론이고, 활동전위 상승기 동안에도 세포 안팎의 이온 농도의 크기는 역전되지 않는다. 즉, Na^+의 농도는 세포질이 세포외액보다 항상 낮은 상태로 유지되므로, 주어진 설명은 옳지 않다.

173. 기본

정답 ③

| 자료해석 |

이 문제는 활동전위의 특성과 도약전도에 대해 이해하고 있는지 확인하기 위한 적용형문제이다. 활동전위는 전압개폐성 Na^+ 통로와 전압개폐성 K^+ 통로의 투과성이 짧은 시간 동안 변화하면서 발생한다. 두 이온 통로 중 더 먼저 열리는 Na^+ 통로에 의해 Na^+가 세포외액에서 세포질로 이동하면서 약 35 mV까지 탈분극(활동전위의 상승기)이 나타나며, 이후 천천히 열리는 K^+ 통로에 의해 K^+이 세포질에서 세포외액으로 이동하여 원래의 휴지막전위로 재분극(활동전위의 하강기)이 일어나고 과분극을 거쳐 휴지막전위로 돌아간다.
척추동물의 축삭은 많은 경우 전기적 절연층인 수초(myelin sheath)로 둘러 싸여 있는데, 말초신경계에서는 슈반세포라는 신경교세포가 수초를 형성한다. 수초로 둘러싸인 축삭에는 전압개폐성 소듐 통로와 전압개폐성 포타슘 통로가 랑비에결절이라 불리는 수초가 없는 지역에 집중분포하고 있다. 축삭의 세포막은 오직 이 결절에서만 세포외액에 노출되어 있다. 그 결과 활동전위는 결절에서만 만들어지기 때문에 활동전위가 결절에서 다음 결절로 뛰는 듯 전달되는 양상을 보인다. 활동전위의 이동속도는 수초화된 축삭에서 더 빠른데, 그 이유는 시간을 필요로 하는 이온통로의 개폐 과정이 축삭을 따라서 제한된 지역에서만 일어나기 때문이다. 이러한 기작을 마치 활동전위가 결절에서 결절로 축삭을 따라 도약하는 양상 같다고 하여 도약전도라고 불린다.

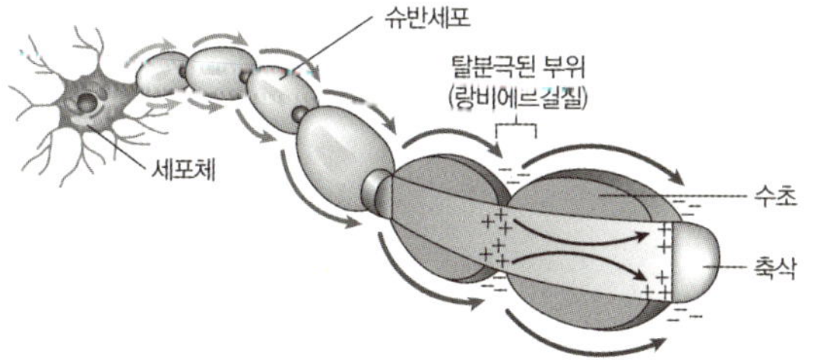

문제에서 제시한 그림을 살펴보면, (가)는 운동 신경 X에서 역치 이상의 자극으로 인해 활동전위가 발생한 것을 나타내고 있고 (나)에서는 P에서 발생한 활동전위가 P로부터 거리에 따라 도약전도 방식으로 전달되고 있는 것을 나타내고 있다는 것을 알 수 있다. 이를 통해 운동신경 X는 유수신경임을 알 수 있다. 특히, 구간 II에서가 구간 I보다 시간당 이동거리가 더 큰 것으로 보아(구간 II에서의 전도속도가 구간 I에서의 전도속도보다 더 큰 것으로 보아) 구간 II는 수초화된 축삭 부분이고 구간 I은 랑비에결절 부분이라는 것을 알 수 있다.

| 정답해설 |

ㄱ. 신경세포에서 K^+은 세포 안의 농도가 세포 밖의 농도보다 더 높고, Na^+은 세포 밖의 농도가 세포 안의 농도보다 더 높다. 이러한 상태는 정도의 차이는 있겠지만, 활동전위가 발생하고 있는 도중이라도 계속 유지된다. 그러므로 t_1일 때 이온의 $\frac{\text{세포 안의 농도}}{\text{세포 밖의 농도}}$는 K^+이 Na^+보다 크다는 설명은 옳다.

ㄴ. 자료해석에서 살펴본 바와 같이, 그림 (나)를 통해 구간 I는 랑비에결절이라는 것을 알 수 있다. 랑비에결절에서는 활동전위가 발생하므로, I에서 활동 전위가 발생했다는 말은 옳다.

| 오답해설 |

ㄷ. 자료해석에서 살펴본 바와 같이, 그림 (나)를 통해 구간 II는 수초화된 축삭 부분이라는 것을 알 수 있다. 문제에서 주어진 그래프는 운동 신경(말초신경계의 신경)에서 얻은 결과라는 점을 고려해보면, 그림 II(수초화된 축삭 부분)에는 슈반 세포가 존재하지 않는다는 설명은 옳지 않다.

174. 기본

정답 ③

| 자료해석 |

이 문제는 시냅스에서의 흥분 전달을 이해하고 주어진 실험 결과를 분석하여 보기의 옳고 그름을 판단할 수 있는지 확인하기 위한 분석・종합・평가형문제이다. 화학적 시냅스에서 신경신호의 전달은 신경전달물질을 통해 이루어진다. 시냅스 전 신경세포에 자극이 가해질 경우, 시냅스 전 신경세포의 축삭말단에서 신경전달물질이 분비되어 시냅스 후 세포의 세포막에 존재하는 수용체에 결합함으로써 시냅스 후 세포막의 막전위가 탈분극이나 과분극이 일어나게 된다.

문제에서 주어진 그래프 (가)를 살펴보면, 시냅스 틈에 주사액으로 생리식염수를 주고 A에 역치 이상의 자극을 주었을 때 시냅스후 세포의 축삭 둔덕에서 활동전위가 발생한 것을 확인할 수 있다. 이를 통해 A와 B는 흥분성 시냅스를 맺고 있다는 것을 알 수 있다. 그래프 (나)를 살펴보면, 시냅스 틈에 주사액으로 부패한 고기의 추출액을 주고 A에 역치 이상의 자극을 주었을 때 시냅스후 세포의 축삭 둔덕에서 활동전위가 발생하지 못한 것을 확인할 수 있다. 이를 통해 부패한 고기 추출액은 시냅스에서 흥분이 전달되는 것을 방해한다는 것을 알 수 있다.

| 정답해설 |

ㄷ. 자료해석에서 설명하였듯이, 문제에서 주어진 자료를 통해 부패한 고기 추출액은 시냅스에서 흥분이 전달되는 것을 방해한다는 것을 알 수 있다.

| 오답해설 |

ㄱ. 주사액으로 생리식염수를 사용한 결과((가)), B에서 탈분극이 일어난 것을 볼 수 있다. 따라서 '생리식염수는 A의 탈분극을 억제한다'는 설명은 옳지 않다.

ㄴ. 이 문제에서는 B의 축삭말단에서 아세틸콜린이 분비되는지 알 수 없다. 만일 B의 축삭말단에서 아세틸콜린을 분비된다고 하더라도, 자료해석에서 살펴보았듯이 부패한 고기 추출액은 시냅스에서 흥분이 전달되는 것을 방해한다는 것을 알 수 있으므로 부패한 고기 추출액은 B의 아세틸콜린 분비를 촉진한다는 설명은 옳지 않다.

175. 연습 PLUS

정답 ④

| 자료해석 |

이 문제는 신경세포의 휴지막 전위에 대해 이해하고 있는지 확인하기 위한 적용형문제이다.

오른쪽 그래프에서 Na^+의 평형 전위(E_{Na})는 $+60$ mV이고 K^+의 평형 전위(E_K)는 -89 mV인 것을 확인할 수 있다. 이때 신경세포의 휴지막 전위는 -70 mV이다.

| 정답해설 |

ㄱ. 안정 상태 시 신경세포의 휴지막 전위는 -70 mV이다. 휴지막 전위는 휴지 상태의 신경세포에서 투과성이 가장 큰 이온의 평형전위에 가까운 값을 나타낸다. 문제에서 제시한 신경세포의 휴지막 전위는 Na^+의 평형전위(E_{Na})보다는 K^+의 평형전위(E_K)에 더 가까운 것을 확인할 수 있다. 즉, 이를 통해 안정 상태 시 신경세포는 Na^+에 대한 투과도보다 K^+에 대한 투과도가 더 크다는 것을 추론할 수 있다.

ㄴ. K^+의 평형 전위(E_K)는 -89 mV이므로 K^+에 대한 투과성이 더 커지면, 휴지막 전위는 더욱 음의 값으로 이동하게 된다. 그러므로 신경세포의 K^+에 대한 투과성이 더 커지면, 휴지막 전위는 ㉡ 방향으로 이동한다.

| 오답해설 |

ㄷ. 휴지막 전위가 ㉡ 방향으로 이동하면, 휴지막 전위가 역치에서 더 멀어지므로 더 커다란 자극을 주어야만 활동전위가 발생한다. 즉, 흥분성이 더 작아진다.

176. 연습

정답 ⑤

| 자료해석 |

이 문제는 활동전위의 전도에 대해 이해하고 있는지 확인하기 위한 분석·종합·평가형문제이다. 신경에는 수초가 없는 신경(민말이집 신경(무수신경))과 수초가 있는 신경(말이집 신경(유수신경))이 있는데, 신경신호의 전도속도는 유수신경에서가 무수신경에서보다 더 빠르다. 신경신호의 전달은 서로 다른 두 뉴런 사이에서도 일어날 수 있는데, 이러한 전달은 두 세포 사이의 연접인 시냅스를 통해서 일어난다. 시냅스에서의 신경신호의 전도속도는 축삭에서의 신경신호의 전도속도보다 느리다. 화학적 시냅스에서의 신경신호의 전달은 시냅스 전 뉴런의 축삭말단에서 시냅스 후 뉴런의 수상돌기 또는 신경 세포체로만 일어난다. 즉 한 방향으로만 일어난다.

문제에서 주어진 조건에서 휴지막 전위는 -70 mV라고 하였다. 또한, 문제에서 주어진 막전위 변화 그래프를 통해서 활동전위의 막전위는 최대 $+30$ mV까지 올라감을 알 수 있고, 과분극은 약 -80 mV까지 내려감을 알 수 있다. 이러한 사실을 바탕으로 문제에서 주어진 표를 살펴보면, Ⅱ는 A와 B에서 모두 동일하게 -80 mV인 것으로 보아 자극을 준 지점인 d_1 지점에서 측정한 막전위라는 것을 알 수 있다. 왜냐하면 A와 B에서 흥분의 전도 속도는 각각 다르므로, A와 B 신경에서 동일한 막전위 값을 보일 수 있는 위치는 자극이 주어지는 위치인 d_1 일 수 밖에 없기 때문이다. 또한, d_1 위치는 t_1 시점에서 과분극기에 있을 것임을 알 수 있다. t_1 시점에서 d_1 이 과분극기에 있으므로, t_1 시점에서 d_2 위치는 활동전위의 하강기 상태일 것이다. A보다 B에서 흥분의 전도 속도가 더 빠르므로, B가 A보다 활동전위 하강기에 더 빠르게 진입할 것이다. 즉, d_2 위치에서는 B가 A보다 막전위 값이 더 낮아야 하는데, 이를 만족하는 경우는 Ⅲ이다. 따라서 Ⅲ이 d_2 위치에서 측정한 막전위에 해당한다. 문제에서 Ⅳ는 d_4에서 측정한 막전위라고 하였으므로 나머지 Ⅰ은 d_3에서 측정한 막전위에 해당한다. d_2 위치가 활동전위 하강기에 있으므로 d_3 위치는 활동전위의 상승기에 있을 것이다. B가 A보다 더 빠르게 전도되므로, d_3 위치에서의 막전위 값은 B가 A보다 더 높을 것으로 예상된다. 실제로 d_3 위치에서 측정한 막전위인 Ⅰ을 살펴보면, A는 -55 mV이고 B는 -20 mV임을 확인할 수 있다.

이를 정리하면, d_1에서 측정한 막전위는 Ⅱ이고, d_2에서 측정한 막전위는 Ⅲ이며, d_3에서 측정한 막전위는 Ⅰ이다. 문제에서 d_4에서 측정한 막전위는 Ⅳ라고 하였다.

| 정답해설 |

ㄱ. 자료해석에서 설명한 바와 같이, 문제에서 주어진 자료를 통해 Ⅲ은 d_2에서 측정한 막전위라는 것을 알 수 있다.

ㄴ. t_1일 때, A의 d_3 위치는 자극이 주어진 곳에서 6 cm 떨어진 곳이다. A의 흥분 전도 속도는 2 cm/ms라고 하였으므로, d_3 위치는 자극이 주어진 후 3 ms가 지났을 때 활동전위가 지나가는 위치이다. 한편, B에서의 흥분의 전도 속도는 3 cm/ms이라고 하였으므로, 동일한 3 ms가 지나면 활동전위는 자극이 주어진 곳에서 9 cm 떨어진 곳을 전파하게 된다. 이는 신경 B에서 d_4에 해당하는 위치이다. 그러므로 t_1 일 때, A의 d_3에서의 막전위와 B의 d_4에서의 막전위(㉠)는 같다는 것을 알 수 있다. 그러므로 주어진 설명은 옳다.

ㄷ. t_1일 때 B의 d_3는 활동전위의 상승기에 있다. 그러므로 이 때, B의 d_3에서는 Na^+이 세포 안으로 유입된다. 따라서 주어진 설명은 옳다.

Ⅲ.

177. 연습

정답 ②

| 자료해석 |

이 문제는 활동전위의 전도에 대해 이해하고 있는지 확인하기 위한 분석 · 종합 · 평가형문제이다. 활동전위가 최초로 생성되는 지점(축삭둔덕이나 자극을 받은 곳)에서 Na^+의 유입이 시작되면 유입된 Na^+가 확산되어 바로 이웃한 축삭이 탈분극되는데, 그로 인해 이웃한 축삭막에서도 활동전위가 발생한다. 이 과정은 활동전위가 축삭을 따라 이동하면서 연속적으로 반복된다. 활동전위는 실무율을 따르기 때문에 그 크기와 지속시간이 축삭의 위치와 상관없이 항상 동일하게 일어난다.

문제에서 주어진 활동전위 그래프를 통해 어떤 지점에서 활동전위가 발생하기 시작해서 1 ms가 경과하면 활동전위 상승기 상태에 있게 되고, 2 ms가 경과하면 활동전위 하강기 상태에 있게 되며, 3 ms가 경과하면 과분극기 상태에 있게 된다는 것을 확인할 수 있다. 그런데 문제에서 주어진 표를 살펴보면, 신경 C에서는 자극을 주고, 6 ms가 지난 뒤 3 cm 떨어진 d_3에서 과분극이 나타난다(막전위가 −80 mV에 도달한다)는 것을 확인할 수 있다. 어떤 지점에서 활동전위가 발생하기 시작해서 3 ms가 경과했을 때 그 지점이 과분극기에 도달한다는 점을 고려해보면, 신경 C에서는 자극을 주고, 3 ms가 경과한 뒤에 3 cm 떨어진 지점에서 활동전위가 막 시작되었을 것임을 알 수 있다. 이러한 사실은 신경 C에서의 흥분 전도는 3 ms동안 3 cm를 이동하였다는 것(흥분 전도 속도가 1 cm/ms라는 것)을 말해준다. 따라서 신경 B의 흥분 전도 속도는 2 cm/ms이다.

한편, 문제에서 주어진 표를 살펴보면, 신경 B에서 자극을 주고 6 ms가 경과했을 때 d_2는 막전위가 −80 mV로 과분극기 상태이고, d_4는 막전위가 +10 mV로 활동전위 하강기 상태인 것을 확인할 수 있다. 즉, 신경 B의 d_2에서는 자극을 주고 3 ms가 경과했을 때 활동전위가 발생하기 시작했고(활동전위가 도달했고), d_2에서 2 cm가 떨어져 있는 d_4에서는 자극을 주고 4 ms가 경과했을 때 활동전위가 발생하기 시작했다(활동전위가 도달했다). 따라서 신경 B에서의 흥분 전도는 1 ms동안 2 cm를 이동하였다는 것(신경 B의 흥분 전도 속도는 2 cm/ms라는 것을)을 다시 한 번 확인할 수 있다.

| 정답해설 |

ㄴ. 문제에서 주어진 활동전위 그래프를 통해 활동전위가 발생하기 시작해서 1 ms가 경과하면 활동전위 상승기 상태에 있게 되고, 2 ms가 경과하면 활동전위 하강기 상태에 있게 되며, 3 ms가 경과하면 과분극기 상태에 있게 된다는 것을 확인할 수 있다. 또한 문제에서 주어진 표를 통해, 신경 C에서는 자극을 주고 6 ms가 지난 뒤 3 cm 떨어진 d_3에서는 과분극 상태에 놓여 있다는 것을 확인할 수 있다. 따라서 신경 C에서는 자극을 주고, 4 ms가 지난 뒤에 3 cm 떨어진 d_3에서는 활동전위 상승기 상태에 있을 것임을 알 수 있다. 그러므로 ㉠이 4 ms일 때 C의 d_3에서 Na^+이 세포 안으로 유입된다는 설명은 옳다.

| 오답해설 |

ㄱ. 자료해석에서 살펴본 바와 같이, 문제에서 주어진 자료를 통해 B의 흥분 전도 속도는 2 cm/ms이고, C의 흥분 전도 속도는 1 cm/ms이라는 것을 알 수 있다. 그로 인해 6 ms일 때 신경 B와 신경 C에서 각각 과분극 상태인 −80 mV가 나타난 지점은 각각 d_2, d_3로 나타났다. 즉, 신경 B에서는 3 ms일 때 활동전위가 d_2에 도달했고, 신경 C에서는 3 ms일 때 활동전위가 d_3에 도달했다는 것을 알 수 있다. 따라서 각 신경의 전도속도를 고려했을 때 활동전위는 신경 B와 신경 C 모두에서 4 ms일 때 d_4에 도달한다는 것을 알 수 있다. 그러므로 d_1에서 발생한 흥분은 B의 d_4보다 C의 d_4에 먼저 도달한다는 설명은 옳지 않다.

ㄷ. 자료해석에서 살펴본 바와 같이, 문제에서 주어진 자료를 통해 신경 B의 d_2에서는 자극을 주고 3 ms가 경과했을 때 활동전위가 발생하기 시작했다는 것을 알 수 있다. 따라서 ㉠이 5 ms일 때(자극을 주고 5 ms가 경과하였을 때) 신경 B의 d_2는 활동전위 하강기 상태에 놓여있을 것이다. 그러므로 ㉠이 5 ms일 때, B의 d_2에서 탈분극이 일어나고 있다는 설명은 옳지 않다.

178. 연습

정답 ①

| 자료해석 |

이 문제는 활동전위의 특성과 시냅스에서의 신경신호의 전달에 대해 이해하고 있는지 확인하기 위한 분석·종합·평가형 문제이다. 화학적 시냅스에서 두 신경세포(뉴런) 사이에서 신경신호의 전달은 시냅스전 신경세포의 축삭말단에서 분비된 신경전달물질이 시냅스후 신경세포의 수상돌기나 세포체에 존재하는 세포막 수용체에 결합함으로써 일어나는데, 신경전달물질과 수용체의 결합으로 시냅스후 세포막의 막전위는 탈분극 또는 과분극된다. 시냅스에서 신경신호의 전달은 시냅스전 뉴런의 축삭돌기 말단에서 시냅스후 뉴런의 수상돌기 또는 신경 세포체로만 일어난다. 즉, 한 방향으로만 일어난다.

문제에서 주어진 표를 살펴보면, 뉴런 A와 B에 자극을 준 경우에는 뉴런 (다)와 (라)에서만 활동전위가 발생됨을 볼 수 있다. 신경신호의 전달은 한 방향으로만 일어나므로, 2개의 뉴런(A와 B)에 자극을 준 결과 2개의 뉴런((다), (라))에서만 활동전위가 발생되었으므로 (다)와 (라)는 각각 뉴런 A와 B임 중 하나임을 추론할 수 있다. 뉴런 A와 D에 자극을 준 결과를 살펴보면, (나)와 (다), (라) 3개의 뉴런에서 활동전위가 발생됨을 볼 수 있다. 이를 통해 D는 (나)라는 사실과 A는 (다), B는 (라)라는 사실을 추론할 수 있다. 뉴런 A~D는 각각 (가)~(라) 중 하나라고 하였으므로, C는 (가)임을 알 수 있다.

| 정답해설 |

ㄱ. 자료해석에서 살펴본 바와 같이, 문제에서 주어진 자료를 통해 D는 (나), A는 (다), B는 (라), C는 (가)임을 알 수 있다.

| 오답해설 |

ㄴ. B와 D는 각각 (라)와 (나)이므로, 자극의 전달은 시냅스 전 뉴런의 축삭돌기 말단에서 시냅스 후 뉴런의 수상돌기 한 방향으로만 일어나기 때문에 (가)에서는 활동전위가 발생하지 않는다. 따라서 ㉠은 '−'이다.

ㄷ. A는 (다)이므로, 역치 이상의 자극을 가하더라도 C((가))와 D((나))에서 활동 전위가 발생하지 않는다.

179. 기본

정답 ④

| 자료해석 |

이 문제는 중추신경계의 구조에 대해 이해하고 있는지 확인하기 위한 이해형문제이다. 중추신경계는 크게 뇌와 척수로 나뉘는데, 뇌는 다시 대뇌, 간뇌, 뇌간, 소뇌로 구성되어 있다.

대뇌(E)는 감각과 수의운동의 중추일 뿐만 아니라 기억이나 판단, 추리나 감정 등 정신활동의 중추이다. 대뇌의 바깥층은 뉴런의 신경세포체가 모여 회색을 띠고 있어 회백질이라 불리고 안쪽 층은 신경섬유가 모여 흰색을 띠고 있어 백질이라 불린다.

간뇌(A)는 다시 시상과 시상하부로 나뉜다. 시상은 간뇌의 대부분을 차지하고 있으며 감각정보와 운동정보를 처리하여 대뇌로 보내는 기능을 한다. 시상하부는 시상 밑에 위치하며 항상성 유지를 위한 중추로 작용한다. 시상하부는 내분비계와 자율신경계의 기능을 조절하며 체온 유지, 삼투압 유지, 음식 섭취 조절, 생식기능 등을 조절한다.

뇌간은 다시 중뇌, 뇌교, 연수로 나뉜다. 중뇌(B)는 안구 운동과 홍채 조절의 중추인데, 중뇌가 있음으로서 우리 몸이 움직이더라도 우리는 한 곳을 응시할 수 있다. 또한 중뇌는 빛의 양에 따라 홍채의 크기를 조절하여 눈으로 들어오는 빛의 양을 조절한다. 뇌교는 소뇌와 대뇌 사이의 정보전달을 중계하며, 연수와 함께 호흡 조절의 역할을 한다. 연수(C)는 척수와 곧바로 연결되어 있고 호흡, 심장 박동, 소화 운동을 조절하며, 기침, 재채기, 하품 등의 반사 중추이다.

척수(D)는 뇌와 말초 신경 사이의 흥분 전달 통로이며, 배뇨, 땀 분비, 무릎 반사의 중추이다.

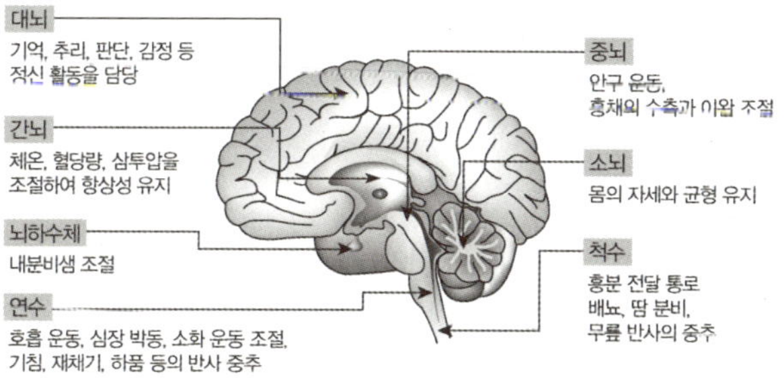

| 정답해설 |

④ D는 척수이다. 척수에서 나온 운동 신경 다발은 전근(복근)을 이루고, 척수로 들어가는 감각 신경 다발이 후근(배근)을 이룬다.

| 오답해설 |

① A 위치는 간뇌에 해당하며, 간뇌는 시상, 시상하부로 구성된다. 그러므로 A에는 시상이 존재한다는 설명은 옳다.

② B는 중뇌이며, 동공 반사의 중추이다.

③ 뇌줄기는 중뇌, 뇌교, 연수로 구성된다. C는 연수에 해당하며, 뇌줄기에 속한다는 설명은 옳다.

⑤ E는 대뇌이며, 대뇌의 겉질(피질)은 회백질로 구성되어 있다. 회백질에는 신경 세포체가 주로 존재하므로, E의 겉질에 신경 세포체가 존재한다는 설명은 옳다.

180. 기본

정답 ②

| 자료해석 |

이 문제는 대뇌의 구조와 기능에 대해 이해하고 있는지 확인하기 위한 적용형문제이다. 운동령과 감각령에 존재하는 대뇌겉질(피질)의 신경세포들은 각각 신체부위별로 질서정연하게 배치되어있다. 대뇌와 연결되는 대부분의 신경은 연수에서 좌우가 교차되므로 좌반구의 운동령에 위치하는 A와 B는 우반신의 입술과 손가락의 운동을 지배하는 부위이다. 우반구의 감각령에 위치하는 C는 좌반신의 무릎감각을 지배한다.

| 정답해설 |

ㄴ. 대뇌와 연결되는 대부분의 신경은 연수에서 좌우가 교차되므로 좌반구의 대부분의 운동신경은 우반신을 지배한다. B는 좌반구의 운동령이다. 그러므로 B에 역치 이상의 자극을 주면 오른손의 손가락을 지배하는 운동뉴런을 통해 활동전위가 전달되어 오른손의 손가락이 움직인다.

| 오답해설 |

ㄱ. A는 감각령이 아니라 운동령이다. 그러므로 A가 손상되어도 입술의 감각은 정상적이다.

ㄷ. 무릎 반사는 대뇌가 관여하지 않는 척수 반사이다. 그러므로 대뇌의 감각령인 C에 역치 이상의 자극을 주는 것과 무릎 반사와는 관련이 없다.

181. 기본

정답 ④

| 자료해석 |

이 문제는 말초신경계에 대해 이해하고 있는지 확인하기 위한 이해형문제이다. 척추동물의 중추신경계(central nervous system, CNS)는 뇌와 척수로 구성되며, 말초신경계(peripheral nervous system, PNS)는 신경세포와 신경절로 이루어진다. 또한 말초신경계는 감각이나 내장 자극의 정보를 중추신경계로 운반하는 구심성 신경과 중추신경계로부터 나온 명령을 효과기관으로 전달하는 원심성 신경으로 구분한다. 원심성 신경은 다시 골격근으로 운동 명령을 전달하는 운동뉴런의 섬유들로 이루어진 체성 신경(C)과 평활근이나 심근, 분비샘 등으로 운동 명령을 전달하는 운동뉴런의 섬유들로 구성된 자율 신경(A, B)으로 나뉜다. 일반적으로 자율 신경계는 2개의 뉴런으로 구성되는데, 신경절에서 2개의 원심성 뉴런이 시냅스를 이룬다. 신경절 이전의 뉴런을 절전섬유라 하며 신경절 이후의 뉴런을 절후섬유라 한다. 문제에서 주어진 그림에서 확인할 수 있는 것처럼, 절전섬유의 신경 세포체는 중추신경계 내에 위치하며, 절후섬유의 말단은 효과기와 시냅스를 맺고 있다. 자율신경계는 다시 교감신경(B)과 부교감신경(A)으로 구분하는데, 그림에서 확인할 수 있는 것처럼 교감신경(B)은 절후섬유의 길이가 절전섬유의 길이보다 매우 긴 반면, 부교감신경(A)은 절전섬유의 길이가 절후섬유의 길이보다 더 길다. 또한 교감신경과 부교감신경의 절전섬유 말단에서는 동일한 신경전달물질(아세틸콜린)이 분비되지만, 부교감신경의 절후신경 말단에서는 아세틸콜린이 분비되고 교감신경의 절후신경 말단에서는 노르에피네프린이 분비된다. 이러한 차이로 인해 교감신경과 부교감신경은 같은 내장 기관에 함께 분포하여 길항적으로 작용한다. 교감신경은 동공 확대, 기관지 확장, 심장 박동 촉진, 소화 억제, 글리코젠 분해 촉진, 쓸개즙 분비 억제, 방광 확장 등의 반응이 일어나도록 한다. 부교감신경은 반대로 동공 축소, 기관지 수축, 심장 박동 억제, 소화 촉진, 쓸개즙 분비 촉진, 방광 수축 등의 반응이 일어나도록 한다.

| 정답해설 |

ㄱ. A(부교감신경)는 대뇌의 직접적인 지배를 받지 않는 자율 신경이다.

ㄷ. C는 골격근에 운동 명령을 전달하는 하나의 운동뉴런이 연결되어 있으므로, 체성 신경임을 알 수 있다.

| 오답해설 |

ㄴ. 자료해석에서 살펴보았듯이, B는 절후섬유의 길이가 절전섬유의 길이보다 길므로 교감신경임을 알 수 있다. 교감신경은 소장에서 소화를 억제하는 작용을 하므로, B는 소장에서 소화액 분비를 촉진 한다는 설명은 옳지 않다.

III.

182. 연습

정답 ⑤

| 자료해석 |

이 문제는 체성신경반사와 자율신경반사에 대해 이해하고 있는지 확인하기 위한 이해형문제이다. 체성신경반사는 체성신경계의 운동뉴런과 골격근이 포함되는 반사이고, 자율신경반사는 자율신경계의 운동뉴런과 불수의근(평활근, 심장근)이나 분비샘 등이 포함되는 반사이다.

문제에서 주어진 그림을 살펴보면, (가)는 체성신경반사를 나타내고 있다. 피부의 감각기에 자극이 주어지면 이는 감각신경을 통해 척수로 이동한다. 이 때 척수로 들어가는 감각신경은 척수의 후근을 구성한다. 척수에서 감각신경은 연합뉴런과 시냅스를 맺고 있고, 연합뉴런은 다시 체성신경계의 운동뉴런(A)과 시냅스를 맺고 있다. 운동뉴런은 골격근을 자극하여 수축을 유발한다. 이러한 과정의 중추는 척수에 해당하며, 대뇌는 이에 관여하지 않는다. 이러한 반사의 예로 무릎의 신장반사 등이 있다.

(나)는 자율신경반사를 나타내고 있다. 소화계 내 여러 가지 자극은 감각신경(C)을 통해 척수로 이동한다. 척수에서 감각신경은 연합뉴런과 시냅스를 맺고 있고, 연합뉴런은 다시 자율신경계의 운동뉴런(절전신경)과 시냅스를 맺고 있다. 자율신경계의 절전신경은 다시 절후신경(B)과 시냅스를 맺고 있는데, 그림에서 신경절전섬유보다 신경절후섬유가 더 긴 것으로 보아 (나)의 자율신경은 교감신경이라는 것을 알 수 있다. 절후신경은 심장근이나 골격근의 수축을 조절하고 분비샘에서의 분비를 조절한다.

| 정답해설 |

⑤ B는 자율신경계의 신경절후섬유이다. 신경절후섬유의 길이가 신경절전섬유의 길이보다 긴 것으로 보아 B 신경은 교감신경의 일부이다. 교감신경은 소화작용을 억제하므로, (나)에서 B가 흥분하면 소화액의 분비가 촉진된다는 설명은 옳지 않다.

| 오답해설 |

① 그림을 살펴보면, A와 B 모두 척수에서 표적기관으로 신호를 전달해주는 신경이라는 것을 알 수 있다. 표적기관으로 신호를 전달해주는 신경은 원심성 신경인데, 이들은 운동 뉴런에 해당한다. 따라서 주어진 설명은 옳다.

② B는 교감신경의 신경절후섬유이다. 따라서 축삭 돌기 말단에는 아드레날린(노르에피네프린)이 있다는 설명은 옳다.

③ C는 척수로 정보를 전달해주고 있다는 것과 신경 세포체가 척수와 소장 사이에 존재한다는 것을 통해, C는 감각 뉴런이라는 것을 알 수 있다.

④ (가)는 체성반사에 해당한다. 체성신경반사의 중추는 척수이다. 그러므로 주어진 설명은 옳다.

183. 연습

정답 ③

| 자료해석 |

이 문제는 자율신경계의 심장박동 조절에 대해 이해하고 있는지 확인하기 위한 적용형문제이다. 심장 박동수는 우심방과 대정맥 사이에 존재하는 동방결절의 활동전위 빈도에 의해 결정되는데, 이것은 자율신경계의 지배를 받는다. 교감신경에서 분비된 노르에피네프린은 동방결절 심박조율기세포막에 존재하는 수용체에 결합하여 심박조율기세포의 세포 내 cAMP 농도를 증가시키는데, 이는 심박조율기세포의 원형질막에서 Na^+와 Ca^{2+}의 막 투과도를 증가시켜 박동원 전위(심박조율기 전위)가 더 빨리 역치 전위에 도달하게 한다. 박동원 전위가 빨리 역치 전위에 도달할수록 심박조율기세포에서의 활동전위 발생 빈도는 증가하게 되는데, 그 결과 심박동수가 증가하게 된다. 이와는 반대로, 부교감신경 말단에서 분비된 아세틸콜린은 동방결절 심박조율기세포 원형질막에 존재하는 무스카린 수용체에 결합한다. 이는 동방결절 세포의 K^+ 투과도를 증가시켜 심박조율기 세포의 박동원 전위(심박조율기 전위)가 역치 전위에 도달하는 시간을 늦춘다. 박동원 전위가 느리게 역치 전위에 도달할수록 심박조율기세포에서의 활동전위 발생 빈도는 감소하게 되는데, 그 결과 심박동수가 감소하게 된다. 문제에서 주어진 그림 (가)를 살펴보면, 자율 신경 A는 신경절전섬유가 신경절후섬유보다 짧은 것으로 보아 교감신경이라는 것을 알 수 있다. 또한 자율 신경 B는 신경절전섬유가 신경절후섬유보다 긴 것으로 보아 부교감신경이라는 것을 알 수 있다. 그림 (나)를 살펴보면, 자율 신경을 자극했을 때에는 자율 신경을 자극하지 않았을 때에 비해 시간 당 발생하는 활동전위의 수(활동전위의 빈도)가 더 큰 것을 확인할 수 있다. 이를 통해 (나)에서는 교감신경에 해당하는 자율 신경을 자극했다는 것을 알 수 있다.

| 정답해설 |

ㄱ. A는 자율 신경 중에서 교감신경에 해당한다. 교감신경은 말초 신경계에 속하므로, 주어진 설명은 옳다.

ㄷ. 자료해석에서 살펴본 바와 같이, 문제에서 주어진 자료를 통해 (나)는 A를 자극했을 때의 변화를 나타낸 것임을 알 수 있다. 따라서 주어진 설명은 옳다.

| 오답해설 |

ㄴ. 자율 신경 B는 심장과 연결되어 있는 부교감신경이다. 부교감신경은 뇌와 척수의 말단 부위(선수)에서 시작되는데, 심장과 같은 내장기관을 조절하는 부교감신경은 모두 뇌에서 시작되어 미주신경을 형성한다(즉, 이들 부교감신경의 세포체는 뇌에 존재함). 그러므로 B의 신경절 이전 뉴런의 신경 세포체는 척수에 존재한다는 설명은 옳지 않다.

184. 기본 PLUS

정답 ②

| 자료해석 |

이 문제는 감각수용기에 의해서 감각수용에 대해서 이해하고 있는지를 확인하기 위한 이해형문제이다. 감각자극을 수용하는 감각수용기는 감각뉴런의 축삭말단 부위나 상피세포이다. 문제에서 제시한 자료에서 B는 상피세포인 감각수용기이다.

| 정답해설 |

ㄴ. B는 비신경성 수용기인 상피세포이다.

| 오답해설 |

ㄱ. 구심성 뉴런섬유에서는 활동전위 형태로 신경신호가 전달된다.

ㄷ. C는 축삭을 통한 신경신호의 전달을 의미하는데, 이곳에서는 주로 활동전위 형태의 신경신호의 전달이 일어난다.

185. 기본

정답 ④

| 자료해석 |

이 문제는 미각수용기에 대해 이해하고 있는지 확인하기 위한 이해형문제이다. 사람과 여러 포유동물들은 단맛, 신맛, 짠맛, 쓴맛, 감칠맛(우마미맛)의 5가지 맛을 감지한다. 미각을 담당하는 수용기세포(미각수용기)(B)는 상피세포가 변형된 세포로서 혀와 구강의 몇몇 지역에 산재되어 있는 맛봉오리(taste bud)에 모여 있는데, 혀에 존재하는 대부분의 맛봉오리는 혀 표면 위로 돋아 있는 미각유두(papilla)의 안쪽 측면에서 발견된다. 맛봉오리의 바깥쪽 표면은 미각수용기의 끝 부분이 노출되어 있는 구멍(맛공)을 가진다. 미세융모가 이들 세포의 표면적을 증가시키며, 그 끝들이 구멍에서 만난다. 미각수용기의 기부는 중추신경계로 신호를 전달하는 감각신경(A)과 시냅스를 형성한다((가)).

음식물 속의 맛분자의 자극에 의해 미각수용기세포는 수용기전위를 생성하고 기부에서 신경전달물질을 방출하는데, 그 결과 미각수용기와 시냅스를 맺고 있는 감각뉴런에서 활동전위의 발생 빈도가 변화한다((나)). 문제에서 주어진 그림 (나)의 염분 자극을 주기 전과 후에 A에서 나타나는 막전위 변화를 살펴보면, 염분 자극이 없을 때에도 감각신경에서는 일정 빈도로 활동전위가 발생한다는 것과 염분 자극이 주어지면 감각신경에서 발생하는 활동전위의 빈도가 증가한다는 것(활동전위의 크기는 변화하지 않음)을 확인할 수 있다. 즉, 감각신경은 염분자극의 강도를 활동전위의 크기 변화로 표현하지 않고 활동전위의 발생 빈도의 변화로 표현한다는 것을 알 수 있다.

| 정답해설 |

④ 자료해석에서 살펴본 바와 같이, 문제에서 주어진 자료를 통해 감각신경은 염분자극의 강도를 활동전위의 크기 변화로 표현하지 않고 활동전위의 발생 빈도의 변화로 표현한다는 것을 알 수 있다. 따라서 뇌는 A를 통해 전달된 활동전위의 크기에 따라 염분 자극의 유무를 구분한다는 설명은 옳지 않다.

| 오답해설 |

① 혀의 어느 부위를 불문하고 맛봉오리가 있다면, 5가지의 맛(단맛, 짠맛, 신맛, 쓴맛, 감칠맛(우마미맛))을 모두 감지할 수 있다. 따라서 주어진 설명은 옳다.

② 문제에서 주어진 그림 (나)를 살펴보면, 염분 자극이 없을 때도 A에서 활동전위가 발생하는 것을 확인할 수 있다.

③ B(미각수용기 세포)는 상피세포가 변형된 세포이다. 따라서 B는 상피세포라는 설명은 옳다.

⑤ 미각령은 뇌의 두정엽(parietal lobe)에 존재한다. 따라서 A를 통해 전달된 정보는 두정엽(parietal lobe)에 존재하는 미각령에서 해석된다는 설명은 옳다.

186. 기본 PLUS

정답 ③

| 자료해석 |

이 문제는 사람 피부의 감각수용기에 대해 이해하고 있는지 확인하기 위한 이해형문제이다. 계속되는 자극은 자극에 대한 수용기의 반응을 감소시키는데, 이러한 현상을 감각적응(sensory adaptation)이라 한다. 사람의 피부는 여러 감각을 생성해 내는 다양한 기계수용기로 채워져 있다. 털의 유무에 관계없이 모든 피부에서 가장 중요한 촉각수용기는 메르켈원판(Merkel's disc)으로, 이것은 느리게 적응하고 피부에 닿는 모든 것에 대한 정보를 지속적으로 제공한다(가볍고 지속적인 촉각). 마이스너소체(Meissner's corpuscle)는 주로 털이 없는 피부에서 발견되며 매우 민감하지만 빠르게 적응하므로 피부에 닿는 물체의 변화를 감지한다(깃털의 간질임같은 가볍고 펄럭이는(민감한) 촉각). 좀 더 깊은 피부 속에는 루피니신경종말과 파치니소체가 존재하는데, 루피니신경종말(Ruffini ending)은 천천히 적응하여 깊고 지속적인 압력과 마사지 같은 피부의 신장에 반응한다. 그러나 빨리 적응하는 파치니소체(Pacinian corpuscle)는 강한(깊은) 압력과 진동 자극(높은 주파수의 진동 자극)에 대한 정보를 제공한다.

| 정답해설 |

ㄷ. 촉각 기계수용기 세포의 밀도는 신체 표면에 따라 다른데, 등의 피부에서는 밀도가 낮고 입술이나 손가락에서는 밀도가 높다. 따라서 손가락에서 B(메르켈원판)(촉각 기계수용기)의 밀도는 등에서 B의 밀도보다 더 높다는 설명은 옳다.

| 오답해설 |

ㄱ. 감각적응의 속도는 A(루피니신경종말)가 D(파치니소체)보다 더 느리다. 따라서 주어진 설명은 옳지 않다.

ㄴ. B(메르켈원판)와 C(마이스너소체)는 접촉을 감지한다. 압력을 감지하는 피부의 기계수용기는 루피니신경종말(A)과 파치니소체(D)이다.

187. 기본

정답 ⑤

| 자료해석 |

이 문제는 청각기관인 귀의 구조와 기능에 대해 이해하고 있는지 확인하기 위한 이해형문제이다. 귀에는 청각수용기와 평형감각수용기가 존재한다. 청각과 관련된 귀의 부위로는 외이도, 고막(A), 청소골(B), 난원창, 달팽이관(E) 등이 있다. 소리는 음파의 형태로 귓바퀴를 통해 모아져 외이도를 따라 고막(A)에 도달하여 고막의 진동을 일으킨다. 고막의 진동은 연결된 청소골(B)(망치뼈, 모루뼈, 등자뼈)에 전달되어 증폭되고, 등자뼈에 연결된 난원창을 진동시킨다. 난원창의 진동은 압력파를 발생시켜 코르티기관이 존재하는 달팽이관(E)으로 전달한다. 코르티기관은 청세포(유모세포)와 청신경, 덮개막, 기저막 등으로 구성되는데, 압력파에 의해 기저막에서 발생하는 진동으로 인해 유모세포가 위아래로 진동하면 덮개막에 닿아 유모세포의 섬모가 구부러졌다 펴졌다를 반복한다. 섬모의 구부러짐은 유모세포에서 수용기 전위를 발생시키는데, 이는 청각뉴런으로 신경전달물질의 분비를 촉진하여 청각뉴런에서 활동전위가 발생하게 한다. 청각뉴런에서 발생한 활동전위는 뇌로 전달되어 해석된다.

평형감각과 관련된 귀의 부위로는 반고리관(C)과 전정기관(D) 등이 있다. 반고리관(C)은 관성에 의한 내림프의 움직임을 통해 회전 감각을 감지한다. 전정기관(D)은 이석의 움직임을 통해 유모세포를 휘게 함으로써 수평·수직 가속력과 중력에 의한 몸의 기울어짐을 감지한다.

| 정답해설 |

ㄱ. 외이도를 따라 전달된 음파는 A(고막)를 진동시키는데, 이러한 진동은 B(청소골)에서 증폭된 후 난원창으로 전달된다.

ㄷ. D(전정기관)에서는 수평·수직 가속력과 중력에 의한 몸의 기울어짐과 같은 물리적인 자극이 이석의 움직임을 야기하여 감각 세포(유모세포)의 섬모를 휘어지게 함으로써 흥분이 일어나게 하고, E(달팽이관)에서는 음파에 의해 발생한 물리적인 자극인 압력파가 기저막에서 진동이 발생하게 함으로써 감각 세포(유모세포)의 섬모를 휘어지게 하여 흥분이 일어나게 한다. 따라서 D와 E에서 물리적 자극이 감각모를 자극하여 감각 세포에서 흥분이 일어난다는 설명은 옳다.

| 오답해설 |

ㄴ. 소리의 전달 경로는 고막(A) → 청소골(B) → 달팽이관(E)이다. 따라서 주어진 설명은 옳지 않다.

188. 기본

정답 ①

| 자료해석 |

이 문제는 망막의 구조와 간상체에서 감각변환에 대해 이해하고 있는지 확인하기 위한 **적용형문제이다.** 망막은 안구의 가장 안쪽에 있는 막인데, 이곳에는 시세포가 존재하여 빛 자극을 수용한다. 시세포에는 원추세포와 간상세포가 있는데, 원추세포는 눈으로 들어온 특정 파장의 빛에 대해 3종류의 서로 다른 유형의 원추세포(적원추, 녹원추, 청원추)가 서로 다른 비율로 활성화된 정도를 뇌에서 해석함으로 서로 다른 파장의 빛(색깔)을 인식하게 된다. 간상세포(시세포 X)는 가늘고 긴 막대모양의 돌기를 가지고 있으며, 돌기 부분에 광수용체 단백질을 지닌 디스크가 존재한다. 광수용체 단백질은 옵신(㉡)과 비타민 A로부터 전환된 레티날(레티넨)(㉠)로 구성된 로돕신이다. 간상세포에서 전달된 정보는 뇌에서 흑백으로만 해석되므로, 간상세포는 원추세포와 다르게 색을 구분하지는 못하고 형태와 명암만 감지할 수 있다.

빛 자극에 의해 시세포에서 감각변환이 일어나는 동안 시세포는 다른 감각세포들과는 다르게 자극(빛)에 의해 탈분극되지 않는다. 대신, 빛이 없을 때 탈분극 상태였던 시세포는 빛이 주어질 경우에는 과분극 상태가 된다. 로돕신이 빛에너지를 흡수하면 *cis*-레티날이 *trans*-레티날로 전환된다. *trans*-레티날은 옵신으로부터 방출됨에 따라 홀로 남게 된 옵신은 G단백질을 활성화시킨다. 활성화된 G단백질은 인근에 있는 PDE(phospodiesterase)를 활성화시킨다. 활성화된 PDE는 cGMP를 분해하는데, 빛 자극이 주어지지 않을 때 이온 통로에 결합하여 이온 통로를 활성화시키던 cGMP가 분해됨으로써 이온 통로는 불활성화된다(닫힌다). 그로 인해 양이온의 유입이 감소하면서 시세포는 과분극된다. 그 결과 시세포의 신경전달물질의 분비가 감소한다. 이러한 과정을 통해 간상세포는 빛을 감지한다.

| 정답해설 |

ㄱ. 광수용체 단백질은 옵신(㉡)과 비타민 A로부터 전환된 레티날(레티넨)(㉠)로 구성된 로돕신이다. 따라서 ㉠은 레티넨, ㉡은 옵신이라는 설명은 옳다.

| 오답해설 |

ㄴ. 빛이 없을 때에는 광수용체 단백질은 레티넨(㉠)과 옵신(㉡)이 결합한 로돕신 상태로 존재하지만, 빛이 존재하면 로돕신은 레티넨(㉠)과 옵신(㉡)으로 분해된다. 따라서 ㉠(레티넨)과 ㉡(옵신)의 결합은 구간 Ⅱ(어두운 곳)가 구간 Ⅰ(밝은 곳)에서보다 더 많이 일어나므로 주어진 설명은

옳지 않다.

ㄷ. 시세포 X는 간상세포이다. 간상세포는 물체의 색깔은 구분할 수 없고 형태와 명암만 감지할 수 있다. 따라서 X의 작용으로 밝은 곳에서 물체의 색깔이 구별된다는 설명은 옳지 않다.

189. 연습

정답 ③

| 자료해석 |

이 문제는 세반고리관에서 머리의 회전을 감지하는 기작에 대해 이해하고 있는지 확인하기 위한 적용형문제이다. 세반고리관의 세 관은 각각 서로 다른 세 평면과 직각으로 배치되어 있어 머리가 어떤 방향으로 회전하든지 회전을 감지할 수 있다. 각 관의 바닥의 팽대 부위에는 털세포들이 하나의 집단을 이루고 있으며 털(감각모)들은 정(cupula)이라 불리는 젤라틴성의 물질 속에 돌출되어 있고 관의 내부는 내림프로 채워져 있다.

문제에서 주어진 그림을 살펴보면, 제자리에서 몸(머리)을 시계 방향으로 회전하기 시작했을 때 오른쪽 귀의 수평 반고리관 내부에서 내림프는 관성으로 인해 그대로 있으려 하기 때문에 사실상 머리가 움직이는 방향과 반대 방향(반시계 방향)(A 방향)으로 흐른다. 그로 인해 오른쪽 귀의 수평 반고리관 털세포의 입체섬모(감각모)가 반시계 방향(ⓛ 방향)으로 휘어져 털세포는 탈분극되고 감각뉴런에서의 활동전위 발생 빈도는 증가하게 된다. 이후, 회전이 계속 되면 내림프도 머리의 회전속도와 동일한 속도로 회전하게 되며 감각모는 다시 휘어지지 않는 상태를 유지하여 활동전위의 발생 빈도는 머리를 회전하지 않을 때의 수준으로 돌아온다. 그러다가 갑자기 정지하게 되면 관성에 의해 림프액은 회전방향(시계 방향)(B 방향)으로 계속 흐르게 되고, 이는 머리 회전을 처음 시작할 때 휘어지던 방향과 반대의 방향(㉠ 방향)으로 감각모의 휘어짐을 유발하여, 뇌에 회전이 멈추었다는 정보를 전달한다. 이 과정이 급격히 일어나면 어지러움을 느끼게 된다.

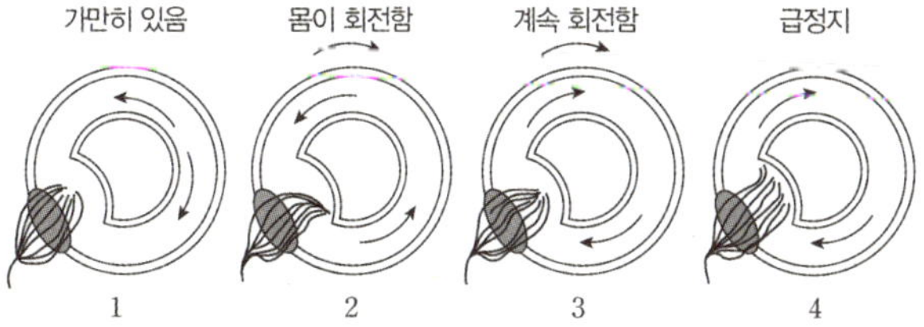

| 정답 및 오답해설 |

자료해석에서 살펴본 바와 같이, 제자리에서 몸(머리)을 시계 방향으로 계속해서 빠르게 회전하다 갑자기 멈추게 되면, 수평 반고리관은 그대로 회전을 멈추게 되지만, 관성에 의해 반고리관 내부의 내림프는 회전하던 방향(시계 방향)(B 방향)으로 움직이게(흐르게) 된다. 이러한 내림프의 움직임으로 인해 감각모는 ㉠ 방향으로 휘어지게 된다. 따라서 이와 같은 사항이 올바르게 연결된 ③번이 정답이다.

190. 연습 정답 ④

| 자료해석 |

이 문제는 홍채 반사에 대해 이해하고 있는지 확인하기 위한 적용형문제이다. 사람 눈의 망막에는 간상세포와 원추세포가 존재하며, 이들 세포가 빛을 인식한다. 이들 세포의 원형질 막에는 레티날과 옵신으로 구성된 로돕신이 있으며, 이 로돕신이 빛을 인식하여 세포 내 신호전달을 시작한다. 빛이 없으면 레티날은 11-*cis* 형태를 하고 있고 옵신과 결합하여 로돕신을 형성하고 있다. 빛이 존재하면 레티날은 all-*trans* 형태로 바뀌고 옵신과 분리된다.

눈으로 들어오는 빛의 양 조절은 홍채 반사를 통해 이루어진다. 홍채는 2종류 근육(윤상근, 방사근)으로 구성되어 있는데, 방사근에는 교감신경이 분포해있고 윤상근(환상근, 괄약근)에는 부교감신경이 분포해있다. 빛의 양이 적을 때에는 교감신경((가))이 활성화되어 방사근(종주근, 이완근)을 수축시킴으로써 동공의 크기를 커지게 하여 빛을 더 많이 받아들일 수 있도록 한다. 반면에 빛의 양이 많을 때에는 부교감신경((나))이 활성화되어 윤상근(환상근, 괄약근)을 수축시킴으로써 동공의 크기를 작게 하여 들어오는 빛의 양을 적게 한다. 이를 홍채 반사라고 하는데, 홍채 반사의 중추는 중뇌에 있다.

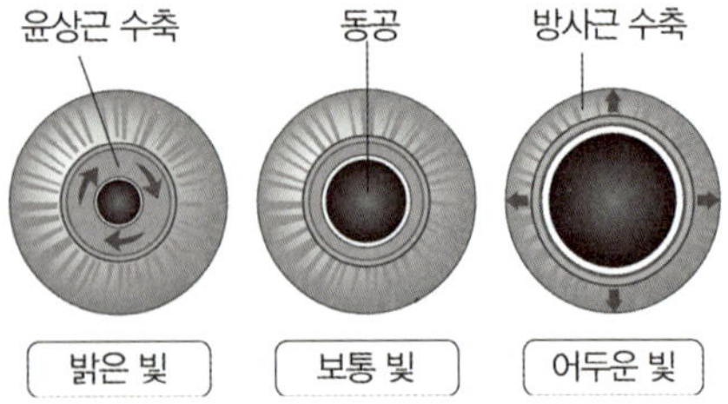

| 정답해설 |

ㄱ. ㉠일 때(검은 상자로 덮었을 때)에는 빛이 없으므로, 대부분의 레티날은 11-*cis*형으로 존재하고 옵신에 결합하여 옵신과 함께 로돕신을 이루고 있다. 반면, ㉡일 때(상자를 치웠을 때)에는 빛이 존재하므로 대부분의 레티날은 all-*trans*형으로 변환되어 옵신과 분리된다.

그러므로, $\frac{\text{옵신의 양}}{\text{로돕신의 양}}$의 값은 빛이 있을 때인 ㉡일 때가 빛이 없을 때인 ㉠일 때보다 더 크다. 따라서 주어진 설명은 옳다.

ㄷ. (나)는 동공 반사(홍채 반사)를 조절하는 부교감신경이며, 이 중추는 중뇌에 있다.

| 오답해설 |

ㄴ. (가)는 교감신경이며, 동공의 확장을 유발한다. 동공의 확장은 빛이 어두울 때인 ㉠일 때 발생한다. 그러므로, (가)의 활동 전위 빈도는 ㉡일 때보다 ㉠일 때가 더 높다.

191. 연습

정답 ④

| 자료해석 |

이 문제는 동공 반사(동공 빛 반사(pupillary light reflex))와 시각의 신경전달경로에 대해 이해하고 있는지 확인하기 위한 이해형문제이다. 사람은 두 개의 눈을 가지고 있어 서로 겹쳐지지만 약간 차이가 나는 시야를 바라보기 때문에, 사물을 3차원적으로 볼 수 있다. 시야(visual field)는 각 눈에서 보는 시공간의 부분을 의미하는데, 시야에는 좌측 단안 시야(시야 중 왼쪽 눈이 볼 수 있는 부분)와 우측 단안 시야(시야 중 오른쪽 눈이 볼 수 있는 부분), 그리고 양안 시야(시야 중 두 눈이 모두 볼 수 있는 부분)로 나눈다. 두 눈에서 오는 신경들은 시신경(왼쪽 시신경, 오른쪽 시신경)을 각각 형성하여 뇌 아래쪽을 통과하여 시상하부 바로 아래(시각교차)에서 서로 교차한 다음 다시 분리된다. 시각교차를 통과한 신경들은 시각로(왼쪽 시각로, 오른쪽 시각로)를 형성하는데, 각 시각로는 양쪽 눈으로부터 온 신경섬유를 반반씩 포함한다. 시각로의 축삭들은 대부분 시상에 존재하는 가쪽무릎핵에서 시냅스를 이루는데, 가쪽무릎핵의 신경세포들의 축삭들은 대뇌의 시각령인 후두엽으로 뻗어 있다. 시각로의 축삭들의 일부는 중뇌로 직접 뻗어 있는데, 이들로부터 정보를 받은 중뇌는 동공 반사 등의 반사를 일으킨다.

동공 반사(동공 빛 반사)는 한쪽 눈에만 빛을 비추어도 두 눈 모두에서 동공이 수축하는 현상으로, 중뇌가 중추이다. 중뇌는 왼쪽 시각로나 오른쪽 시각로, 혹은 두 곳 모두의 신경으로부터 밝은 빛에 대한 정보를 전달받은 후 두 눈에 분포해있는 부교감신경을 모두 활성화시켜 홍채를 구성하는 윤상근(환상근, 괄약근)을 수축시킴으로써 양쪽 눈 동공의 크기가 모두 작아지게 한다.

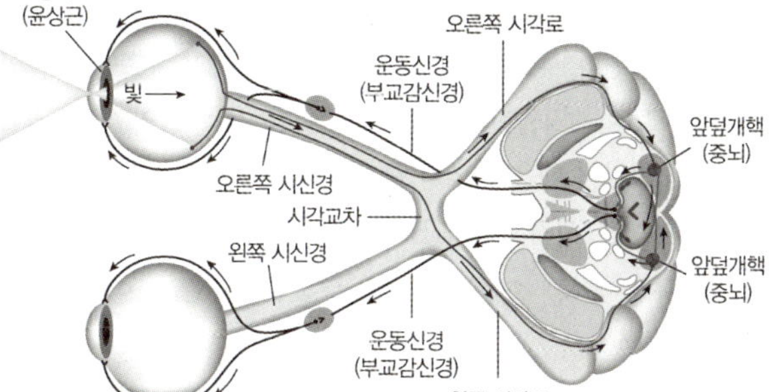

문제에서 주어진 그림을 살펴보면, 오른쪽 눈에만 강한 빛을 주었을 때에는 오른쪽 망막에서 나오는 신경(오른쪽 시신경)은 시각교차를 거친 후 양쪽 시각로(오른쪽 시각로, 왼쪽 시각로)를 통해 양쪽 중뇌로 모두 들어가므로, 중뇌는 양쪽 눈에서 모두 동공 수축이 일어나게 한다. 만약, A 부위에서 신경이 손상되면 오른쪽 눈에 주어진 빛에 대한 정보가 중뇌로 전달되지 못할 것이므로, 동공 반사가 양쪽 눈 모두에서 일어나지 못한다. B 부위에서 신경이 손상이 되었을 때에는, 비록 오른쪽 중뇌로 빛 자극에 대한 정보가 전달되지는 못하더라도 시신경교차(시각교차)에 의해 왼쪽 중뇌로는 정보가 전달되기 때문에, 양쪽 눈 모두에게서 동공 반사를 관찰할 수 있다. C 부위는 왼쪽 눈 동공 수축에 관여하는 부교감신경이므로, 이 부위가 손상되면 왼쪽 눈에서만 동공 반사를 관찰할 수 없다.

| 정답해설 |

ㄴ. 자료해석에서 살펴본 바와 같이, B부위만 손상될 경우 양쪽 눈에 동공 반사가 일어난다는 것을 알 수 있다.

ㄷ. 자료해석에서 살펴본 바와 같이, C부위만 손상될 경우 왼쪽 눈에서는 동공 반사가 일어나지 못하지만 오른쪽 눈에서는 동공 반사가 일어난다는 것을 알 수 있다. 따라서 주어진 설명은 옳다.

| 오답해설 |

ㄱ. 자료해석에서 살펴본 바와 같이, A부위만 손상될 경우 동공 반사가 양쪽 눈 모두에서 일어나지 못한다는 것을 알 수 있다. 그러므로 A부위만 손상될 경우 왼쪽 눈에만 동공 반사가 일어난다는 설명은 옳지 않다.

192. 기본 정답 ④

| 자료해석 |

이 문제는 골격근 근섬유의 구조에 대해 이해하고 있는지 확인하기 위한 적용형문제이다. 골격근세포(근섬유)는 여러 개의 핵을 가지는 다핵세포이며, 하나의 근육세포(근섬유)의 내부에는 많은 수의 근원섬유(근육 원섬유, myofibril)가 근육의 길이방향으로 존재한다. 근섬유 내의 근원섬유는 반복되는 단위인 근절(마디 X)로 이루어지는데, 이는 근육 수축의 기본이 되는 단위이다. 각 근원섬유에는 굵은 필라멘트(마이오신 필라멘트)와 가는 필라멘트(액틴 필라멘트)가 일정하게 배열되어 있어 가로무늬가 나타난다. 이러한 근원섬유에서 마이오신이 있어 어둡게 관찰되는 부분을 암대(A대)라 한다. A대는 마이오신이 액틴과 겹치는 부위와 겹쳐있지 않은 부분(H대)을 모두 포함한다. 반면, 마이오신과 겹치지 않고 액틴만 있어 A대 보다 상대적으로 밝게 보이는 부분을 명대(I대)라 한다. I대의 가운데는 두 필라멘트에 대해 수직으로 존재하는 Z선(Z line)이 뚜렷하게 나타난다. 서로 이웃한 2개의 Z선 사이를 근절(마디 X)이라 한다. 문제에서 주어진 그림 (나)를 살펴보면, C는 직경이 큰 마이오신 필라멘트와 직경이 작은 액틴 필라멘트가 동시에 존재하고 있는 것을 확인할 수 있다. 이를 통해 C는 근육 원섬유의 A대에서 액틴 필라멘트와 마이오신 필라멘트가 겹쳐있는 지점에서 ⓐ 방향으로 자른 단면이라는 것을 알 수 있다. B는 섬유의 직경이 큰 마이오신 필라멘트(㉡)만 있는 것을 확인할 수 있는데, 이를 통해 B는 A대에서 액틴 필라멘트와 겹치지 않는 부위인 H대 부분을 ⓐ 방향으로 자른 단면이라는 것을 알 수 있다. A는 직경이 작은 액틴 필라멘트(㉠)만 있는 것을 확인할 수 있는데, 이를 통해 A는 I대 부분을 ⓐ 방향으로 자른 단면이라는 것을 알 수 있다.

| 정답해설 |

ㄱ. ㉠은 가는 필라멘트인 액틴 필라멘트이다.

ㄷ. H대는 근절 가운데 마이오신만 존재하는 부위(즉, A대에서 액틴 필라멘트와 겹치지 않는 부위)이며, A대는 마이오신 필라멘트가 있는 부위이다. A대는 근 수축에 상관없이 항상 일정하고, H대는 근 수축 시 그 길이가 짧아진다. 그러므로 X의 $\frac{\text{H대 길이}}{\text{A대 길이}}$는 (가)에서보다 X가 수축된 상태에서 작다는 설명은 옳다.

| 오답해설 |

ㄴ. C는 근육 원섬유의 A대에서 액틴 필라멘트와 마이오신 필라멘트가 겹쳐있는 지점에서 ⓐ 방향으로 자른 단면이다. 따라서 주어진 설명은 옳지 않다.

193. 기본 PLUS 정답 ⑤

| 자료해석 |

이 문제는 신경근 접합부에서 운동뉴런 자극에 의한 근육의 수축에 대해 이해하고 있는지 확인하기 위한 이해형문제이다. 신경세포 (가)는 골격근세포와 신경근접합부를 이루는 운동신경세포이다. ㉠은 운동신경세포의 활동전위에 의해 활성화되는 전압의존성 Ca^{2+}통로이다. 전압의존성 Ca^{2+}통로가 열릴 때 운동신경세포 내로 유입되는 물질 ⓐ는 Ca^{2+}이다.
운동신경세포가 신경전달물질을 분비하기 위해서는 축삭말단에 존재하고 있던 신경전달물질이 들어 있는 시냅스 소포체(소낭)가 세포막과 융합해야 한다. 여기에서 분비되는 신경전달물질은 아세틸콜린이다. 아세틸콜린인 물질 ⓑ가 골격근세포 (나)에 있는 리간드 의존성 통로인 ㉡에 결합하면 ㉡ 통로가 열린다. 오른쪽의 그림과 같이 열린 통로를 통해서 Na^+이 세포 안으로 유입되어 골격근세포 (나)의 막전위는 증가한다.

| 정답해설 |

⑤ 신경근접합부의 운동신경세포 (가)의 축삭말단에서 분비되는 신경전달물질인 물질 ⓑ는 아세틸콜린이다.

| 오답해설 |

① 신경세포 (가)는 다리의 골격근으로 자극을 전달하는 운동신경세포이다. 따라서 이 운동뉴런의 세포체는 뇌에 존재하지 않고 척수에 존재한다.

② ㉠은 신경세포 (가)의 활동전위에 의해 열리는 전압 의존성 이온통로이다. ㉡은 신경세포(가)의 축삭말단에서 분비된 아세틸콜린에 의해 열리는 리간드 의존성 이온통로이다.

③ ㉡은 아세틸콜린(ⓑ)이 결합하면 열리는 리간드 의존성 통로이다. ⓑ인 아세틸콜린이 ㉡인 아세틸콜린 의존성 통로에 결합하면 Na^+은 세포 안으로 유입되고 K^+은 세포 밖으로 유출된다. 하지만 Na^+의 유입양이 K^+의 유출양보다 많으므로, 아세틸콜린(ⓑ)이 리간드 의존성 통로인 ㉡에 결합하여 열리게 했을 때 골격근세포 (나)의 막전위는 증가한다.

④ 물질 ⓐ는 신경세포 (가)에서 시냅스 소포체와 시냅스 막을 융합시키는 역할을 한다. 물질 ⓐ는 Ca^{2+}이다.

194. 기본 PLUS

정답 ①

| 자료해석 |

이 문제는 평활근과 심장근에 대해서 이해하고 있는지 확인하기 위한 이해형문제이다. 근육은 형태 및 기능에 따라서 평활근(민무늬근육)과 횡문근으로 나누며, 횡문근은 다시 골격근과 심장근으로 나뉜다. 근육 X는 가로무늬가 없고 각 근육세포는 하나의 핵을 가지고 있으므로 평활근이다. 평활근은 자율신경계의 조절을 받는 불수의근(involuntary muscle)이며 쉽게 피로해지지 않는다. 평활근(단일단위 평활근) 세포 사이에는 간극연접이 있어 세포들 사이에 전기적인 연결이 이루어진다.

근육 Y의 근육 모양은 원통형이며 각 근육세포는 하나의 핵을 가지고 있고, 섬유들이 분지하여 가지를 친 형태이므로 심장근이다. 심장근은 심장을 구성하는 근육이며, 자율신경계의 조절을 받는 불수의근이다. 이웃한 심장근 세포들의 세포막은 개재판(intercalated disc) 부위로 단단히 연결되어 있으며, 이곳에서 간극연접에 의하여 세포들 사이에 전기적인 연결이 이루어진다.

| 정답 및 오답해설 |

	평활근(근육 X)	심장근(근육 Y)
연결된 뉴런	자율뉴런	자율뉴런
근절의 유무	없음	있음
Ca^{2+} 결합단백질	칼모듈린	트로포닌
세포당 핵의 수	1개	1개
간극연접	있음	있음

195. 연습 PLUS

정답 ⑦

| 자료해석 |

이 문제는 운동신경세포가 자극되었을 때 수축이 일어나기 위해 근섬유에서 일어나는 일련의 반응에 대해 이해하고 있는지 확인하기 위한 이해형문제이다. 운동신경세포의 축삭말단에서 아세틸콜린을 분비하면, 아세틸콜린은 운동종판에 존재하는 이온통로를 열리게 하여 Na^{+}의 유입이 일어나고 그 결과 운동종판이 탈분극 된다. 이로 인해 주변 근섬유막에서 활동전위가 발생하여 T관을 통하여 근섬유의 깊은 곳까지 전달되는데, 그 결과 T관에 존재하는 전압 센서에 의하여 T관과 매우 가까이 밀접해 있는 근소포체에 있는 Ca^{2+} 통로가 열리면서 근소포체에 저장되어 있던 Ca^{2+}이 세포질로 확산되면서 방출된다[(가) 과정]. 방출된 칼슘이온은 확산되어 근원섬유의 트로포닌과 결합하게 되고, 이것은 트로포미오신-트로포닌 복합체의 형태를 변형시켜 트로포미오신에 의하여 가려져 있던 액틴 필라멘트의 미오신 결합부위가 노출된다. 그로 인해 미오신 머리(㉠)가 액틴과 붙었다 떨어졌다를 교대로 반복하여 액틴 필라멘트를 근절의 중심으로 끌어당겨 수축이 일어나게 된다.

| 정답해설 |

ㄱ. 운동신경세포의 자극으로 인해 근섬유막에서 발생한 활동전위가 근육 전체에 퍼지고, T관을 통해 근육 깊숙한 곳까지 전도된다. 즉, T관 막에는 활동전위를 발생시키기 위한 전압개폐성 Na^{+} 통로가 존재한다.

ㄴ. (가) 과정은 근소포체에 저장되어 있던 Ca^{2+}이 세포질로 확산되면서 방출되는 과정으로, 에너지가 소비되지 않는 수동수송이다.

ㄷ. ㉠(미오신 머리)은 ATP 가수분해효소(ATPase) 활성이 있어 ATP를 가수분해시킬 수 있는데, 이 때 발생하는 에너지를 이용하여 액틴 필라멘트를 잡아당겨 수축이 일어나게 한다.

196. 연습

정답 ④

| 자료해석 |

이 문제는 골격근의 수축 과정에서 일어나는 근원섬유의 변화에 대해 이해하고 있는지 확인하기 위한 분석・종합・평가형 문제이다. 골격근 근육세포(근섬유)의 내부에는 많은 수의 근원섬유(근육 원섬유, myofibril)가 근육의 길이방향으로 존재한다. 각 근원섬유에는 굵은 필라멘트(마이오신 필라멘트)와 가는 필라멘트(액틴 필라멘트)가 일정하게 배열되어 있어 가로무늬가 나타난다. 이러한 근원섬유에서 마이오신이 있어 어둡게 관찰되는 부분을 암대(A대)라 한다. A대는 마이오신이 액틴과 겹치는 부위(㉡)와 겹쳐있지 않은 부분(H대)(㉢)을 모두 포함한다. 반면, 마이오신과 겹치지 않고 액틴만 있어 A대보다 상대적으로 밝게 보이는 부분을 명대(I대)(㉠)라 한다. 활주필라멘트 모델에 의하면 근육이 수축하는 동안 근절의 양쪽 가장자리에 존재하는 가는 필라멘트(액틴 필라멘트)들은 근절의 중앙 부위에 존재하는 굵은 필라멘트(마이오신 필라멘트)를 따라 A대의 정중앙을 향해 미끄러져 들어가는데, 이 때 ATP가 사용된다. 이에 따라 굵은 필라멘트와 가는 필라멘트가 서로 겹쳐지는 부위(㉡)가 점차 증가하게 된다. 그러므로 근육 수축 시 마이오신이 존재하는 A대의 길이는 변하지 않지만, I대(㉠)와 H대(㉢)는 짧아진다.

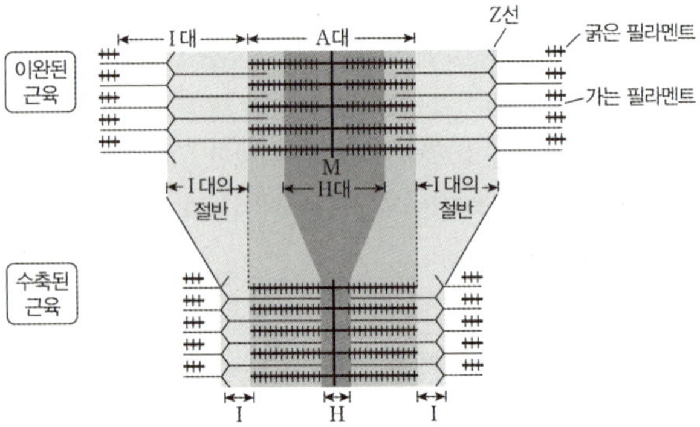

문제에서 제시한 표 (가)를 살펴보면, ⓑ는 액틴 필라멘트만 있는 구역인 것을 확인할 수 있다. 그러므로 ⓑ는 I대이며, 이는 문제에서 제시한 그림에서 ㉠에 해당함을 알 수 있다. 문제에서 제시한 표 (나)를 살펴보면, 'X-ⓒ'에 해당하는 값이 골격근 수축 과정의 두 시점 t_1과 t_2에서 모두 2.0 μm인 것을 확인할 수 있다. 즉, 'X-ⓒ'는 근수축이 진행되더라도 변하지 않고 일정하게 유지되는 값을 나타낸다고 할 수 있다. 근육이 수축을 진행하더라도 그 길이가 일정하게 유지되는 것은 굵은 필라멘트(A대)의 길이와 가는 필라멘트의 길이이다. 문제에서 제시한 그림에서 가는 필라멘트의 길이는 'X-㉢'이고, 굵은 필라멘트의 길이는 'X-(2×㉠)'이다. 따라서 'X-ⓒ'가 될 수 있는 것은 'X-㉢'이다. 그러므로 ⓒ는 ㉢이다. 마지막으로 남은 ⓐ는 ㉡이다. ⓑ+ⓒ는 ㉠+㉢이며, 이 값은 근육이 수축을 진행함에 따라 감소한다.

| 정답해설 |

ㄱ. 자료해석에서 살펴본 바와 같이, 문제에서 주어진 자료를 통해 ⓒ는 ㉢이라는 것을 알 수 있다. ㉢은 H대이므로, ⓒ는 H대라는 설명은 옳다.

ㄷ. 근육 수축 시 양쪽에서 x만큼의 길이가 짧아진다면, ㉠은 x만큼, ㉢은 2x만큼 짧아지게 된다. 문제에서 주어진 표에서 t_1일 때보다 t_2일 때 ⓑ+ⓒ(=㉠+㉢)의 길이가 1.2 μm만큼 짧아졌으므로, ㉠은 0.4 μm만큼, ㉢은 0.8 μm만큼 짧아졌음을 알 수 있다. 이는 근절 양쪽에서 0.4 μm만큼 짧아진 것을 의미하므로, X의 길이는 t_1일 때가 t_2일 때보다 0.8 μm 길다는 설명은 옳다.

| 오답해설 |

ㄴ. 자료해석에서 살펴본 바와 같이, 문제에서 주어진 자료를 통해 ⓐ는 ㉡이고 ⓒ는 ㉢이라는 것을 알 수 있다. 근육 수축 시 양 쪽에서 x 만큼의 길이가 짧아진다면, ㉡의 길이는 x 만큼 늘어나지만, ㉢은 2x 만큼 짧아진다. 그러므로 ⓐ의 길이와 ⓒ의 길이를 더한 값은 근 수축 시 계속 변하게 된다. 따라서 ⓐ의 길이와 ⓒ의 길이를 더한 값은 t_1일 때와 t_2일 때가 같다는 설명은 옳지 않다.

MEMO

197. 기본 PLUS

정답 ①

| 자료해석 |

이 문제는 남성의 생식기관에 대해 이해하고 있는지 확인하는 이해형문제이다. 남성의 생식소인 정소(A)의 내부에는 수없이 꼬여있는 세정관이 있는데, 세정관에는 분화되지 않은 생식세포인 정원세포가 존재한다. 정원세포는 체세포분열을 통해 세포의 수를 늘리는데, 정원세포 중 일부는 분화과정을 진행하여 감수분열을 진행할 세포인 제1정모세포가 된다. 각 제1정모세포는 감수분열을 진행하여 4개의 정세포를 생산한다. 이후 정세포는 큰 변화를 거쳐 정자로 분화한다. 생산된 정자는 세정관 내강으로 방출된 후 세르톨리 세포에서 분비하는 액체에 의해 발생한 압력으로 인해 부정소(B)로 이동하는데, 이곳에서 운동성과 난자를 수정시킬 수 있는 능력을 갖게 된다. 부정소에 저장되어 있던 정자는 사정하는 동안 부정소를 빠져나오고, 수정관과 요도를 거쳐 몸 밖으로 배출된다. 사정 시 정자와 함께 배출되는 정액은 3곳의 분비샘-전립선(C), 정낭(D), 요도구선(쿠퍼선, bulbourethral gland)-에서 분비된 분비액을 포함하고 있다. 이 분비샘들 중 정낭에서는 정액의 약 60%를 생산하는데, 정낭에서 생산된 분비액은 정자의 에너지원인 과당, 항산화제인 아스코르브산, 국소조절자인 프로스타글란딘을 함유한다.

| 정답해설 |

ㄱ. 자료해석에서 살펴본 바와 같이, A(정소) 내부에 존재하는 세정관에서 제1정모세포가 감수분열을 진행하여 정자를 생산한다. 그러므로 A(정소)에서 감수분열이 일어난다는 설명은 옳다.

ㄴ. 정자가 B(부정소)를 통과하는 데에는 약 3주가 걸리는데, 부정소를 통과하는 동안 정자는 이동성과 난자를 수정시킬 수 있는 능력을 갖게 된다.

| 오답해설 |

ㄷ. C는 전립선인데, 전립선은 테스토스테론을 생성하는 것이 아니라 정액을 생산한다. 테스토스테론이 생성되는 곳은 정소(A)이다. 정소 내 세정관 사이 결합조직에 존재하는 레이디히세포(Leydig cell)는 테스토스테론 및 다른 안드로겐을 생산한다.

ㄹ. 정자가 저장되는 장소는 D(정낭)가 아니라 부정소(B)이다. D(정낭)는 정액의 약 60%를 생산한다.

198. 기본

정답 ⑤

| 자료해석 |

이 문제는 난자의 형성 과정에 대해 이해하고 있는지 확인하기 위한 이해형문제이다. 난자 형성 과정은 배아 시기의 암컷의 원시생식세포로부터 난원세포가 형성되면서부터 시작된다. 난원세포는 유사분열을 통하여 분열하고, 그 결과 생성된 딸세포는 감수분열을 시작하지만 출생 전에 전기 Ⅰ에 멈춰 있게 된다((가)). 발생단계에서 멈춘 제1난모세포(핵상이 $2n$)는 출생 후 생식연령에 도달하게 되면, 감수 Ⅰ 분열을 종료하여 핵상이 n인 두 개의 딸세포를 생산하는데, 하나는 감수 Ⅱ 분열 중기에 멈춘 제2난모세포(A)이고 다른 하나는 제1극체이다((나)). 제2난모세포 상태로 배란된 후 정자가 제2난모세포 안으로 들어오면, 제2난모세포는 감수 Ⅱ 분열을 재개하여 핵상이 n인 난자와 핵상이 n인 제2극체 1개를 생성한다. 제1극체도 감수 Ⅱ 분열을 재개하여 2개의 제2극체를 생성한다((다)). 핵상이 n인 난자의 핵과 정자의 핵은 서로 융합하여 핵상이 $2n$인 수정란을 생성한다.

| 정답해설 |

⑤ 감수 Ⅱ 분열 중기에 멈춘 세포인 A(제2난모세포)는 수정이 이루어져야만 감수 Ⅱ 분열의 후반부((다))를 진행한다. 따라서 A(제2난모세포)에 정자가 들어갈 경우 (다)가 진행되지 않는다는 설명은 옳지 않다.

| 오답해설 |

① (가)(난원세포의 유사분열과 감수 Ⅰ 분열 초반부 과정)는 출생 전 배아시기에 진행된다. 따라서 (가)는 출생 전에 진행된다는 설명은 옳다.

② (나)는 감수 Ⅰ 분열 중·후반부와 감수 Ⅱ 분열 초반부이다(전기 Ⅰ ~중기 Ⅱ). 이 동안에 감수 Ⅰ 분열의 완료가 일어나는데, 감수 Ⅰ 분열을 통해 생성된 2개의 딸세포는 모세포의 절반에 해당하는 염색체만 갖는다. 따라서 (나)에서 염색체 수가 반감된다는 설명은 옳다.

③ (나)는 감수 Ⅰ 분열 중·후반부와 감수 Ⅱ 분열 초반부이다(전기 Ⅰ ~중기 Ⅱ). 전기 Ⅰ 에 멈춰진 세포(제1난모세포)는 여포자극호르몬(FSH)의 자극에 의해 감수 Ⅰ 분열을 마무리하고 중기 Ⅱ 까지 감수 Ⅱ 분열을 진행한다. 임신기간에는 FSH의 분비를 억제하는 프로게스테론이 혈장에 높은 농도로 존재하므로 (나)가 끝까지 진행되지 못하게 된다. 따라서 주어진 설명은 옳다.

④ (다)는 중기 Ⅱ 에 멈춰져 있는 제2난모세포(A)와 제1극체가 감수 Ⅱ 분열 후반부를 진행하여 1개의 수정란과 3개의

제2극체를 생성하는 과정이다. 이 과정은 배란된 제2난모세포가 수란관에서 수정이 일어나야만 진행된다. 따라서 (다)는 수란관에서 진행된다는 설명은 옳다.

199. 기본

정답 ③

| 자료해석 |

이 문제는 여성의 생식 주기에 대해 이해하고 있는지 확인하는 이해형문제이다. 여성의 생식주기는 크게 여포기, 배란기, 황체기, 월경기로 나눌 수 있다. 여성의 생식 주기에서는 월경의 첫째 날을 편의상 1일로 표시한다. 월경이 지속되는 동안 뇌하수체에서 분비되는 FSH의 자극으로 난소에서는 새로운 여포의 생장이 시작되는데, 이러한 생장은 월경이 끝나고 이어지는 여포기에서도 지속된다. 여포가 생장함에 따라 여포에서 분비되는 에스트로겐의 양이 점차 증가하는데, 그 결과 혈중 에스트로겐 수준이 높아지게 된다. 여포기 후반부에 혈중 높은 농도의 에스트로겐은 시상하부에 양성되먹임으로 작용하여 뇌하수체 전엽에서 LH의 분비가 급증하게 된다. 혈액에서 LH의 농도가 급상승하면, LH의 작용으로 배란이 일어난다(배란기). 배란 후 난소에 남아있는 여포 조직은 황체로 전환되는데, 황체는 에스트로겐과 프로게스테론을 분비하여 자궁 내벽을 두껍게 유지한다. 또한 황체기에 프로게스테론 수준이 높아지면, 프로게스테론은 시상하부와 뇌하수체 전엽에 음성되먹임으로 작용하여 FSH와 LH의 분비가 감소하게 된다. FSH의 수준이 낮아지면 여포의 성숙이 일어나지 못하므로 황체기에는 배란이 일어나지 못한다. 또한 LH의 수준이 낮아지면 황체가 퇴화하는데, 그에 따라 에스트로겐과 프로게스테론의 분비도 감소하게 된다. 에스트로겐과 프로게스테론의 혈중 수준이 낮아지게 되면, 두꺼워진 자궁 내막이 탈락되는 월경이 시작된다.

A – 월경기
B – 여포기
C – 황체기

| 정답해설 |

③ C 시기는 황체기인데, 황체기에는 프로게스테론이 시상하부와 뇌하수체 전엽에 음성되먹임하여 FSH와 LH의 분비가 감소하게 된다. 따라서 C 시기에 프로게스테론에 의해 LH의 분비가 억제된다는 설명은 옳다.

| 오답해설 |

① LH의 분비량은 B 시기(여포기) 후반부에 가장 많다. 따라서 A 시기(월경기)에 LH의 분비량이 가장 많다는 설명은 옳지 않다.

② B 시기(여포기)에는 여포가 성숙하면서 에스트로겐의 분비량이 증가한다. 하지만, 여포기 초·중반에 혈중 낮은 농도의 에스트로겐이 뇌하수체 전엽을 음성되먹임하므로 FSH의 분비가 감소한다. 따라서 B 시기(여포기)에 FSH와 에

스트로겐의 분비량은 계속 증가한다는 설명은 옳지 않다.

④ 난소는 FSH와 LH의 표적 기관에 해당하지만, 자궁벽은 FSH와 LH의 표적 기관에 해당하지 않는다.

⑤ 자궁벽은 배란 이후부터가 아니라 월경이 끝나고 나서부터 두꺼워지기 시작한다. 따라서 배란이 일어난 이후부터 자궁벽은 두꺼워지기 시작한다는 설명은 옳지 않다.

200. 기본

정답 ③

| 자료해석 |

이 문제는 여성의 생식 주기와 임신에 대해 이해하고 있는지 확인하는 이해형문제이다. 여성의 생식주기는 크게 여포기, 배란기, 황체기, 월경기로 나눌 수 있다. 여포기에는 뇌하수체 전엽에서 분비되는 FSH와 LH에 의해 여포의 성숙이 촉진되는데, 성숙한 여포에서 분비되는 에스트로겐은 자궁벽의 비후를 촉진한다. 여포기 초기에 혈중 낮은 농도의 에스트로겐은 음성 피드백으로 GnRH와 FSH, LH의 분비를 억제한다. 여포기 후기에 이르러서는 분비가 증가하던 에스트로겐의 농도가 높은 수준에 도달하는데, 혈중 높은 농도의 에스트로겐은 양성피드백으로 시상하부를 자극함으로써 GnRH와 FSH, LH의 분비가 증가하게 된다. 그 결과 저농도를 유지하던 GnRH와 FSH, LH의 혈중 농도가 급격히 높아지는데, 농도가 급등한 LH는 성숙한 여포의 파열을 자극하여 제2난모세포가 수란관으로 배란되도록 한다. 또한 LH는 배란되고 남은 여포 조직을 황체로 전환시킨다.

황체는 에스트로겐뿐 아니라 고농도의 프로게스테론을 분비한다. 이 호르몬들은 자궁벽의 비후를 촉진하고, GnRH와 FSH, LH의 분비를 억제하여 새로운 여포가 성숙되는 것을 억제하며, 기초체온을 상승시킨다. 이후 황체의 운명은 수정 여부에 따라 바뀌는데, 수정이 일어나지 않을 경우 며칠간 유지되던 황체는 LH의 분비 감소로 인해 점점 퇴화한다. 그 결과 황체에서 분비되던 프로게스테론과 에스트로겐의 혈중 농도는 감소한다. 그로 인해 자궁벽이 파열되어 월경이 진행되며, 억제되어 있던 GnRH와 FSH, LH의 분비가 다시 증가하기 시작하여 새로운 생식 주기에 접어들기 시작한다. 한편, 수정이 이루어진 경우에는 태반에서 분비되는 hCG에 의해 약 3개월간 황체가 퇴화되지 않고 유지된다. 따라서 황체에서 에스트로겐과 프로게스테론의 분비가 지속적으로 일어나 임신을 유지할 수 있게 된다. 3개월 이후에는 황체가 퇴화하는데, 태반에서 직접 에스트로겐과 프로게스테론을 분비하므로 임신은 계속 유지된다.

문제에서 주어진 그래프를 살펴보면, 0주~4주 동안에는 정상적으로 첫 번째 생식 주기가 진행된 것을 확인할 수 있다. 하지만 6주경에 2번째 생식 주기의 배란이 일어난 후 11주까지 황체형성호르몬의 농도는 계속 낮게 유지되고 에스트로겐과 프로게스테론의 농도는 계속 증가하다가 높게 유지되고 있는 것을 확인할 수 있다. 이와 같은 현상은 이 여성이 2번째 생식 주기의 황체기 동안에 임신이 일어났기 때문에 나타난 것이다.

| 정답해설 |

ㄱ. 자료해석에서 살펴본 바와 같이, 문제에서 주어진 그래프를 통해 이 여성은 2번째 생식주기의 황체기 동안에 임신이 일어났다는 것을 알 수 있었다. 따라서 이 여성은 7주경에 임신하였다는 설명은 옳다.

ㄹ. 프로게스테론은 자궁 내벽을 유지시키는 작용을 한다. 따라서 프로게스테론 농도가 감소하면 자궁 내벽이 퇴화한다는 설명은 옳다.

| 오답해설 |

ㄴ. 여포의 성숙을 촉진하는 호르몬은 황체형성호르몬(LH)이 아니라 여포자극호르몬(FSH)이다.

ㄷ. 황체기 후반부에 황체의 퇴화로 인해 에스트로겐과 프로게스테론의 농도가 감소하면, 자궁 내벽이 탈락되고 여포가 성숙하는 새로운 생식 주기가 시작된다. 여포기에 여포가 성숙을 계속하면 배란기에 도달하여 배란이 일어난다. 따라서 에스트로겐의 농도가 감소하면 배란이 억제된다는 설명은 옳지 않다.

201. 연습 PLUS

정답 ⑤

| 자료해석 |

이 문제는 남성의 생식 기능의 호르몬 조절에 대해 이해하고 있는지 확인하기 위한 이해형문제이다. 생식선자극호르몬방출호르몬(GnRH, 호르몬 ㉠)은 시상하부에서 분비되는 자극호르몬으로, 뇌하수체 전엽에서 생식선자극호르몬의 분비를 자극한다. GnRH의 자극으로 뇌하수체(뇌하수체 전엽)에서는 생식선자극호르몬인 여포자극호르몬(FSH, 호르몬 ㉡)과 황체형성호르몬(LH, 호르몬 ㉢)을 분비한다. FSH는 정소의 세정관에 존재하는 세르톨리세포에 작용하여 정자형성과정과 인히빈(호르몬 ㉤)의 분비를 자극하며, LH는 정소에 존재하는 레이디히세포를 자극하여 테스토스테론(호르몬 ㉣)의 분비를 자극한다. 테스토스테론은 시상하부에 작용하여 GnRH 분비를 억제하고, 뇌하수체 전엽에 작용하여 GnRH에 대해 덜 반응하도록 해주며, 사춘기 동안 2차 성징의 발달을 촉진한다.

| 정답해설 |

⑤ 호르몬 ㉤(인히빈)은 뇌하수체 전엽에 존재하는 상피세포에 작용하여 여포자극호르몬(호르몬 ㉡)의 분비를 억제한다.

| 오답해설 |

① 호르몬 ㉠(GnRH)은 시상하부에 존재하는 신경세포에서 분비된다.

② 여성에서 호르몬 ㉡(여포자극호르몬)은 난소에서 여포의 발달을 자극한다. 난소에서 배란을 유도하는 호르몬은 황체형성호르몬(호르몬 ㉢)이다.

③ 호르몬 ㉢(황체형성호르몬)은 뇌하수체 전엽에서 분비된다.

④ 호르몬 ㉣(테스토스테론)의 전구체는 아미노산 티로신이 아니라 콜레스테롤이다.

IV.

202. 연습

정답 ③

| 자료해석 |

이 문제는 임신 시 호르몬 변화에 대해 이해하고 있는지 확인하는 이해형문제이다. 배아가 자궁 내막에 착상하면 모체로 호르몬을 분비하여 자신이 존재한다는 신호를 보낸다. 이러한 호르몬 중 하나는 인간 융모막 생식선 자극 호르몬(human chorionic gonadotropin, hCG)으로, 임신 초기에 모체에서 황체를 유지시켜 프로게스테론과 에스트로겐의 분비를 유지하게 한다. 임신 후 약 3개월이 지나면 hCG의 양이 감소하여 황체가 퇴화한다. 그러나 태반에서 에스트로겐과 프로게스테론을 직접 분비하여 임신 상태는 지속된다.
문제에서 주어진 자료를 살펴보면, 우선 왼쪽 그림에서 배아가 hCG를 분비하여 황체에서 프로게스테론이 분비되도록 유도한다는 것을 확인할 수 있다. 오른쪽 그래프에는 상술한 호르몬의 농도 변화 양상이 임신 기간에 따른 상대량으로 제시되어 있다.

| 정답해설 |

③ 자료해석에서 살펴본 바와 같이, 임신 초기에 분비되는 hCG는 황체의 퇴화를 억제하여 임신 초기에 황체가 에스트로겐과 프로게스테론을 지속적으로 분비할 수 있게 한다. 따라서 주어진 설명은 옳다.

| 오답해설 |

① 문제에서 주어진 그래프를 살펴보면, 태반에서 분비되는 프로게스테론은 출산이 일어날 때까지 지속적으로 농도가 증가한다는 것을 확인할 수 있다. 그러므로 출산 10주 전에 프로게스테론 분비가 정지된다는 설명은 옳지 않다.
② 문제에서 주어진 그래프를 살펴보면, 황체의 프로게스테론 분비는 20주가 되기 전에 중단됨을 확인할 수 있다. 따라서 주어진 설명은 옳지 않다.
④ 자료해석에서 살펴본 바와 같이, 태반에서 분비되는 프로게스테론은 황체를 유지시키는 것이 아니라 임신 상태를 유지시킨다. 황체를 유지시키는 호르몬은 LH나 hCG이다.
⑤ hCG은 황체를 유지시키는 작용을 함으로써 황체에서 분비하는 프로게스테론의 양을 조절한다. 황체는 hCG의 분비량이 감소하면 퇴화하므로, 프로게스테론의 분비는 황체가 퇴화하기 전까지만 hCG에 의해 조절된다. 그러므로 프로게스테론이 출산 때까지 hCG에 의해 분비량이 조절된다는 설명은 옳지 않다.

203. 기본 PLUS

정답 ③

| 자료해석 |

성게의 정자가 난자의 젤리층에 접촉하면 정자의 첨체(가)로부터 세포외방출이 일어나 가수분해효소가 분비되고 젤리층을 녹여 구멍을 낸다. 정자 머리부분에서 생장하는 액틴섬유는 첨체돌기(나)를 만드는데, 이 첨체돌기 표면에는 빈딘이라는 단백질이 있어 젤리층을 통과한 후 난자의 난황막에 있는 빈딘 수용체에 결합한다. 이 과정은 종특이적 인식으로 오직 자신의 종인 정자와 난자끼리 수정되도록 한다. 빈딘-빈딘 수용체 결합 후 난황막에 구멍이 생기면 난자와 정자의 세포막이 융합되며, 이때 막이 탈분극되어 다수정 급속방지가 일어난다. 난자의 피층과립(다)이 원형질막과 융합하면 피층과립 속의 물질이 배출되어 난황막의 빈딘 수용체를 제거하며 그 결과 수정막이 형성되어 다수정 완만방지가 일어난다.

| 정답해설 |

③ 콜히친은 튜불린 단백질의 중합을 저해하는 물질이므로 액틴 섬유로 구성된 첨체돌기(나)의 조립을 방해하지 못한다.

| 오답해설 |

① 정자의 머리가 난자의 젤리층에 접촉하면 Ca^{2+} 채널이 열려 정자 머리의 Ca^{2+} 농도가 높아진다. 증가된 Ca^{2+} 농도는 정자의 원형질막과 첨체(가)막의 융합을 유발하여 젤리층 통과에 필요한 가수분해효소를 방출하게 한다. 피층과립(다) 역시 Ca^{2+}에 의해 피층과립반응이 시작된다. 수정 후 세포 내 Ca^{2+} 농도가 높아지면 피층과립막과 난자의 세포막이 융합하여 피층과립 내부의 효소가 세포외방출 되게 된다.
② ㉠ 과정은 정자 머리의 액틴섬유가 첨체돌기를 형성하는 과정이다. 첨체돌기 표면에는 빈딘이라는 단백질이 있어 젤리층을 통과한 후 난자의 난황막에 있는 빈딘 수용체에 결합한다.
④ 피층과립(다) 내부에는 단백질 가수분해효소가 있어 난황막을 원형질막으로부터 떨어지게 하며, 동시에 난황막의 빈딘 수용체를 파괴하여 추가적인 정자의 접근을 방지한다.
⑤ 정자는 난황막(㉡)을 뚫고 들어가 수정될 수는 있지만, 다수정 완만방지가 끝난 수정막(㉢)을 뚫고 들어갈 수는 없다.

204. 기본 PLUS

정답 ⑥

| 자료해석 |

이 문제는 난할에 대해 이해하고 있는지 확인하기 위한 이해형 문제이다. 대부분의 동물에서 난할은 신속한 DNA 복제와 유사분열로 진행되는데, 난할이 진행되는 동안 유전자는 거의 발현되지 않고 세포는 생장하지 않는다. 따라서 난할 후기로 갈수록 배아는 더욱 작아진 세포로 이루어진 뚜렷한 공 모양이 된다. 궁극적으로 이 공은 가운데 액체로 채워진 공간인 포배강을 형성하는데, 이때의 배아를 포배라 한다. 다량의 난황은 난할구의 형성을 방해하기 때문에 난황의 양과 분포에 따라 난할이 일어나는 장소와 할구의 상대적 크기가 결정된다.
난황이 거의 없거나 많이 없는 난자의 경우는 분열구가 난자 전체를 관통하여 형성되는 완전난할(전할)이 일어난다. 완전난할을 하는 동물 중에서 난황이 아예 없거나 양이 매우 적은 경우(등황란)에는 난할을 통해 모든 딸세포들이 같은 크기로 나누어진다(극피동물인 성게, 포유류). 하지만 양서류(동물 B, 개구리)의 난자는 완전난할을 함에도 불구하고 식물극에 다소 많은 양으로 존재하는 난황(중황란)이 불균등한 세포질분열을 일으키게 한다. 그 결과 동물반구의 할구가 식물반구의 할구보다 크기가 더 작다. 극피동물과 양서류(동물 B)는 방사형 난할((나))을 하는데, 방사형 난할은 난할면이 동・식물극을 잇는 축에 대하여 평행 또는 수직 방향으로 형성된다. 어류(동물 A, 제브라피쉬)와 조류, 파충류, 곤충에는 난황의 양이 대단히 많기 때문에 분할구가 통과할 수 없어 난할은 난황이 적은 부분에서만 진행된다. 이러한 형태의 난할을 불완전난할(부분할)이라고 한다. 원반형난할((가))은 어류와 조류, 파충류에서 관찰되는 불완전난할의 형태로, 배아는 밀도 높은 난황덩어리 맨 위에 있는 원반 모양의 세포덩어리인 배반을 형성한다.

| 정답해설 |

ㄴ. 자료해석에서 살펴본 바와 같이, (가)는 불완전난할을 하는 제브라피쉬이고 (나)는 완전난할을 하는 양서류이다. 완전난할을 하는 동물의 난자에는 난황이 아예 없거나 양이 매우 적지만, 불완전난할을 하는 동물의 난자에는 난황이 대단히 많다. 따라서 $\frac{\text{난황의 부피}}{\text{세포질 전체의 부피}}$는 ㉠(어류의 수정란)이 ㉡(양서류의 수정란)보다 더 크다는 설명은 옳다.

ㄷ. (나)는 양서류에 해당하는 개구리인데, 양서류는 방사형 난할을 한다. 따라서 주어진 설명은 옳다.

| 오답해설 |

ㄱ. 동물 A는 불완전난할인 원반형난할을 하는 제브라피쉬이다. 그러므로 주어진 설명은 옳지 않다.

205. 기본 정답 ①

| 자료해석 |

이 문제는 난할의 특징에 대해 이해하고 있는지 확인하는 적용형문제이다. 수정이 완성되면 배에서 빠른 세포분열이 계속 일어나는데 이를 난할(cleavage)이라고 한다. 난할 중인 세포들은 거의 대부분 S기(DNA 복제기)와 M기(분열기)만을 거치게 된다. 이 시기의 세포들은 G_1기와 G_2기를 거치지 않기 때문에 단백질 합성 등 세포 성장이 거의 일어나지 않는다. 그 결과 난할중인 배아는 수정란의 세포질을 할구(blastomere)에 각각 나눠 갖게 된다.

| 정답해설 |

① 정자(A)와 난자(B)는 염색체 수가 동일하므로 DNA 양도 거의 동일하다. 이 DNA 상대량을 1이라고 한다면, 수정란(C)의 DNA 상대량은 2, 2세포기(D)는 4, 4세포기(E)는 8, 8세포기(F)는 16에 각각 대응한다. 한편, 정자는 세포질의 양이 난자에 비해 매우 적으므로 난할 시 배아의 세포질은 대부분 난자에서 유래한다. 그러므로 세포질 총량은 난자(B), 수정란(C), 2세포기(D), 4세포기(E), 8세포기(F)가 거의 동일하며 그 양은 정자(A)에 비해 월등히 많아야 한다. 이와 같은 양상을 나타내는 그래프는 ①이다.

206. 기본 PLUS 정답 ③

| 자료해석 |

이 문제는 양서류(개구리)의 낭배형성과정에 대해 이해하고 있는지 확인하기 위한 이해형문제이다. 개구리 포배에서 할강은 동물극쪽으로 치우쳐져 있으며, 여러 세포층으로 이루어진 벽에 의해 둘러싸여져 있다.

포배의 등쪽에서 원구가 생기기 시작하면서 낭배형성과정이 시작된다. 원구가 만들어지는 동안 여분의 세포들이 회절 과정, 즉 원구배순부를 지나 안쪽으로 회전하며 할강(㉠) 벽을 따라 안쪽으로 이동하는 과정을 통해 내배엽과 중배엽을 형성한다. 이때 내배엽 세포들이 더 안쪽을 차지한다. 그 동안에 동물극 세포들이 외부 표면으로 퍼져 이동하기 시작한다. 회절이 계속되면서 내배엽과 중배엽이 확장되며, 원장(㉡)이 형성되기 시작하는데, 그로 인해 할강은 점사 축소되면서 사라진다. 낭배 후기가 되면, 3개의 배엽층으로 이루어진 낭배가 형성되는데, 외배엽은 가장 바깥쪽 세포층이고, 내배엽은 가장 안쪽의 세포층이며, 중배엽이 그 중간층이 된다. 원형의 원구는 난황으로 찬 세포로 구성된 난황마개를 둘러싼다. 다음은 척추동물의 3배엽에서 유래되는 주된 구조물이다.

외배엽	중배엽	내배엽
• 피부의 상피와 그 유도체(땀샘, 모낭) • 입과 직장의 상피세포 • 눈의 각막과 수정체 • 신경계 • 상피 감각 수용체 • 부신수질 • 치아 에나멜 • 상피 또는 송과샘 그리고 뇌하수체	• 척삭 • 골격계 • 근육계 • 위, 장 등의 근육층 • 배설계 • 순환계와 림프계 • 생식계(생식세포는 제외) • 피부의 진피 • 체강벽 • 부신피질	• 소화관 상피 • 호흡계 상피 • 요도, 방광, 생식계벽 • 간 • 이자(췌장) • 가슴샘(흉선) • 갑상샘과 부갑상샘

| 정답해설 |

ㄷ. 수렴확장(convergent extention)은 조직층을 이루는 세포들이 재배열하여 세포층이 좁아지면서 이로 인해 길어지는 형태형성운동이다. 수렴확장은 초기 배아 발생에 있어 중요한데, 성게의 원장이 확장되는 동안, 그리고 개구리 낭배형성과정에서 회절이 일어나는 동안 등에서 수렴확장이 일어난다. 따라서 개구리에서 초기 낭배가 후기 낭배로 발생하는 과정에서 수렴확장이 일어난다는 설명은 옳다.

| 오답해설 |

ㄱ. 중추신경계는 B(중배엽)에서 형성되는 것이 아니라 외배엽에서 형성된다.

ㄴ. 낭배형성과정 중에 ㉠(할강)은 회절 과정을 통해 이동하는 세포들에 의해 메꿔지면서 사라진다. ㉡(원장)은 회절 과

정을 통해 이동하는 세포들에 의해 새롭게 형성된다. 따라서 ㉡은 ㉠에서 형성된다는 설명은 옳지 않다.

207. 기본 PLUS

정답 ④

| 자료해석 |

이 문제는 양서류의 신경배형성과 신경배에 대해 이해하고 있는지 확인하기 위한 이해형문제이다. 기관형성과정 중 신경배형성은 등쪽 중배엽세포들이 모여 척삭(B)을 형성하면서 시작되며, 척삭 바로 위의 외배엽이 신경판으로 분화된다. 신경판은 안쪽으로 굽어져 배의 전-후축을 따라 신경관(A)을 형성한다. 신경관은 머리쪽이 뇌, 꼬리쪽이 척수로 분화한다. 신경관 근처에서 발생하여 몸의 다른 곳으로 이동하는 세포로 신경릉세포와 체절이 있다. 신경관이 외배엽으로부터 떨어져 나오는 경계면을 따라 만들어지는 신경릉세포(C)는 배의 여러 부위로 이동하여 말초신경의 일부, 치아, 머리뼈 등을 만든다. 체절(D)은 척삭 측면의 중배엽이 덩어리로 모여 형성된 것으로 척추 및 근육을 형성한다.

| 정답해설 |

④ 중배엽성 조직인 체절(D)은 척추뼈, 갈비뼈, 몸통과 팔다리의 근육, 피부의 진피층을 형성한다.

| 오답해설 |

① A~E 중에서 가장 먼저 형성되는 기관은 A(신경관)가 아니라 척삭(B)이다.
② A(신경관)의 유도로 B(척삭)가 형성되는 것이 아니라, 척삭(B)의 유도로 A(신경관)가 형성된다.
③ 신경릉세포(C)는 중배엽성 조직이 아니라 외배엽성 조직이며, 말초신경의 일부, 부신수질, 색소세포, 얼굴의 연골과 뼈, 결합조직 등을 형성한다.
⑤ E(원장)는 낭배형성 과정에서 식물극판이 함입되어 형성된 초기 소화관이다. 포배형성과정에서 난할의 결과 형성된 것은 포배강이다.

208. 기본 PLUS

정답 ④

| 자료해석 |

이 문제는 조류의 낭배형성과정에 대하여 이해하고 있는지를 확인하기 위한 이해형문제이다. 조류는 포배 상배엽의 뒤쪽 주변대 세포들이 모여들어 두터워진 후, 이들 세포들이 수렴확장을 통해 앞쪽으로 길게 뻗어나가 이동하면서 시작된다. 이렇게 길게 뻗어 나간 세포들을 원조라고 하는데, 이들 세포들이 안쪽으로 함입되어 들어가 중배엽과 내배엽의 세포가 된다. 원조의 가장 앞쪽 부분은 헨센결절이라고 한다. 헨센결절은 형성체로 작용하는데, 이 부위를 통해 함입된 세포들이 척삭중배엽이 된다.

| 정답해설 |

ㄱ. (가) 단계를 통해 기다란 원조가 형성되기 위해서는, 수렴확장이 일어나야 한다.

ㄴ. A 부위는 형성체인 헨센결절인데, 이 부위에서 함입된 세포는 척삭 중배엽이 된다.

| 오답해설 |

ㄷ. B 부위를 통해서 함입된 세포는 중배엽과 내배엽이 되며, 아래쪽에 있던 하배엽은 배아를 구성하는 세포들이 되지는 못한다.

209. 기본 PLUS

정답 ⑥

| 자료해석 |

이 문제는 척추동물의 사지싹 발달에 대해 이해하고 있는지 확인하기 위한 이해형문제이다. 그림은 척추동물의 사지싹이 발달하는 것을 모식적으로 나타낸 것인데, 사지싹에 있는 두 개의 형성체 지역이 사지의 발달과정에 중요한 역할을 한다. 이 부위의 세포들은 사지싹 내의 다른 세포에 핵심 위치정보를 제공해 주는 단백질을 분비한다.

(가)는 정단외배엽융기인 AER(apical ectodermal ridge)이다. 이곳은 사지싹의 끝에 있는 두꺼운 외배엽 지역이다. AER 세포들은 섬유아세포 성장인자(FGF)에 속하는 여러 분비 단백질을 만들어내며, 이 신호분자들은 사지싹이 뻗어나가는 것을 촉진한다.

(나)는 극성화 활성대인 ZPA(zone of polarizing activity)이다. 이곳은 체벽과 사지싹의 뒤쪽 연결부 근처 외배엽 밑에 존재하는 중배엽 조직덩어리이다. ZPA세포들은 Shh(Sonic hedgehog)라는 성장인자를 분비한다. ZPA는 전-후 축을 따라 패턴형성이 일어나게 한다.

| 정답해설 |

ㄴ. (나)에서 전 방향으로 가장 멀리 있는 세포는 가장 낮은 농도의 Shh에 노출되는 세포이다. 가장 낮은 농도의 Shh에 노출되는 세포들은 엄지손가락이 된다. 참고로 가장 높은 농도의 Shh에 노출되는 ZPA에 가까운 쪽 세포들은 새끼손가락이 된다.

ㄷ. (가)를 제거한다는 것은 AER 세포들을 제거한다는 것을 의미한다. AER이 제거되면 사지싹에 섬유아세포 성장인자(FGF)를 제공하지 못하게 된다. 이때 사지싹은 근-원축으로 발달을 할 수 없다. 하지만 (가)가 제거되었디라도 FGF를 공급하면 AER이 제공하는 단백질 신호분자가 존재하는 것이므로 사지싹이 정상적으로 발생해 나갈 수 있다.

| 오답해설 |

ㄱ. (가)부위는 정단외배엽융기(AER)가 있는 지역이다. 다리싹의 성장과 분화는 AER과 바로 밑에 위치한 사지 간충조직 사이의 일련의 상호작용으로 이루어진다. 그러므로 (가)부위 바로 밑의 사지 간충조직을 다른 간충조직으로 교체하면 AER과 상호작용을 하지 못해 팔다리가 정상적으로 발생하지 못한다.

210. 기본 PLUS 정답 ⑦

| 자료해석 |

이 문제는 혹스 유전자(*Hox* gene)에 대해 이해하고 있는지 확인하기 위한 이해형문제이다. 혹스 유전자는 배아의 세로축을 따라 서로 다른 조합으로 발현되며, 각 체절 내 세포운명을 결정하는 전사인자 무리를 암호화하고 있다. 혹스 유전자의 발현은 머리 체절의 세포에게 눈을 만들 것을 그리고 가슴 체절의 세포에게 날개를 만들 것을 알려 준다. 초파리(*Drosophila*)의 혹스 유전자들은 그들이 기능을 결정하는 체절들과 같은 순서로 2개의 무리(cluster)-*Antennapedia* 무리와 *Bithorax* 무리-를 형성하면서 3번 염색체에 존재한다. 초파리 유충이 부화할 때, 유충의 각 체절은 완벽하게 결정되어 있다. 혹스 유전자에 발생하는 돌연변이로 인해 하나의 기관이 다른 기관으로 대체될 수 있다(호메오 돌연변이(homeotic mutation)).

혹스 유전자는 모두 전사인자를 암호화하고 있으며, 180개 염기쌍 길이의 서열인 호메오박스(homeobox)를 가지고 있다. 호메오박스는 60개의 아미노산으로 구성된 호메오도메인(homeodomain)을 암호화하고 있다. 호메오박스 염기서열은 동물뿐 아니라 식물, 효모 등의 조절유전자에서도 종종 발견된다. 이러한 유사성을 볼 때 호메오박스 DNA 서열이 생명 역사의 아주 초기에 진화했으며 생명체들이 수억 년 동안 진화해 오면서 동물이나 식물에서도 큰 변화없이 그대로 보존되어야 할 만큼 중요한 역할을 한다는 것을 말해준다.

| 정답해설 |

ㄱ. 혹스 유전자들은 각 체절 내 세포운명을 결정하는 전사인자 무리를 암호화하고 있다 따라서 혹스 유전자는 체절의 정체성을 결정한다는 설명은 옳다.

ㄴ. 혹스 유전자의 산물은 DNA 결합 영역(60개의 아미노산으로 구성된 호메오도메인)을 가지는 단백질로 전사인자이다. 따라서 혹스 유전자인 *Antp*의 산물은 전사인자라는 설명은 옳다.

ㄷ. 초파리가 가지는 혹스 유전자들의 2개 무리(*Antennapedia* 무리와 *Bithorax* 무리)는 서로 약간씩 다른 유전자들이 모인 유전자 무리(gene cluster)이다. 이처럼 서로 조금씩 다르지만 매우 유사한 유전자들로 이루어진 무리를 유전자군(gene family)이라고 하는데, 유전자군의 각 구성원은 하나의 조상 유전자에서 진화하여 형성된 것이다. 따라서 *lap*(*Antennapedia* 무리에 속한 유전자)와 *Ubx*(*Bithorax* 무리에 속한 유전자)는 하나의 조상 유전자에서 진화하였다는 설명은 옳다.

211. 연습 PLUS 정답 ⑤

| 자료해석 |

이 문제는 성게의 배아를 이용하여 수행한 실험을 분석하고 종합한 후에 주어진 지문이 옳은지 여부를 평가하는 분석·종합·평가형문제이다. 실험 결과를 살펴보면, 성게의 64-세포기 배아의 동물반구의 세포는 소할구의 유도 없이는 외배엽으로 발생하지만, 소할구의 유도를 받으면 중배엽과 내배엽도 형성할 수 있다는 것을 확인할 수 있다. 즉, 성게의 64-세포기 배아에서 동물반구는 아직 운명이 결정되지 않았다는 것을 알 수 있으며, 식물반구에 있는 소할구는 동물반구의 세포를 중배엽과 내배엽으로 유도하는 역할을 하며 운명이 이미 결정된 세포라는 것을 알 수 있다. 실제로, 성게에서는 16세포기 배아 또는 64세포기 배아의 식물극에 존재하는 소할구만이 자동적으로 운명이 결정되는 유일한 세포이다.

| 정답해설 |

ㄱ. 실험을 통해 소할구가 동물반구의 세포를 중배엽과 내배엽으로 유도하는 세포임을 알 수 있다. 그리고 이러한 소할구는 식물극 쪽 세포질에서 유래하므로 세포질 결정인자는 성게 난자의 식물극 쪽 세포질에 존재한다고 추론할 수 있다.

ㄷ. 실험 결과를 살펴보면 동물반구의 세포와 소할구만 있으면 완전한 유생으로 발생할 수 있으므로, 64-세포기 배아를 수직으로 절단하여 얻은 2개의 반구는 유전적으로 동일한 2개의 완전한 유생으로 발달할 것임을 추론할 수 있다.

| 오답해설 |

ㄴ. 동물반구의 세포는 운명이 자동적으로 결정되는 것이 아니라, 소할구의 유도 여부에 의하여 운명이 결정된다.

212. 연습

정답 ⑤

| 자료해석 |

이 문제는 양서류의 회색신월환과 초기 발생에 대해 이해하고 있는지 확인하기 위한 분석・종합・평가형문제이다. 양서류의 경우 정자가 난자에 침입한 후, 정자의 진입 지점을 향하여 난자의 피층(피질층)이 30°회전하는 현상이 나타난다. 그로 인해 정자 침입의 반대편 부위에 회색을 띠는 특이적인 세포질(회색신월환)이 나타난다. 한편 수정 후 난자의 피층이 회전하는 동안 난자의 식물극 쪽에 존재하던 소낭(GSK-3 저해제인 Dsh(Dishevelled) 단백질이 들어 있음)이 미세소관을 따라 회색신월환쪽(등쪽)으로 이동하여 내용물을 방출시키는데, 그 결과 방출된 GSK-3 저해제(Dsh 단백질)가 β-카테닌이 파괴되지 못하게 막아 회색신월환이 형성된 부위(등쪽 부위)에 β-카테닌이 축적되게 한다. 회색신월환 부위는 나중에 슈페만 형성체가 되어 낭배운동을 시작하게 하고 등쪽 구조로 발생한다.

문제에서 주어진 실험을 살펴보면, 양서류의 수정란을 회색신월환이 양쪽으로 반반씩 갈리도록 인위적으로 이등분한 경우에는 나누어진 두 할구 모두가 정상적인 배아로 발생하였지만, 양서류의 수정란을 회색신월환이 한쪽으로 격리되도록 인위적으로 이등분한 경우에는 나누어진 두 할구 중 한 할구(회색신월환을 가져간 할구)만 정상적인 유생(올챙이)으로 발생한 것을 확인할 수 있다. 이를 통해 회색신월환 부위에 들어있는 세포질 요소가 수정란이 정상적인 유생으로 발생하는 데에 필수적이라는 것을 알 수 있다.

| 정답해설 |

ㄱ. 전능성(totipotency)은 하나의 완전한 개체로 분화할 수 있는 한 세포의 능력을 의미한다. <실험 결과>를 살펴보면, 실험 (가)에서 인위적인 이등분을 통해 형성된 두 할구는 모두 완전한 유생(올챙이)으로 발생한 것을 확인할 수 있다. 따라서 <실험 과정> (가)에서 인위적인 이등분을 통해 형성된 두 할구는 모두 전능성(totipotency)을 갖는다는 설명은 옳다.

ㄷ. 자료해석에서 설명하였듯이, 회색신월환이 형성된 쪽(등쪽)에서는 방출된 GSK-3 저해제(Dsh 단백질)가 β-카테닌이 파괴되지 못하게 막아 β-카테닌이 축적되지만, 회색신월환이 형성된 쪽의 반대쪽(배쪽)에서는 β-카테닌이 축적되지 못한다. 따라서 β-카테닌의 농도는 회색신월환이 형성된 쪽이 반대쪽 부위보다 더 높다는 설명은 옳다.

| 오답해설 |

ㄴ. 자료해석에서 살펴보았듯이, 회색신월환은 정자 침입 지점의 반대편 부위에 나타난다. 따라서 정자는 ㉠ 지점보다는 ㉡ 지점에 더 가까운 곳으로 침입하였을 것이다. 그러므로 정자 침입 지점은 ㉡ 지점보다는 ㉠ 지점에 더 가깝게 위치한다는 설명은 옳지 않다.

213. 연습 정답 ④

| 자료해석 |

이 문제는 양서류에서 중배엽 유도에 대해 이해하고 있는지 확인하기 위한 분석·종합·평가형문제이다. 문제에서 주어진 실험을 살펴보면, 정상 포배에서는 중배엽이 형성되지만 (A) 동물극 또는 식물극만 따로 단독으로 배양하면 중배엽이 형성되지 않는 것을 확인할 수 있다(B, D). 이를 통해 중배엽 형성에는 두 극이 모두 필요하다는 것을 알 수 있다. 또한, C와 E 실험구를 통해 식물극 부분에서 중배엽 형성 요소가 나온다는 것을 알 수 있으며, F 실험구에서는 식물극 부분은 중배엽으로 될 수 없음을 알 수 있다.

| 정답해설 |

ㄱ. C, E, F 실험구를 통해 알 수 있다.

ㄷ. C와 E 실험구를 통해 알 수 있다.

| 오답해설 |

ㄴ. F를 통해 식물극은 중배엽으로 될 수 없다는 것을 알 수 있다.

214. 연습 PLUS 정답 ①

| 자료해석 |

이 문제는 포유류의 포배와 키메라(chimera)에 대해 이해하고 있는지 확인하기 위한 이해형문제이다. 키메라는 서로 다른 유전적인 구성을 하고 있는 세포들로 이루어진 개체를 의미한다. 포유류의 포배(배반포)(㉠)는 100개가 넘는 세포들로 이루어져 있는데, 포배 중앙의 빈 공간을 할강이라 하고 할강 주변을 둘러싸고 있는 세포층을 영양세포층이라 하며 할강의 한쪽 끝에 존재하는 세포 덩어리는 내세포괴라고 한다. 내세포괴의 세포들은 신체를 구성하는 모든 세포로 분화할 수 있는 능력을 가지고 있는 다능성 줄기세포(pluripotenct stem cell)이다. 포유류 포배에 존재하는 내세포괴를 분리하여 배양하면 세포주(cell line)를 얻을 수 있는데, 이러한 세포주를 배아줄기세포(ES 세포)(㉡)라 한다. ES 세포도 다능성을 가진다. 한 생쥐에서 얻은 ES 세포를 유전적으로 서로 다른 두 번째 생쥐의 배반포에 주입한 후 대리모에 착상시키면, 신체가 유전적으로 서로 다른 2종류의 세포들로 이루어진 키메라 생쥐(chimeric mouse)(ⓐ)가 태어나게 된다.

| 정답해설 |

ㄱ. ㉠은 영양세포층과 내세포괴의 2종류 세포로 이루어져 있는 것으로 보아, 포유류의 포배(배반포)라는 것을 알 수 있다.

| 오답해설 |

ㄴ. ㉡은 내세포괴를 배양한 세포이므로 배아줄기세포(ES 세포)이다. ES 세포는 전능성(totipotency)은 가지지 못하고 다능성(pluripotency)을 가진다.

ㄷ. 잡종(hybrid)은 한 세포내 특정 유전자좌에서 2종류의 서로 다른 대립유전자를 가지는 개체를 의미한다. ⓐ(키메라 생쥐)는 유전적으로 서로 다른 2종류의 세포(유전자형이 AA인 세포와 유전자형이 aa인 세포)로 이루어져 있지만, 각 세포는 형질 X의 유전자에 대해 동형접합성(순종)이다. 그러므로 ⓐ(키메라 생쥐)는 형질 X의 유전자좌에서 잡종이라는 설명은 옳지 않다.

215. 연습 PLUS

정답 ⑥

| 자료해석 |

이 문제는 초파리의 초기 발생에 대해 이해하고 있는지 확인하기 위한 이해형문제이다. 성게의 난자와 초기 배아처럼 초파리의 난자와 초기 배아도 세포질결정인자의 불균등 분포로 특정지어진다. mRNA와 단백질을 포함하는 이들 분자결정인자는 특정 모계영향유전자(maternal effector gene)의 산물이다. 모계영향유전자는 초파리 배에서 축을 결정하는 물질을 만든다. 이 유전자는 모체의 난소세포에서 전사되어 세포질다리를 통해 난자로 전달되는데, *bicoid*와 *nanos*라 부르는 두 모계영향유전자는 난자의 앞-뒤축 결정에 관여한다.

bicoid mRNA는 모체 세포에서 장차 난자의 앞쪽 끝이 될 위치(A 부위)로 확산하여 그 부위에 한정 분포한다((가)). 수정이 일어나면 *bicoid* mRNA는 Bicoid 단백질로 번역되고, 이는 앞쪽 끝에서 확산되어 다핵성인 초기 배아의 세포질에서 기울기를 형성한다((나)). Bicoid 단백질은 충분한 농도로 존재하는 곳에서 전사인자로 작용하여 *hunchback* 유전자의 전사를 자극한다. Hunchback 단백질의 기울기는 머리 또는 더듬이 부위를 확립한다.

| 정답해설 |

ㄴ. 초파리의 초기 배아는 핵분열만 진행하고 세포질분열은 진행하지 않아 다핵성 세포(다핵체 배반엽, syncytial blastoderm)이다. 따라서 B 부위에 존재하는 염색된 단백질(Biocoid 단백질)은 초기 배아의 앞쪽 부위에서 뒤쪽 부위로 자유롭게 확산될 수 있다는 설명은 옳다.

ㄷ. A 부위의 세포질에는 머리를 형성시키는 세포질결정인자(*bicoid* mRNA)가 존재한다. 따라서 A 부위의 세포질(다량)을 다른 정상적인 미수정란의 뒤쪽 부위로 이식한 후 발생을 진행시키면, 양쪽 끝에 머리를 가지는 배아로 발생한다는 설명은 옳다.

| 오답해설 |

ㄱ. A 부위에 존재하는 염색된 핵산(*bicoid* mRNA)은 ㉠(미수정란의 핵)에서 전사된 것이 아니라 장차 난자의 앞쪽 부위가 될 부분을 감싸고 있는 모체의 난소세포에서 전사된 것이다.

MEMO

IV.

216. 기본 PLUS

정답 ③

| 자료해석 |

이 문제는 외떡잎식물과 진정쌍떡잎식물의 형태적 차이에 대해 이해하고 있는지 확인하기 위한 이해형문제이다. 문제에서 제시한 그림 (가)는 잎의 엽맥(vein)이 그물 형태인 그물맥(망상맥)인 것으로 보아 진정쌍떡잎식물이라는 것을 알 수 있고, (나)는 잎의 엽맥(vein)이 나란히 배열되어 있는 나란히맥(평행맥)인 것으로 보아 외떡잎식물임을 알 수 있다.

| 정답 및 오답해설 |

외떡잎식물은 단 한 장의 떡잎을 가지고 있는데 반하여(보기 ㄴ), 진정쌍떡잎식물은 떡잎이 2장이다(보기 ㄱ). 또한 진정쌍떡잎식물에서 줄기의 관다발 조직은 관다발들이 고리를 따라 배열된 형태를 하고 있는데 반하여(그림 ㄹ), 외떡잎식물의 줄기에서는 관다발이 환상을 이루지 않고 기본조직 사이에 흩어져 있다(그림 ㄷ). 또한 진정쌍떡잎식물의 경우는 꽃 기관의 수가 보통 4 또는 5의 배수이지만(그림 ㅁ), 외떡잎식물의 경우는 꽃 기관의 수가 보통 3의 배수이다(그림 ㅂ). 또한 진정쌍떡잎식물은 배로부터 발달한 1개의 중심이 되는 뿌리(원뿌리)에 곁뿌리가 나와 있는 형태의 뿌리(원뿌리계, taproot system)를 가지지만, 외떡잎식물의 경우는 원뿌리 없이 가느다란 많은 뿌리들이 토양의 표면 아래로 뻗어 있는 수염뿌리계(fibrous root system)를 가지고 있다. 그러므로 식물체 (가)의 형태적 특징에 해당하는 것은 <보기>에서 ㄱ, ㄹ, ㅁ이다.

217. 기본 PLUS

정답 ③

| 자료해석 |

이 문제는 속씨식물의 관다발조직과 운반세포에 대해 이해하고 있는지 확인하기 위한 이해형문제이다. 물관부와 체관부로 구성된 관다발조직에는 운반세포가 존재하여 물질을 원거리로 운반하는데, 운반세포에는 물관부의 물 운반세포와 체관부의 당분 운반세포가 존재한다. 물관부에는 물 운반세포인 헛물관(tracheid)과 물관요소(vessel element)가 존재하는데, 이들은 관모양의 신장된 세포로써 기능적으로 완성된 상태에서는 죽어 있다. 헛물관과 물관요소의 2차벽 중에는 종종 1차벽으로만 구성된 얇은 부위인 벽공(pit)(㉠)이 있다. 물은 벽공을 통해 이웃세포로 이동할 수 있다. 물관부의 물 운반세포와는 달리 체관부위 당 운반세포는 기능적으로 완성된 상태에서도 살아 있다. 속씨식물에서는 당분이 체관요소(sieve-tube element)로 이루어진 체관에 의해서 운반된다. 체관요소 끝에는 체판(sieve element)이 있는데, 체판에는 많은 작은 구멍(원형질연락사)들이 있어 용액이 흐를 수 있다.

문제에서 주어진 그림을 살펴보면, (가)에 존재하는 운반세포에는 체판과 원형질연락사가 존재하는 것으로 보아 체관요소임을 알 수 있다. (나)에서는 벽공과 천공판이 관찰되는 것으로 보아 물관요소임을 짐작할 수 있다.

| 정답해설 |

ㄷ. 식물 조직에는 아포플라스트와 심플라스트라고 하는 두 주요 부위가 있다. 아포플라스트(apoplast)는 살아 있는 세포 원형질막 바깥 부위로 이루어지며 세포벽, 세포외공간, 그리고 헛물관과 물관 같은 죽은 세포의 내부까지 포함한다. 심플라스트(symplast)는 식물의 모든 살아 있는 세포 전체 세포질과 세포 사이를 잇는 세포질 통로인 원형질연락사로 이루어진다. (가)의 운반세포는 살아 있는 세포인 체관요소이므로, (가)의 운반세포 내부 공간은 심플라스(symplast)에 해당한다는 설명은 옳다.

| 오답해설 |

ㄱ. 뿌리에서 흡수된 NO_3^-는 체관요소인 (가)를 통해서가 아니라 물관요소인 (나)를 통해 줄기와 잎으로 수송되어 질소화합물 생합성에 이용된다.

ㄴ. ㉠(벽공)은 물관요소의 2차벽 중에서 종종 1차벽으로만 구성된 얇은 부위를 의미하는데, 물관요소는 죽은 세포이므로 세포막을 가지지 않는다. 따라서 ㉠을 통해 위·아래 세포의 세포막이 서로 연결되어 있다는 설명은 옳지 않다.

218. 기본 PLUS 정답 ①

| 자료해석 |

이 문제는 식물의 잎의 구조와 줄기 구조에 대해 이해하고 있는지 확인하는 이해형문제이다. 식물의 조직계는 식물의 표면을 덮어 보호하는 표피 조직계(dermal tissue system), 물과 양분을 수송하는 관다발 조직계(vascular tissue system), 표피 조직계와 관다발 조직계를 제외한 나머지 부분인 기본 조직계(ground tissue system)로 구성되어 있다.

문제에서 주어진 그림 (가)의 잎의 단면을 살펴보면, 잎의 위쪽 표면에는 1개의 세포층이 치밀하게 연결되어 잎의 내부와 외부를 경계 짓고 있는 표피(상표피)가 존재하는 것을 확인할 수 있다. 잎의 내부에는 상표피와 인접해서 치밀한 조직(책상엽육조직)(A)이 존재하고, 그 아래에는 보다 느슨하게 배열되어 있고 기공이 있는 아래쪽 표피(하표피)에 인접해 있는 해면엽육조직이 있는 것을 확인할 수 있다. 문제에서 주어진 그림 (나)의 어린 줄기의 단면을 살펴보면, 표피가 줄기 표면을 감싸고 있고 표피의 바로 안쪽에는 기본조직에 해당하는 피층이 존재하는 것을 확인할 수 있다. 피층의 안쪽에는 관다발조직이 배열되어 있는데, 관다발 조직의 중앙에는 분열조직인 관다발형성층(C)이 존재하고, 관다발형성층 바깥쪽에는 체관부가 존재하며, 관다발형성층 안쪽에는 물관부(B)가 존재한다. 관다발 조직의 안쪽의 줄기 중심부에는 기본조직인 수(pith)가 존재한다.

| 정답해설 |

ㄱ. A는 책상엽육조직이다. 책상엽육조직은 기본조직의 일종이므로, A는 기본조직에 속한다는 설명은 옳다.

| 오답해설 |

ㄴ. B는 물관부이다. 물관부는 물과 무기이온을 운반하는 역할을 한다. 설탕으로 구성된 수액을 운반하는 역할을 하는 부위는 체관부이다. 따라서 B(물관부)는 주로 설탕으로 구성된 수액을 운반한다는 설명은 옳지 않다.

ㄷ. C는 관다발형성층이다. 관다발형성층과 코르크형성층은 2기 생장인 부피생장을 주도한다. 1기 생장을 주도하는 것은 정단분열조직이다. 따라서 C(관다발형성층)는 1기 생장을 주도한다는 설명은 옳지 않다.

219. 기본 PLUS 정답 ①

| 자료해석 |

이 문제는 어린 뿌리의 구조에 대해 이해하고 있는지 확인하기 위한 이해형문제이다. 뿌리 1기 분열조직은 표피와 피층, 내피, 중심주로 이루어져 있다. 중심주의 조직 배열은 진정쌍떡잎식물과 외떡잎식물의 뿌리에서 서로 다르다. 중심주는 내초, 물관부, 체관부의 세 조직으로 이루어져 있다.

문제에서 주어진 그림을 살펴보면, 뿌리 한가운데 여러 개의 꼭짓점을 갖는 별 모양의 물관부가 존재하고 꼭짓점 사이에 체관부가 존재하는 중심주를 갖는 것으로 보아 그림 (가)는 진정쌍떡잎식물(강낭콩)의 뿌리 구조를 나타낸 것임을 알 수 있다. 반면에 유세포로 이루어진 수(pith)를 물관부가 둘러싸고 있고 그 주위를 다시 체관부로 둘러싸고 있는 중심주를 갖는 (나)는 외떡잎식물(옥수수)이라는 것을 알 수 있다. 내피(㉠)는 피층의 가장 안쪽 층으로, 다른 피층 세포와 달리 내피를 구성하는 세포의 세포벽은 슈베린(suberin)이라고 부르는 방수 물질을 가진다. 이 왁스성 슈베린을 함유한 내피세포의 세포벽 부위는 다른 내피세포의 세포벽과 함께 방수성(소수성) 띠를 형성하는데, 이를 카스파리안선(Casparian strip)이라 한다. 카스파리안선은 내피세포들 사이에서 물과 이온의 이동을 차단하는 봉인 역할을 한다. 따라서 모든 물과 이온은 내피세포를 가로질러 뿌리의 관다발조직이 있는 중심주로 들어가기 위해서는 반드시 심플라스트로 들어가야 한다. 표피(㉡)는 뿌리 보호와 무기이온 및 물을 흡수하도록 적응하였으며, 많은 표피세포는 뿌리의 표면적을 매우 넓게 증가시키는 길고 섬세한 뿌리털(root hair)를 형성한다. 뿌리털은 한 개의 표피세포가 변형된 것이며, 이들은 토양입자 사이로 뻗어 자라서 물과 무기이온을 흡수한다.

(가) – 진정쌍떡잎식물(강낭콩)의 뿌리 구조
(나) – 외떡잎식물(옥수수)의 뿌리 구조

| 정답해설 |

ㄱ. 자료해석에서 설명하였듯이, (가)는 진정쌍떡잎식물이며 (나)는 외떡잎식물의 뿌리 구조이다. 강낭콩은 쌍떡잎식물이므로, 강낭콩의 뿌리 구조를 나타낸 그림은 (가)라는 설명은 옳다.

| 오답해설 |

ㄴ. ㉠(내피)를 구성하는 세포의 6면 중 4면의 세포벽에는 물과 무기 영양소에 대해 불투과성 왁스물질인 슈베린으로 만들어진 띠인 카스파리안선이 존재한다. 따라서 물은 아포플라스트(apoplast)를 통해 ㉠(내피)을 통과할 수 없

다. 그러므로 주어진 설명은 옳지 않다.

ㄷ. 뿌리털은 여러 개의 세포가 아닌 한 개의 표피 세포로 구성된다. 따라서 ㉡(표피)에는 여러 개의 세포들로 이루어진 뿌리털이 존재한다는 설명은 옳지 않다.

220. 연습 PLUS

정답 ⑥

| 자료해석 |

이 문제는 변형된 줄기와 원뿌리에 대해 이해하고 있는지 확인하기 위한 이해형문제이다. 식물은 3개의 기본적인 기관인 뿌리, 줄기, 잎을 가진다. 또한 식물은 크게 뿌리계(root system)와 지상계(shoot system)를 가지는데, 지상계는 다시 줄기와 잎으로 나뉜다.

줄기는 잎과 눈을 갖고 있는 식물 기관으로, 중요한 기능 중의 하나는 잎에서의 광합성을 최대한 늘리기 위해 어린싹을 신장시키고 방향을 찾는 것이다. 일부 식물들은 양분저장이나 무성생식에서 다른 기능을 갖기도 하는데, 기능이 변형된 줄기에는 지하줄기, 기는줄기(딸기), 덩이줄기(A, 감자), 비늘줄기 등이 있다.

뿌리는 관다발식물을 토양 등에 고착시키는 기관으로써 물과 무기물질을 흡수하는 역할을 한다. 원뿌리(tap root, 주근)는 양분과 물의 저장을 위해 특화될 수 있는데, 당근이나 무(B), 사탕무 및 고구마 등이 대표적인 예이다.

- A: 감자
- X와 Y: 딸기
- B: 무

| 정답해설 |

ㄴ. 딸기 식물체는 기다란 기는줄기를 뻗은 후, 기는줄기 끝에서 작은 식물을 만들어 땅에 정착한다. 이러한 무성생식 방식으로 딸기 식물체는 유전적으로 동일한 여러 식물체들을 만들 수 있다. 따라서 식물체 X와 식물체 X의 무성생식에 의해 생성된 식물체 Y는 유전적으로 동일하다.

ㄷ. 감자는 변형된 줄기이고, 감자의 '눈'은 곁눈이 함몰된 것이다. 따라서 A(감자)는 여러 개의 곁눈을 가진다는 설명은 옳다.

| 오답해설 |

ㄱ. B(무)는 녹말 형태로 양분을 저장할 수 있도록 변형된 원뿌리이지만, A(감자)는 양분을 저장하는 기능을 하도록 변형된 덩이줄기이다.

221. 연습 PLUS

정답 ⑤

| 자료해석 |

이 문제는 진정쌍떡잎식물 어린 줄기의 구조에 대해 이해하고 있는지 확인하기 위한 이해형문제이다. 1기생장은 정단분열조직에 의해 형성된 길이생장이다. 보통 초본식물은 식물체 전체가 1기생장으로 이루어져 있지만, 목본식물에서는 아직 목질화되지 않은 부위에서만 1기생장이 나타난다.
문제에서 주어진 자료에서 속씨식물인 식물 X의 어린 줄기에 관다발형성층은 연속적인 환상으로 배열되어 있는 것을 확인할 수 있는데, 이를 통해 식물 X는 진정쌍떡잎식물인 것을 알 수 있다. 겉씨식물과 진정쌍떡잎식물의 관다발조직에서 관다발들은 환형으로 배열된 형태를 하고 있다. 각 관다발 내의 물관부(A)는 수(pith)와 맞닿고 있으며, 체관부(B)는 피층과 맞닿고 있다. 외떡잎식물의 줄기에서는 관다발이 환상을 이루지 않고 기본조직 사이에 흩어져 있다.

| 정답해설 |

ㄱ. 뿌리에서 흡수된 NO_3^-는 1기 물관부인 A를 통해서 줄기와 잎으로 보내져 질소화합물 생합성에 이용된다.

ㄷ. 2기 생장을 진행하면, a의 길이는 더 커지지만 b의 길이는 거의 변하지 않는다. 따라서 여러 해 동안 2기 생장을 진행하면, $\frac{b}{a}$ 값은 감소한다는 설명은 옳다.

| 오답해설 |

ㄴ. 식물 X는 진정쌍떡잎식물이므로 수염뿌리계가 아니라 원뿌리계를 가진다.

222. 기본 PLUS

정답 ①

| 자료해석 |

이 문제는 속씨식물 생활사에 대하여 이해하고 있는지 확인하기 위한 이해형문제이다. 속씨식물은 밑씨(다)가 씨방 속에 들어 있는 세대교번 생활사를 갖는 식물이다. 포자체(가)에서 꽃이 피면, 암술에서는 대포자모세포가 감수분열을 하여 4개의 반수체 포자를 생산하지만 대부분의 종에서 그 중 1개의 대포자만 살아남는다. 살아남은 대포자는 3번의 유사분열을 더 거쳐 암배우체인 배낭(라)을 형성한다. 수술에서는 소포자모세포가 감수분열을 하여 4개의 소포자를 생산하는데, 소포자는 1회 또는 2회의 유사분열을 더 진행하여 수배우체인 화분(나)을 형성한다. 수분이 일어나면 화분관을 따라 2개의 정핵이 배낭으로 들어와 중복수정을 하여 접합자(2n)와 배젖(3n)을 형성한다. 배낭과 그 주변을 둘러싸는 주피는 발생을 하여 배와 종피로 이루어진 종자(A)를 형성한다. 밑씨 주변의 배낭조직은 발생을 하여 과일의 육질(B)이 된다. 종자는 환경이 좋으면 발아하여 다시 포자체를 형성한다.

| 정답해설 |

ㄱ. (가)는 포자체이고, (나)는 배우체이다.

| 오답해설 |

ㄴ. 자웅동주(monoecious) 속씨식물의 암꽃에서는 감수분열에 의해서 1개의 대포자가 만들어지며, 이것이 체세포분열을 진행하여 배우자인 난자를 생성한다. 수꽃에서는 감수분열에 의해서 4개의 소포자가 만들어지는데, 이들은 체세포분열을 통해 배우자인 정자를 생성한다. 즉, 감수분열에 의해 직접 배우자가 만들어지는 것이 아니라, 감수분열에 의해 생성된 포자가 체세포분열을 통해 배우체로 발생한 후 이 배우체에서 배우자가 만들어진다.

ㄷ. 배낭인 (다)가 발달하면 과일인 B가 되고, 밑씨인 (라)가 발달하여 종자인 A가 된다.

V.

223. 기본 PLUS

정답 ⑤

| 자료해석 |

이 문제는 속씨식물의 중복수정에 대해 이해하고 있는지 확인하기 위한 이해형문제이다. 속씨식물에서 수분이 일어날 때, 꽃가루는 전형적으로 관세포(n)와 생식세포(n)만으로 이루어져 있다. 꽃가루가 암술머리에 내려앉은 후에 습기를 흡수하고 발아를 하여 꽃가루관을 만들고 암술대의 세포 사이로 신장하여 씨방까지 아래로 뻗어간다. 꽃가루관의 생식세포 핵은 체세포분열을 한 번 더 진행하여 2개의 정자(n)를 만든다. 조세포에 의해 만들어진 화학적 유인물질에 반응하여 꽃가루관의 끝은 배낭까지 자라는데, 그곳에 도달하면 조세포의 하나는 죽게 되어 씨방으로 들어가는 길을 제공하여 두 개의 정자가 꽃가루관에서 씨방으로 들어가게 된다. 씨방으로 들어온 2개의 정자 중 한 개는 난세포(egg)와 수정하여 접합자(2n)를 형성하고, 다른 하나는 2개의 극핵과 합쳐져 삼배체(3n) 핵을 형성하는데 이 거대세포가 종자의 양분 저장조직인 배젖(endosperm)이 된다. 이와 같이 두 개의 정자가 암배우체의 서로 다른 핵과 결합하는 것을 중복수정(double fertilization)이라고 부르는데, 이는 속씨식물을 정의하는 특징 중 하나이다. 문제에서 주어진 그림에서 A~E는 아래와 같다.

A - 극핵(polar nucleus)
B - 반족세포(antipodal cell)
C - 조세포(synergid)
D - 난세포(난자)
E - 생식세포(n)

| 정답해설 |

⑤ 문제에서 식물 X는 복숭아와 같은 과일을 맺는다고 하였으므로 속씨식물인 진정쌍떡잎식물이다. 옥수수는 속씨식물인 외떡잎식물이다. 속씨식물에서는 중복수정이 일어나므로, 식물 X와 옥수수는 모두 중복수정이 일어난다는 설명은 옳다.

| 오답해설 |

① A는 정자와 융합한 후 배젖(3n)을 형성한다. 떡잎은 D(난세포)가 정자와 융합한 접합자로부터 만들어진다.
② B(반족세포)와 C(조세포)는 모두 1개의 대포자가 체세포분열을 통해 생성한 세포이므로 유전적으로 서로 동일하다.
③ D(난세포)는 감수분열을 통해 직접 형성되는 것이 아니라, 감수분열을 통해 형성된 대포자가 유사분열을 진행하여 형성된다.
④ E는 한 번의 감수분열을 더 진행하여 4개의 반수체 핵을 생성하는 것이 아니라, 한 번의 체세포분열을 더 진행하여 2개의 반수체인 세포(정자)를 생성한다.

224. 연습 PLUS

정답 ①

| 자료해석 |

이 문제는 속씨식물의 생식과 형질전환된 유전자의 유전에 대해 이해하고 있는지 확인하기 위한 분석·종합·평가형문제이다. 속씨식물은 밑씨가 씨방 속에 들어 있는 세대교번 생활사를 갖는 식물이다. 포자체에서 꽃이 피면, 암술에서는 대포자모세포가 감수분열을 하여 4개의 반수체 포자를 생산하지만 대부분의 종에서 그 중 1개의 대포자만 살아남는다. 생존한 대포자의 핵은 세포질분열 없이 3번의 핵분열만 진행하여 8개의 핵을 갖는 하나의 거대한 세포가 된다. 이후 다핵체는 막으로 나뉘어 3개의 반족세포와 2개의 조세포, 1개의 알세포(난세포), 2개의 극핵으로 구성된 배낭이 된다. 수술에서는 소포자모세포가 감수분열을 하여 4개의 소포자를 생산하는데, 소포자는 1회 또는 2회의 유사분열을 더 진행하여 수배우체인 화분을 형성한다. 수분이 일어나면 화분관을 따라 2개의 정핵이 배낭으로 들어와 중복수정을 하여 접합자(2*n*)와 배젖(3*n*)을 형성한다. 배낭과 그 주변을 둘러싸는 주피는 발생을 하여 배와 종피로 이루어진 종자를 형성한다. 밑씨 주변의 배낭조직은 발생을 하여 과일의 육질이 된다. 종자는 환경이 좋으면 발아하여 다시 포자체를 형성한다.
문제에서 주어진 식물 P(외떡잎식물)에 대한 자료를 살펴보면, 식물 P는 A에 대한 저항성 유전자인 X가 야생형 식물($2n=6$)의 1번과 2번 염색체에 각각 1개씩 총 2개가 삽입된 형질전환체라는 것을 확인할 수 있다. 식물 P의 암술과 수술에서 감수분열이 일어나면, 반수체 딸세포(소포자나 대포자)는 0개에서 최대 2개까지 X 유전자를 가질 수 있다. 그러므로 P를 자가교배시켜 얻은 F_1의 체세포(엽육세포 등)는 X를 0개에서 최대 4개까지 가질 수 있다.

		소포자		
		0	X	XX
대포자	0	0	X	XX
	X	X	XX	XXX
	XX	XX	XXX	XXXX

| 정답해설 |

ㄱ. 자료해석에서 살펴본 바와 같이, 문제에서 주어진 자료를 통해 F_1의 엽육세포는 최대 4개의 X를 가질 수 있다는 것을 알 수 있다. 그러므로 주어진 설명은 옳다.

| 오답해설 |

ㄴ. 식물 P의 어떤 암배우체에서 반족세포가 2개의 X를 가지고 있었다면, 그 암배우체의 알세포에도 2개의 X를 가지

고 있게 된다. 왜냐하면 반족세포와 알세포는 생존한 대포자가 3번에 걸친 유사분열을 통해 형성한 세포이기 때문이다. 그러므로 주어진 설명은 옳지 않다.

ㄷ. F_1에서 A에 대해 저항성을 보이는 개체가 태어날 확률은 “1-(F_1에서 A에 대해 저항성을 보이지 않는 개체가 태어날 확률)”이다. F_1에서 A에 대해 저항성을 보이지 않는 개체는 수정에 참여한 알세포가 X를 하나도 가지고 있지 않고 정핵도 X를 하나도 가지고 있지 않을 때 태어난다. 알세포(혹은 정핵)가 X를 하나도 가지고 있지 않기 위해서는 1번 염색체로 X가 삽입되지 않은 염색체를 가지고 있어야하고 2번 염색체로도 X가 삽입되지 않은 염색체를 가지고 있어야 한다. 따라서 알세포(혹은 정핵)가 X를 하나도 가지고 있지 않을 확률은 $\frac{1}{4}(=\frac{1}{2}\times\frac{1}{2}\times1)$이다. 그러므로 F_1에서 A에 대해 저항성을 보이지 않는 개체가 태어날 확률은 $\frac{1}{16}(=\frac{1}{4}\times\frac{1}{4})$이다. 따라서 F_1에서 A에 대해 저항성을 보이는 개체가 태어날 확률은 $\frac{15}{16}(=1-\frac{1}{16})$이다.

225. 연습

정답 ④

| 자료해석 |

이 문제는 개화의 유전적 조절(ABC 가설)에 대해 이해하고 있는지 확인하기 위한 분석・종합・평가형문제이다. 꽃 형성은 영양생장에서 생식생장으로의 발생단계 변화를 수반하는데, 이는 꽃의 분열조직 인식유전자(meristem identity gene)에 의해 이루어진다. 분열조직 인식유전자에 의해 정단분열조직(영양생장을 일으킴)이 꽃 분열조직(생식생장을 일으킴)으로 유도되면 꽃 분열조직에서는 상대적인 위치에 따라 수술, 암술, 꽃받침, 꽃잎과 같은 특정한 유형의 꽃 기관이 발생된다. 꽃의 기관은 4개의 동심원상 또는 나선상으로 발달하는데, 꽃받침은 가장 바깥쪽인 첫 번째, 꽃잎은 두 번째, 수술은 세 번째, 암술은 네 번째인 가장 안쪽 선상에 위치한다. 전사인자들을 암호화하며 식물의 호메오유전자로 부르기도 하는 기관인식유전자(organ identity gene)가 발생할 꽃 기관의 종류를 결정하는데, 위치정보에 의해 서로 다른 기관인식유전자가 꽃 분열조직에서 서로 다른 부위에서 발현된다.

기관인식유전자들이 어떻게 네 가지 유형의 꽃기관의 발달을 결정하는지는 ABC 가설(ABC hypothesis)로 설명한다. ABC 가설에서는 3종류의 기관인식유전자(*A*, *B*, *C*)가 꽃분열조직의 특정한 2개의 선상에서 스위치가 켜진다고 한다. *A* 유전자는 바깥쪽 2개의 선상(꽃받침과 꽃잎)에서 스위치가 켜지고, *B* 유전자는 가운데 2개의 선상(꽃잎, 수술)에서 스위치가 켜지며, *C* 유전자는 안쪽의 2개의 선상(수술, 암술)에서 스위치가 켜진다. 꽃받침은 유전자 *A*만 활성화된 꽃 분열조직 부위에서, 꽃잎은 유전자 *A*와 *B* 가 활성화된 꽃 분열조직 부위에서, 수술은 유전자 *B*와 *C* 가 활성화된 꽃 분열조직 부위에서, 암술은 유전자 *C* 만 활성화된 꽃 분열조직 부위에서 각각 발달한다. *A*와 *C* 유전자는 서로를 억제하는데, 만약 *A* 또는 *C* 유전자의 어느 하나가 결여되었을 때 다른 유전자가 이를 대체한다.

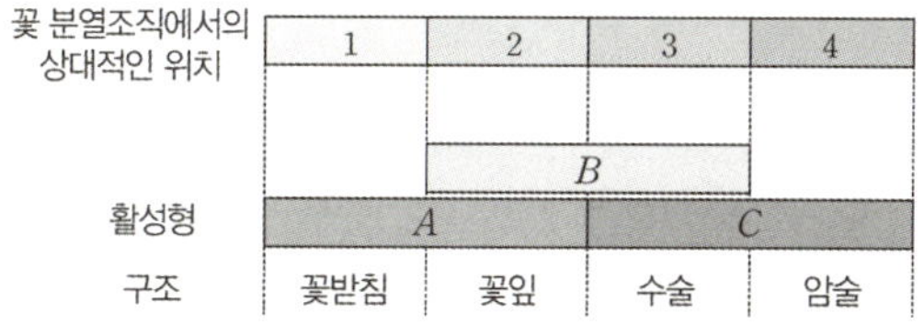

ABC 가설로, 유전자 *A*나 *B* 또는 *C*의 활동이 결여된 돌연변이에 대해 설명할 수 있게 되었다. *A*가 결실된 개체는 *A*가 발현될 조직에서 *C*가 발현되어 암술과 수술만 발달한다. *C*가 결실된 개체는 *C*가 발현될 조직에서 *A*가 발현되어 꽃받침과 꽃잎만 발달한다. *B*가 결실된 개체는 *A*와 *C*만 발현되므로 꽃받침과 암술만 발달한다.

문제에서 제시된 자료를 살펴보면, 두 번째 자료를 통해 유전자 *a*는 유전자 *A*이고, 유전자 *b*는 유전자 *B*이며, 유전자 *c*는 유전자 *C*임을 알 수 있다. 그러므로 수술과 암술이 형성되지 못한 돌연변이 식물체 (가)는 유전자 *c*가 결실된 개체임을 알 수 있다. 꽃잎과 수술이 형성되지 못한 돌연변이 식물체 (나)는 유전자 *b*가 결실된 개체임을 알 수 있다. 또한, 꽃받침과 꽃잎이 형성되지 못한 돌연변이 식물체 (다)는 유전자 *a*가 결실된 개체임을 알 수 있다. 한편, 꽃받침은 발현되고 꽃잎과 암술이 형성되지 못한 돌연변이 식물체 (라)는 유전자 *b*와 *c*가 모두 결실된 개체임을 알 수 있다. 따라서 수술도 발달하지 못할 것이므로, ㉠ 은 ×임을 추론할 수 있다.

| 정답해설 |

ㄴ. 자료해석에서 살펴보았듯이, 돌연변이 식물체 (나)는 유전자 *b*가 결실된 개체임을 알 수 있다. 따라서 주어진 설명은 옳다.

ㄷ. 식물체를 구성하는 모든 체세포는 수정을 통해 형성된 접합자의 유사분열을 통해 형성된 것이므로, 체세포들은 접합자가 가지고 있던 유전자들을 모두 가지고 있다. 즉, 꽃받침을 구성하는 세포, 꽃잎을 구성하는 세포, 수술을 구성하는 세포, 암술을 구성하는 세포는 접합자와 같이 유전자 *a*, *b*, *c*를 모두 가지고 있다. 따라서 야생형 꽃받침에는 *b*(*B*)와 *c*(*C*)가 모두 있다는 설명은 옳다.

| 오답해설 |

ㄱ. 자료해석에서 설명하였듯이, ㉠은 '○'가 아니라 '×'이다.

226. 기본 PLUS 정답 ④

| 자료해석 |

이 문제는 뿌리에서 아포플라스트와 심플라스트를 통한 물과 이온의 이동에 대해 이해하고 있는지 확인하기 위한 이해형문제이다. 경로 (가)는 원형질연락사에 의해 서로 연결된 살아있는 세포의 연속적인 세포질 공간인 심플라스트이다. 경로 (나)는 물과 이온이 세포벽과 세포 간 공간을 통해 이동하는 아포플라스트이며 선택적 장벽에 의한 제한을 받지 않는다. 내피(㉠)를 구성하는 세포의 세포벽에 존재하는 카스파리선에는 방수물질인 슈베린이 있어 물과 이온이 아포플라스트를 통해 중심주로 이동하는 것을 제한한다.

| 정답해설 |

ㄱ. 무기영양소가 잎으로 수송되기 위해 물관으로 들어가려면 내피(㉠)의 세포질을 통과해야 한다. 왜냐하면, 내피를 구성하는 세포의 세포벽에 존재하는 카스파리선에는 방수물질인 슈베린이 있어 물과 이온이 통과할 수 없기 때문이다.

ㄴ. 체관은 핵이 퇴화된 채로 세포질만 가지고 있는 살아있는 세포들의 연속적인 세포질 공간이므로, 체관을 통한 체액의 이동은 심플라스트 경로[경로 (가)]를 이용하는 것이다.

| 오답해설 |

ㄷ. 물은 수동수송을 통해 세포막을 통과할 수 있으므로, 심플라스트(가)와 아포플라스트(나) 모두를 이용하여 피층을 통과할 수 있다.

227. 기본 PLUS 정답 ④

| 자료해석 |

이 문제는 기공 개폐 기작에 대해 이해하고 있는지 확인하기 위한 적용형문제이다. 빛이 없으면 K^+와 Cl^-가 공변세포 밖으로 확산되어 나가고 물도 삼투에 의해 빠져나가게 되어 공변세포는 수축하여 기공이 닫히게 된다(가). 공변세포가 빛을 받으면 양성자를 세포 밖으로 능동수송 하여 K^+와 Cl^-가 공변세포 안으로 들어오게 한다. 공변세포 내에 K^+와 Cl^-가 고농도로 존재하면 세포 내 수분퍼텐셜이 더욱 낮아져 물이 공변세포 내로 들어와 팽윤되어 기공이 열리게 된다(나).

| 정답해설 |

ㄱ. 청색광은 청색광 수용체를 통해 양성자 펌프를 활성화시켜 H^+를 공변세포로부터 주위 표피세포로 능동수송 한다. 그 결과 K^+을 공변세포 내로 끌어들여 공변세포의 수분퍼텐셜을 낮추고 물이 유입되게 한다. 따라서 공변세포는 팽윤되어 기공이 열리므로 청색광은 (나) 과정을 촉진한다. 앱시스산은 기공을 닫는 역할을 하므로 (가) 과정을 촉진한다.

ㄴ. (가) 과정은 공변세포 내 물이 빠져나가 기공이 닫히는 과정이다. 이 과정을 통해 공변세포 내부의 물의 부피가 감소하게 되므로, "용액의 물리적 압력"으로 정의 되는 압력퍼텐셜의 크기는 작아지게 된다.

| 오답해설 |

ㄷ. 왼쪽 그림에서 이온은 K^+이다.

228. 기본 PLUS 정답 ⑤

| 자료해석 |

(가) : 물관

(나) : 체관 공급부

(다) : 체관 수용부

이 문제는 물관부와 체관부에서 일어나는 물질의 수송에 대해 이해하는지 확인하기 위한 이론형 문제이다.

수분퍼텐셜 = 용질퍼텐셜 + 압력퍼텐셜

공급부에서 능동적으로 체관부에 설탕을 적재하고, 이에 따라 삼투압이 증가하여 용질퍼텐셜($= -CRT$)이 감소한다. 수분퍼텐셜이 감소함에 따라 물관으로부터 물이 유입되어 팽압이 증가한다. 이에 따른 압력기울기에 따라 체관의 수액은 부피유동으로 이동한다. 수용부에서 설탕은 수동수송 및 능동수송에 의해 하적되고 물은 물관으로 다시 돌아간다. 즉, 체관 공급부에서는 당의 적재로 용질퍼텐셜이 감소하고 삼투에 의해 압력퍼텐셜(팽압)이 증가하지만, 수용부에서는 당이 하적되므로 용질퍼텐셜이 증가하고 물이 빠져나가 압력퍼텐셜이 감소한다.

| 정답해설 |

ㄱ. 물관에서의 수액 흐름은 주로 증산으로 생성되는 수분퍼텐셜의 차이에 의해 일어난다.

ㄷ. 아포플라스트 경로로의 설탕의 적재는 설탕-H^+ 공동수송 단백질을 통해 일어나는데, 이것은 양성자 펌프를 통한 에너지를 사용하는 2차 능동수송과정이다.

| 오답해설 |

ㄴ. 체관부의 용질 수송은 부피유동에 의한 것으로 압력퍼텐셜의 차이에 의해 발생한다.

229. 연습 PLUS 정답 ⑥

| 자료해석 |

이 문제는 체관에서 당의 선적에 대해 이해하고 있는지 확인하기 위한 이해형문제이다. 당은 엽육세포로부터 원형질연락사를 통해 심플라스트를 거쳐 체관요소로 이동한다. 어떤 종류에서는 심플라스트와 아포플라스트 경로로 모두 이동한다. 엽육세포보다 체관요소나 동반세포의 설탕농도가 더 높기 때문에 능동수송이 일어나야한다. 이러한 에너지는 양성자펌프가 제공하며 H^+/설탕 공동수송에 의해 설탕이 체관으로 이동하게 된다. 당은 공급원에서 체관에 실으면 체관요소 내부의 수분포텐셜이 감소한다. 따라서 체관은 삼투압으로 물을 끌어들이게 되고 이러한 물의 유입으로 관을 따라 수액이 흐르게 된다. 수용원으로 운반된 당은 세포의 성장이나 대사에 쓰이거나 녹말 등으로 전환되기 때문에 수용원의 당 농도는 체관보다 낮다. 따라서 체관에서 수용원으로의 설탕 이동은 확산으로 일어나고, 수분 포텐셜이 증가하며 체관의 물은 물관으로 이동한다.

| 정답해설 |

ㄴ. 광합성세포에서 합성된 당 ㉡은 설탕으로 육탄당인 포도당과 과당으로 이루어진 이당류이다. 따라서 12개의 탄소로 구성되어있다.

ㄷ. A 세포는 체관요소를 이루는 세포이고, B 세포는 동반세포이다. 체관요소를 이루는 세포는 원형질연락사가 확대되어 구멍을 형성하며 이는 체판이라고 불리는 체와 같은 모양을 한다. 체관요소를 이루는 세포는 살아있지만 원형질의 일부 기능은 소실된다. 소실된 기능은 세포의 모든 소기관을 간직하고 체관요소에 세포 기능을 지원하는 동반세포와 밀접하게 연결되어있다. A와 B는 모두 세포벽과 세포막을 갖는다.

| 오답해설 |

ㄱ. 이온 ㉠은 체관으로의 설탕 수송에 관여하는 H^+이다.

230. 연습 PLUS 정답 ③

| 자료해석 |

이 문제는 뿌리에서의 양분흡수와 질소고정 세균에 의한 뿌리혹 발달에 대해 이해하고 있는지 확인하기 위한 이해형문제이다. 콩과식물(식물 X)과 리조비움(질소고정 세균,㉠)은 서로에게 도움을 주는 상리공생 관계이다. 리조비움은 식물에게 고정된 질소를 제공하고, 식물은 리조비움에게 탄수화물과 여러 유기화합물을 제공한다. 뿌리가 플라보노이드(flavonoide)와 같은 화학적 신호들을 방출하여 토양에 있는 리조비움을 뿌리 주변으로 유인한다. 식물이 방출한 플라보노이드는 세균의 *nod* 유전자의 전사를 유도하여 이 유전자 산물이 뿌리혹 형성인자(Nod factor)를 생산하도록 한다. 세균이 분비하는 뿌리혹 형성인자에 의하여 뿌리의 피층과 내초 세포가 세포분열을 일으켜 뿌리혹을 형성한다. 뿌리혹 안에서 리조비움은 뿌리 세포의 소낭 내에서 박테로이드(㉡) 형태로 존재한다. 박테로이드가 질소 고정을 수행하기 위해서는 혐기성 환경이 필요한데, 이는 질소고정효소(nitrogenase)가 산소에 의해 강력히 저해되기 때문이다. 그러므로 뿌리혹 바깥층에 존재하는 리그닌이 풍부한 목질화된 후벽조직 세포층이 산소 흡수를 감소시킴으로써 혐기성 상태를 유지한다. 뿐만 아니라, 철을 함유하는 레그헤모글로빈이라는 단백질이 적혈구의 헤모글로빈과 유사하게 산소와 가역적으로 결합함으로써 산소 농도를 낮게 유지함과 동시에 호기성 세균인 리조비움이 질소고정에 필요한 ATP를 꾸준히 생산하도록 산소 공급을 조절한다.

| 정답해설 |

③ 콩과식물(식물 X)과 리조비움(㉠) 간의 상리공생 구조체인 뿌리혹을 형성하는 과정에서 플라보노이드를 분비하는 것은 리조비움이 아니라 콩과식물이다. 따라서 ㉠(리조비움)은 플라보노이드를 분비하여 감염사 형성을 유도한다는 설명은 옳지 않다.

| 오답해설 |

① 자료해석에서 살펴보았듯이, 식물 X와 리조비움(㉠)은 공생관계이다. 따라서 주어진 설명은 옳다.

② 리조비움의 뿌리혹 안에서의 형태인 박테로이드(㉡)는 질소를 고정하는데, 이것은 이들이 질소고정효소를 갖기 때문에 가능하다.

④ 자료해석에서 살펴본 바와 같이, 후벽조직(㉢) 세포층은 산소 흡수를 감소시킴으로써 질소고정효소가 효과적으로 작용할 수 있는 혐기성 상태를 유지하는 역할을 한다.

⑤ 뿌리혹은 콩과식물인 식물 X의 피층과 내초가 분열함으로써 발달한다. 따라서 뿌리혹은 식물 X의 피층에서 형성된다는 설명은 옳다.

231. 기본 PLUS 정답 ①

| 자료해석 |

이 문제는 옥신과 굴광성에 대해 이해하고 있는지 확인하기 위한 이해형문제이다. 줄기가 빛을 향해 자라는 것을 양성 굴광성(phototropism)이라고 하고 빛에서 멀어지는 방향으로 자라는 것을 음성 굴광성이라고 한다. 옥신은 줄기 정단부에서 생성되어 1㎝/hr의 속도로 세포를 통해 아래로 수송되어 줄기 신장을 촉진하는데, 옥신은 정단부에서 아래쪽으로만 이동하며 반대방향으로는 이동하지 않는다(극성 수송).

자엽초가 빛을 향해 굽어지는 것은 줄기 생장을 촉진하는 화학물질인 옥신이 빛을 비추는 반대쪽(ⓑ 부위)에 고농도로 존재하기 때문이다. 옥신이 빛을 비추는 반대쪽에 고농도로 존재하는 이유는 빛에 의해 옥신이 차등적으로 생산되거나 분해되어서가 아니라 정단부에서 합성된 옥신이 빛을 비추는 쪽에서 빛을 비추는 반대쪽으로 이동(측면 재분포)하기 때문이다.

| 정답해설 |

ㄱ. 편향된 빛에 의해 옥신은 측면 재분포하기 때문에 빛을 비추는 쪽의 줄기 부위(ⓐ 부위)보다 빛을 비추는 반대쪽 줄기 부위(ⓑ 부위)에 더 높은 농도로 존재한다. 따라서 ⓐ 부위의 옥신 농도는 ⓑ 부위의 옥신 농도보다 더 낮다는 설명은 옳다.

| 오답해설 |

ㄴ. 굴광성은 청색광 광수용체인 포토트로핀(phototropin)에 의해 매개된다. 따라서 특정 파장의 빛(㉠)으로 청색광이 적색광보다 더 효과적이다.
ㄷ. 옥신의 합성은 줄기의 중간 부위(ⓐ 부위나 ⓑ 부위)에서 일어나는 것이 아니라 줄기의 정단부에서 일어난다.

232. 기본 PLUS 정답 ⑦

| 자료해석 |

이 문제는 옥신의 극성 수송에 대해 이해하고 있는지 확인하기 위한 적용형문제이다. 옥신은 줄기 정단부에서 생성되어 1㎝/hr의 속도로 세포를 통해 아래로 수송되어 줄기 신장을 촉진하는데, 옥신은 정단부에서 아래쪽으로만 이동하며 반대방향으로는 이동하지 않는다. 이러한 옥신의 수송을 극성 수송이라 한다. 옥신의 극성 수송은 세포에서 옥신 수송 단백질 분포의 극성에 기인하는데, 옥신 수송 단백질은 세포의 아래쪽(뿌리 쪽 방향 세포막)에 집중적으로 분포하고 있다. 세포막에 존재하는 양성자 펌프(H^+-ATPase)의 작용으로 세포벽 공간(Ⅰ 부위)의 pH는 5 정도 인데 반해서 세포기질(Ⅱ 부위)의 pH는 7정도이므로, 약산인 옥신은 세포 밖(세포벽 공간)에서는 비해리형(HA)으로 존재하고 세포기질에서는 해리형(A^-)으로 존재한다. 비해리형(HA)은 세포막을 확산하여 아무 곳에서나 쉽게 세포 내부로 들어올 수 있지만, 해리형(A^-)은 세포의 아래쪽(뿌리 쪽 방향 세포막)에 집중적으로 분포하고 있는 옥신 수송 단백질에 의해서 아래쪽으로만 세포 밖으로 확산될 수 있다. 세포막을 통한 이러한 수송의 결과 옥신은 줄기 정단부에서 아래쪽으로만 수송될 수 있다.

문제에서 주어진 자료를 살펴보면, 옥신 수송 단백질이 그림 상에서 위쪽 세포막에 주로 분포하고 있으므로 그림 상에서 위쪽((가))이 뿌리 쪽 방향임을 알 수 있다.

| 정답해설 |

ㄱ. 세포막에 존재하는 양성자 펌프(H^+-ATPase)의 작용으로 H^+ 농도는 Ⅰ 부위(세포벽 공간)가 Ⅱ 부위(세포기질)보다 더 높다. 따라서 pH는 Ⅰ 부위가 Ⅱ 부위보다 더 낮다는 설명은 옳다.
ㄴ. 자료해석에서 살펴본 바와 같이, 문제에서 주어진 자료를 통해 (가) 방향은 뿌리 방향이고 (나) 방향은 정단부 방향임을 알 수 있다.
ㄷ. 옥신은 ㉠(양성자 펌프, H^+-ATPase)의 활성을 촉진하여 세포벽 공간(Ⅰ 부위)의 pH가 5 정도가 되도록 한다.

V.

233. (기본)

정답 ①

| 자료해석 |

이 문제는 옥신에 의한 식물의 신장 생장에 대해 이해하고 있는지 확인하기 위한 분석·종합·평가형문제이다. 옥신(IAA, indole acetic acid)은 줄기 정단부에서 생성되어 1cm/hr의 속도로 세포를 통해 아래로 수송되어 줄기 신장을 촉진한다. 옥신은 수소이온이 결합한 비해리형(IAAH)과 해리형(IAA^-) 2가지 형태로 존재할 수 있다. 세포 내부로 들어온 옥신은 수소이온 펌프 유전자의 발현을 촉진한다. 또한 옥신은 다른 단백질과 함께 수소이온 펌프를 안정화시키고, 수소이온 펌프의 원형질막으로의 삽입을 유도한다. 수소이온 펌프의 작용으로 세포벽의 pH가 낮아지면 익스팬신(expansin)이 활성화되는데, 활성화된 익스팬신은 셀룰로오스 미세섬유 사이를 연결시키는 가교단백질을 분해한다. 그 결과 세포벽은 느슨해져 세포팽창이 일어나게 된다. 한편 옥신은 식물의 각 기관(뿌리, 눈, 줄기)에 대한 작용 농도 범위가 다른데, 그로 인해 뿌리, 눈, 줄기에서 옥신의 최적 활성 농도가 다르게 나타난다.

문제에서 제시된 <실험 Ⅰ>에서 옥신 농도에 따른 뿌리와 줄기의 신장생장률을 살펴보면, 길이 증가율이 최대 일 때의 뿌리와 줄기에서 옥신 농도가 서로 다른 것을 확인할 수 있다. 뿌리의 경우에는 옥신의 농도가 약 10^{-4} ppm일 때, 줄기의 경우에는 옥신의 농도가 약 10 ppm일 때에 최대의 줄기 길이 증가율을 나타낸다. <실험 Ⅱ>에서 옥신 처리 후 시간에 따른 줄기의 길이 신장과 pH 변화를 보면, 옥신 처리 후 시간이 지날수록 줄기의 신장은 증가하고 세포벽 내의 pH 는 감소하는 것을 볼 수 있다. 이를 통해 옥신은 줄기 세포벽의 pH를 낮춤으로써 줄기의 길이를 증가시킨다는 것을 추론할 수 있다.

| 정답해설 |

ㄱ. 자료해석에서 설명하였듯이, <실험 Ⅰ>의 그래프를 보면 뿌리와 줄기 길이 증가율이 최대 일 때의 옥신 농도가 다른 것을 볼 수 있다. 따라서 신장 생장에 대한 옥신의 최적 농도는 줄기와 뿌리에서 서로 다르다는 설명은 옳다.

| 오답해설 |

ㄴ. <실험 Ⅱ>의 결과를 살펴보면, 옥신 첨가 이후 줄기 세포벽의 pH가 약 5.8에서 약 4.8로 낮아지면서 줄기 길이가 증가하는 것을 확인할 수 있다. 그러므로 익스팬신(expansin)(줄기의 신장을 촉진하는 효소)의 활성은 pH가 5일 때가 pH 5.8일 때보다 더 높을 것임을 알 수 있다. 그러므로 주어진 설명은 옳지 않다.

ㄷ. 자료해석에서 살펴보았듯이, 옥신은 수소이온 펌프 유전자의 발현을 촉진하며, 다른 단백질과 함께 수소이온 펌프를 안정화시키고, 수소이온 펌프의 원형질막으로의 삽입을 유도함으로써 세포 내부에서 세포 외부(세포벽)로의 수소이온의 수송(능동수송)을 촉진한다. 따라서 옥신은 세포 외부에서 세포 내부로의 수소이온 이동을 촉진한다는 설명은 옳지 않다.

234. 기본 PLUS 정답 ①

| 자료해석 |

이 문제는 지베렐린과 발아에 대해 이해하고 있는지 확인하기 위한 이해형문제이다. 지베렐린은 줄기와 뿌리의 정단 부위에서 합성되며, 줄기의 신장을 촉진하는 기능을 한다. 종자 발아 시 지베렐린(GA)은 배(embryo)에서 합성되어 배젖으로 분비되는데, GA는 호분층(aleurone layer)의 세포에 작용하여 녹말 분해효소-아밀레이스(amylase)-를 암호화하는 유전자의 전사가 일어나게 한다. 호분층에서 합성된 아밀레이스(amylase)는 배젖으로 분비되어 배젖의 녹말을 가수분해하여 발생 중인 배가 이용할 수 있게 한다.

| 정답해설 |

① 호르몬 X(지베렐린)는 이소프레노이드(isoprenoid) 계열의 물질로 단백질이 아니다.

| 오답해설 |

② 배젖은 2개의 극핵이 하나의 정자와 수정하여 형성되는 것이므로, ㉠(배젖)의 핵상은 $3n$이다.

③ 호르몬 X(지베렐린)는 옥신과 함께 식물의 길이 생장을 촉진한다.

④ 종자 발아 시 배에서 분비된 지베렐린의 자극으로 호분층에서 아밀레이스(amylase)가 분비되는데, 아밀레이스는 배젖의 녹말을 가수분해한다.

⑤ 보리는 외떡잎식물이다. 따라서 문제에서 제시한 자료에서 확인할 수 있는 것처럼 ㉡(보리의 낟알)에는 떡잎이 하나만 존재한다.

235. 기본 PLUS 정답 ⑥

| 자료해석 |

이 문제는 에틸렌(ethylene)의 기능에 대해 이해하고 있는지 확인하기 위한 이해형문제이다. 식물 호르몬 에틸렌은 다양한 기능을 수행한다. 첫째 에틸렌은 발아중인 어린 유식물이 기계적인 자극을 받았을 때 삼중반응을 일으키게 해준다. 완두 유식물이 토양 속에서 발아하여 위쪽으로 뚫고 올라오는 상황에서 돌과 같은 딱딱한 물질과 마주치면(기계적인 자극이 있으면), 유식물은 에틸렌이 합성되어 삼중반응이 일어나게 된다. 삼중반응에는 줄기 신장 저해, 줄기의 비후화, 줄기의 수평 생장의 3가지 반응을 의미하는데, 이러한 반응을 통해 발아중인 유식물은 돌과 같은 장애물을 피하여 위로 생장할 수 있게 된다. 둘째, 에틸렌은 아폽토시스(apoptosis)에 의한 식물의 노화(senescence)를 촉진한다. 셋째, 에틸렌은 잎의 탈리를 촉진한다. 가을에 낙엽이 질 때, 잎자루의 기부에 존재하는 탈리층에서 세포들이 파괴되면서 잎이 줄기로부터 떨어진다. 에틸렌과 옥신의 상대적인 농도가 잎의 탈리를 조절한다(에틸렌은 탈리층 세포의 세포벽 분해를 유도하여 잎의 탈리를 촉진하고, 옥신은 에틸렌의 작용을 억제함으로써 잎의 탈리를 지연시킴). 넷째, 에틸렌은 과일의 성숙을 유도한다. 과일 성숙 과정에서는 순환적인 반응이 일어나는데, 에틸린이 과일의 성숙(세포벽 성분의 분해로 인해 과일이 연질화되고 녹말과 산이 당으로 전환되어 과일이 단맛을 갖게 됨)을 유발하고 성숙의 과정을 통해 에틸렌이 더 많이 만들어 진다.

문제에서 제시한 그림을 살펴보면, 처리한 호르몬의 농도에 따라 암소에서 자라는 완두 유식물에서 줄기의 신장 둔화, 줄기의 비후화, 줄기의 수평생장의 3가지 반응(삼중반응)이 더 강력하게 나타난 것을 확인할 수 있다. 삼중반응을 일으기는 호르몬은 에틸렌이므로 호르몬 X는 에틸렌이라는 것을 알 수 있다.

| 정답 및 오답해설 |

자료해석에서 살펴보았듯이, 보기 ㄴ의 "잎의 탈리를 촉진한다"와 보기 ㄷ의 "과일의 성숙을 촉진한다"는 에틸렌의 기능에 해당한다. 하지만 보기 ㄱ의 "식물의 노화를 억제한다"는 에틸렌의 기능이 아니다 에틸렌은 식물의 노화를 촉진한다. 그러므로 옳은 보기인 ㄴ과 ㄷ이 묶여 있는 ⑥번이 정답이다.

V.

236. 기본 PLUS　정답 ⑥

| 자료해석 |

이 문제는 잎의 탈리에 대해 이해하고 있는지 확인하기 위한 적용형문제이다. (가)는 호르몬 A가 재분배 되어 중력이 작용하는 방향으로 뿌리가 휘어져 자라게 되는 굴중성반응을 나타낸 모식도이다. 이것으로 호르몬 A는 옥신임을 알 수 있다. (나)는 노화, 기후 변화, 낮의 길이 변화에 반응하여 잎이 탈리될 때 탈리 부위 X의 구조이다. 탈리는 에틸렌과 옥신의 상대적 농도변화에 의해서 조절된다. 잎이 노화되면 어린잎에 비해서 옥신의 합성양이 감소한다. 옥신의 농도가 낮아지면 탈리층 세포들은 에틸렌에 대한 민감도가 증가한다. 부위 X의 탈리층에서 에틸렌의 효과가 증가하면 세포들은 셀룰로오스 등의 식물세포벽 구성 물질을 분해하는 효소들을 합성한다.

| 정답해설 |

ㄴ. 탈리층이 존재하는 부위 X에서 옥신 호르몬 A의 농도가 낮아지면 탈리층 세포들의 에틸렌 호르몬에 대한 민감도가 높아진다.

ㄷ. 잎이 탈리될 때 탈리 부위 X는 옥신의 호르몬 농도가 낮아졌기 때문에 에틸렌에 대한 민감도가 증가한다. 그러므로 에틸렌의 효과에 의해 잎자루 밑부분의 세포벽을 느슨하게 하는 효소들이 활성화 된다.

| 오답해설 |

ㄱ. 노화된 잎은 어린잎보다 옥신 호르몬 A를 적게 만들어낸다. 그러므로 잎이 노화되어 탈리될 때 잎에서 합성되는 옥신 호르몬 A의 양이 적어진다.

237. 기본 PLUS　정답 ④

| 자료해석 |

식물에 기계적 자극이 주어지면, 에틸렌에 의해 줄기 신장 저해, 둘레 팽창, 수평 생장의 삼중 반응이 나타난다. 이러한 반응은 줄기가 돌과 같은 장애물을 피해갈 수 있게 한다. 에틸렌 수용체는 반응 경로의 음성 조절인자로, 에틸렌이 결합하면 불활성화되어 반응이 이루어진다.

| 정답해설 |

ㄴ. 에틸렌 수용체가 파괴되면, 에틸렌 수용체는 항상 기능을 하지 못할 것이다. 따라서 에틸렌의 유무에 관계없이 삼중 반응이 나타날 것이다.

ㄹ. 에틸렌에 대한 식물의 삼중 반응 동안 미세소관 배열의 횡적 패턴이 교란되고, 미세소관은 종 방향으로 바뀐다. 따라서 셀룰로오스 미세섬유의 침적도 전환되므로, 새롭게 침적되는 세포벽은 횡 방향보다는 종 방향으로 강화되어 신장보다는 측면 팽창이 촉진된다.

| 오답해설 |

ㄱ. 에틸렌 수용체는 음성 조절인자로, 활성 상태에서 다른 단백질의 활성을 억제한다. 따라서 에틸렌이 에틸렌 수용체에 결합하면, 에틸렌 수용체의 활성은 억제되어 에틸렌 반응 경로가 활성화된다. 에틸렌 부재 시의 에틸렌 수용체는 신호 전달 경로의 단백질을 억제한다.

ㄷ. 에틸렌 수용체의 에틸렌 결합 부위가 손상되면 에틸렌이 존재해도 수용체에 결합하지 못하므로, 에틸렌의 유무에 관계없이 항상 삼중 반응이 나타나지 않는다. 따라서 기계적 자극이 주어졌을 때 식물은 가느다란 줄기가 수직으로 길게 뻗는 형태를 보일 것이다.

238. 기본

정답 ③

| 자료해석 |

이 문제는 식물의 광주기성에 대해 이해하고 있는지 확인하기 위한 적용형문제이다. 광주기성(photoperiodism)은 낮과 밤의 길이 변화에 반응하여 생물체의 생리현상이 조절되는 것을 의미한다. 많은 식물은 개화 조절에 대해 광주기성을 보이는데, 낮의 길이가 특정 길이보다 짧아야 개화가 되는 식물은 단일식물(장야식물)이라고 하며, 낮의 길이가 특정 시간보다 길어야 꽃을 피우는 식물을 장일식물(단야식물)이라 한다.

문제에서 제시된 자료를 살펴보면, 빛 조건 Ⅰ(낮의 길이가 밤의 길이보다 더 긴 조건)에서 종 A 개체(㉠)는 개화하지 않았지만 빛 조건 Ⅱ(낮의 길이가 밤의 길이보다 더 짧은 조건)에서 종 A 개체(㉡)는 개화한 것을 확인할 수 있다. 이를 통해 종 A는 낮의 길이가 특정 길이보다 짧아야(밤의 길이가 임계 길이보다 길 때) 개화가 되는 식물인 단일식물(장야식물)이라는 것을 알 수 있다. 한편 빛 조건 Ⅲ에서는 '연속적인 빛 없음' 기간이 짧은 '빛 있음' 기간에 의해 중단되어 밤의 길이가 임계 길이보다 짧아졌을 것이므로, 단일 식물인 종 A 개체(㉢)는 개화하지 못한 것을 확인할 수 있다. 그러나 빛 조건 Ⅳ에서는 '연속적인 빛 없음' 기간이 짧은 '빛 있음' 기간에 의해 중단되었지만 밤의 길이가 임계 길이보다 짧아지지는 않은 것을 확인할 수 있다. 따라서 단일 식물인 종 A 개체(㉣)는 개화했을 것이다.

| 정답해설 |

ㄱ. 자료해석에서 설명하였듯이, 문제에서 주어진 자료를 통해 Ⅳ에서 ㉣은 개화한다는 것을 알 수 있다. 따라서 주어진 설명은 옳다.

ㄴ. 생태계는 생산자, 소비자, 분해자와 같은 생물적 요인과 생물을 둘러싸고 있는 무기 환경 요인(빛, 온도, 물, 공기, 토양 등)인 비생물적 요인으로 구성된다. 따라서 일조 시간은 비생물적 환경 요인이라는 설명은 옳다.

| 오답해설 |

ㄷ. 자료해석에서 살펴보았듯이, 조건 Ⅲ와 같이 종 A는 '빛 없음' 시간의 합이 ⓐ보다 길더라도 '연속적인 빛 없음' 기간이 중간에 '빛 있음'에 의해 중단될 경우 개화가 일어나지 못한다. 즉, 종 A는 '연속적인 빛 없음' 기간이 ⓐ보다 길 때 개화한다. 따라서 종 A는 '빛 없음' 시간의 합이 ⓐ보다 길 때 항상 개화한다는 설명은 옳지 않다.

239. 기본 PLUS

정답 ⑥

| 자료해석 |

이 문제는 광주기와 개화호르몬에 대해 이해하고 있는지 확인하기 위한 적용형문제이다. 장일식물은 암기가 임계 암기(critical night length)보다 짧아져야 개화를 한다. 적색광 수용체인 피토크롬이 광주기성의 일차적 광수용체이다. 꽃은 정단분열조직이나 곁눈분열조직에서 형성되지만 광주기의 변화를 인지하여 꽃의 발달을 유도하는 신호물질을 만들어내는 곳은 바로 잎(기관 A)이다. 따라서 어떤 신호가 잎에서 정단분열조직으로 이동해야 하는데, 이것을 개화호르몬(화성소, florigen)이라 한다. 개화호르몬은 작은 단백질로 *FT(FLOWERING LOCUS T)* 유전자에 의해 암호화된 FT 단백질이다. 적절한 광주기 자극이 있으면 잎의 동반세포에서 CO 단백질이 축적되는데, 축적된 CO 단백질은 *FT* 유전자의 발현을 촉진한다. FT 단백질은 원형질연락사를 통해서 체관요소로 이동한 후 정단분열조직까지 체관액과 함께 수송된다. 정단분열조직에서 FT 단백질은 FD 단백질과 함께 *AP1*과 같은 분열조직인식유전자(meristem identity gene)의 발현을 유도하여 정단분열조직이 꽃분열조직으로 전환되도록 해준다.

| 정답해설 |

ㄴ. ⓐ(FT 단백질)는 FD 단백질과 함께 *AP1*과 같은 분열조직인식유전자의 발현을 유도하는 전사인자로 작용한다. 따라서 주어진 설명은 옳다.

ㄷ. 문제에서 주어진 그림을 살펴보면, CO는 개화를 촉진하는 작용을 한다는 것을 확인할 수 있다. 따라서 장일식물에서는 낮의 길이가 길어지는 것이 CO의 작용(축적)을 촉진할 것임을 알 수 있다. 낮의 길이가 길어지면 피토크롬 P_r 이성질체는 줄어들고 피토크롬 P_{fr} 이성질체는 많아진다는 점을 고려해봤을 때, P_r 이성질체는 CO의 작용에 부정적인 영향을 줄 것임을 알 수 있다. 그러므로 피토크롬 P_r 이성질체는 프로테아좀에서 CO의 분해를 촉진한다는 설명은 옳다는 것을 알 수 있다.

| 오답해설 |

ㄱ. 화성소인 FT 단백질은 빛 자극을 감지하는 기관인 잎에서 합성된 후, 체관을 통해 정단분열조직으로 이동하여 정단분열조직이 꽃분열조직으로 전환되도록 유도한다. 따라서 기관 A는 정단분열조직이라는 설명은 옳지 않다.

240. 연습 정답 ③

| 자료해석 |

이 문제는 옥신과 지베렐린이 뿌리생장에 미치는 영향에 대해 이해하고 있는지 확인하기 위한 분석·종합·평가형문제이다. 식물 호르몬은 각 기관에 따라 생장을 촉진할 수 있는 적절한 농도가 다르다. 호르몬의 종류와 농도에 따라 같은 기관에서 서로 다른 효과를 나타내기도 한다. 옥신은 약 $10^{-5}\,M$ 이상의 고농도에서 뿌리 생장을 억제하는 것을 알 수 있다. 지베렐린은 일반적으로 줄기의 생장을 촉진하며, 옥산과 유사하게 뿌리의 발달을 촉진한다.

| 정답해설 |

③ 옥신과 지베렐린은 조사한 모든 농도에서 뿌리 절편의 생장을 촉진하지 않았다. 지베렐린은 약 $10^{-6}\,M$ 이상의 농도에서 뿌리 절편의 생장을 억제하며, 옥신은 약 $10^{-5}\,M$ 이상의 농도에서 뿌리 절편의 생장을 억제한다.

| 오답해설 |

① 옥신을 처리했을 때 $10^{-9}\,M$ 농도에서 절편의 길이생장 정도가 가장 컸으므로 이 농도에서 뿌리 절편의 생장을 가장 많이 촉진하였다는 것을 알 수 있다.

② 지베렐린을 처리했을 때 $10^{-7}\,M$ 농도에서 절편의 길이생장 정도가 가장 컸으므로 이 농도에서 뿌리 절편의 생장을 가장 많이 촉진하였다는 것을 알 수 있다.

④ 뿌리 절편의 생장을 촉진하는 최적의 농도는 옥신의 경우 $10^{-9}\,M$, 지베렐린의 경우 $10^{-7}\,M$로 호르몬의 종류에 따라 다르다.

⑤ $10^{-10}\,M \sim 10^{-6}\,M$에서 옥신을 처리했을 때 지베렐린을 처리한 경우보다 절편의 질량변화가 컸으므로 옥신이 지베렐린보다 뿌리절편의 생장을 더 많이 촉진한 것을 알 수 있다.

241. 연습 PLUS 정답 ③

| 자료해석 |

이 문제는 지베렐린의 신호전환경로(신호전달경로)에 대해 이해하고 있는지 확인하기 위한 적용형문제이다. 지베렐린(GA)은 줄기의 신장을 촉진하는 식물 호르몬이다. 지베렐린이 표적세포의 세포질에 존재하는 지베렐린 수용체에 결합하면, 지베렐린-수용체 복합체가 핵으로 이동한다. 핵으로 이동한 후 이 복합체는 지베렐린 반응 유전자의 전사를 억제하고 있던 억제자에 결합하는데, 이러한 결합은 억제자에 유비퀴틴이 첨가되도록 자극한다. 유비퀴틴이 첨가된 억제자는 프로테아좀에서 분해되는데, 그로 인해 전사인자가 억제자에 의한 억제로부터 해제되어 지베렐린 반응 유전자가 발현된다. 지베렐린 반응 유전자는 생장촉진 유전자로, 식물체의 키를 커지게 한다.

| 정답 및 오답해설 |

문제에서 제시된 돌연변이 ㉠을 살펴보면, 돌연변이로 인해 지베렐린과 결합하지 못해 활성화되지 못하는 수용체는 지베렐린이 존재하는 상황에서도 지베벨린의 신호를 인식하지 못해 줄기의 신장을 촉진하지 못하게 된다. 따라서 이러한 돌연변이를 가진 식물체의 표현형은 난쟁이일 것이다. ㉡의 경우에는 수용체에 돌연변이가 일어나 지베렐린이 없을 때에도 억제자에 항상 결합하여 유비퀴틴화를 유도하는 돌연변이라고 하였으므로, 이러한 돌연변이를 가진 식물체에서는 지베렐린의 존재 유무와 상관없이 억제자가 프로테오좀에서 분해되어 항상 기능하지 못할 것이다. 따라서 전사인자가 지베렐린의 존재 유무와 상관없이 항상 활성화 되어있을 것이고, 그로 인해 지베렐린이 과잉 처리된 식물과 같이 키다리 식물의 표현형이 나타날 것이다. ㉢의 경우는 돌연변이로 인해 억제자가 합성되지 못하는 돌연변이라고 하였으므로, 이러한 돌연변이를 가진 식물체는 지베렐린의 존재 유무와 상관없이 억제자가 전사인자를 항상 억제하지 못하게 된다. 그 결과 이러한 돌연변이를 가진 식물체에서는 전사인자가 지베렐린 반응 유전자를 항상 활성화시킴으로써 키다리 식물의 표현형이 나타날 것이다. 따라서 각 돌연변이로 인한 식물의 표현형이 올바르게 연결되어 있는 ③번이 정답이다.

242. 연습 PLUS

정답 ③

| 자료해석 |

ABA는 과다한 수분 손실에 의한 스트레스에 의해 기공의 닫힘을 촉진한다. 주어진 실험 결과를 통해 ABA의 신호 전달 경로에 유전자 *A*와 *B*가 관여함을 알 수 있으며, 야생형과 돌연변이 결과를 비교함으로써 그 역할을 추론할 수 있다. 유전자 *A*의 경우, 돌연변이가 일어났을 때, ABA에 대해 기공의 닫힘은 감소하고, 기공의 열림은 증가한다. 곧, 유전자 *A*는 기공 닫힘을 촉진하고, 기공 열림을 억제함을 알 수 있다. 마찬가지로, 유전자 *B*의 경우는 돌연변이가 일어났을 때 기공 닫힘과 기공 열림이 증가하므로 ABA에 대해 기공의 열림과 닫힘을 억제함을 추론할 수 있다.

| 정답해설 |

③ 유전자 *B*에 돌연변이가 일어났을 때, ABA에 의한 기공 닫힘은 증가한다. 이는 유전자 *B*가 기공 닫힘을 억제하는 기능을 함을 가리킨다.

| 오답해설 |

① 유전자 *A*와 *B*는 돌연변이가 일어났을 때, ABA에 대해 기공의 열림과 닫힘 반응이 달라진다. 이는 유전자 *A*와 *B* 모두 ABA에 의한 기공 열림에 연관되어 있음을 뒷받침한다.

② 유전자 *A*는 돌연변이가 일어났을 때, 야생형과 비교하여 기공의 닫힘은 감소하나, 기공의 열림은 증가한다. 곧 유전자 *A*가 기공 닫힘은 촉진하나, 기공 열림을 억제하는 기능을 함을 알 수 있다.

④ 유전자 *A*에 돌연변이가 일어났을 때, 기공 닫힘은 유전자 B에 돌연변이가 일어났을 때와는 달리 ABA에 반응하여 기공 닫힘을 촉진하지 않음을 알 수 있다. 이는 유전자 *A*가 유전자 *B*의 상위에서 기능을 수행한다는 것을 말하며, 만일 유전자 *B*가 유전자 *A*의 상위에서 기능을 수행한다면 유전자 *B* 돌연변이와 유전자 *A* 돌연변이 결과가 서로 같아야 할 것이다.

⑤ 야생형의 실험 결과를 비교하면 ABA의 기능을 확인할 수 있다. ABA는 수분 스트레스에 의하여 기공 닫힘은 촉진하고, 기공 열림은 억제한다.

243. 연습 PLUS

정답 ⑤

| 자료해석 |

이 문제는 앱시스산(ABA)의 신호전환경로(신호전달경로)와 기능에 대해 이해하고 있는지 확인하기 위한 적용형문제이다. ABA는 식물이 가뭄 스트레스를 받을 때 기공 닫힘을 촉진하는 식물 호르몬인데, 가뭄 스트레스 상황에서 식물의 뿌리가 물 부족을 감지하면 뿌리는 ABA를 생산한다. 뿌리에서 생산된 ABA는 물관을 통해 뿌리에서 지상부로 이동하는데, 잎으로 이동한 ABA는 공변세포의 수용체에 결합하여 신호전환경로를 활성화시킨다. 그 결과 세포막에 존재하는 내향성 K^+ 통로는 억제(㉠)되고 외향성 K^+ 통로는 활성화(㉡)됨으로써 공변세포 내부의 K^+ 농도가 급격히 낮아지게 된다. 그로 인해 공변세포의 삼투압이 감소하게 되고, 이는 물의 손실을 야기하게 된다. 그 결과 공변세포의 팽압이 감소되어 기공이 닫히게 된다.

한편, ABA는 종자의 휴면에도 관여한다. 종자의 성숙 과정에서 ABA 수준은 약 100배 정도 증가하는데, 성숙 중인 종자에서 고농도의 ABA는 발아를 억제하고 성숙 시 동반되는 탈수를 견딜 수 있도록 돕는다. 휴면 중인 종자에서 ABA가 제거되거나 불활성화되면, 종자는 발아한다. 종자의 발아는 어린 식물의 생존에 적절한 빛과 온도, 습도 등의 환경 하에서만 일어나게 된다. 가을에 뿌려진 종자가 곧바로 발아하지는 않으며(이렇게 함으로써 추운 겨울 날씨에 어린 식물이 얼어 죽는 것을 막음), 어둡고 습기가 있는 과일 속에서도 종자는 발아하지 않는다.

| 정답해설 |

ㄱ. 자료해석에서 설명하였듯이, 앱시스산 신호전환경로가 활성화되면 세포막에 존재하는 내향성 K^+ 통로는 억제(㉠)되고 외향성 K^+ 통로는 활성화(㉡)됨으로써 공변세포 내부의 K^+ 농도가 급격히 감소하고 기공이 닫히게 된다. 따라서 주어진 설명은 옳다.

ㄷ. 자료해석에서 살펴보았듯이, ABA는 종자의 휴면에 관여한다. ABA는 성숙중인 종자에서 발아를 억제함으로써 어린 식물이 적절한 환경 하에서만 종자가 발아할 수 있도록 해준다. 따라서 주어진 설명은 옳다.

| 오답해설 |

ㄴ. ABA는 기공 닫힘을 촉진함으로써 식물이 수분을 보호할 수 있게 해준다. 공변세포 세포막에 존재하는 H^+-ATPase 활성이 증가하면, 공변세포 내부에서 외부로 H^+의 능동수송이 증가함으로써 세포벽의 pH는 더 낮아지고 세포질의

pH는 더 높아지게 된다. 이는 공변세포 밖에서 안으로의 전기화학적 기울기가 더 커지게 하는데, 이로 인해 양전하를 띠는 K^+이 공변세포 내부로 유입되게 된다. 이것은 공변세포의 삼투압을 증가시키게 되고, 그 결과 공변세포로 물이 유입되고 팽압이 증가하여 기공이 열리게 된다. 따라서 기공이 닫히게 하는 작용을 하는 ABA는 H^+-ATPase 활성을 억제해야한다는 것을 알 수 있다. 그러므로 ABA 신호전환경로가 활성화되면 공변세포 세포막에 존재하는 H^+-ATPase 활성이 증가한다는 설명은 옳지 않다.

244. 연습 PLUS

정답 ④

| 자료해석 |

이 문제는 피토크롬과 종자의 발아에 대해 이해하고 있는지 확인하기 위한 분석·종합·평가형문제이다. 피토크롬에서 광흡수 부분은 광가역적으로 조사되는 빛의 색에 따라 두 가지 형태로 상호 전환된다. 적색광 흡수 형태의 피토크롬(P_r)은 적색광을 흡수하여 근적외선 흡수 형태의 피토크롬(P_{fr})으로 전환된다. 근적외선 흡수 형태의 피토크롬(P_{fr})은 근적외선을 흡수하여 적색광 흡수 형태의 피토크롬(P_r)으로 전환된다. $P_r \leftrightarrow P_{fr}$ 상호전환은 식물의 빛에 유도되는 다양한 반응(종자 발아, 광주기성 등)을 조절하는 스위치로 작용하는데, P_{fr} 형태의 피토크롬이 상추씨의 발아와 같은 빛에 대한 다양한 반응을 유발한다.

문제에서 주어진 실험을 살펴보면, 적색광을 비추었을 때 대부분의 종자는 발아한 것을 확인할 수 있다. 하지만 적색광을 비춘 후 근적외선을 비춘 경우는 발아율이 적색광만 비추었을 때보다 반 정도로 감소한 것을 확인할 수 있다. 하지만 적색광을 비춘 후 근적외선을 비추고 다시 적색광을 비춘 경우는 발아율이 적색광만 비추었을 때로 다시 회복한 것을 확인할 수 있다. 이러한 결과는 적색광은 발아를 촉진하고 근적외선을 발아를 억제한다는 점과 마지막에 조사된 빛이 발아를 결정하며 적색광과 근적외선의 효과는 가역적이라는 점을 말해준다.

| 정답해설 |

ㄱ. 자료해석에서 살펴본 바와 같이, 문제에서 주어진 자료를 통해 적색광은 상추 발아를 촉진하고 근적외선은 억제한다는 것을 알 수 있다.

ㄴ. 최종적으로 비춰준 빛이 적색광이므로 ㉠ 값은 최종적으로 비춰준 빛이 적색광일 때의 값인 ⓑ(100)와 유사할 것이다.

| 오답해설 |

ㄷ. 문제에서 주어진 실험을 통해 상추씨의 발아는 근적외선 흡수 형태의 피토크롬(P_{fr}, P_r이 적색광을 흡수하여 생성되는 형태의 피토크롬)이 많을 때 일어난다는 것을 알 수 있다. 따라서 상추씨의 발아는 씨앗의 $\frac{P_{fr}}{P_r}$ 비율이 낮을 때가 높을 때보다 더 잘 일어난다는 설명은 옳지 않다.

245. 연습 PLUS 정답 ⑤

| 자료해석 |

이 문제는 광수용체인 피토크롬(phytochrome)에 대해 이해하고 있는지 확인하기 위한 이해형문제이다. 피토크롬은 2개의 폴리펩타이드 사슬로 이루어지며, 각 사슬은 1개의 색소포를 가진다. 피토크롬은 2가지 이성질체 중 하나로 존재하는데, 이들은 서로 다른 두 종류 파장의 빛에 의해 광가역적으로 서로 상호 전환된다. 적색광(㉠, 660 nm 파장의 빛) 흡수 형태의 피토크롬(P_r)은 색소포가 적색광을 흡수하여 근적외선(㉡, 730 nm 파장의 빛) 흡수 형태의 피토크롬(P_{fr})으로 전환된다. P_{fr} 형태가 피토크롬의 활성형으로, 종자의 발아나 광주기성, 음지회피반응 등의 식물에서 중요한 다양한 생물학적 과정을 촉발한다.

P_r 형태가 적색광을 받아 P_{fr} 형태로 전환될 때, 피토크롬의 입체 구조의 변화가 일어난다. 이러한 입체 구조의 변화로 인해 피토크롬에서는 핵위치신호서열(NLS)과 단백질 인산화효소 영역의 노출이 일어난다. NLS의 노출로 인해 P_{fr} 형태의 피토크롬은 핵으로 이동한다. 핵으로 이동한 P_{fr} 형태의 피토크롬은 전사인자와 직접 상호작용하여 유전자의 전사를 변화시키거나 단백질 인산화효소로 작용하여 다른 단백질들을 인산화 시킴으로써 이들 단백질들이 유전자의 전사에 영향을 미칠 수 있도록 해준다. 이러한 방식을 통해 $P_r \leftrightarrow P_{fr}$ 상호전환은 식물의 빛에 유도되는 다양한 반응(종자 발아, 광주기성, 음지 회피 등)을 조절하는 스위치로 작용한다.

| 정답해설 |

ㄱ. 자료해석에서 살펴보았듯이, P_r 형태의 피토크롬을 P_{fr} 형태의 피토크롬으로 전환시키는 빛은 적색광이다. 따라서 ㉠은 적색광이라는 설명은 옳다.

ㄷ. 숲의 수관(canopy)의 양지 부분은 햇빛을 그대로 받기 때문에 적색광과 근적외선이 거의 동일한 비율로 비춰진다. 하지만 수관에 존재하는 잎들이 적색광은 흡수하고 근적외선은 흡수하지 않고 통과시키므로 수관 아래 그늘 부분의 경우는 적색광은 약하고 근적외선은 강하다. 따라서 숲의 수관의 양지 부분 잎의 경우는 P_r 형태와 P_{fr} 형태가 거의 동등하게 존재할 것이지만, 수관 아래 그늘 부분의 잎에서는 P_r 형태가 P_{fr} 형태보다 훨씬 더 많이 존재할 것이다. 그러므로 $\frac{P_{fr}}{P_{total}}$(총 피토크롬에 대한 P_{fr}의 비율)은 숲의 수관(canopy)의 양지 부분의 잎에서가 수관 아래 그늘 부분에 존재하는 잎에서보다 더 높다는 설명은 옳다.

| 오답해설 |

ㄴ. 적색광(㉠)은 P_r 형태의 피토크롬을 P_{fr} 형태의 피토크롬으로 전환함으로써 상추씨의 발아(종자의 발아)를 촉진한다. 하지만 근적외선(㉡)은 P_{fr} 형태의 피토크롬을 P_r 형태의 피토크롬으로 전환함으로써 종자의 발아를 일으키지 못할 것이다. 따라서 ㉡(근적외선)은 상추씨의 발아를 촉진한다는 설명은 옳지 않다.

V.

246. 연습 정답 ②

| 자료해석 |

광주기성과 개화 조절

- 식물에서의 개화는 낮의 길이가 아니라 밤의 길이에 의해 영향을 받는다.
- 적색광(R)은 밤의 길이를 짧게 하고, 이후의 근적외광(FR)은 적색광의 효과를 없애준다.
- 적색광(R)과 근적외광(FR)에 의해 광가역성이 일어나며, 교대로 처리할 때 마지막 처리에 의해 효과가 결정된다.

개화 유도물질(화성소, florigen)

- 개화 유도물질-개화호르몬(FT 단백질)-은 잎에서 합성되며, 이후 잎을 빠져나와 체관을 통해 정단분열조직으로 이동하여 분열조직의 운명을 영양생장에서 생식생장으로 전환시켜 개화를 유도한다.
- 개화 유도물질은 한 식물에서 다른 식물로 접목을 통해 전달될 수 있다.

| 정답 및 오답해설 |

실험 Ⅰ

- (가) : 적색광을 처리했다가 다시 근적외광을 처리하였으므로, 암기가 계속 유지되는 효과가 생겨 개화가 유도된다.
- (나), (다) : 암기 중간에 적색광이나 명주기를 처리하였으므로, 임계암기를 유지하지 못해 개화가 유도되지 않는다.

실험 Ⅱ

- A : 개화 유도물질은 잎에서 합성되므로, 정단면에 단일처리를 할 경우 개화가 유도되지 않는다.
- B : 개화 유도물질은 잎에서 합성되며, 이후 잎을 빠져나와 개화를 유도하므로, 잎 하나만을 단일처리해도 개화가 유도된다.
- C : 일단 합성된 개화 유도물질은 접목을 통해 다른 식물로 전달될 수 있으므로, 개화가 유도된다.

247. 기본 PLUS 정답 ③

| 자료해석 |

이 문제는 병원균에 대한 식물의 방어에 대해 이해하고 있는지 확인하기 위한 이해형문제이다. 식물의 병원균은 식물이 화학적 방어 반응을 일으키도록 유도하는데, 유도제(elicitor)라고 불리는 특정 분자(균류의 세포벽 조각, 세균에 의해서 만들어진 단백질 등)가 식물에게 인식되어 이러한 방어 반응이 일어난다. 많은 경우 병원균의 *avr* 유전자 산물(단백질)이 식물의 *R* 유전자 산물(수용체 단백질)에 인식되어 방어 반응이 유도되는데, 이러한 유전자들의 상호작용을 유전자-유전자 가설(gene-for-gene hypothesis)이라 한다.

유도제가 수용체에 특이적으로 결합하면 신호전달경로가 활성화 되어 과민반응(hypersensitive response, HR)이 일어난다. HR은 감염된 부위 근처에서 국부적으로 세포와 조직이 죽는 것을 말하는데, 이렇게 함으로써 병원균의 확산을 막는다. 또한 HR이 일어나는 동안 생산되는 파이토알렉신(phytoalexin)이나 활성산소종(reactive oxygen intermediate)은 침입한 병원균을 죽인다. HR은 지역적이고 특이적인 방어작용인데, HR은 매우 효과적이어서 HR을 시작하면 식물은 거의 병에 걸리지 않는다. HR이 일어나는 동안 식물세포는 메틸살리실산(methylsalicylic acid)을 생산하는데, 메틸살리실산은 체관을 통해 감염부위로부터 멀리 떨어진 식물의 다양한 부위로 이동하여 살리실산(salicylic acid)으로 전환된다. 살리실산은 신호전달경로를 활성화 시켜 또 다른 감염에 재빠르게 반응할 수 있는 방어체계를 갖추게 하는데, 이렇게 해서 식물 전체에 걸쳐 갖추게 된 저항성을 전신획득저항성(systemic acquired resistance, SAR)이라 한다. SAR는 비특이적 반응으로, 다양한 병원균에 대해 며칠 동안 저항성을 보이도록 한다.

문제에서 주어진 자료를 살펴보면, 세균 X가 생산한 avr 단백질은 식물 Z의 R 단백질(수용체)에 특이적으로 인식되어 과민반응을 일으킨 것을 확인할 수 있다. 따라서 식물 Z는 세균 X에 대한 저항성을 보인다는 것을 알 수 있다. 반면에 곰팡이 Y가 생산한 *avr* 유전자 산물은 식물 Z의 *R* 유전자 산물(수용체 단백질)에 인식되지 못해 과민반응을 일으키지 못한 것을 확인할 수 있다. 따라서 식물 Z는 곰팡이 Y에 대한 저항성을 보이지 못한다는 것을 알 수 있다.

| 정답해설 |

ㄷ. 식물은 더 다양한 종류의 *R* 유전자를 가질수록 더 다양한 병원균이 생산한 *avr* 유전자 산물을 인식할 수 있으므로, 더 다양한 병원균에 대한 방어를 할 수 있게 된다.

| 오답해설 |

ㄱ. 세균 X는 식물 Z에서 과민반응을 일으킨다. 따라서 세균 X는 식물 Z에서 질병을 일으키지 않는다.

ㄴ. 파이토알렉신(phytoalexin)은 과민반응이 일어나는 동안 식물이 생산하는 항세균성 혹은 항곰팡이성 화합물이다. 문제에서 제시한 자료를 살펴보면, 곰팡이 Y는 식물 Z에서 과민반응을 일으키지 못한 것을 확인할 수 있다. 따라서 곰팡이 Y가 감염하면 식물 Z는 파이토알렉신(phytoalexin)을 생산하여 방어한다는 설명은 옳지 않다.

248. 연습 PLUS

정답 ⑥

| 자료해석 |

이 문제는 가뭄 스트레스와 앱시스산에 대해 이해하고 있는지 확인하기 위한 이해형문제이다. 식물세포의 물 부족은 다음과 같은 주된 두 가지 효과를 초래한다. 하나는 지질 이중층에서 단백질의 방향을 부여하는 극성-비극성 작용력이 감소되게 함으로써 야기되는 막 구조의 붕괴이고, 다른 하나는 단백질 3차 구조의 변화이다. 이런 효과로 말미암아 세포의 구조가 제 기능을 발휘하지 못하면 세포의 생장이 억제된다. 따라서 식물은 가뭄 스트레스에 대해 자신의 구조와 기능을 유지하기 위해 순응한다.

앱시스산(ABA)은 식물이 가뭄에 견딜 수 있게 해주는 1차적인 내부 신호이다. 문제에서 주어진 자료를 살펴보면, 가뭄 스트레스 시 식물의 뿌리에서 물 부족을 감지하면 뿌리는 앱시스산(호르몬 X)을 생산한다. 앱시스산은 물관부를 통해 뿌리에서 지상부로 이동하여 기공을 닫게 하고, *LEA* 유전자의 발현을 유도하여 LEA 단백질이 생산되게 함으로써 세포막이나 다른 단백질이 가뭄 스트레스 상황에서 변형되지 않도록 안정화 시키도록 한다.

| 정답해설 |

ㄴ. 뿌리에서 합성된 호르몬 X(앱시스산)는 물관을 통해서 뿌리에서 잎으로 수송된다.

ㄷ. 가뭄 스트레스 상황에서 호르몬 X(앱시스산)는 공변세포의 수용체에 결합하여 K^+의 유출을 유도함으로써 공변세포 내부의 $[K^+]$가 낮아지게 한다. K^+의 유출에 따른 공변세포 내부의 $[K^+]$의 감소(삼투농도 감소)는 결과적으로 물의 유출을 야기하는데, 이로 인해 공변세포의 팽압이 감소하면 기공이 닫히게 된다.

| 오답해설 |

ㄱ. 문제에서 제시한 자료를 살펴보면, 호르몬 X는 가뭄 스트레스 상황에서 식물이 견디게 해주는 호르몬인 것을 알 수 있다. 따라서 호르몬 X는 지베렐린이 아니라 앱시스산이다.

249. 기본

정답 ③

| 자료해석 |

이 문제는 자연선택의 3가지 양상에 대해 이해하고 있는지 확인하기 위한 적용형문제이다. 양적 변이의 양상을 나타내는 형질에 선택압이 가해졌을 때 나타날 수 있는 자연선택의 양상은 방향성 선택과 분단성 선택, 그리고 안정화 선택의 3가지로 나눌 수 있다. 방향성 선택은 표현형 분포 범위에서 한 쪽 극단을 선호하는 자연선택 양상이다. 분단성 선택은 양 극단의 개체를 중간형의 개체보다 선호하는 양상으로, 분단성 선택이 심화될 경우 종의 분화로 이어질 수 있다. 마지막으로 안정화 선택은 중간형이 양 극단보다 선호되는 자연선택 양상으로, 집단 내의 변이가 감소되지만 변이의 평균값이 변화되지는 않는다.
문제에서 주어진 자료를 살펴보면, 집단 P는 흰색과 검은색의 중간형인 개체가 가장 높은 빈도로 존재하는 방식으로 털색에 대해 정규분포를 하고 있는 것을 확인할 수 있다. 이를 통해 털색은 양적 변이의 양상을 나타내는 형질이라는 것을 알 수 있다. 자연선택을 통해 형성된 집단 A는 집단 P에 비해 양 극단 형질을 보이는 개체의 수는 감소하였지만 중간 형질을 보이는 개체의 수는 증가한 것을 확인할 수 있다. 이를 통해 이러한 변화를 일으키게 한 자연선택은 중간형이 양 극단보다 선호되는 자연선택 양상인 안정화 선택이라는 것을 알 수 있다. 한편, 자연선택을 통해 형성된 집단 B는 집단 P에 비해 중간 형질을 보이는 개체의 수는 감소하고 양 극단의 형질을 보이는 개체의 수는 증가한 것을 확인할 수 있다. 이를 통해 이러한 변화를 일으키게 한 자연선택은 양 극단의 개체를 중간형의 개체보다 더 선호하는 분단성 선택이라는 것을 알 수 있다.

| 정답해설 |

ㄷ. 문제에서 주어진 자료를 살펴보면, 집단 P에서는 털색 표현형의 분포 범위가 넓지만 집단 A는 좁은 것을 확인할 수 있다. 따라서 털색 표현형의 변이는 P에서가 A에서보다 크다는 설명은 옳다.

| 오답해설 |

ㄱ. 유전자풀(gene pool)은 넓은 의미로는 한 집단에서 모든 개체에 존재하는 모든 유전자 자리의 모든 대립유전자의 집합을 의미하며, 좁은 의미로는 한 집단에서 하나 혹은 몇 개의 유전자 자리의 대립유전자 집합을 의미한다. 문제에서 주어진 자료를 살펴보면, 집단 B에서는 털색 표현형의 분포 범위가 넓지만 집단 A는 좁은 것을 확인할 수 있다. 따라서 털색 유전자 자리에서 집단 B는 집단 A에 비해 좀 더 다양한 대립유전자들을 가지고 있을 것임을 알 수 있다. 그러므로 유전자풀은 A와 B가 같다는 설명은 옳지 않다.

ㄴ. 자료해석에서 살펴본 바와 같이, 문제에서 주어진 자료를 통해 집단 P는 안정화 선택을 통해 집단 A로 바뀌었다는 것을 알 수 있다. 따라서 P는 방향성 선택을 통해 A로 바뀌었다는 설명은 옳지 않다.

250. 기본

정답 ④

| 자료해석 |

이 문제는 개체군에서 대립유전자 빈도와 자연선택에 대해 이해하고 있는지 확인하기 위한 적용형문제이다. 하나의 집단(개체군, population)은 같은 지역에 있으면서 상호교배하여 생식력 있는 자손들을 생산할 수 있는, 한 종에 속하는 개체들로 이루어진 무리이다. 어떤 집단에서 특정 유전자 좌위에 존재하는 각각의 대립유전자는 자신의 빈도(비율)를 가지고 있다. 2개의 대립유전자가 있는 유전자 좌위를 연구할 때, 관례상 하나의 대립유전자 빈도를 p로 나타내고, 나머지 다른 하나의 대립유전자 빈도는 q로 나타낸다. 진화하고 있지 않은 집단의 어느 유전자 좌위에서 오직 멘델 유전방식으로 대립유전자 분리와 재조합만 일어난다면, 대립유전자와 유전자형의 빈도는 세대 간에 일정하게 유지될 것이다. 이와 같은 집단은 하디-바인베르크 평형 상태에 놓여있다고 말한다.

자연선택, 유전적 부동, 유전자 흐름은 한 집단이 하디-바인베르크 평형 상태에 놓여있지 못하게 할 수 있다(즉, 한 집단의 대립유전자 빈도를 바꿀 수 있음). 자연선택은 생존가능성과 개체군들의 번식생산량을 증가시키는 대립유전자를 다음 세대에 더 일반적이 되도록 하는 진화과정을 의미한다. 자연선택은 개체의 유전자형이 아닌 표현형을 대상으로 하는 특징이 있으며, 변화하는 환경에서 적응 진화를 이끌어내는 진화기작이다. 문제에서 제시된 달팽이 집단을 살펴보면, 유전자형이 AA형인 개체와 이형접합성 개체(Aa)의 껍데기 색깔은 회색이지만 유전자형이 aa인 개체는 흰색이라는 것을 확인할 수 있다. 이를 통해 회색 껍데기가 우성 표현형이고 흰색이 열성 표현형이며, A가 우성 대립유전자이고 a는 열성 대립유전자라는 것을 알 수 있다. 한편, 문제에서 제시한 달팽이 집단은 10개체로 이루어져 있는데, 유전자형이 AA인 개체는 1개체 존재하고 유전자형이 Aa인 개체는 2개체 존재하며, 유전자형이 aa인 개체는 7개체가 존재한다는 것을 확인할 수 있다. 따라서 이 집단에서 우성 대립유전자 A의 빈도(p)는 $0.2(=\frac{1\times2+2\times1}{2\times10})$이고, 열성 대립유전자 a의 빈도($q$)는 $0.8(=\frac{7\times2+2\times1}{2\times10})$이라는 것을 알 수 있다.

| 정답해설 |

ㄴ. Aa 이형접합자의 표현형이 AA 동형접합자의 표현형과 동일한 회색이라는 것을 통해 A가 우성 대립유전자이고 a는 열성 대립유전자라는 것을 알 수 있다. 따라서 대립유전자 A는 a에 대해 우성이라는 설명은 옳다.

ㄷ. 포식자가 흰색 달팽이만 5마리 잡아먹었다고 가정하면, 집단의 크기는 10에서 5로 감소하고 집단에 존재하는 껍데기 색 대립유전자 수는 20개에서 10개로 감소한다. 그 결과 우성 대립유전자 A의 빈도(p)는 $0.4(=\frac{1\times2+2\times1}{2\times5})$로 높아지고, 열성 대립유전자 a의 빈도($q$)는 $0.6(=\frac{2\times2+2\times1}{2\times5})$으로 낮아진다. 따라서 포식자가 흰색 달팽이만 잡아먹을 경우, 대립유전자 A의 빈도가 증가할 것이라는 설명은 옳다.

| 오답해설 |

ㄱ. 자료해석에서 살펴본 바와 같이, 문제에서 주어진 자료를 통해 달팽이 집단에서 우성 대립유전자 A의 빈도(p)는 0.2(20%)라는 것을 알 수 있다. 대립유전자 A의 빈도는 30%라는 설명은 옳지 않다.

251. (기본) 정답 ⑤

| 자료해석 |

이 문제는 잡종강세(heterozygote advantage)에 대해 이해하고 있는지 확인하기 위한 적용형문제이다. 한 종 내에서 개체들은 특정 형질들에 있어서 변이를 나타낸다. 많은 표현형 변이는 유전자나 그 외 다른 DNA 서열들 간의 차이인 유전적 변이(genetic variation)에 의해 나타나지만, 일부 표현형 변이는 개체들 간의 유전적 차이들로부터 발생하지 않고 한 유전자형과 많은 환경 영향들의 상호작용을 통해 나타난다. 일반적으로 오로지 표현형 변이의 유전적 요소만이 진화적 결과를 초래할 수 있다. 진화가 의존하는 유전적 변이는 돌연변이, 유전자 중복, 그 외 다른 과정들이 새로운 대립유전자나 유전자들을 만들어낼 때 비롯된다. 짧은 세대 기간을 갖는 생물들에서는 유전적 변이가 빠르게 축적될 수 있다. 유성생식 또한 기존 유전자들을 새로운 방식으로 배열하기 때문에 유전적 변이를 낳을 수 있다.
자연선택은 개체군에서 불리한 대립유전자를 제거하는 경향이 있는데, 그럼에도 불구하고 이배체성과 균형선택(balancing selection)에 의해 불리한 변이가 제거되지 않고 개체군 내에 계속 남아 있게 된다. 이배체 생물들의 경우 이형접합성 개체들이 가지고 있는 불리한 많은 열성 대립유전자들은 선택을 회피할 수 있기 때문에 개체군에서 제거되지 않고 다음 세대로 전달될 수 있다. 균형선택은 자연선택에 의해 어떤 개체군 내에서 두 개 또는 그 이상의 표현형이 균형 잡힌 빈도로 나타나는 현상을 말하는데, 균형선택에는 잡종강세와 빈도 의존적 선택이 있다. 잡종강세는 이형접합성 개체가 동형접합성 개체에 비해 더 높은 생식 성공을 보이는 현상으로, 그로 인해 특정 유전자좌에서 두 개 또는 그 이상의 대립유전자가 개체군 내에서 보존된다.
문제에서 제시된 자료를 살펴보면, <말라리아가 발생하지 않는 지역>에서는 동형접합성의 정상 적혈구 모양 유전자를 갖는 사람(Hb^AHb^A)의 빈도가 이형접합성의 적혈구 모양 유전자를 갖는 사람(Hb^AHb^S)의 빈도보다 현저히 높은 것을 확인할 수 있다. 반면, <말라리아가 자주 발생하는 지역>에서는 동형접합성의 정상 적혈구 모양 유전자를 갖는 사람(Hb^AHb^A)의 빈도가 이형접합성의 적혈구 모양 유전자를 갖는 사람(Hb^AHb^S)의 빈도보다 현저히 낮은 것을 확인할 수 있다. 이러한 결과는 <말라리아가 자주 발생하는 지역>에서는 이형접합성의 적혈구 모양 유전자를 갖는 사람이 말라리아에 저항성을 나타냄으로써 적응도가 높아져서 나타난 것이다(잡종강세가 나타남). 한편, 동형접합성의 겸형 적혈구 모양 유전자를 갖는 사람(Hb^SHb^S)들은 두 지역에서 모두 인구수가 가장 낮게 나타나는 것을 확인할 수 있는데, 이러한 결과는 Hb^SHb^S인 개체는 악성 빈혈로 인해 적응도가 낮기 때문에 나타난 것이다.

| 정답해설 |

ㄱ. 자료해석에서 살펴보았듯이, 동형접합성의 겸형 적혈구 모양 유전자를 갖는 사람(Hb^SHb^S)들은 악성 빈혈로 인해 어느 지역에서나 적응도가 낮다. 따라서 주어진 설명은 옳다.
ㄴ. 이형접합성의 적혈구 모양 유전자를 갖는 사람(Hb^AHb^S)은 말라리아에 대한 저항성이 있으므로 <말라리아가 발생하지 않는 지역>에서 보다 <말라리아가 자주 발생하는 지역>에서 적응도가 높은데, 그로 인해 Hb^AHb^S의 출현 빈도는 <말라리아가 발생하지 않는 지역>에서 보다 <말라리아가 자주 발생하는 지역>에서 더 높게 나타났다. 따라서 주어진 설명은 옳다.
ㄷ. (나)(<말라리아가 자주 발생하는 지역>)에서는 동형접합성의 정상 적혈구 모양 유전자를 갖는 사람(Hb^AHb^A)은 말라리아 저항성을 나타내지 못하므로 적응도가 낮다. 하지만 <말라리아가 발생하지 않는 지역>에서는 빈혈이 없는 Hb^AHb^A 개체의 적응도가 높다. 따라서 (나)에서 Hb^AHb^A의 출현 빈도가 낮은 것은 말라리아 감염 때문이라는 설명은 옳다.

252. 기본

정답 ②

| 자료해석 |

이 문제는 유전적 부동에 대해 이해하고 있는지 확인하기 위한 이해형문제이다. 유전적 부동이란 우연하고 예측할 수 없는 사건들에 의해 세대 사이에서 개체군(집단)의 대립유전자 빈도가 무작위로 변하는 현상이다. 유전적 부동의 예에는 병목현상과 창시자효과 두 가지로 나눌 수 있는데, 병목현상(병목효과)은 큰 자연적 재앙 등의 이유로 개체군의 크기가 급격히 감소함으로써 나타나는 유전적 부동을 의미한다. 창시자효과는 일부의 개체가 큰 집단으로부터 고립되어 생긴 새로운 집단의 유전자풀이 원래 집단의 유전자 풀을 반영하지 못할 때 나타나는 유전적 부동을 의미한다. 유전적 부동은 개체군의 크기가 크든 작든 모두 일어날 수 있지만, 오직 작은 크기의 개체군에서만 대립유전자 빈도를 상당히 변화시킬 수 있다. 왜냐하면 개체군의 크기가 작을 경우에만 개체수를 줄이거나 특정 인구를 뽑아 새로운 개체군을 만들 때 빈도가 낮은 유전자가 개체 사망으로 없어지거나 아예 선택되지 못해서 새로운 개체군에 그 유전자가 존재하지 않을 가능성 등이 높기 때문이다.
문제에서 주어진 자료를 살펴보면, 큰 집단과 작은 집단에서 대립유전자 A(A 유전자)의 처음 빈도는 10%로 서로 동일하였다. 하지만 50%만 살아남는 대참사 과정에서 큰 집단은 A 유전자를 가진 개체도 많이 죽었지만, 개체수가 많다 보니 비교적 골고루 죽었다. 따라서 대참사 이후의 개체군이 대참사 이전의 개체군과 비교했을 때 A 유전자의 빈도는 크게 변하지 않고 대참사 이전과 비슷한 수준인 8%를 나타냈다. 하지만 작은 집단에서는 A 유전자를 가진 개체가 한 개체뿐이어서 대참사 과정에서 그 개체가 죽어버렸다. 따라서 대참사 이후의 이 개체군에서는 A 유전자의 빈도가 0이 되었다. 두 자료를 종합해보면, 특정 대립유전자가 동일 빈도로 존재하는 개체군에 동일 조건으로 대참사가 일어났을 때 큰 집단에 비해 작은 집단의 경우가 대립유전자의 빈도가 더 크게 변화했다는 것을 알 수 있다.

| 정답 및 오답해설 |

자료해석에서 살펴본 바와 같이 개체수가 작은 집단은 유전적 부동의 영향을 크게 받는다. 유전적 부동의 영향을 많이 받으면 유전자 풀의 변화도 크게 나타날 것이므로 종 분화속도는 빨라질 것이다. 따라서 개체수가 작고 고립된 집단의 종 분화 속도가 개체수가 큰 집단에 비해 더 빠른 이유를 바르게 설명한 것은 ②번의 '유전적 부동에 의해 더 많은 영향을 받기 때문이다'이다.

253. 기본

정답 ④

| 자료해석 |

이 문제는 종분화의 기작 중 이소적 종 분화(allopatric speciation)에 대해 이해하고 있는지 확인하기 위한 적용형문제이다. 생물학적 종개념은 구성원들이 자연에서 서로 교배하여 생식 능력이 있는 자손을 낳을 수 있는 잠재력이 있는 집단들의 한 무리를 의미한다. 즉, 서로 다른 종의 구성원들 간에는 생식 능력이 있는 자손을 낳지 못한다. 종 분화의 유형은 크게 이소적 종 분화와 동소적 종 분화로 나눌 수 있다. 이소적 종 분화(allopatric speciation)는 하나의 집단이 지리적으로 격리된 두 작은 집단으로 분리되었을 때 유전자의 흐름이 차단되는 것이다. 일단 지리적으로 격리가 되면 분리된 유전자풀이 달라진다. 각 집단에서 각각 다른 돌연변이가 일어나고 자연선택과 유전적 부동이 대립유전자 빈도를 각각 다르게 변하게 할 것이다. 그 다음 집단들은 유전적으로 분기하게 하는 선택이나 유전적 부동의 부산물로 생식적 격리가 나타나게 된다. 이와는 달리 동소적 종 분화(sympatric speciation)에서는 같은 지역에 사는 집단 내에서 종 분화가 일어난다. 동소적 종 분화는 이소적 종 분화보다 덜 흔하지만 다배수성, 서식지 분화, 성적 선택 등의 요인으로 유전자 흐름이 감소되는 경우 일어날 수 있다.
문제에서 주어진 자료를 살펴보면, 공통조상은 A 종임을 알 수 있다. 섬이 분리되어 두 개의 섬(섬 ㉠과 섬 ㉡)으로 지리적으로 격리된 후, 섬 ㉡에서는 A 종이 B 종으로 진화하였다(이소적 종 분화). 이후에 섬 ㉡이 다시 분리되어 2개의 섬으로 지리적으로 격리된 후, 둘 중 하나의 섬에서는 B 종이 C 종으로 진화하였다(이소적 종 분화). 하지만 둘 중 다른 하나의 섬에서는 섬 내에서 B 종에서부터 새로운 종인 D 종이 출현하는 동소적 종 분화가 일어났다.

| 정답해설 |

ㄴ. 자료해석에서 살펴본 바와 같이, 문제에서 주어진 자료를 통해 B와 C는 모두 이소적 종분화에 의해 출현하였음을 알 수 있다.
ㄷ. 문제에서 주어진 자료를 살펴보면, C와 D가 A와 C보다 좀 더 최근에 공통조상으로부터 분기하였음을 알 수 있다. 따라서 C와 D의 유연관계는 A와 C의 유연관계보다 가깝다는 설명은 옳다.

| 오답해설 |

ㄱ. ㉠의 A와 ㉡의 A는 동일 종이다. 동일 종은 생식적으로는 격리되어있지 않으므로, 주어진 설명은 옳지 않다.

254. 기본

정답 ③

| 자료해석 |

이 문제는 지구 대기 변화와 생물의 출현 과정에 대해 이해하고 있는지 확인하기 위한 이해형문제이다. 원시 지구의 대기에는 산소가 존재하지 않았으며, 바다에는 유기물이 풍부하였다. 그러므로 최초의 생명체는 유기물을 섭취하여 무산소 호흡을 통해 에너지를 얻었다(무산소 호흡 종속 영양 생물)(㉠). 그 결과, 대기의 이산화탄소의 양은 점차 증가하였으며 유기물의 양은 점차 감소하였다. 이산화탄소 농도의 증가 및 유기물 양의 감소의 결과로, 유기물을 스스로 합성하는 독립 영양 생물인 광합성 세균(㉡)이 출현하였다. 그 결과, 산소 농도 및 유기물의 양이 증가하였다. 산소 농도 및 유기물 양의 증가로 인해 산소를 이용하여 호흡을 하는 종속 영양 생물(호기성 세균)(㉢)이 출현하게 되었다.

㉠: 무산소 호흡 종속 영양 생물
㉡: 광합성 세균
㉢: 호기성 세균

| 정답해설 |

ㄱ. 자료해석에서 설명하였듯이, ㉠은 유기물을 섭취하여 무산소 호흡을 통해 에너지를 얻는 무산소 호흡 종속 영양 생물이다.

ㄴ. 자료해석에서 살펴보았듯이, ㉡은 광합성 세균이므로 빛 에너지를 화학 에너지로 전환한다는 설명은 옳다.

| 오답해설 |

ㄷ. ㉡은 광합성 세균이고 ㉢은 호기성 세균으로, 진핵 생물이 아니다. 따라서 ㉡과 ㉢은 모두 막으로 둘러싸인 세포 소기관을 가진다는 설명은 옳지 않다.

255. 연습

정답 ①

| 자료해석 |

이 문제는 생물의 3개 영역의 기원에 대해 이해하고 있는지 확인하기 위한 이해형문제이다. 지구상의 생명체들은 세 가지 영역(domain)으로 나누어지는데, 세 가지 영역은 세균영역(domain Bacteria), 고세균영역(domain Archaea), 진핵생물영역(domain Eukarya)이다. 세균영역과 고세균영역에 속하는 생물들은 모두 원핵생물이다. 모든 진핵생물은 진핵생물영역에 포함되는데, 이 영역에는 다세포 진핵생물의 세 가지 계-식물계, 균계, 동물계-가 포함된다.

분자생물학적, 세포생물학적 증거에 의하면 원핵생물의 두 가지 계통(진정세균과 고세균)이 생명체 진화의 역사에서 매우 초기 단계에 분화되었다는 것을 나타낸다. 진핵생물은 고세균으로부터 진화하였다. 따라서 이런 의미에서 진핵생물은 고세균의 특수한 그룹이다. 계통수의 이러한 구성은 rRNA 유전자의 서열 비교를 통해 얻어졌다.

3개 영역의 유전체 전체의 비교를 통해 생명체 역사의 초기 단계에서는 서로 다른 영역의 생물들 사이에서 많은 유전자의 교환이 일어났음을 알 수 있었는데, 이것은 전이인자와 플라스미드의 교환, 바이러스 감염, 그리고 생물들의 융합(숙주와 내부공생생물이 하나의 생물로 되는 현상) 등의 메커니즘에 의해 유전자가 한 유전체에서 다른 유전체로 전달되는 과정인 수평적 유전자 전달(horizontal gene transfer)을 통해 일어났다. 진핵생물의 미토콘드리아나 광합성 진핵생물의 엽록체는 세균의 내부공생을 통해 생겨났다. 세포내공생설에 따르면, 미토콘드리아의 조상(프로테오박테리아)은 산소를 이용하는 비광합성 원핵세포 였으며, 엽록체의 조상(남세균)은 광합성을 하는 원핵세포였다. 또한 미토콘드리아로 진화하는 프로테오박데리아가 편입되는 사건(㉠)이 엽록체로 진화하는 남세균이 편입되는 사건(㉡)보다 먼저 일어났다.

| 정답해설 |

ㄱ. ㉠은 프로테오박테리아의 내부공생을 통해 미토콘드리아가 형성되는 과정이다. 미토콘드리아로 진화할 세균(프로테오박테리아)은 산소호흡을 통해 ATP를 생성하는 호기성 세균이어야만 할 것이다. 따라서 ㉠ 과정에서 호기성 세균의 내부 공생이 일어났다는 설명은 옳다.

| 오답해설 |

ㄴ. Ⅰ(식물계, 동물계, 고세균)의 공통조상은 원핵생물이었을 것이다. 따라서 Ⅰ의 공통조상은 핵을 갖는다는 설명은 옳지 않다.

ㄷ. ⓛ 과정을 통해 형성된 세포소기관은 엽록체이다. 세포내 공생을 통해 형성된 세포소기관은 비록 내부공생 과정에서 자신의 유전자 대부분을 숙주생물의 핵으로 넘겨주었지만 일부 유전자는 현재까지도 자신이 가지고 있다. 따라서 ⓛ 과정을 통해 형성된 세포소기관은 자신의 유전체를 가지지 않는다는 설명은 옳지 않다.

256. 연습 PLUS

정답 ④

| 자료해석 |

이 문제는 접합전 장벽에 의한 생식적 격리에 대해 이해하고 있는지 확인하기 위한 적용형문제이다. 문제에서 주어진 자료를 살펴보면, 동일 지역(동소적)에서 서식하고 있는 두 종의 유럽 딱새(얼룩 딱새와 깃 딱새) 사이에서는, 두 종의 암컷 딱새가 짝으로 같은 종의 수컷만 선택하고 다른 종의 수컷은 선택하지 않는 것을 확인할 수 있다. 하지만, 서로 다른 지역(이소적)에서 서식하고 있는 두 종의 유럽 딱새(얼룩 딱새와 깃 딱새) 사이에서는, 두 종의 암컷 딱새가 실수로 종종 다른 종의 수컷을 선택하는 것을 확인할 수 있다. 이러한 자료는, 유럽 딱새에서 이소적 종들보다 동소적 종들이 서로 더 성적으로 격리되어 있다는 것을 말해준다.

| 정답해설 |

ㄱ. 두 종간에서 종간 교배가 일어나지 못하게 하는 형질은 생식적 장벽으로 작용한다. 따라서 문제에서 주어진 자료를 통해 두 종의 수컷 유럽 딱새의 깃털색이 다름은 두 종간의 생식적 장벽으로 작용한다는 것을 알 수 있다.

ㄴ. 자료해석에서 살펴본 바와 같이, 문제에서 주어진 그래프 자료를 통해 서로 근연종인 두 종의 유럽 딱새에서 이소적 종들보다 동소적 종들이 서로 성적으로 더 격리되어 있다는 것을 알 수 있다.

| 오답해설 |

ㄷ. 문제에서 주어진 자료를 통해, 유럽 딱새에서 동소적 종간에서는 종간 교배가 이루어지지 않았지만 이소적 종간에서는 교배가 일어난 것을 확인할 수 있다. 따라서 접합전 장벽(prezygotic barrier)의 크기는 이소적 종들 사이에서보다 동소적 종들 사이에서가 더 크다는 것을 추정할 수 있다.

257. 기본 정답 ⑤

| 자료해석 |

이 문제는 분자진화의 특성에 대해 이해하고 있는지 확인하기 위한 적용형문제이다. 유전자 및 단백질 등의 분자수준에서도 진화에 대한 정보를 얻을 수 있다. 여러 생물에서 핵산의 염기 서열이나 단백질의 아미노산 서열을 비교하여 유전자와 단백질 등의 분자에서 일어나는 진화적 변화를 알 수 있다. 각 분자의 진화는 비교적 일정한 속도로 일어나므로, 두 분자의 서열이 독립적으로 진화해 온 시간이 길수록 더 많은 차이가 축적되게 된다. 따라서 두 종간에 핵산의 염기 서열이나 단백질의 아미노산 서열이 비슷할수록 두 종은 진화적으로 가까운 종일 가능성이 높다.

문제에서 주어진 자료를 살펴보면, 헤모글로빈의 아미노산 서열을 비교하여 사람과 차이가 나는 아미노산 수를 조사해본 결과 동물들마다 다양한 것을 확인할 수 있다. 단백질의 아미노산 서열이 비슷할수록 두 종은 진화적으로 가까운 종일 가능성이 높으므로 사람과 차이 나는 아미노산 수가 1로 가장 적은 고릴라가 사람과의 유연관계가 가장 가까울 것이고, 사람과 차이나는 아미노산 수가 125로 가장 많은 칠성장어가 사람과의 유연관계가 가장 멀 것임을 알 수 있다.

| 정답해설 |

ㄱ. 아미노산 서열의 비교를 통해 얻은 증거는 분자생물학적 증거에 해당된다. 따라서 주어진 설명은 옳다.

ㄴ. 문제에서 주어진 표를 살펴보면, 헤모글로빈의 아미노산 서열을 비교했을 때 사람과 차이가 나는 아미노산 수가 붉은털원숭이는 8개이고 고릴라는 1개인 것을 확인할 수 있다. 따라서 헤모글로빈의 아미노산 서열을 비교하여 사람과 차이가 나는 아미노산 수가 더 적은 고릴라가 사람과 더 가깝다고 할 수 있다.

ㄷ. 각 분자의 진화는 비교적 일정한 속도로 일어나므로 두 분자의 서열이 독립적으로 진화해 온 시간이 길수록 더 많은 차이가 축적되게 된다. 그러므로 공동 조상(공통조상)에서 갈라져 나온 지 오래될수록 차이 나는 아미노산의 수가 많아진다는 설명은 옳다.

258. 연습 PLUS 정답 ⑦

| 자료해석 |

이 문제는 유전적 다양성과 분자진화에 대하여 이해하고 있는지 확인하기 위한 적용형문제이다. '% 다형성 유전자 좌'는 조사한 전체 유전자 좌 중 2개 혹은 그 이상의 대립유전자가 검출된 유전자 좌의 비율을 의미한다고 하였으므로, 주어진 자료를 살펴보면 애완용 고양이의 유전적 다양성이 가장 크고 사자의 유전적 다양성이 가장 작은 것을 볼 수 있다. 한 종 내에서 극소부수체의 다양성이 알로자임의 다양성보다 훨씬 더 큰 것을 알 수 있는데, 이것은 많은 알로자임의 경우 중요한 기능을 가진 단백질을 암호화하므로 선택이 강하게 작용하여 고정되는 돌연변이가 적기 때문이다. 즉, 극소부수체의 진화속도가 알로자임의 진화속도보다 더 크다.

| 정답해설 |

ㄱ. 애완용 고양이는 각 지역의 사람들의 기호에 따라 선택되었으므로, 다양한 특성을 가지게 되었다.

ㄴ. 문제에서 '% 다형성 유전자 좌'가 클수록 유전적 다양성이 크다고 제시하였는데, 따라서 '% 다형성 유전자 좌'가 가장 작은 사자가 유전적다양성이 가장 낮은 종이다.

ㄷ. 극소부수체의 진화속도는 알로자임의 진화속도보다 빠르다.

259. 기본

정답 ④

| 자료해석 |

이 문제는 분류체계와 학명 명명법에 대해 이해하고 있는지 확인하기 위한 이해형문제이다. 학자들 간에 의사소통을 할 때 모호함을 피하기 위해 생물학자들은 생물을 라틴 학명으로 말하는데, 학명을 쓸 때는 이명(binomial)을 사용한다. 이명법은 속명(genus), 종소명(specific epithet), 명명자를 차례로 기입하는 방법으로, 명명자는 생략하기도 한다. 속명과 종명은 모두 이탤릭체로 표기하고, 속명의 첫글자는 대문자로, 종명의 첫글자는 소문자로 표기한다. 명명자는 정체로 표기하며, 첫 글자는 대문자로 표기한다(사람의 학명, *Homo sapiens* Linne).
지구상의 생물 종들을 계층적 구조로 분류하기 위해 분류체계를 이용하는데, 분류체계는 종(species), 속(genus), 과(family), 목(order), 강(class), 문(phylum or division), 계(kingdom)의 7개의 체계로 되어 있다. 이 체계에서 관련된 속(genus)들은 동일 과(family)에 포함시키고, 관련된 과(family)들은 동일 목(order)으로 묶고, 목(order)들은 강(class)으로, 강(class)들은 문(phylum)으로, 문(phylum)들은 계(kingdom)로 묶는다. 그리고 최근에는 계(kingdom)들은 영역(domain)으로 묶는다. 이러한 생물 분류체계는 생물 사이의 유연관계를 표시하는데 사용된다.
문제에서 제시된 종 A, C, E를 보면 속명이 *Hibiscus*로 같고, B와 D를 보면 속명이 *Dendranthema*로 같은 것을 볼 수 있다. 그러므로 A, C, E가 같은 속이며, B, D가 같은 속임을 알 수 있다.

| 정답해설 |

ㄱ. 자료해석에서 설명하였듯이, 학명은 이명(속명 + 종소명)으로 표기하므로 A의 학명에서 '*syriacus*'는 종소명이라는 설명은 옳다.

ㄴ. 자료해석에서 살펴보았듯이, B와 D를 보면 속명이 *Dendranthema*로 동일한 것을 볼 수 있다. 따라서 B와 D는 같은 속에 속한다는 설명은 옳다.

| 오답해설 |

ㄷ. 문제에서 주어진 자료를 살펴보면, C와 D는 서로 다른 속에 속하는 개체들이고, C와 E는 동일 속에 속하는 개체들이라는 것을 알 수 있다. 동일 속에 속하는 개체들이 서로 다른 속에 속하는 개체들보다 유연관계가 더 가까운 것이므로, C와 D의 유연관계는 C와 E의 유연관계보다 가깝다는 설명은 옳지 않다.

260. 기본

정답 ②

| 자료해석 |

이 문제는 계통수 작성법에 대해 이해하고 있는지 확인하기 위한 이해형문제이다. 계통분류학에서는 생물 상호간의 진화적인 유연관계에 따라서 종을 분류하는데, 공유 조상 형질(shared ancestral character, 공통조상이 가지고 있던 형질로 조사 대상의 모든 종들이 가지고 있는 형질)과 공유 파생형질(shared derived character, 특정 분기군에만 나타나는 고유한 형질)을 기초로 하여 단계통군을 찾아내고, 그것을 근거로 분기도(cladogram)라는 계통수를 작성하는 방식으로 종들을 분류한다.
문제에서 주어진 생물종들은 2개의 과와 3개의 속으로 분류된다고 하였으므로 문제에서 주어진 계통수를 살펴보면, 특징 ㉠을 공유하는 종 F와 종 B, 그리고 다른 두 종(A, C)이 포함되는 가지(분류군)가 하나의 과를 형성할 것이라는 것과 특징 ㉠을 가지지 못하는 종들(종 E와 다른 한 종(D))이 포함되는 가지(분류군)가 다른 하나의 과를 형성할 것이라는 것을 알 수 있다. 그런데 문제에서 주어진 표를 살펴보면, 특징 (다)는 A, B, C, F의 4개 종이 모두 가지고 있는 것을 볼 수 있다. 따라서 특징 (다)는 종 F와 종 B, 그리고 다른 두 종(A, C)이 포함되는 분류군이 공유하는 특징인 ㉠이라는 것을 알 수 있다. 또한 특징 ㉠을 공유하는 4개의 종(A, B, C, F) 중에서 F와 A는 특징 (가)를 공유하는 것을 확인할 수 있는데, 이를 통해 특징 (가)는 ㉡이라는 것과 ⓐ는 F와 같은 속에 속하는 A이라는 것, 그리고 B와 같은 속에 속하는 ?는 C라는 것을 수 있다. 또한 F만 갖는 특징인 특징 ㉣은 특징 (마)라는 것과 E만 갖는 특징인 특징 ㉢은 특징 (라)라는 것, 그리고 B와 같은 속에 속하는 ?(C)만 갖는 특징인 특싱 ㉤은 (나)라는 것을 알 수 있다.

| 정답해설 |

ㄴ. 자료해석에서 살펴본 바와 같이, 문제에서 주어진 자료를 통해 ㉡은 (가)라는 것을 알 수 있다.

| 오답해설 |

ㄱ. 자료해석에서 살펴본 바와 같이, 문제에서 주어진 자료를 통해 ⓐ는 A라는 것을 알 수 있다. 따라서 주어진 설명은 옳지 않다.

ㄷ. 자료해석에서 살펴본 바와 같이, 문제에서 주어진 자료를 통해 A, B, C, F가 하나의 과를 형성하고 D와 E가 다른 하나의 과를 형성한다는 것을 알 수 있다. 따라서 D와 F는 같은 과에 속한다는 설명은 옳지 않다.

261. 연습

정답 ⑤

| 자료해석 |

이 문제는 계통수 작성법에 대해 이해하고 있는지 확인하기 위한 분석·종합·평가형문제이다. 계통분류학에서는 생물 상호간의 진화적인 유연관계에 따라서 종을 분류하는데, 공유 조상형질(shared ancestral character, 공통조상이 가지고 있던 형질로 조사 대상의 모든 종들이 가지고 있는 형질)과 공유 파생형질(shared derived character, 특정 분기군에만 나타나는 고유한 형질)을 기초로 하여 단계통군을 찾아내고, 그것을 근거로 분기도(cladogram)라는 계통수를 작성하는 방식으로 종들을 분류한다.

문제에서 주어진 표를 살펴보면, 특징 4는 A~E의 모든 종이 가지는 것을 확인할 수 있다. 이를 통해 특징 4는 공유조상형질임을 알 수 있다. 그리고 B, D, E의 3개의 종이 특징 3을 가지며, 특징 3을 가지지 않는 2개의 종인 A와 C는 특징 2를 가지는 것을 확인할 수 있다. 문제에서 제시한 그림(계통수)을 살펴보면, 특징 2를 가지는 C가 계통수의 왼쪽에 자리하고 있으므로 계통수 상에서 C의 바로 옆에 존재하는 종은 A이라는 것과 ㉠은 A와 C의 공유파생형질인 특징 2이라는 것을 알 수 있다. 한편, 문제에서 제시한 표에서 특징 3을 가지는 3개의 종(B, D, E) 중에서 B와 E만 특징 1을 가지는 것을 확인할 수 있는데, 이는 B와 E의 진화적인 유연관계가 B와 D의 진화적인 유연관계나 D와 E의 진화적인 유연관계보다 가깝다는 것을 말해준다. 따라서 문제에서 제시한 계통수 상에서 (가)는 B 또는 E이라는 것을 알 수 있으며, 특징 1을 가지지 않는 D가 계통수 상에서 가장 오른쪽에 위치하는 종이라는 것을 알 수 있다.

| 정답해설 |

ㄱ. 자료해석에서 살펴본 바와 같이, 문제에서 주어진 자료를 통해 ㉠은 특징 2이라는 것을 알 수 있다.

ㄴ. (가)는 B 또는 E 이므로, 특징 1, 3, 4를 가진다는 설명은 옳다.

ㄷ. 문제에서 주어진 자료를 통해 D와 B가 D와 A보다 좀 더 최근의 공통조상을 가진다는 것을 알 수 있다. 따라서 D와 A의 유연관계보다 D와 B의 유연관계가 가깝다는 설명은 옳다.

262. 기본

정답 ②

| 자료해석 |

이 문제는 식물의 계통에 대하여 이해하고 있는지 확인하기 위한 이해형문제이다.. 식물의 공통조상은 녹조류와 같은 수생식물에서 기원되었는데, 식물의 공통조상은 세대교번을 하였고 정단분열조직과 다세포성 배우자낭 등을 가지고 있었다.

그림 (가)는 식물의 계통수이다. 식물의 공통조상은 비관다발식물(nonvascular plants)(㉠)과 관다발식물(vascular plants)의 두 가지 계통으로 갈라졌다. 비관다발식물(㉠)에는 선류, 각태류, 태류가 포함되며, 이들은 관다발을 가지고 있지 않다. 관다발식물은 비종자 관다발식물(seedless vascular plants)(㉡)과 종자식물(seed plants)의 두 계통으로 갈라졌다. 비종자 관다발식물(㉡)에는 석송, 쇠뜨기, 솔잎란, 양치식물 등이 포함되는데, 이들은 물관부와 체관부로 구성된 관다발과 뿌리와 잎을 가지고 있으며 포자체가 우세하는 생활사를 가진다. 종자식물은 종자와 화분을 가진다는 특성(B)을 공유한다. 종자식물은 다시 겉씨식물(gymnosperm)과 속씨식물(angiosperm)의 두 계통으로 나뉘어졌는데, 속씨식물은 꽃을 피우고 중복수정을 통해 삼배체 배젖을 만들며 열매가 열리는 특성(A)을 공유한다.

그림 (나)에서 제시한 생활사를 살펴보면, 이 식물은 배우체보다 포자체의 크기가 크고 복잡한 구조를 가지므로 관다발 식물에 해당한다는 것을 알 수 있다. 또한 정자와 난자가 직접 만나 수정이 이루어지는 것을 통해 비종자 관다발식물인 양치식물의 생활사임을 알 수 있다.

| 정답해설 |

ㄷ. 자료해석에서 살펴본 바와 같이, 문제에서 제시한 자료를 통해 그림 (나)는 양치식물의 생활사를 나타낸 그림이라는 것을 알 수 있다. 양치식물은 ㉡에 해당하므로 주어진 설명은 옳다.

| 오답해설 |

ㄱ. 문제에서 주어진 자료를 통해 '종자 형성'은 B에 해당한다는 것을 알 수 있다.

ㄴ. 포자체의 핵상은 $2n$이다. 포자는 포자체의 생식세포에서 감수분열을 통해 만들어지므로 핵상이 n이다. 따라서 주어진 설명은 옳지 않다.

263. 기본 정답 ⑤

| 자료해석 |

이 문제는 동물의 계통에 대해 이해하고 있는지 확인하기 위한 이해형문제이다. 모든 동물들은 하나의 공통 조상을 공유하는데, 현존하는 문들 가운데 해면동물(해면동물문)은 동물의 계통수의 기초로부터 분지된 기저 분류군(basal taxon)이며, 해면동물과 소수의 다른 무리들을 제외한 모든 동물들은 진정한 조직을 가지는 진정후생동물이다. 강장동물부터 진정후생동물에 속하며 이배엽성이다. 대부분의 진정후생동물은 3배엽성 동물인 좌우대칭동물에 속한다. 좌우대칭동물은 선구동물과 후구동물로 나뉜다. 선구동물은 원구가 입을 형성하는 동물이며, 후구동물은 원구가 항문을 형성하는 동물이다. 좌우대칭동물은 체강의 유무로 분류할 수도 있다. 진체강동물은 중배엽에서 발달한 조직들로 이루어진 진체강을 갖는다. 의체강동물은 중배엽과 내배엽으로 이루어진 체강(의체강)을 갖는다. 무체강동물은 체강을 가지지 못한다. 이를 종합하여 동물을 분류하면 아래와 같다.

분류군	배엽	원구와 입	체강	예
해면동물	없음	-	-	목욕해면
자포동물	2배엽	-	-	해파리, 말미잘
편형동물	3배엽	선구동물	무체강	플라나리아
선형동물	3배엽	선구동물	의체강	회충, 선충
윤형동물	3배엽	선구동물	의체강	윤충
연체동물	3배엽	선구동물	진체강	오징어, 조개
환형동물	3배엽	선구동물	진체강	갯지렁이, 거머리
절지동물	3배엽	선구동물	진체강	곤충류, 협각류, 갑각류, 다지류
극피동물	3배엽	후구동물	진체강	불가사리, 성게
척삭동물	3배엽	후구동물	진체강	두삭, 미삭동물, 유두동물

문제에서 제시된 자료를 살펴보면, 파충류인 뱀은 척삭동물 중 척추동물에 포함되므로 문제에서 제시한 4가지 특징(㉠~㉣) 중 3가지의 특징('척추를 가진다', '진체강을 가진다', '원구가 항문이 된다(후구동물)')을 가진다. 따라서 표에서 B는 뱀이며, B만 가지는 특징인 ㉢은 '척추를 가진다'라는 것을 알 수 있다. 불가사리는 제시한 4가지 특징(㉠~㉣) 중 2가지의 특징('진체강을 가진다', '원구가 항문이 된다(후구동물)')을 가진다. 따라서 표에서 뱀인 B와 2가지 형질(㉠과 ㉣)을 공유하는 A는 불가사리이며, ㉠과 ㉣은 '진체강을 가진다'와 '원구가 항문이 된다(후구동물)' 중 어느 하나에 각각 해당한다는 것을 알 수 있다. 환형동물인 갯지렁이는 문제에서 제시한 4가지 특징(㉠~㉣) 중 1가지의 특징만을 가지는 것을 확인할 수 있는데, 이를 통해 표에서 D가 갯지렁이며, D만 가지는 특징인 ㉣은 '진체강을 가진다'라는 것을 알 수 있다. 그러므로 ㉠은 '원구가 항문이 된다'이다. 마지막으로 3배엽성 동물인 뱀, 불가사리, 갯지렁이가 가지지 않는 형질인 ㉡(2배엽성 동물이다)을 가지는 C는 해파리라는 것을 알 수 있다.

| 정답해설 |

ㄱ. 자료해석에서 설명하였듯이, B는 뱀이다. 뱀은 파충류이므로 체내 수정을 하는 척추동물이다. 따라서 주어진 설명은 옳다.

ㄴ. 자료해석에서 살펴본 바와 같이, 문제에서 주어진 자료를 통해 ㉠은 '원구가 항문이 된다'라는 것을 알 수 있다.

ㄷ. A는 불가사리(극피동물)이고 B는 뱀(척삭동물), D는 갯지렁이(환형동물)이다. 따라서 후구동물인 A(불가사리(극피동물))는 다른 후구동물인 B(뱀(척삭동물))와는 유연관계가 상대적으로 가까울 것이지만, 후구동물인 A(불가사리(극피동물))는 선구동물인 D(갯지렁이(환형동물))와는 유연관계가 상대적으로 멀 것이다. 그러므로 A와 B의 유연관계는 A와 D의 유연관계보다 가깝다는 설명은 옳다.

264. 기본

정답 ⑤

| 자료해석 |

이 문제는 동물의 계통에 대해 이해하고 있는지 확인하기 위한 이해형문제이다. 동물들의 공통조상은 오늘날의 입금편모충류와 유사한 일종의 고착성 부유물섭식자이였을 것으로 생각하는데, 모든 동물들은 하나의 공통 조상을 공유한다. 현존하는 문들 가운데 해면동물(해면동물문)은 동물의 계통수의 기초로부터 분지된 기저 분류군(basal taxon)이며, 해면동물과 소수의 다른 무리들을 제외한 모든 동물들은 진정한 조직을 가지는 진정후생동물이다. 해면동물은 진정으로 분화된 조직을 가지지 않고, 무배엽성의 발생을 한다. 강장동물부터 진정후생동물에 속하며 이배엽성이다. 대부분의 진정후생동물은 3배엽성 동물인 좌우대칭동물에 속한다. 좌우대칭동물은 선구동물과 후구동물로 나뉜다. 선구동물은 원구가 입을 형성하는 동물로 편형, 선형, 환형, 연체, 절지동물이 이에 속하며, 후구동물은 원구가 항문을 형성하는 동물로 극피동물과 척삭동물이 이에 속한다. 좌우대칭동물은 체강의 유무로 분류할 수도 있다. 진체강동물은 중배엽에서 발달한 조직들로 이루어진 진체강을 가지는데, 진체강동물에는 환형동물이나 척삭동물 등이 해당한다. 의체강동물은 중배엽과 내배엽으로 이루어진 체강(의체강)을 가지는데, 의체강동물에는 선형동물과 윤형동물이 해당한다. 무체강동물은 체강을 가지지 못하는데, 편형동물이 여기에 해당한다. 문제에서 주어진 그림을 살펴보면, C는 외배엽과 내배엽으로만 구성된 2배엽성 동물(자포동물 등)이며, D는 3배엽성 동물이지만 체강이 없으므로 무체강동물(편형동물 등)이다. A는 중배엽으로 둘러싸이지 않은 의체강을 가지므로 의체강동물(선형동물, 윤형동물 등)이며, B는 중배엽으로 둘러싸인 진체강을 가진 진체강동물이다.

| 정답해설 |

ㄴ. A~D중에 진체강을 가지는 것은 B 하나 뿐이다. 따라서 가장 진화된 동물이 B라는 설명은 옳다.

ㄷ. C만 중배엽을 가지지 않는 2배엽성 동물이고, A, B, D는 중배엽을 가지므로 3배엽성 동물이다. 따라서 C와 나머지 동물을 나누는 기준은 배엽의 수이라는 설명은 옳다.

| 오답해설 |

ㄱ. A는 외배엽, 중배엽, 내배엽을 모두 가지므로 3배엽성이다. 하지만 체강이 중배엽으로 둘러싸이지 않았으므로 진체강이 아닌 의체강을 가진다. 따라서 A는 3배엽성이며 진체강을 갖는다는 설명은 옳지 않다.

265. 연습 PLUS

정답 ④

| 자료해석 |

이 문제는 척삭동물의 진화적 유연관계에 대해 이해하고 있는지 확인하기 위한 이해형문제이다. 척삭동물은 좌우대칭동물인데, 좌우대칭동물군 중에서도 후구동물군으로 알려져 있는 분기군에 속한다. 후구동물에는 극피동물과 척삭동물이 있다. 척삭동물 중에서 두삭동물(창고기)과 미삭동물(피낭)은 척추를 가지지 않는다. 먹장어와 칠성장어, 연골어류, 경골어류(조기, 액티니스티아, 폐어), 양서류, 파충류, 포유류는 척추를 가지는 척추동물이다. 척추동물 중에서 연골어류부터는 턱을 가지므로 유악동물이라고 부른다. 양서류와 파충류, 포유류는 사지를 가지므로 사지류라고 부르며, 파충류와 포유류는 양막란을 가지므로 양막류라 부른다. 포유류는 다른 동물들에게는 없는 젖을 가진다.

| 정답 및 오답해설 |

Ⅰ은 척삭동물 중 먹장어류부터 가지는 형질이므로 '척추'이다. Ⅱ는 사지류에 속하는 양서류와 파충류, 포유류가 공통으로 가지는 형질이므로 '사지'이다. Ⅲ은 양막류인 파충류와 포유류가 공통으로 갖는 형질이므로 양막란이다. 이상에서 살펴본 것과 같이 연결되어 있는 ④번이 정답이다.

MEMO

266. 기본

정답 ①

| 자료해석 |

이 문제는 고정행동양식에 대해 이해하고 있는지 확인하기 위한 적용형문제이다. 가시고기 수컷은 성간선택으로 번식기에 다른 수컷에 대해 반발행동을 보인다. 붉은 배를 가진 수컷은 자신의 영역에 침입하는 다른 수컷을 공격한다. 가시고기의 암컷은 아랫배가 붉지 않다. 번식기의 수컷은 암컷과 유사하게 배가 붉지 않은 수컷 모형 등에는 공격행동을 보이지 않았지만 아랫부분이 붉은 모형에 대해서는 공격성을 보였다. 이러한 행동은 학습되지 않은 것이 단순자극으로 연결되는 고정행동양식(fixed action pattern)의 예이다.

| 정답해설 |

ㄱ. 거미들의 거미줄 짜는 방법은 비학습적인 행동이며 언제나 정해진 형태로 일어나는 고정 행동양식이다.

| 오답해설 |

ㄴ. 학습을 통한 조건 반사 반응을 말하는 것이다.

ㄷ. 흰머리참새의 수컷의 노래 습득도 학습을 통해 일어난다.

267. 연습 PLUS

정답 ①

| 자료해석 |

이 문제는 동물의 성선택에 대해 이해하고 있는지 확인하기 위한 적용형문제이다. 성 선택은 생존보다는 번식과 관련되어 있다. 성 선택은 특정 유전형질을 가진 개체들이 그렇지 않은 개체들에 비해 더 많은 짝을 얻을 가능성이 있다는 자연선택이다. 성 선택은 성간선택(intersexual selection)과 성내선택(intrasexual selection)이 있다. 성내선택은 같은 성 안에서의 선택을 말하며, 동성의 개체들이 이성을 놓고 직접적으로 경쟁을 벌이는 경우이다. 성간선택은 한쪽 성의 개체가 다른 성의 짝을 고르는 경우이다. 많은 경우 암컷은 수컷의 외양이나 행동의 화려함에 의존해 수컷을 선택한다.

| 정답해설 |

ㄱ. 수컷의 꼬리 길이에 따라 암컷의 선택 정도가 달라지므로 천인조는 성간선택을 통해 짝짓기를 한다는 것을 알 수 있다.

| 오답해설 |

ㄴ. 실험결과를 보면 꼬리를 덧붙여 길게 만든 수컷의 경우에 암컷 천인조들에게 더 많이 선택되었으며, 꼬리를 자른 수컷이 가장 적게 선택받았다. 따라서 천인조의 수컷은 꼬리가 길면 암컷에게 선택받아 번식에 유리할 것이다. 그러나 꼬리가 길수록 행동에 제약이 생기고 천적에게 노출될 확률이 높아지므로 꼬리가 길다고 번식에 무조건적으로 유리하지는 않다.

ㄷ. 반발행동(agonistic behavior)은 어떤 동물이 자신의 세력을 넓히기 위해 다른 동물들과 벌이는 투쟁이나 도피 등의 행동을 말한다.

268. 기본 PLUS 정답 ②

| 자료해석 |

이 문제는 개체군의 생존 곡선에 대해 이해하고 있는지 확인하기 위한 이해형문제이다. 한 개체군에서 동시에 출생한 일정 수의 개체(동령군, cohort)에 대해 상대 연령에 따른 생존 개체수를 그래프로 나타낸 것을 개체군의 생존 곡선이라 한다. 문제에서 제시된 개체군 ㉠은 생애 초기에 매우 높은 사망률을 나타내며, 살아남은 적은 개체들이 결정적인 연령까지 잘 생존하므로 사망률은 낮게 유지된다. 이러한 양상을 보이는 생존곡선은 제 Ⅲ형 곡선인데, 이 유형은 일반적으로 많은 자손을 낳지만 그 자손을 거의 또는 전혀 돌보지 않는 다년생 식물들과 많은 물고기들, 그리고 해상 무척추동물의 개체군에서 나타난다. 이러한 종들은 천이 초기와 같은 불안정한 생태계에서 주로 나타나는 r-선택종이다. 개체군 ㉡은 중간형으로 일생 동안 비교적 일정한 사망률을 보이는데, 이러한 양상을 보이는 생존곡선은 제 Ⅱ형 곡선이다. 이러한 유형은 설치류 등의 소형 포유류, 히드라, 몇몇 도마뱀, 일년생식물들의 개체군에서 나타난다. 개체군 ㉢은 생애 초기부터 중기까지 사망률이 낮다가 노년층에 이르러 사망률이 급격히 높아지는 양상을 보이는데, 이러한 양상을 보이는 생존곡선은 제 Ⅰ형이다. 인간과 대형 포유류들의 개체군은 적은 자손을 잘 양육하여 오래 살기 때문에 이 유형에 속하며, 식물의 경우에는 작고 많은 종자를 생산하는 일년생 식물이 이 유형에 속한다. 제 Ⅰ형 생존곡선을 보이는 종들은 천이 후기와 같은 안정된 생태계에 주로 나타나는 K-선택종이다.

| 정답해설 |

ㄴ. 자료해석에서 설명하였듯이, 제 Ⅱ형 생존 곡선을 나타내는 개체군 ㉡은 연령에 따른 개체의 사망률이 일정하다. 따라서 주어진 설명은 옳다.

| 오답해설 |

ㄱ. 자료해석에서 살펴보았듯이, 개체군 ㉠은 생애 초기에는 매우 높은 사망률을 나타내는 반면, 생애 후기에는 사망률이 낮게 유지되는 제 Ⅲ형 생존 곡선을 나타낸다. 이러한 개체군은 천이 초기와 같은 불안정한 생태계에서 주로 나타나므로 r-선택종이다. 따라서 주어진 설명은 옳지 않다.

ㄷ. ㉢은 제 Ⅰ형 생존곡선을 나타내는 동물 개체군이므로, 어릴 때 어미의 보살핌으로 중기까지의 사망률이 낮다가 말기에 사망률이 급격히 높아진다. ㉠의 경우 자손을 거의 또는 전혀 돌보지 않는 특성을 나타낸다. 따라서 ㉢은 ㉠보다 어미의 양육 기간이 짧다는 설명은 옳지 않다.

269. 기본 정답 ⑤

| 자료해석 |

이 문제는 개체군의 생장 곡선에 대해 이해하고 있는지 확인하기 위한 적용형문제이다. 개체군 내의 개체수가 시간이 흐름에 따라 증가하는 것을 그래프로 나타낸 것을 개체군의 생장 곡선이라고 한다. 개체군 생장 모형은 생장 곡선의 형태에 따라 지수적 생장 모형(A)과 로지스트형 생장 모형(B)으로 나눌 수 있다. 지수적 생장이란 모든 개체들이 풍부한 먹이를 얻고 생리적으로 생식하기에 제약이 없는 이상적인 조건 하에서의 개체군 생장을 의미한다. 지수적 생장의 수식은 $\frac{dN}{dt}=r_{\max}N$ (N: 개체군 크기, r: 개체당증가율)이며 J자형 생장곡선을 보인다. 이와는 달리 로지스트형 생장 모형은 개체군의 생장이 환경저항의 영향을 받아 S자형 생장곡선을 보인다. 수식은 다음과 같다. $\frac{dN}{dt}=r_{\max}N\frac{(K-N)}{K}$ (K: 환경수용력)

로지스트형 생장 모형에서 말하는 환경수용력이란 한 서식지가 수용할 수 있는 개체군의 최대 크기를 의미한다.

| 정답해설 |

ㄱ. 자료해석에서 살펴본 바와 같이, B는 환경수용력에서 개체수가 증가하지 않으므로 S자형 생장곡선을 보임을 볼 수 있다.

ㄴ. 문제에서 주어진 그래프를 살펴보면, 구간 Ⅰ에서의 개체수는 환경수용력에 도달하지 않은 반면, 구간 Ⅱ에서는 개체수가 환경수용력에 도달했음을 볼 수 있다. 따라서 환경저항은 개체수가 환경수용력에 도달한 구간 Ⅱ에서 더 크다는 것을 알 수 있다.

ㄷ. 문제에서 주어진 자료를 살펴보면, 구간 Ⅲ에서의 개체수는 구간 Ⅰ에서의 개체수보다 더 많음을 확인할 수 있다. 따라서 개체군의 밀도는 구간 Ⅰ보다 구간 Ⅲ에서 크다는 것을 알 수 있다.

270. 연습 PLUS 정답 ③

| 자료해석 |

이 문제는 개체군 조절에 대해 이해하고 있는지 확인하기 위한 분석・종합・평가 형문제이다. 이 문제를 해결하기 위해서는 개체군 조절의 밀도 의존적 요인에 대한 개념을 알고 주어진 자료에 적용하는 능력이 필요하다. 개체군 밀도는 단위면적당 개체수로 측정된다. 개체군의 변동 원인 중에서 밀도-의존적 요인은 개체군 크기에 따라 서로 다른 영향을 주는 요인(자원, 질병, 노폐물 등)을 의미한다. 그래프의 x축에서 제시된 수컷의 총 수, 번식 가능 암컷 수, 가을 어른 새의 수는 모두 개체군 크기를 나타내 주는 지표이다. 이 값들이 커지면 밀도-의존적 요인에 의해 개체군의 성장이 제한을 받게 된다.

첫 그래프에서 수컷의 총 수가 증가할수록 수컷 중 뜨내기의 비율이 증가한다. 두 번째 그래프에서 번식 가능 암컷 수가 증가할수록 암컷 한 마리가 기른 어린 새의 수는 감소한다. 즉 번식 가능 암컷 수가 증가하면 암컷 한 마리당 기르는 자식의 수가 감소한다. 세 번째 그래프에서 가을에 어른 새의 수가 많아질수록 어린 새의 사망률은 증가하는 것을 확인할 수 있다. 이 결과로부터 가을에 어른 새의 밀도가 높을수록 겨울에 어린 새의 생존율은 낮아진다는 것을 추론할 수 있다.

| 정답해설 |

ㄷ. 눈 오는 날 등 날씨 변인은 개체군 밀도 비 의존적 요인이다. 그러므로 눈 오는 날에 어른 새의 사망률이 갑작스럽게 증가했다면 주로 개체군 밀도 비 의존적 요인에 의해 사망률이 증가한 것이다.

ㄹ. 두 번째 그래프에서 번식 가능 암컷 수가 증가할수록 암컷 한 마리가 기른 어린 새의 수는 감소한다. 즉 번식 가능 암컷 수가 증가하면 암컷 한 마리당 기르는 자식의 수가 감소한다.

| 오답해설 |

ㄱ. 세 번째 그래프에서 가을에 어른 새의 수가 많아질수록 어린 새의 사망률은 증가하는 것을 확인할 수 있다. 이 결과로부터 가을에 어른 새의 밀도가 높을수록 겨울에 어린 새의 생존율은 낮아진다는 것을 추론할 수 있다.

ㄴ. 자료해석에서 살펴본바와 같이 멧종다리 개체군의 성장은 밀도-의존적 요인에 의해 제한을 받는다. 개체군은 성장하다가, 밀도-의존적 요인에 의해 점점 성장하는 속도가 둔화되며, 결국 환경 수용능력에서 멈춘다. 그러므로 멧종다리새 개체군의 성장을 조사하여 그래프로 나타내보면, S자형 생장곡선 형태를 보일 것이다.

271. 기본 정답 ④

| 자료해석 |

이 문제는 군집 내의 종간 상호작용 중 하나인 경쟁에 대해 이해하고 있는지 확인하기 위한 분석・종합・평가형문제이다. 어떤 환경에서 한 종이 이용하는 생물학적 자원과 비생물학적 자원의 총량을 그 종의 생태적 지위(ecological niche)라고 한다. 만일 한 군집에 서식하는 두 종이 생태적 지위가 동일하고 자원이 제한적이라면, 두 종이 제한된 자원을 놓고 경쟁을 하게 되어 그러한 상태로 영원히 공존할 수 없고 한 종이 그 지역에서 사라지게 된다(경쟁적 배재, competitive exclusion). 만일 동일한 생태적 지위를 공유하는 두 종 간의 경쟁이 한 종의 멸종을 초래하지 않는다면, 불리한 경쟁자 종은 체형의 구조나 이용하는 자원을 다르게 하는 형질 분화가 일어나 공존하게 된다(자원 분배, resource partitioning). 즉, 경쟁의 결과로 불리한 경쟁자 종은 기본 생태적 지위(fundamental niche, 한 종에 의해 잠재적으로 점유된 지위)와 실제 생태적 지위(realized niche, 다른 종과의 상호작용의 결과로 정의되는 지위)가 달라지게 된다. 한편, 어떤 종의 기본 생태적 지위를 알아보기 위해 일반적으로 군집에서 경쟁종을 제거하는 방법을 이용하는데, 다른 종과 서로 경쟁하고 있던 종은 잠재경쟁자가 없는 지역에서는 분포영역을 확대해 나가게 된다.

문제에서 제시된 두 종의 따개비 A와 B의 분포를 보면, ㉠과 ㉢에는 따개비 A와 따개비 B가 각각 서식하고 ㉡에는 따개비 A와 따개비 B가 함께 서식함을 알 수 있다. 그런데 주어진 자료에서 따개비 B는 따개비 A를 제거하여도 서식 범위가 변하지 않지만, 따개비 A는 따개비 B를 제거하면 ㉢에도 서식한다고 하였다. 이를 통해 따개비 A는 이론적으로 ㉢에서도 서식할 수는 있지만 실제로는 따개비 B와의 경쟁으로 인해 ㉢에서는 서식하지 못한다는 것을 알 수 있다. 반면, 따개비 B는 건조에 약하므로 건조라는 물리적 스트레스(환경 저항)로 인해 ㉢과 ㉡에서만 서식할 수 있다는 것을 알 수 있다.

| 정답해설 |

ㄴ. 문제에서 제시한 그림을 살펴보면, 따개비 B의 밀도는 ㉢보다 ㉡에서 더 작은 것을 확인할 수 있다. 그런데 문제에서 주어진 자료를 통해 따개비 B의 분포를 제한하는 요인은 따개비 A와의 경쟁이 아니라 건조라는 물리적 스트레스(환경 저항)라는 것을 알 수 있었다. 따라서 ㉡에서 따개비 B의 밀도가 ㉢에서의 따개비 B의 밀도보다 작은 이유는 환경 저항(건조라는 물리적 스트레스)임을 알 수 있다. 그러므로 주어진 설명은 옳다.

ㄷ. 문제에서 제시된 자료를 보면, B를 제거하면 A는 ㉢에도 서식한다고 하였다. 따라서 B를 모두 제거하면, ㉢에서도 A가 서식하게 되므로 A의 개체군 밀도가 증가하게 될 것이다. 그러므로 주어진 설명은 옳다.

| 오답해설 |

ㄱ. 자료해석에서 살펴본 것처럼, 문제에서 주어진 자료를 통해 따개비 B는 건조에 약하므로 건조라는 물리적 스트레스(환경 저항)로 인해 ㉢과 ㉡에서만 서식할 수 있다는 것을 알 수 있다. 즉, 따개비 B가 ㉠에 서식하지 않는 것은 경쟁 배타의 결과가 아니라 환경 저항때문이라는 것을 알 수 있다. 그러므로 주어진 설명은 옳지 않다.

272. 기본

정답 ①

| 자료해석 |

이 문제는 군집 내의 종간 상호작용 중 하나인 상리공생에 대해 이해하고 있는지 확인하기 위한 적용형문제이다. 군집 내에서 다른 종들과의 상호작용을 종간 상호작용이라고 하는데, 종간 상호작용에는 5가지 유형이 있다. 첫 번째는 상리공생으로, 관련 생물들이 상호작용으로부터 둘 다 이득을 얻는 경우를 의미한다. 두 번째 유형은 편리공생으로, 관련 생물들이 상호작용으로부터 한 생물체는 이득을 얻으나 다른 생물체는 영향을 받지 않는 경우를 의미한다. 세 번째 유형은 편해공생으로, 관련 생물들이 상호작용으로부터 한 생물체는 해를 받으나 다른 생물체는 영향을 받지 않는 경우를 의미한다. 네 번째 유형은 포식 또는 기생으로, 관련 생물들이 상호작용으로부터 한 생물체는 이득을 얻으나 다른 생물체는 해를 받는 경우를 의미한다. 다섯 번째 유형은 경쟁으로, 관련 생물들이 상호작용으로부터 둘 다 해를 받는 경우를 의미한다.
문제에서 제시된 그래프를 보면, 두 종의 개체군 A와 B가 따로 살 때 보다 함께 살 때, 시간에 따른 개체수가 두 종에서 모두 증가했음을(즉, 두 종 모두 이득을 얻었음을) 알 수 있다. 따라서 개체군 A와 B는 상리공생 관계에 있다는 것을 알 수 있다.

| 정답 및 오답해설 |

자료해석에서 살펴보았듯이, 두 종의 개체군 A와 B가 따로 살 때 보다 함께 살 때 시간에 따른 개체수가 두 종에서 모두 증가했으므로 개체군 A와 B는 상리공생 관계에 있다는 것을 추론할 수 있다. 따라서 정답은 공생(상리공생)인 ①이다.

273. 기본 정답 ②

| 자료해석 |

이 문제는 군집에서 종간 상호작용 중 피식과 포식에 대해 이해하고 있는지 확인하기 위한 적용형문제이다. 군집 내에서 다른 종들과의 상호작용을 종간 상호작용이라고 하는데, 종간 상호작용에는 5가지 유형이 있다. 첫 번째는 상리공생으로, 관련 생물들이 상호작용으로부터 둘 다 이득을 얻는 경우를 의미한다. 두 번째 유형은 편리공생으로, 관련 생물들이 상호작용으로부터 한 생물체는 이득을 얻으나 다른 생물체는 영향을 받지 않는 경우를 의미한다. 세 번째 유형은 편해공생으로, 관련 생물들이 상호작용으로부터 한 생물체는 해를 받으나 다른 생물체는 영향을 받지 않는 경우를 의미한다. 네 번째 유형은 포식 또는 기생으로, 관련 생물들이 상호작용으로부터 한 생물체는 이득을 얻으나 다른 생물체는 해를 받는 경우를 의미한다. 다섯 번 유형은 경쟁으로, 관련 생물들이 상호작용으로부터 둘 다 해를 받는 경우를 의미한다.

네 번째 유형인 포식 상호작용에서 먹는 쪽을 포식자라 하고 먹히는 쪽을 피식자라고 하는데, 포식자는 피식자의 천적이 된다. 포식자의 개체수는 그 출생률을 결정하는 피식자 개체군에 의존한다. 따라서 '피식자의 수 증가→포식자의 수 증가→피식자의 수 감소→포식자의 수 감소→피식자의 수 증가→…'로 이어지는 일련의 과정이 주기적으로 반복된다. 그러므로 문제에서 제시된 그래프와 같이 포식자 밀도가 피식자 밀도를 뒤따르는 어긋난 위상으로 두 개체군이 끊임없이 순환하는 그래프를 볼 수 있다. 즉, 그래프에서 A는 피식자이고 B는 포식자이다.

| 정답해설 |

ㄴ. 문제에서 제시된 그래프의 y축을 보면, A의 개체수는 약 5,000마리~80,000마리 정도이고 B의 개체수는 약 200마리~6,000마리 정도임을 알 수 있다. 따라서 A 개체수는 B보다 많다는 설명은 옳다.

| 오답해설 |

ㄱ. 자료해석에서 설명하였듯이, 문제에서 주어진 자료를 통해 A는 피식자이고 B는 포식자임을 알 수 있다. 따라서 A는 B의 포식자라는 설명은 옳지 않다.

ㄷ. A는 피식자이고 B는 포식자이며, 피식자가 감소할 경우 포식자의 개체수도 감소하므로, A가 사라지면 B의 개체수도 감소할 것이다. 따라서 A가 사라지면 B 개체수가 일시적으로 증가할 것이라는 설명은 옳지 않다.

274. 기본 정답 ②

| 자료해석 |

이 문제는 종다양성에 대해 이해하고 있는지 확인하기 위한 분석・종합・평가형문제이다. 한 군집의 종 다양성은 두 가지 구성성분을 지니고 있다. 그 중 하나는 군집 안의 모든 종의 수인 종풍부도(species richness)이고 다른 하나는 군집 내에 출현하는 각 종의 비율인 상대도수(relative abundance)이다. 종 다양성은 종의 이질성(species heterogeneity)이라고도 하며, 한 군집 내에 다수의 종들이 비슷한 개체 수로 출현하면 종다양도가 높고, 이와는 반대로 소수의 종이 출현하거나 소수의 종이 상대적으로 많은 개체수를 차지하는 군집은 종다양성이 낮다고 본다. 즉, 동일한 종풍부도를 가지는 군집이라 하더라도 종들이 비슷한 개체수로 출현하는 것이 종다양도가 더 크다. 참고로 종풍부도와 상대도수를 모두 표현하는 값으로 샤논다양도(Shannon diversity, H)를 이용하는데, 이 값이 클수록 종다양성이 더 큰 군집이다.

문제에서 주어진 그림을 살펴보면, 생태계 (가)에는 4종(A, B, C, D)이 서식하고 있어 종풍부도가 높지만 생태계 (나)에는 3종(A, C, D)만 서식하고 있어 종풍부도가 낮다. 또한 생태계 (가)에는 4개의 종이 다소 비슷한 비율로 존재하지만 생태계 (나)에는 1개 종(C)의 비율은 높고 2개 종(A와 D)의 비율은 낮다. 따라서 상대도수는 (가)가 (나)보다 더 클 것이다. 그러므로 종다양성은 (가)가 (나)보다 더 크다는 것을 알 수 있다.

| 정답해설 |

ㄴ. 식물 군집에서 특정 개체군(종)의 밀도를 구하는 식은 아래와 같다.

$$\text{개체군 밀도} = \frac{\text{개체군의 개체수}}{\text{개체군의 생활 공간 면적}} = \frac{\text{특정 개체군(종)의 개체수}}{\text{전체 방형구의 면적}(m^2)}$$

문제에서 주어진 그림을 살펴보면, 종 C의 개체수는 생태계 (가)와 (나)에서 모두 8 개체로 동일한 것을 확인할 수 있다. 그런데, 문제의 조건에서 생태계 (가)와 (나)의 면적은 동일하다고 하였으므로, 생태계 (가)와 (나)에서 종 C의 밀도가 동일한 것을 알 수 있다. 따라서 주어진 설명은 옳다.

| 오답해설 |

ㄱ. 개체군(집단, population)은 특정 지역에 존재하는 동일한 생물 종에 속하는 개체들의 무리를 의미한다. 문제에서 주어진 그림을 살펴보면, A와 B는 서로 다른 종이므로,

생태계 (가)에서 종 A와 종 B는 서로 다른 개체군을 형성할 것이다. 따라서 주어진 설명은 옳지 않다.

ㄷ. 자료해석에서 설명하였듯이, 문제에서 주어진 그림을 통해 종 다양성은 (가)가 (나)보다 크다는 것을 알 수 있다. 따라서 주어진 설명은 옳지 않다.

275. 기본 PLUS

정답 ④

| 자료해석 |

이 문제는 생태적 천이(ecological succession)에 대해 이해하고 있는지 확인하기 위한 이해형문제이다. 생태적 천이는 1차 천이(primary succession)와 2차 천이(secondary succession)로 나눌 수 있다.

1차 천이는 빙하, 홍수, 화산 폭발 등에 의해서 지표면 위에 사는 생물과 토양, 토양생물까지 모두 제거된 지역에서 군집이 새로 형성되는 과정을 의미하는데, 1차 천이가 진행되는 동안 군집은 생물이 없는 장소(나지)에서 지의류·선태류(A)→ 초원→ 관목림→ 양수림(B)→ 혼합림→ 음수림(C)의 순으로 변화한다. 2차 천이는 산불이나 벌목 등과 같이 생물들은 제거되었지만 토양은 온전하게 남은 교란이 발생한 지역에서 군집이 다시 형성되는 과정을 의미하는데, 2차 천이가 진행되는 동안 군집은 초원→ 관목림→ 양수림→ 혼합림→ 음수림의 순으로 변화한다. 2차 천이는 토양이 이미 형성되어 있는 곳에서 진행되는 것이므로, 토양이 전혀 형성되어 있지 못한 지역에서 진행되는 1차 천이에 비하여 그 속도가 빠르다.

| 정답해설 |

ㄱ. A는 지의류와 선태류이다. 지의류는 광합성이 가능한 조류와 균류의 공생체이고 선태류 또한 엽록체를 가지므로 광합성이 가능한 생물이다. 따라서 A는 광합성이 가능한 생물이라는 설명은 옳다.

ㄴ. 자료해석에서 살펴보았듯이, (B)는 양수림(양지식물)이고 (C)는 음수림(음지식물)임을 알 수 있다. 양지식물의 경우, 더욱 강한 빛에 대하여 더욱 두꺼운 잎을 갖는 특징이 있으므로 잎의 평균 두께는 (B)가 (C)보다 더 두껍다는 설명은 옳다.

| 오답해설 |

ㄷ. 극상을 형성하고 있는 군집에서 산불로 인해 식생이 모두 파괴되었다고 하더라도 토양은 온전하게 남아 있기 때문에 이 군집에서는 2차 천이가 일어나게 된다. 2차 천이는 초원부터 시작되므로, (A)(지의류)부터 천이 과정이 다시 시작된다는 설명은 옳지 않다.

VII.

276. 연습

정답 ①

| 자료해석 |

핵심종(keystone species)은 군집에서 강력한 지배력을 발휘한다. 이 문항의 그래프에서 불가사리를 제거하였을 때 연도에 따른 해안가 바위 표면 생태계의 종 다양성이 감소하였다. 불가사리가 있을 때는 종다양성이 거의 비슷하게 유지되었다. 그러므로 해안가 바위 표면 생태계에서는 불가사리가 핵심종인 것을 확인할 수 있다.

| 정답해설 |

ㄱ. 한 군집에서 종다양성은 두 가지 요소를 고려한다. 한 가지는 군집 내의 종 수인 종풍부도이고 나머지 하나는 각 종의 비율인 상대수도(relative abundance)이다. 종풍부도가 높고 상대수도가 균등할수록 종 다양성이 더 높아진다. [자료 I]에서 담치가 번성하면 바위 표면을 뒤덮게 된다는 것을 확인할 수 있다. 이 경우 담치가 대부분의 생태계를 차지하게 되어 종풍부도가 감소할 것이므로 종 다양성이 낮아질 것이다.

| 오답해설 |

ㄴ. 불가사리를 제거하였을 때 연도에 따른 해안가 바위 표면 생태계의 종 다양성이 감소하였다. 불가사리가 있을 때는 종다양성이 높게 유지되었다. 그러므로 해안가 바위 표면 생태계에서는 불가사리는 종 다양성에 영향을 미친다는 것을 알 수 있다.

ㄷ. 그래프에서 최상위포식자인 불가사리를 제거한 경우 오히려 종 수가 감소하여 종다양성이 감소하는 것을 확인할 수 있다. 그러므로 종다양성이 감소했을 때 다양성을 다시 회복하는 방법으로 최상위 포식자를 제거하는 것은 좋은 방법이 아니다.

277. 연습

정답 ⑤

| 자료해석 |

이 문제는 생태학적 천이에 대해 이해하고 있는지 확인하기 위한 이해형문제이다. 생물 군집이 오랜 시간 경과함에 따라 종의 구성과 수가 점진적으로 변해 가는 과정을 천이라 한다. 천이에는 화산 활동에 의해 만들어진 용암 대지와 같이 처음부터 생물이 없었던 장소에서 일어나는 1차 천이와 산불이 일어난 황무지나 버려진 경작지와 같이 과거에 생물이 살았던 곳에서 일어나는 2차 천이가 있다. 문제에서 주어진 (가)는 초원부터 천이가 진행되므로 2차 천이에 속한다. 2차 천이가 진행되는 곳은 생물이 서식하던 곳이었으므로 토양에 이미 양분이나 수분이 충분히 포함되어 있어 1차 천이에 비해 매우 빠르게 진행되며, 지의류가 아닌 초본부터 천이가 진행된다. 따라서 천이는 초원(억새) → 관목림(참싸리) → 양수림(소나무) → 혼합림 → 음수림(참나무)(극상)의 과정을 거친다. 빛을 가리는 큰 나무가 밀집하지 않은 초원이나 관목림 상태에서는 땅까지 비교적 고르게 빛이 도달하므로 광포화점이 더 높으면서 생장이 빠른 양수림(A)이 우점하게 된다. 이처럼 초원 및 관목림을 통해 토양에 여러 양분이 축적되어 양수림이 우점하면, 이후 양수림에 의해 숲 아래에는 그늘이 생겨 빛이 약하므로 양수의 묘목은 생장하지 못하고 음수(B)의 묘목이 생장하게 된다. 그리하여 숲은 음수림이 양수림을 점점 대체하게 된다. 그러므로 그림 (나)에서 시간의 경과에 따라 밀도가 점차 증가하고 있는 종 ㉠(음수)은 음수림(B)에서 우점종이고, 밀도가 점점 감소하고 있는 종 ㉡(양수)은 양수림(A)에서 우점종이라는 것을 알 수 있다.

| 정답해설 |

ㄴ. 자료해석에서 살펴보았듯이, 문제에서 주어진 자료를 통해 종 ㉠은 음수림(B)에서 우점종인 종(음수)이라는 것을 알 수 있다. 따라서 종 ㉠(음수)은 음수림(B)에서의 우점종이라는 설명은 옳다.

ㄷ. 잎의 평균 두께는 강한 햇빛에 노출되는 양수의 잎이 음수보다 더 두껍다. 따라서 잎의 평균 두께는 음수림의 우점종인 종 ㉠(음수)보다 양수림의 우점종인 종 ㉡(양수)이 두껍다는 설명은 옳다.

| 오답해설 |

ㄱ. 구간 Ⅰ에서 종 ㉠(음수)과 종 ㉡(양수)의 밀도를 비교해보면, 종 ㉡(양수)의 밀도가 더 높은 것을 확인할 수 있다. 이를 통해 구간 Ⅰ에서는 종 ㉡(양수)이 우점종이라는 것을 알 수 있다. 따라서 구간 Ⅰ의 밀도 변화는 A에서 나타난다는 것을 알 수 있다.

278. 연습 정답 ③

| 자료해석 |

이 문제는 천이단계에서 호흡량과 총생산량(총 1차 생산량)의 변화에 대해 이해하고 있는지 확인하기 위한 이해형문제이다. 생산자가 일정 기간 동안 광합성을 통해 합성한 유기물의 총량을 총생산량(총 1차 생산량)이라 한다. 이 총생산량에서 호흡량을 뺀 값이 순생산량(순 1차 생산량)이다. 순생산량에서 피식량, 고사량, 낙엽량을 뺀 값은 생장량이라 한다. 즉, 총생산량=순생산량(피식량+고사량+낙엽량+생장량)+호흡량의 공식이 성립한다.

문제에서 제시된 그래프를 살펴보면, A가 B보다 항상 큰 값을 나타내는 것을 확인할 수 있다. 군집에서 호흡량은 총생산량(총 1차 생산량)보다 많아지지 못한다는 점을 고려해보면, A가 총생산량(총 1차 생산량)이고 B는 호흡량임을 알 수 있다. 그러므로 그래프 A에서 B를 뺀 값이 순생산량(순 1차 생산량)이다. 한편, 문제에서 제시된 그래프를 살펴보면, 천이가 시작됨과 동시에 유기물량이 증가하고 있고 천이가 빨리 진행된 것으로 보아 이 그래프는 2차 천이를 나타낸 것이라는 것을 알 수 있다. 천이 초기(초원, 관목림)에 천이가 진행될수록 식생이 발달하여 총생산량(총 1차 생산량)(A)이 증가한다. 그러나 식생이 양수림을 형성하면서부터는 유기물의 분해율이 총생산량을 제한하기 때문에 총생산량이 더 이상 증가하지 못하고 감소한다. 천이가 더 진행되어 극상림인 음수림에 도달하면 영양소가 내부순환되므로 총생산량은 더 이상 감소하지 않고 일정하게 유지된다. 호흡량(B)은 총 1차 생산량의 증가로 생물량이 크게 증가하는 천이 초기(초원, 관목림)에는 빠르게 증가하다 그 이후에는 거의 일정하게 유지된다.

| 정답해설 |

ㄱ. 자료해석에서 살펴보았듯이, 문제에서 주어진 자료를 통해 A는 총생산량이라는 것을 알 수 있다.

ㄷ. 문제에서 주어진 그래프에서 구간 Ⅱ를 살펴보면, 총생산량(A)은 시간이 지남에 따라 점차 감소하는 반면, 호흡량(B)은 다소 증가하는 것을 확인할 수 있다. 그러므로 총생산량과 호흡량의 차이 값인 순생산량은 점차 감소할 것이다. 따라서 구간 Ⅱ에서 $\frac{\text{B}}{\text{순생산량}}$는 시간에 따라 증가한다는 설명은 옳다.

| 오답해설 |

ㄴ. 극상은 안정된 상태를 이루게 되는 천이의 마지막에 나타나는 군집으로, 음수림이 극상을 이룬다. 구간 Ⅰ은 음수림이 출현하기 훨씬 이전의 시기이므로, 구간 Ⅰ에서 이 식물 군집은 극상을 이룬다는 설명은 옳지 않다.

279. 기본 정답 ⑤

| 자료해석 |

이 문제는 생태계의 에너지 흐름에 대해 이해하고 있는지 확인하기 위한 적용형문제이다. 대부분의 생태계에서 에너지의 근원은 태양의 빛에너지이다. 생태계로 유입된 태양의 빛에너지는 유기물의 화학 에너지로 전환된 후, 먹이 사슬을 따라 물질과 함께 전달되다가 최종적으로 열에너지로 전환되어 생태계 밖으로 방출된다. 생태계로 유입된 총 에너지와 생태계로부터 방출된 총 에너지는 동일하다(열역학 제 1법칙). 각 영양 단계에서 전달받은 에너지의 일부는 호흡을 통해 생명 활동에 사용되거나 열에너지 형태로 생태계 밖으로 방출되고, 일부 에너지만 상위 영양 단계로 전달된다. 따라서 상위 영양 단계로 갈수록 에너지양이 감소한다. 한편, 생물의 사체나 배설물에 포함된 에너지는 분해자의 호흡을 통해 열에너지 형태로 생태계 밖으로 방출된다.

문제에서 주어진 그림을 살펴보면, A는 태양으로부터 생태계로 유입된 빛에너지를 화학에너지로 전환하여 궁극적으로 다른 모든 생물을 부양하는 생물이므로, 생산자임을 알 수 있다. 그러므로 생산자의 바로 상위 영양단계에 있는 B는 에너지 공급을 생산자의 산물에 의존하는 1차 소비자이다. 생산자(A)의 총생산량(총 1차 생산량, 총 에너지 섭취량)은 비춰진 태양에너지의 양에서 생산자(A)가 흡수하지 못한 (광합성이 이용되지 못한) 에너지양의 차이인 1,000(1000000-999000)임을 알 수 있다. 에너지 효율(린데만효율, 영양효율)은 다음과 같이 정의된다.

에너지 효율(린데만 효율)(%)

$$= \frac{\text{현 영양단계에서 총 에너지 섭취량}}{\text{전 영양단계에서 총 에너지 섭취량}} \times 100$$

에너지 효율(영양 효율)(%)

$$= \frac{\text{현 영양 단계의 에너지양(생물량)}}{\text{전 영양 단계의 에너지양(생물량)}} \times 100$$

문제에서 B의 에너지 효율은 10%라 하였으므로, 1차 소비자(B)의 총 에너지 섭취량(x)은 다음과 같이 구할 수 있다.

$$10 = \frac{x}{1{,}000} \times 100$$

$x = 100$

그러므로 생산자(A)의 호흡량인 ㉠은 800(=1000−100−100)이라는 것을 알 수 있다. 또한 1차 소비자(B)의 호흡량인 ㉡은 70[=100−10−{2차 소비자의 총 에너지 섭취량(15+5)}]이라는 것도 알 수 있다.

| 정답해설 |

ㄱ. 자료해석에서 설명하였듯이, 문제에서 주어진 자료를 통해 A는 생산자라는 것을 알 수 있다.

ㄴ. 자료해석에서 살펴보았듯이, 문제에서 주어진 자료를 통해 ㉠은 800이고 ㉡은 70이라는 것을 알 수 있다. 따라서 ㉠+㉡=870이라는 설명은 옳다.

ㄷ. 에너지 효율은

$\frac{\text{현 영양단계에서 총 에너지 섭취량}}{\text{전 영양단계에서 총 에너지 섭취량}} \times 100$이므로,

2차 소비자의 에너지 효율은 20%($=\frac{20}{100}\times 100$)이다. 따라서 주어진 설명은 옳다.

280. 기본

정답 ②

| 자료해석 |

이 문제는 생태피라미드에 대해 이해하고 있는지 확인하기 위한 이해형문제이다. 생태 피라미드란 먹이 사슬에서 각 영양단계에 속하는 생물의 개체수, 생물량, 에너지양을 하위 영양단계부터 상위 영양 단계로 차례로 피라미드 모양이 되도록 쌓아 올린 것을 말한다.

문제에서 제시된 생태 피라미드를 살펴보면, 생태피라미드는 하위 영양 단계부터 상위 영양 단계로 차례로 피라미드 모양이 되도록 쌓아 올린 것이므로 가장 아래쪽에 위치하는 D가 생산자이고, 그 위에 위치하는 C는 1차 소비자이며, B는 2차 소비자이고, A는 3차 소비자라는 것을 알 수 있다. 문제에서 주어진 그림에서 확인할 수 있는 것처럼 에너지 피라미드에서 에너지양은 상위 영양 단계로 갈수록 줄어든다. 에너지 효율(영양효율, trophic efficiency)(%)은 다음과 같이 정의된다.

에너지 효율(영양 효율)(%)

$=\frac{\text{현 영양 단계의 에너지양}}{\text{전 영양 단계의 에너지양}}\times 100$

(혹은 $\frac{\text{현 영양 단계의 생물량}}{\text{전 영양 단계의 생물량}}\times 100$)

따라서 C의 에너지 효율(영양효율)은 10%($=\frac{100}{1000}\times100$)이고, B의 에너지 효율은 15%($=\frac{15}{100}\times100$)이며, A의 에너지 효율은 20%($=\frac{3}{15}\times100$)라는 것을 알 수 있다.

| 정답해설 |

ㄷ. 문제에서 주어진 에너지 피라미드를 살펴보면, 상위 영양 단계로 갈수록 에너지양이 감소한다는 것을 확인할 수 있다. 따라서 주어진 설명은 옳다.

| 오답해설 |

ㄱ. C는 생산자의 바로 상위 영양 단계에 해당하므로 1차 소비자이다. 따라서 주어진 설명은 옳지 않다.

ㄴ. 자료해석에서 살펴본 바와 같이, 문제에서 주어진 자료를 통해 A의 에너지 효율은 20%이고 C에너지 효율은 10%라는 것을 알 수 있다. 따라서 에너지 효율은 A가 C의 2배이므로, 에너지 효율은 A가 C의 3배라는 설명은 옳지 않다.

281. 기본

정답 ④

| 자료해석 |

이 문제는 생태계에서 물질순환 중 탄소 순환 및 질소 순환에 대해 이해하고 있는지 확인하기 위한 이해형문제이다. 질소는 생물의 구성 성분인 단백질 또는 핵산 등의 중요한 구성 원소이다. 질소의 주 저장고는 대기이며, 대기의 79%가 질소로 구성되어 있다. 그러나 대기 중의 높은 비율에도 불구하고, 질소 분자는 두 개의 질소원자가 삼중결합으로 단단하게 결합되어 있기 때문에 식물은 기체 상태의 질소를 자유롭게 이용할 수 없다. 이러한 이유로 질소는 종종 식물 성장의 제한 요인이 되기도 한다. 한편, 탄소는 모든 생물에 필수적인 유기물의 골격을 형성하므로 생물학적으로 중요하다. 탄소는 기권(대기중)에서는 이산화탄소, 수권에서는 중탄산이온 및 탄산이온, 지권에는 석회석과 같은 퇴적암, 생물권에서는 탄수화물과 같은 유기물 상태로 존재하며 생태계의 각 구성 요소 사이를 순환한다. 문제에서 제시된 그림을 살펴보면, ㉠과 ㉡은 생산자와 소비자에 의해 이산화탄소가 대기로 방출되는 과정인 세포 호흡이라는 것을 알 수 있다. 또한 ㉢은 생산자에 의해 토양의 질산이온(NO_3^-)이 유기물로 도입되는 과정인 질소 동화라는 것을 알 수 있고, ㉣은 질소 고정 세균에 의해 대기 중의 질소 기체(N_2)가 암모늄 이온(NH_4^+)으로 전환되는 과정인 질소 고정이라는 것을 알 수 있다. 이 과정에 관여하는 질소 고정 세균으로는 뿌리혹박테리아 등이 있다.

| 정답해설 |

ㄱ. 자료해석에서 설명한 바와 같이, 문제에서 주어진 자료를 통해 ㉠과 ㉡은 모두 세포 호흡을 나타낸 것임을 알 수 있다. 따라서 주어진 설명은 옳다.

ㄷ. ㉣은 질소 고정이다. 질소 고정에 관여하는 질소 고정 세균으로는 뿌리혹박테리아 등이 있다. 따라서 뿌리혹박테리아는 ㉣에 작용한다는 설명은 옳다.

| 오답해설 |

ㄴ. 자료해석에서 살펴본 바와 같이, 문제에서 주어진 자료를 통해 ㉢은 질소 동화 작용이라는 것을 알 수 있다. 따라서 ㉢은 질화 작용이라는 설명은 옳지 않다. 질화(질산화) 작용은 암모늄 이온(NH_4^+)이 질산 이온(NO_3^-)으로 전환되는 과정이다.

282. 연습 PLUS

정답 ③

| 자료해석 |

이 문제는 에너지 전환효율에 대하여 이해하고 있는지 확인하기 위한 추론형문제이다. 영양단계사이의 에너지 전환효율은 보통 약 10%이다. 일정 시간 동안 소비자의 몸을 구성하는 생체량으로 전환된 식량 속의 화학에너지의 양을 2차 생산이라고 한다. 다음 식을 이용하여 에너지 전환 효율을 수치화 할 수 있다.

$$\text{생산 효율} = \frac{\text{순 2차 생산} \times 100\%}{\text{1차 생산의 동화}}$$

순 2차 생산량은 생산과 생식의 형태로 생체량에 저장된 에너지이다. 동화는 분변에서의 유실을 포함하지 않은 생장, 생식, 호흡에 사용된 총 에너지를 말한다. 즉, 생산효율(production efficiency)은 호흡으로 사용하지 않고 생체에 저장된 에너지의 비율이다.

| 정답해설 |

ㄷ. 조류와 포유류 같은 내온성동물은 항상 일정한 체온을 유지하기 때문에 전형적으로 1~3%의 낮은 생산효율을 가진다. 변온동물인 어류는 약 10%의 생산효율을 가지며 곤충은 보통 40%의 높은 생산효율을 가진다. 즉, 생산효율은 내온성동물이 외온성동물보다 더 작다.

| 오답해설 |

ㄱ. 메뚜기의 생산효율은 "85×100/250"으로 계산되므로 34%이다.

ㄴ. 메뚜기는 1차 육식동물이 아니라 초식동물이다.

283. 기본

정답 ③

| 자료해석 |

(가) : 열대우림

(나) : 온대초원

(다) : 온대활엽수림(온대낙엽수림)

(라) : 침엽수림(타이가)

(마) : 툰드라

| 정답해설 |

③ 타이가 지역의 낮은 기온과 낮은 pH는 식물 잔여물의 분해를 방해하여 두꺼운 낙엽층을 형성한다.

| 오답해설 |

① 덩굴식물과 착생식물이 많이 생육하는 것은 열대우림의 특징이다.

② 불이 목본식생의 형성을 억제하는 것은 온대초원의 특징이다.

④ 타이가는 바늘 모양의 상록성 잎을 가진 침엽수림이 우점한다. 가시가 있는 관목림이 형성되는 것은 열대가시나무림(유자림, thorn forest)의 특징이다.

⑤ 식물의 생육기간이 짧고, 이끼층을 형성하며, 영구동토대가 존재하는 것은 툰드라 지역의 특징이다.

284. 기본

정답 ④

| 자료해석 |

이 문제는 서식지 단편화(파편화)에 대해 이해하고 있는지 확인하기 위한 적용형문제이다. 생물의 삶의 터전인 서식지 파괴는 생물 다양성에 대한 가장 큰 위협인데, 서식지 단편화 현상도 서식지 면적을 감소시키는 원인이 된다. 일반적으로 서식지의 가장자리에는 생물이 잘 살지 못하는 경우가 많은데(가장자리 효과, edge effect), 서식지가 단편화(파편화) 혹은 분할되면 가장자리가 늘어나 생물의 서식지는 줄어들게 된다. 서식지의 단편화는 생물의 서식 가능한 면적을 감소시킬 뿐만 아니라 생물 종의 이동을 제한하여 고립시키기도 한다. 이렇게 고립된 좁은 공간에서 살아가는 생물들은 먹이를 구하기가 어려워지고, 적은 수의 개체들끼리만 생식하므로 시간이 지남에 따라 그 지역의 종 다양성이 감소하게 된다.
문제에서 주어진 자료를 살펴보면, 바위에 덮인 이끼층을 가운데 그림처럼 나누게 되면(파편화시키면) 나누지 않았을 때에 비해서 소형 동물의 86%만 서식하는 것을 확인할 수 있다. 이러한 결과는 바위에 덮인 이끼층을 가운데 그림처럼 나눈 결과로 서식지의 면적이 줄어들 뿐만 아니라 가장자리 효과로 인해 생태계의 안정성도 감소하였기 때문에 나타난 것이다. 그런데 가장 오른쪽 그림을 살펴보면, 가운데 그림과 동일하게 바위에 덮인 이끼층을 파편화시켰고 추가적으로 이동통로(movement corridor)의 역할을 할 수 있는 부분을 단절시켰다는 것을 확인할 수 있다. 그 결과 소형 동물이 더 많이 멸종(56%만 서식)한 것을 확인할 수 있다. 이를 통해 서식지가 단편화되어 서식지가 감소하고 가장자리 효과를 더 많이 받게 된 경우 이동통로(movement corridor)가 존재하게 되면, 개체군의 자가 교배 감소, 확산 증진, 개체군들의 교환 등을 통해 멸종률이 최소화될 수 있게 된다는 것을 알 수 있다.

| 정답해설 |

ㄴ. 자료해석에서 살펴본 바와 같이, 산에 도로를 만들면, 도로로 인해 산(서식지)이 단편화되어 생물종의 개체수가 감소한다거나 멸종이 일어날 수 있게 된다. 따라서 산에 도로를 만들 때 터널이나 고가도로로 설계하면, 서식지의 단편화가 일어나지 않아 생태계가 건강하게 유지될 수 있을 것이다. 따라서 산에 도로를 만들 때는 절개하는 것보다 터널이나 고가도로로 설계한다는 설명은 옳다.

ㄷ. 서식지 단편화가 일어날 경우, 희귀종이나 고유종과 같이 개체군 크기가 매우 작은 종들은 쉽게 멸종이 될 수 있다. 따라서 희귀종이나 고유종이 분포하는 숲 전체를 국립공원으로 지정하여 개발을 제한한다는 설명은 옳다.

| 오답해설 |

ㄱ. 특정 생물 종만 사는 서식지로 분리시킬 경우, 먹이를 구하기 어려워진다거나 종다양성 감소로 인해 생태계가 불안정해지는 등의 문제점이 발생하게 된다. 따라서 다양한 생물 종이 함께 사는 서식지를 특정 생물 종만 사는 서식지로 분리시킨다는 설명은 옳지 않다.

285. 기본

정답 ⑤

| 자료해석 |

이 문제는 세포를 연구할 때 사용되는 세포분획법, 자기 방사법, 조직 배양법에 대해 이해하고 있는지 확인하기 위한 이해형문제이다.

세포분획법은 세포를 등장액에 넣어 균질기로 파쇄한 다음, 회전 속도와 시간을 증가시키면서 원심 분리하여 세포소기관을 크기와 밀도에 따라 분리・침전시키는 실험법이다. 이를 통해 세포를 원심 분리하면 핵, 엽록체, 미토콘드리아+리소좀, 세포막+소포체+골지체, 리보솜 순으로 분획된다.

자기방사법은 방사성 동위 원소가 포함된 화합물을 세포에 공급하고 방사성 동위 원소에서 방출되는 방사선을 시간의 경과에 따라 추적하는 방법이다. 이는 살아 있는 세포 내에서 광합성이나 세포 호흡 등과 같이 물질의 이동과 변화 또는 세포 분열이나 유전에 관한 연구 등에 이용된다. 일반적으로 광합성 또는 세포 호흡에서 물질 변화 과정을 연구할 때는 ^{14}C나 ^{18}O를 이용하고, 유전자 활동 과정을 연구할 때는 ^{32}P나 ^{35}S를 이용한다.

조직배양법은 생물체에서 떼어 낸 조직(세포)을 양분이 포함된 배양액 또는 배지에서 무균 상태로 배양하는 방법이다. 이를 통해 연구에 사용될 세포를 대량으로 증식시킬 수 있고, 세포를 살아 있는 상태로 오랜 시간 보존하면서 연구를 수행할 수 있다. 또한 이렇게 얻은 조직의 세포들은 유전적으로 동일하므로 세포의 성분이나 세포 분열, 세포의 분화 과정 등을 연구하는 데 이용할 수 있으며, 특정 세포에서 외부 물질에 대한 영향 등을 연구 할 수 있다.

| 정답해설 |

ㄱ. 자료해석에서 살펴보았듯이, 세포소기관인 미토콘드리아를 간 조직으로부터 분리하기에 가장 적절한 방법은 (가)(세포분획법)임을 알 수 있다.

ㄴ. 허시와 체이스는 DNA에는 구성 원소로 인(P)이 있지만 황(S)이 없고, 단백질에는 구성 원소로 황(S)이 있지만 인(P)이 없다는 점을 활용하여 박테리오파지를 이용한 증식 실험을 수행하였다. 박테리오파지의 DNA를 방사성 동위원소 ^{32}P로, 단백질을 방사성 동위원소 ^{35}S로 각각 표지하여 DNA가 유전물질의 본체라는 것을 증명하였다. 따라서 허시와 체이스는 자기 방사법(나)을 이용하여 DNA가 유전 물질이라는 사실을 밝혀냈다는 설명은 옳다.

ㄷ. 자료해석에서 설명하였듯이, (다)(조직배양법)를 이용하면 세포를 증식시킬 수 있다.

286. 기본

정답 ⑤

| 자료해석 |

이 문제는 세포 분획(cell fractionation) 방법에 대해 이해하고 있는지 확인하기 위한 이해형문제이다. 세포구조와 기능을 연구하는 데 유용한 기술인 세포 분획 방법은 세포 내의 구성 물질을 크기나 밀도차를 기초로 분리하는 원심분리를 이용하는 것이다. 파쇄된 세포 혼합물(세포 현탁액)이 담긴 시험관을 다양한 속도로 회전시키는 원심분리기를 사용하면, 원심력에 의해 특정 세포의 구성 성분들이 시험관의 바닥에 가라앉아 침전물을 형성한다. 낮은 속도의 원심분리에서 형성되는 침전물 속에는 크기와 밀도가 큰 소기관들이 포함되고, 높은 속도에서 형성되는 침전물 속에는 크기와 밀도가 작은 구성 성분들이 포함된다. 따라서 세포 파쇄액을 회전 속도와 시간을 단계적으로 증가시켜가면서 분리하면(차등원심분리), 크기가 크고 무거운 것이 먼저 가라앉게 되고 크기가 작고 가벼운 것이 나중에 가라앉게 된다.

문제에서 제시된 그림을 살펴보면, 식물 세포 파쇄액을 회전 속도와 시간을 단계적으로 증가시켜가면서 분리(차등원심분리)한 결과 가장 작은 원심력(1000 g, 10분)에서는 핵이 침전되었고, 그 보다 큰 원심력(3000 g, 10분)에서는 엽록체가 침전되었으며, 가장 큰 원심력(20000 g, 10분)에서는 미토콘드리아가 침전된 것을 확인할 수 있다. 한편, 식물 세포 파쇄액 ㉠에는 대부분의 세포 소기관들이 들어 있을 것이지만, 가장 작은 원심력(1000 g, 10분)으로 원심분리를 수행하여 얻은 상층액 ㉡에는 핵을 제외한 엽록체, 미토콘드리아, 소포체, 리보솜 등이 들어 있을 것이다. 그리고 두 번째 원심분리(3000 g, 10분)를 수행하여 얻은 상층액 ㉢에는 핵과 엽록체를 제외한 미토콘드리아, 소포체, 리보솜 등이 들어 있을 것이다.

| 정답해설 |

ㄴ. 리보솜은 미토콘드리아보다도 크기와 밀도가 훨씬 작으므로, 가장 큰 원심력(20000 g, 10분)으로 원심분리를 수행하더라도 침전되지 않을 것이다. 따라서 ㉡(가장 작은 원심력(1000 g, 10분)으로 원심분리를 수행하여 얻은 상층액)과 ㉢(두 번째 낮은 원심력(3000 g, 10분)으로 원심분리를 수행하여 얻은 상층액)에 모두 리보솜이 있다는 설명은 옳다.

ㄷ. 문제에서 주어진 자료를 살펴보면, 세포 파쇄액 ㉠ 속에 들어 있는 핵은 가장 작은 원심력(1000 g, 10분)을 이용하여 원심분리하였을 때에도 침전된 것을 확인할 수 있다. 따라서 세포 파쇄액 ㉠ 속에 들어 있는 핵은 그보다 더 큰 원심력(3000 g, 10분)으로 원심분리하였을 때에도 침전

될 것이다. 또한 엽록체는 3000 g에서 10분 동안 원심 분리를 하였을 때 침전되는 것을 확인할 수 있다. 따라서 ㉠을 3000 g에서 10분 동안 원심 분리하면 핵과 엽록체가 침전될 것이다. 그러므로 주어진 설명은 옳다.

| 오답해설 |

ㄱ. 문제에서 주어진 실험 과정은 세포 분획 방법이다. 따라서 이 과정은 세포(조직) 배양법이라는 설명은 옳지 않다.

287. 기본

정답 ⑤

| 자료해석 |

이 문제는 현미경을 이용하여 세포의 크기를 측정하는 실험에 대해 이해하고 있는지 확인하기 위한 분석·종합·평가형문제이다. 접안 마이크로미터는 둥근 유리에 새겨진 눈금으로, 접안렌즈에 부착하여 사용한다. 대물 마이크로미터는 슬라이드 글라스에 새겨진 눈금으로 접안 마이크로미터 1눈금의 길이를 계산하는 데 사용된다. 대물 마이크로미터 1눈금의 길이는 10 μm로 정해져 있으며 현미경의 배율이 달라지면 접안 마이크로미터 한 눈금이 차지하는 실제 크기는 달라진다.
문제에서 주어진 실험에서 접안 마이크로미터의 한 눈금 길이를 구하기 위해서는 렌즈의 배율에 따라 비례식을 이용할 수 있다. 현미경의 접안렌즈 배율이 10배, 대물렌즈 배율이 10배일 때 접안 마이크로미터 10눈금과 대물 마이크로미터 6눈금이 겹쳤으므로 접안 마이크로미터 1눈금의 길이는 6 μm($=\frac{6}{10}\times 10\ \mu$m)이다. 주어진 [실험 결과] (라)에서 대물렌즈 배율만 10배에서 40배로 4배 증가시켰을 때, 세포 ㉠과 겹치는 접안 마이크로미터의 눈금 수가 10눈금이므로 세포의 크기는 15 μm($=6\ \mu$m$\times 10\times\frac{1}{4}$)임을 알 수 있다.

| 정답해설 |

ㄱ. 자료해석에서 살펴보았듯이, (나)에서 접안 마이크로미터 1눈금의 길이는 6 μm($=\frac{6}{10}\times 10\ \mu$m)이다. 따라서 주어진 설명은 옳다.

ㄴ. (라)에서 대물렌즈 배율을 10배에서 40배로 변화시켰으므로, 접안렌즈 배율 10배를 곱하면 전체 현미경의 배율은 400배임을 알 수 있다. 따라서 주어진 설명은 옳다.

ㄷ. 자료해석에서 설명하였듯이, 문제에서 주어진 실험을 통해 ㉠의 크기는 15 μm($=6\ \mu$m$\times 10\times\frac{1}{4}$)라는 것을 알 수 있다. 따라서 주어진 설명은 옳다.

Ⅷ.

288. 연습

정답 ①

| 자료해석 |

이 문제는 김자염색법(Giemsa staining)을 이용하여 혈구를 관찰하는 실험법에 대해 이해하고 있는지 확인하기 위한 분석・종합・평가형문제이다. 김자염색법은 독일의 세균학자 G. Giemsa가 고안한 염색법으로, 김자액(메틸렌블루(methylene blue, 염기성 염료)와 에오신(eosine, 산성 염료), 아주루색소(Azure B, 염기성 염료)의 혼합액)을 이용하여 혈구, 말라리아 병원체, 리케치아 등의 세포의 염색이나 골수세포나 척수세포 등의 세포의 염색체 염색에 이용된다. 김자액의 에오신(산성 염료)은 호산성 물질(과립에 염기성 단백질이 풍부한 호산구의 세포질 등)은 적색으로 염색시키고, 김자액의 메틸렌블루와 아주루색소(염기성 염료)는 호염성 물질(과립에 호염성 물질이 풍부한 호염구의 세포질 등)을 청색 또는 적자색으로 염색시킨다. 혈구를 김자염색법으로 염색하면, 적혈구는 분홍색으로 염색되고, 혈소판은 어두운 분홍색(pale pink)으로 염색되며, 림프구의 세포질은 맑은 청색(sky blue)으로 염색되고, 단핵구의 세포질은 어두운 청색(pale blue)으로 염색되고, 호중구의 세포질은 거의 염색되지 않으며, 백혈구 핵(염색질)은 자홍색(magenta)으로 염색된다.

문제에서 주어진 염색 과정을 살펴보면, (가)는 혈액을 채혈하는 단계이다. (나)는 메탄올을 떨어뜨려 세포 성분들을 고정하는 단계이고, (다)는 김자액으로 세포의 핵과 세포질을 염색하고, 표본을 관찰하는 단계이다. 혈액의 관찰 결과를 살펴보면, 도넛 모양의 A는 적혈구, 핵이 있는 B는 백혈구, 세포 조각인 C는 거핵구(megakaryocyte)로부터 떨어져 나온 혈소판이다. 혈액을 관찰하면 가장 크게 보이는 것은 백혈구이지만, 시야에서 가장 많이 보이는 것은 핵이 없는 적혈구이다.

| 정답해설 |

① 자료해석에서 설명하였듯이, (나)의 메탄올의 처리는 세포 성분들을 고정하는 과정이다. 따라서 주어진 설명은 옳다.

| 오답해설 |

② (다)의 김자액은 세포의 핵을 염색시킨다. 적혈구(A)는 핵이 존재하지 않으므로, 김자액은 A의 핵을 염색시킬 수 없다. 따라서 (다) 과정은 A의 핵을 염색하기 위한 것이라는 설명은 옳지 않다.

③ A는 적혈구로, 효율적인 산소 및 이산화탄소의 운반을 위해 핵이 사라지고 헤모글로빈을 다량 함유한 세포이다. 따라서 A는 핵이 있으며 헤모글로빈을 함유하고 있다는 설명은 옳지 않다.

④ 적혈구인 A는 산소와 이산화탄소를 운반하지만, 혈소판인 C는 산소와 이산화탄소의 운반에는 관여하지 않고 혈액 응고에 관여한다. 따라서 A와 C에 의해 이산화탄소가 운반된다는 설명은 옳지 않다.

⑤ 자료해석에서 살펴보았듯이, 혈액 관찰 시 가장 많이 보이는 세포는 적혈구이다. 따라서 B의 세포(백혈구)가 가장 많이 관찰된다는 설명은 옳지 않다.

289. 연습

정답 ③

| 자료해석 |

이 문제는 식물 세포에서 체세포분열을 관찰하는 실험을 분석하고 결과를 종합하여 지문이 옳고 그른지 판단하는 분석·종합·평가형문제이다. 체세포분열이 진행될 때에는 핵분열이 먼저 일어난 후 세포질분열이 나중에 일어나는데 핵분열은 염색체의 모양과 행동에 따라 크게 전기, 중기, 후기, 말기의 순서로 진행된다. 전기에는 염색사가 염색체의 형태로 응축되며 하나의 염색체는 두 개의 염색분체로 구성된다. 또한 핵막과 인이 사라지며, 2개의 중심체가 양극으로 이동하면서 방추사를 형성한다. 중심체로부터 뻗어 나온 방추사는 염색체의 동원체에 붙는다. 중기에는 염색체가 방추사에 이끌려 세포의 중앙(적도면)에 배열된다. 염색체가 최대로 응축되는 시기로, 염색체를 관찰하기에 가장 적합하다. 후기에는 동원체를 통해 붙어 있던 2개의 염색 분체가 분리되어, 2개의 딸 염색체는 방추사에 의해 각각 양극으로 끌려간다. 말기에는 응축되어 있던 염색체가 염색사로 풀어지며, 핵막과 인이 다시 나타난다.
문제에서 제시한 실험 과정을 살펴보면 다음과 같다. (가)는 관찰하고자 하는 세포의 변형을 막고 살아있는 상태로 고정하기 위한 과정으로, 에탄올과 아세트산 용액 또는 메탄올이 사용된다. (나)는 뿌리 조직을 연하게 하여 세포들이 쉽게 분리되도록 하기 위한 해리 과정으로, 묽은 염산에 뿌리 끝을 담가둔다. (다)는 핵과 염색체를 붉은 색으로 염색하기 위하여 염기성 염색약인 아세트산카민 용액을 처리한 후, 염색약이 조직 안으로 잘 스며들어 갈 수 있도록 뿌리 끝의 생장점 조직을 잘게 찢는 과정이다. (라)는 세포를 한 층으로 잘 펴기 위해 연필에 달린 고무로 가볍게 두드리며, 세포를 납작하고 얇게 펴기 위해서 엄지손가락으로 지그시 누르는 과정이다. (마)는 광학현미경을 통해 체세포 분열을 관찰하는 과정이다.
문제에서 제시한 [실험 결과]를 살펴보면, 세포 A에서는 동원체를 통해 붙어 있던 2개의 염색 분체가 분리되어 2개의 딸 염색체 각각이 방추사에 의해 양극으로 끌려가고 있는 것을 확인할 수 있다. 이러한 현상은 후기의 세포에서 관찰되는 현상이므로, 세포 A는 후기 단계에 있는 세포라는 것을 알 수 있다.

| 정답해설 |

ㄷ. 이 실험에서 사용된 세포는 체세포분열이 왕성하게 일어나는 생장점이 있는 양파의 뿌리 끝의 세포이므로, 이 실험에서 관찰된 세포 분열은 체세포 분열이라는 설명은 옳다.

| 오답해설 |

ㄱ. 자료해석에서 살펴보았듯이, (라)의 ㉠은 세포를 납작하고 얇게 펴기 위한 과정이다. 세포 분열을 중지시키기 위한 고정 과정은 (가)이다. 따라서 주어진 설명은 옳지 않다.
ㄴ. 자료해석에서 살펴본 바와 같이, 문제에서 주어진 자료를 통해 A는 세포 분열 과정 중 중기 단계가 아니라 후기 단계에 해당 한다는 것을 알 수 있다.

290. 연습

정답 ⑦

| 자료해석 |

이 문제는 혈구계수기를 이용한 세포수 측정에 대해 이해하고 있는지 확인하기 위한 분석·종합·평가형문제이다. 혈구계수기를 현미경 하에서 관찰하면 아래의 그림과 같은 눈금을 볼 수 있다.

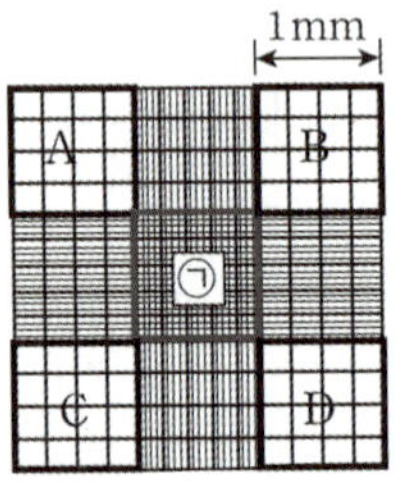

크게 9개의 사각형이 있으며 각각의 사각형은 가로, 세로가 1 mm인 정사각형이다. 간편하게 가운데 사각형(㉠)에 분포하는 세포만을 측정하기도 하며, 보통 A, B, C, D 네 곳의 세포 수를 센 후 평균을 구한다. 큰 하나의 사각형의 부피는 0.1 mm^3(1 mm×1 mm×0.1 mm), 즉 0.1 μL(=10^{-4} mL)이므로, 1 mL 당 세포 현탁액의 농도는 '세포 수×10^4/mL'이 된다.

문제에서 제시된 <실험 결과>를 살펴보면, A, B, C, D 사각형의 적혈구 수를 센 결과, 평균 20개가 관찰되었다고 하였다. 이는 0.1 μL에 들어 있는 평균 세포 수이다. (가)에서 얻은 현탁액 10 mL은 A~D 사각형 중 한 칸 부피인 0.1 μL의 10^5배이다. 그러므로 (가)에서 얻은 현탁액 10 mL에 들어 있는 적혈구 수는 사각형 A~D에 들어 있는 평균 적혈구 수(20개)의 10^5배인 2×10^6개이다.

| 정답해설 |

ㄱ. 사각형 A는 가로, 세로가 1 mm인 정사각형이고 높이는 0.1 mm이므로, 그 부피는 0.1 mm^3(1 mm×1 mm×0.1 mm), 즉 0.1 μL이다. 따라서 주어진 설명은 옳다.

ㄴ. 사각형 A~D의 부피는 0.4 μL(=4×0.1 μL)이다. 이는 10 mL의 0.4×10^{-4}배이므로, 사각형 A~D에 들어 있는 적혈구 수의 합 또한 (가) 현탁액 10 mL에 들어 있는 적혈구 수의 약 0.4×10^{-4}배일 것이다. 따라서 주어진 설명은 옳다.

ㄷ. 자료해석에서 살펴본 바와 같이, 문제에서 주어진 실험을 통해 (가)에서 얻은 현탁액 10 mL에 들어 있는 적혈구 수는 2×10^6개라는 것을 알 수 있다. 따라서 주어진 설명은 옳다.

291. 기본

정답 ①

| 자료해석 |

이 문제는 종이 크로마토그래피를 이용하여 광합성 색소를 분리하는 실험을 이해하고 주어진 문제 상황에 적용할 수 있는 능력을 확인하기 위한 적용형문제이다. 종이 크로마토그래피에서 전개율은 $\frac{\text{(원점에서 색소 전개점까지의 거리)}}{\text{(원점에서 용매전선까지의 거리)}}$로 나타내는데, 유기용매(톨루엔)를 사용하여 전개 시 광합성 색소의 전개율은 카로틴, 잔토필, 엽록소 a, 엽록소 b의 순서이다. 따라서 문제에서 주어진 그림에서 ㉠은 카로틴, ㉡은 엽록소 a, ㉢은 엽록소 b임을 알 수 있다.

광합성 색소는 빛 에너지를 흡수하는 역할을 하는데, 엽록소 a와 엽록소 b는 주로 400 nm(청색광)와 670~700 nm(적색광) 부근 파장의 빛을 흡수하고 녹색 파장의 빛은 반사한다. 광계는 반응중심과 집광복합체로 구성되어 있다. 반응중심에는 광합성 색소로서 엽록소 a 1쌍과 1차 전자 수용체가 존재하며, 집광복합체에는 광합성 색소인 엽록소 a, 엽록소 b와 카로티노이드계 색소들이 존재하며, 빛 에너지를 흡수하여 반응중심으로 전달하는 역할을 한다.

| 정답해설 |

ㄱ. 자료해석에서 살펴보았듯이, 전개율은 $\frac{\text{(원점에서 색소 전개점까지의 거리)}}{\text{(원점에서 용매전선까지의 거리)}}$이므로 원점으로부터 가장 멀리 전개된 ㉠(카로틴)의 전개율이 가장 크다는 것을 알 수 있다.

| 오답해설 |

ㄴ. ㉡은 엽록소 b가 아니라, 엽록소 a이다.

ㄷ. 자료해석에서 설명하였듯이, 광계의 반응 중심 색소는 엽록소 a이므로 광계의 반응 중심 색소는 ㉢(엽록소 b)이 아닌 ㉡(엽록소 a)이다.

292. 기본 PLUS

정답 ⑤

| 자료해석 |

이 문제는 단백질 분리와 분석방법에 대해 이해하고 있는지 확인하기 위한 적용형문제이다.

분자량의 크기는 단백질 C가 가장 크고 단백질 B가 가장 작다. 단백질 A는 순전하가 0이고 단백질 B는 양전하를 띤다. 단백질 C는 음전하를 띤다.

| 정답해설 |

ㄱ. 겔 여과 크로마토그래피(gel-filtration chromatography)는 다공성 겔을 칼럼에 채워 고정상으로 이용하여 단백질을 크기별로 분류하는 방법이다. 크기가 큰 단백질은 다공성 겔의 구멍 안으로 들어가는 횟수가 적어 저항이 작으므로 더 빨리 용출된다. 그러므로 단백질의 분자량이 가장 큰 단백질 C가 컬럼에서 가장 먼저 용출된다.

ㄷ. 양이온교환 크로마토그래피는 음전하를 띠는 작용기가 부착된 고정상(음이온 수지)을 이용하여 양전하를 띠는 단백질을 분리하는 방법이다. 양이온교환 크로마토그래피는 두 과정으로 이루어진다. 우선 음이온 수지에 양전하를 띠는 단백질을 결합시키면서 나머지 단백질을 용출시킨다. 그 후 음이온 수지에 결합하고 있는 양전하를 띠는 단백질을 해리시키는 과정으로 이루어진다. 그러므로 양이온교환 크로마토그래피를 수행하면 양이온을 띠는 단백질인 단백질 B를 순수 분리할 수 있다.

| 오답해설 |

ㄴ. SDS-PAGE는 단백질들을 음전하로 코팅하여 폴리아크릴아미드 겔에서 분자량에 따라 분리하는 방법이다. 이때 분자량이 크면 단백질이 느린 속도로 이동하고, 분자량이 작으면 빠른 속도로 이동한다. 즉, SDS-PAGE를 수행했을 때 분자량이 가장 작은 단백질 B가 가장 빠른 속도로 이동하고, 분자량이 가장 큰 단백질 C가 가장 느린 속도로 이동한다.

293. 연습 PLUS

정답 ④

| 자료해석 |

이 문제는 겔 여과 크로마토그래피와 SDS-PAGE에 대해 이해하고 있는지 확인하기 위한 분석·종합·평가형문제이다. 크로마토그래피는 서로 다른 단백질이 충진제(resin)와 상호작용을 하는 정도에 따라 단백질을 분리하는 방법이다. 겔 여과 크로마토그래피에서 관(column)은 다공성 구슬로 채워져 있는데, 구슬 표면에 있는 구멍 안으로 들어갈 수 있을 정도로 단백질 분자의 크기가 작으면 이동이 지체되어 관을 보다 천천히 통과하므로 관에서 더 늦게 용출된다.

SDS-PAGE는 단백질을 분리하는 방법 중 하나로, 단백질들이 띠고 있는 전하에 상관없이 단백질들을 그들의 길이에 따라 분리하는 실험법이다. 실험에 이용하는 시약인 SDS(sodium dodecyl sulfate)는 강한 음이온 계면활성제로, 두 가지 역할을 한다. 첫 번째로 SDS는 폴리펩타이드 사슬의 길이와 거의 비례하게 폴리펩타이드 사슬에 결합하여(아미노산 2개 잔기당 약 1분자의 SDS) 단백질에 균일한 음전하를 부여한다. 즉, SDS는 폴리펩타이드의 전하를 상쇄하는 역할을 한다. 두 번째로 SDS는 단백질을 변성시켜 선형 구조가 되게 해준다. 이렇게 함으로써 단백질들이 형태가 아닌 크기에 의해서만 분리될 수 있게 된다. SDS-PAGE 전기영동 수행 시, β-mercaptoethanol과 같은 환원제를 처리해주기도 하는데, 이와 같은 환원제는 단백질의 이황화결합(disulfide bond)을 끊어주어 단백질이 소단위체로 분리되도록 해준다.

문제에서 제시된 실험에서 (다)의 결과를 살펴보면, 단백질 A~D의 분자량은 각각 80 Kd, 60 Kd, 50 Kd, 25 Kd임을 알 수 있다. 환원제(β-mercaptoethanol)가 들어 있지 않은 gel loading dye에 용해된 네 종류의 단백질(A~D)을 SDS-PAGE를 이용해 분리한 (라)의 결과를 살펴보면, 단백질 A, B, D는 자신의 크기인 80 Kd, 60 Kd, 25 Kd의 크기로 각각 분리되었지만, 50 Kd 크기의 단백질인 단백질 C는 30 Kd과 20 Kd의 크기로 나뉘어 분리된 것을 확인할 수 있다. 이러한 결과는 비공유결합(수소결합, 이온결합, 소수성 상호작용 등)으로 연결되어 있던 단백질 C를 구성하고 있던 두 개의 폴리펩타이드 소단위체가 SDS에 의해 분리되었기 때문에 나타난 것이다. 한편 환원제(β-mercaptoethanol)가 들어 있는 gel loading dye에 용해된 네 종류의 단백질(A~D)을 SDS-PAGE를 이용해 분리한 (마)의 결과를 살펴보면, (라)의 결과와는 달리 25 Kd 크기 단백질인 단백질 D가 15 Kd와 10 Kd로 나뉘어 분리된 것을 확인할 수 있다. 이러한 결과는 단백질 D는 이황화결합에 의해 두 폴리펩타이드 소단위체가 연결된 단백질이라는 것을 말해준다.

| 정답해설 |

ㄱ. 자료해석에서 설명하였듯이, 문제에서 주어진 실험을 통해 단백질 C는 비공유결합으로 두 폴리펩타이드 소단위체가 연결된 단백질임을 알 수 있다.

ㄴ. 자료해석에서 살펴보았듯이, 문제에서 주어진 실험을 통해 단백질 D는 공유결합을 통해 연결되어 있는 두 개의 소단위체를 가진다는 것을 알 수 있다.

| 오답해설 |

ㄷ. 문제에서 주어진 <실험 결과> 중 (라)와 (마)의 결과를 살펴보면 크기 표지 인자 중 크기가 큰 것이 위쪽에 존재하고 크기가 작은 것은 아래쪽에 존재하는 것을 확인할 수 있다. 단백질 전기영동 시 단백질은 (－) 극에서 (＋) 극 쪽으로 이동하고 크기가 작은 것일수록 더 빨리 이동한다는 점을 고려해보면, 전기영동 수행 시 위쪽에는 (－) 극을 연결했고 아래쪽에는 (＋) 극을 연결했다는 것을 알 수 있다. 따라서 (㉡)은 (－)가 아니라 (＋)이어야 한다. 그러므로 주어진 설명은 옳지 않다.

294. 연습 PLUS

정답 ④

| 자료해석 |

이 문제는 양이온교환크로마토그래피와 등전점에 대해 이해하고 있는지 확인하기 위한 분석·종합·평가형문제이다. 양이온교환 크로마토그래피는 음전하를 띠는 작용기가 부착된 충진제(고정상)가 채워진 관을 이용한다. 위 문항의 크로마토그래피에서 $-CH_2COO^-$ 잔기가 결합되어 있는 충진제를 이용하였으므로 양이온교환 크로마토그래피이다. 양이온교환 크로마토그래피에서는 음전하를 띠거나 전하를 띠지 않는 단백질은 충진제와 상호작용하지 못하고 빠르게 용출되어 나온다. 양전하를 띠는 단백질은 충진제와 상호작용을 하므로 용출되지 못하고 컬럼에 남아 있게 되는데, 염을 첨가하거나 pH를 변화시켜 이들을 컬럼에서 용출시킬 수 있다.

단백질의 등전점은 단백질의 순전하가 0인 pH를 의미한다. 단백질은 자신의 등전점보다 높은 pH에서는 음의 순전하를 띠게 되며, 자신의 등전점보다 낮은 pH에서는 양의 순전하를 띠게 된다.

문제에서 단백질 X는 등전점이 10이라고 하였고, 단백질 Y는 등전점이 7이라고 하였다. 따라서 첫 번째 사용한 pH 8의 완충용액에서는 단백질 X는 양의 순전하를 띨 것이고, 단백질 Y는 음의 순전하를 띨 것이다. 따라서 단백질 Y는 음이온을 띠는 컬럼에 결합하지 못하고 용출되어 피크 A가 나타나게 한다. 단백질 X는 컬럼의 음전하에 결합하였으로 용출되지 못하고 컬럼에 남아 있게 된다. 이후에 컬럼에 흘려준 pH 11의 완충용액에서 단백질 X도 음전하를 띠게 될 것이므로 컬럼에 결합하지 못하고 용출되어 두 번째 피크 B를 나타나게 한다.

| 정답해설 |

ㄱ. 양이온교환 크로마토그래피는 음전하를 띠는 작용기가 부착된 충진제(고정상)가 채워진 관을 이용한다. 위 문항의 크로마토그래피에서 $-CH_2COO^-$ 잔기가 결합되어 있는 충진제를 이용하였으므로 양이온교환 크로마토그래피이다.

ㄴ. pH 8의 완충용액에서 단백질 X는 순전하가 양전하이고, 단백질 Y는 순전하가 음전하이다. 그러므로 pH 8에서는 단백질 X가 컬럼에 더 강하게 결합한다.

| 오답해설 |

ㄷ. 위에서 살펴본 바와 같이, 피크 A는 단백질 Y에 의한 피크이다.

295. 기본

정답 ④

| 자료해석 |

이 문제는 DNA 재조합 실험과정에 대해 이해하고 있는지 확인하기 위한 이해형문제이다. DNA 재조합은 유용한 단백질을 대량 생산하거나 유전자에 대한 기초 연구를 할 수 있도록 유전자를 증폭시키는 연구 방법으로, 제한효소, DNA 연결 효소, 벡터, 숙주 등이 필요하다.
실험의 과정을 살펴보면, 다음과 같다. 실험 (가)~(라)는 재조합 DNA를 만드는 과정으로, 먼저 목적 유전자(X)가 포함된 정상 대장균(㉠)의 유전체 DNA와 세균의 플라스미드(㉡)를 세균으로부터 분리하여 동일한 제한 효소(㉢)로 절단한다. 동일한 제한 효소로 절단했으므로, 여러 조각으로 절단된 유전체 DNA와 절단된 플라스미드는 말단에 상보적으로 연결될 수 있는 단일가닥 염기서열이 노출된다. 따라서 이들을 섞은 후 DNA 연결효소(리가아제)를 이용하여 연결시키면, 절단된 플라스미드는 말단에 존재하는 상보적인 서열 사이에서 결합이 일어나 플라스미드에 유전체 DNA 조각들이 삽입된 재조합 플라스미드를 만들 수 있다.
실험 (마)~(사)는 재조합 DNA를 숙주 세균에 도입하고 형질 전환된 세균만을 선별하는 과정이다. 재조합 DNA를 유전자 X가 없는 돌연변이 대장균에 삽입한 후 A가 없는 배지에서 배양함으로써 재조합된 DNA가 제대로 형질전환되었는지 확인할 수 있다. (가)~(라)의 재조합 DNA를 제작하는 과정에서 얻은 DNA에는, 재조합된 플라스미드뿐만 아니라 자가 연결된 플라스미드, 유전자 X가 포함되지 않은 염색체 DNA 조각이 재조합된 플라스미드 등이 포함되어 있다. 따라서 형질 전환 과정인 (마) 과정에서 얻은 대장균(㉣) 중 어떤 형질전환체는 제대로 재조합된 플라스미드를 가질 수도 있지만, 자가 연결된 플라스미드나 유전자 X가 포함되지 않은 염색체 DNA 조각이 재조합된 플라스미드 등을 가지는 형질전환체도 존재할 수 있다. 그러므로 생존에 필수적인 물질 A가 없는 배지에서 배양하는 과정을 통해, 자가 연결된 플라스미드와 물질 A를 합성하는 효소를 암호화하는 유전자 X가 재조합되지 않은 플라스미드가 형질 전환된 세균이 제거될 수 있다. 반면, 유전자 X가 재조합된 플라스미드가 형질 전환된 세균(㉤)은 물질 A를 합성할 수 있으므로, 물질 A가 없는 배지에서 배양하더라도 증식될 수 있다. 이렇게 선별된 대장균에서 분리해낸 플라스미드는 제한효소를 이용하여 유전자 X를 다시 확인 할 수 있다.

| 정답해설 |

④ ㉣ 대장균에는 제대로 재조합된 플라스미드뿐만 아니라 자가 연결된 플라스미드, 유전자 X가 포함되지 않은 염색체 DNA 조각이 재조합된 플라스미드 등이 형질 전환된 형질전환체 등이 존재한다. 자가 연결된 플라스미드나 유전자 X가 포함되지 않은 염색체 DNA 조각이 재조합된 플라스미드 등이 형질 전환된 형질전환체는 A가 없는 배지에서 자라지 못하므로, ㉣은 A가 없는 배지에서 모두 자랄 수 있다는 설명은 옳지 않다.

| 오답해설 |

① ㉠은 정상 대장균이므로, 물질 A를 합성하는 효소의 유전자 X를 갖는다.
② ㉡은 정상 유전자 X를 유전자 X를 가지지 못하는 돌연변이 대장균에 운반하는 유전자 운반체로 사용되었다.
③ (다)는 플라스미드에 ㉢을 처리하여 플라스미드 조각을 얻는 과정이므로, ㉢은 DNA를 절단하여 조각을 내는 효소인 제한효소임을 알 수 있다.
⑤ ㉤은 A가 없는 배지에서 살아남은 형질전환체이므로, 유전자 X가 재조합된 플라스미드가 형질 전환된 대장균임을 알 수 있다. 따라서 ㉤은 A를 합성하는 효소를 생산한다는 설명은 옳다.

296. 기본

정답 ③

| 자료해석 |

이 문제는 식물세포에서 DNA를 추출하는 실험과정을 이해하고 있는지 확인하기 위한 이해형문제이다. 식물세포는 핵을 가지고 있으므로 양파에서 DNA를 추출할 수 있다.
문제에서 제시한 실험 과정을 보면 다음과 같다. (가)~(다)는 세포를 파쇄하여 조직을 균질화시키는 과정이다. 이때, 주방용 세제(계면활성제)를 넣는 것은 세포막과 핵막의 구성성분인 지질을 녹여 막을 파괴함으로써 DNA가 용액 속으로 나오도록 하기 위함이다. 거름종이를 통해 세포벽, 세포막, 단백질 등의 큰 분자를 거른다. (라)에서 에탄올은 음전하를 띠어 수용성인 DNA 사이의 수분을 제거(탈수 효과)함으로써 DNA끼리 엉겨 침전되도록 하는 역할을 한다. 또한 에탄올의 온도가 낮을수록 DNA의 분자운동이 더 많이 감소함으로써 더 잘 엉기게 되어 더 잘 분리할 수 있다.
(마)는 추출한 DNA를 확인하기 위한 과정이다. 제한효소는 DNA의 특정 염기 서열을 인식하여 선택적으로 자르는 효소이므로, 제한효소를 처리할 경우 서로 다른 크기의 DNA 절편이 생길 것이다. 이러한 핵산이나 단백질을 전기장을 띤 젤에서 전기적 전하나 크기에 의해 이동시켜 분리하는 방법이 전기영동이다. 다공성 젤의 한쪽 끝에 DNA시료를 넣고 넣어준 쪽을 (−), 반대쪽을 (+)로 전극을 걸어주면 DNA는 음전하를 가지기 때문에 (+)극으로 이동한다. 이때, 길이가 긴 DNA 절편은 젤을 빠져나가기 어려워 작은 DNA 절편보다 더 천천히 이동하므로 DNA가 길이에 따라 분리된다. 따라서 추출한 DNA를 가지고 전기영동을 수행하면 크기에 따라 DNA를 분리 및 관찰할 수 있다.

| 정답해설 |

ㄱ. (나)에서의 주방용 세제(계면활성제)는 양파 세포의 세포막과 핵막을 녹여 DNA가 용액 속으로 나올 수 있도록 한다.
ㄴ. 자료해석에서 설명하였듯이, (라)의 ㉠(차가운 에탄올)은 DNA 사이의 수분을 제거하고 분자운동을 억제함으로써 DNA끼리 엉겨 침전되도록 한다.

| 오답해설 |

ㄷ. 자료해석에서 확인한 바와 같이, 전기영동 수행 시 길이가 긴 DNA 절편은 젤을 빠져나가기 어려워 작은 DNA 절편보다 더 느리게 이동한다. 따라서 (마)에서 길이가 긴 DNA일수록 빨리 이동한다는 설명은 옳지 않다.

297. 기본 PLUS

정답 ②

| 자료해석 |

이 문제는 아가로오스 겔을 만드는 과정에 대해 이해하고 있는지 확인하기 위한 이해형문제이다. 아가로오스 겔을 만들기 위해서는 먼저 삼각플라스크에 적정량의 1×TAE 완충용액과 아가로오스 분말을 넣고 전자레인지에서 끓여주어야 한다. 그런 다음 용액을 60℃까지 식히는데, 이 때 필요하면 DNA 염색약인 브롬화 에티듐(ethidium bromide, EtBr)을 적정 농도로 넣어준다. 마지막으로 준비된 아가로오스 용액을 준비한 플라스틱 틀에 부어준 후 comb을 꽂고 상온에서 충분한 시간 동안 굳혀주면 아가로오스 겔이 완성된다.

| 정답해설 |

ㄴ. 1%(w/v)는 1 g/100 mL을 의미한다. 그런데 문제에서 0.8%(w/v) 아가로오스 겔을 만든다고 하였으므로, 40 mL의 1×TAE 완충용액에 0.4 g의 분말을 넣어야 한다. 따라서 ㉠은 0.4이다.

| 오답해설 |

ㄱ. A의 온도로는 50℃~60℃를 이용하는 것이 좋다. 상온까지 식히면 겔이 이미 굳어버려서 플라스틱 틀에 부어 굳힐 수 없으므로, 'A의 온도는 상온(약 25℃)이다.'라는 설명은 옳지 않다.
ㄷ. 자료해석에서 살펴본 바와 같이 B에는 DNA를 염색하기 위한 브롬화 에티듐(ethidium bromide, EtBr)이 들어있을 수 있다. 쿠마시 염색약(Coomassie brilliant blue)은 단백질을 염색할 때 사용한다.

298. 기본 PLUS 정답 ①

| 자료해석 |

이 문제는 그람 염색에 대해 이해하고 있는지 확인하기 위한 이해형문제이다. 세균 세포벽은 음전하를 띠고 있으므로 크리스탈 바이올렛이나 사프라닌 같은 염기성 염료에 의해 염색이 된다. 그람 염색법으로 세균을 염색하면, 그람 양성균은 두꺼운 펩티도글리칸 층을 가지고 있기 때문에 크리스탈 바이올렛에 의해 염색된 후 탈색제 처리로 탈색되지 않아 염색 후 보라색을 나타낸다. 반면에 그람 음성균은 얇은 펩티도글리칸 층을 가지고 있기 때문에 매염제 처리 후 탈색제에 의해 탈색되는데 이후에 대조 염색액(사프라닌)에 의해 염색되어 빨간색(분홍색)을 나타낸다.

| 정답해설 |

ㄱ. 그람 양성균인 세균 A가 그람 음성균이 세균 B보다 펩티도글리칸 층이 더 두껍다.

| 오답해설 |

ㄴ. 세균에는 핵이 없으며 크리스탈 바이올렛은 세균의 펩티도글리칸 층을 염색한다.

ㄷ. 그람 염색의 결과 세균은 자색이나 적색으로 염색되므로, 가시광선 영역의 빛을 관찰하는 광학현미경을 이용하여 관찰한다. 형광현미경은 형광염료로 염색된 시료를 관찰할 때 이용한다.

299. 기본 정답 ①

| 자료해석 |

이 문제는 BOD(생물학적 산소 요구량)를 측정하는 실험과정을 분석하고 그 결과를 종합하여 보기의 옳고 그름을 판단할 수 있는지 확인하기 위한 분석・종합・평가형문제이다. 생물학적 산소요구량(BOD, biochemical oxygen demand)은 어떠한 유기물이 미생물에 의하여 호기성 상태에서 분해되고 안정화되기까지 요구되는 산소량을 말하며, 보통 ppm 단위로 표시한다. 용존산소량(DO)이란 물속에 녹아 있는 산소의 양을 말하며, 물이 오염될수록 DO 값이 낮아진다. BOD는 물 표본의 용존산소(DO)량을 측정한 값과 20℃에서 5일 간 배양한 뒤의 용존산소량 측정값의 차로 나타낸다. 이때 문제에서 제시한 실험 과정에서처럼 5일 간 암실에서 배양하는 이유는 광합성에 의한 산소의 생산을 억제하기 위해서이다. 이렇게 측정한 BOD 값은 오염된 하천수의 유기물의 총 부하량을 판단하는 척도가 되며, 일반적으로 DO 값이 낮고 BOD 값이 높으면 유기물의 오염도가 높은 것으로 간주한다.
문제에서 제시한 실험에서 연못의 BOD 값은 연못에서 채집한 물의 초기 DO 값과 5일 간 햇빛이 없는 어두운 곳(㉠)에 둔 후의 DO 값의 차이로 계산될 수 있다. 따라서 어떤 연못의 BOD 값은 4 ppm(=7 ppm(병 A)−3 ppm(병 B))임을 알 수 있다.

| 정답해설 |

ㄱ. 빛이 있을 경우, 물속의 광합성 생물에 의해 산소가 생성되므로 호기성 세균에 의한 산소 이용량을 정확히 측정할 수 없다. 따라서 ㉠은 병 B에서 광합성 세균에 의한 광합성이 일어나지 않도록 하는 과정임을 알 수 있다.

| 오답해설 |

ㄴ. 문제에서 제시된 실험은 생물학적 산소 요구량(BOD)을 측정하기 위한 실험으로, 물에 포함된 유기물을 분해하는 호기성 세균이 이용하는 산소량을 측정함으로써 유기물에 의한 물의 오염도를 판단하는 실험이다. 따라서 이 실험을 통해 혐기성 세균에 의해 분해되는 유기물의 양을 알 수 있다는 설명은 옳지 않다.

ㄷ. 자료해석에서 설명하였듯이, 문제에서 주어진 자료를 통해 이 연못의 BOD 값은 4 ppm임을 알 수 있다.

300. 연습 PLUS

정답 ③

| 자료해석 |

이 문제는 한천 평판배지(agar plate)를 제작하는 실험에 대하여 이해하고 있는지 확인하기 위한 이해형문제이다. 고체배지(solid media)는 액체배지에 추가적으로 한천(agar)이 약 1.3~1.5% 함유된 배지이다. 한천은 대부분의 박테리아에 의해 분해되지 않으며, 98℃에서 녹고 44℃에서 고체화되기 시작하여 일반적인 실험실 환경에서는 고체 상태로 존재한다. 평판배지(plate media)는 배양접시에 가열하여 액체 상태가 된 배지를 약 4 mm 두께 정도 넣고 식혀서 편평하게 굳힌 고체배지이며, 보통 세균의 보존 및 분리에 이용된다.

| 정답해설 |

ㄱ. 1%(w/v)는 1 g/100 mL을 의미한다. 최종 부피를 1,000 mL로 맞추어 1.5% 한천 평판배지(agar plate)를 제작하는 것이므로, A는 15이다.

ㄹ. (바) 과정에서 뒤집어 배양하는 주된 이유는 건조를 방지하기 위해서이다. 또한 그대로 배양할 경우 공기 중에 포함되어 있는 포자 등이 배지 뚜껑에 맺히는 물방울을 통해 배지에 떨어져 오염될 가능성이 있으므로 뒤집어서 배양하는 것이 원칙이다.

| 오답해설 |

ㄴ. 배지를 멸균할 때에는 주로 고압증기멸균법(autoclaving)을 사용한다.

ㄷ. (다) 과정은 한천을 굳히기 위하여 액체 상태의 한천액을 배양접시에 붓는 과정이다. 따라서 B의 온도로는 한천이 굳기 전의 온도를 사용해야 하며, 보통 60℃를 이용한다.